187

Anaesthesiologie und Intensivmedizin
Anaesthesiology
and Intensive Care Medicine

vormals „Anaesthesiologie und Wiederbelebung"
begründet von R. Frey, F. Kern und O. Mayrhofer

Herausgeber:
H. Bergmann · Linz (Schriftleiter)
J. B. Brückner · Berlin   M. Gemperle · Genève
W. F. Henschel · Bremen   O. Mayrhofer · Wien
K. Meßmer · Heidelberg   K. Peter · München

ZAK Zürich

Band I

Notfallmedizin · Reanimation
Schädel-Hirn-Trauma · ARDS
Hochfrequenzbeatmung

Herausgegeben von
G. Hossli, P. Frey und G. Kreienbühl

Mit 92 Abbildungen und 24 Tabellen

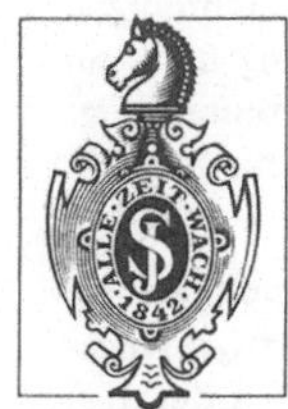

Springer-Verlag
Berlin Heidelberg New York Tokyo

Prof. Dr. med. Georg Hossli
Universitätsspital, Institut für Anästhesiologie
Rämistraße 100, CH-8091 Zürich

Dr. med. Pius Frey
Stadtspital Triemli, Institut für Anästhesie und Reanimation
Birmensdorferstraße 497, CH-8063 Zürich

Dr. med. Georg Kreienbühl
Kantonsspital Frauenfeld, Abteilung für Anästhesie und Reanimation
CH-8500 Frauenfeld

CIP-Kurztitelaufnahme der Deutschen Bibliothek
ZAK Zürich/hrsg. von G. Hossli ...
Berlin; Heidelberg; New York; Tokyo: Springer
NE: Hossli, Georg [Hrsg.]; HST
Band I (1986) (Anaesthesiologie und Intensivmedizin; 187)
ISBN-13: 978-3-540-12979-0   e-ISBN-13: 978-3-642-69432-5
DOI: 10.1007/978-3-642-69432-5

NE: GT

2119/3140-543210

Vorwort

Die zentraleuropäischen gemeinsamen Kongresse der drei vorwiegend deutschsprachigen Anästhesiegesellschaften der Bundesrepublik Deutschland, Österreichs und der Schweiz geben Gelegenheit zum ausgiebigen Austausch von Erfahrungen und zur Darlegung der aktuellen Probleme. Dies war auch wiederum der Fall beim ZAK 1983, der damals im Herbst stattfand und von 2100 Teilnehmern besucht wurde. Allen Vorsitzenden und Mitwirkenden, die Sitzungen vorbereitet und geleitet oder durch Vorträge zum guten Gelingen beigetragen haben, sei hier herzlich gedankt. Auch gedenken wir in Dankbarkeit der großen Vorarbeit, die unser leider kurz vor dem Kongreß verstorbene Priv.-Doz. Dr. G. Haldemann, Aarau, als damaliger Leiter des Wissenschaftlichen Komitees geleistet hat.

Die Kurzfassungen der mehr als 600 Beiträge, d. h. aller Referate, auch der freien Vorträge, der Poster, der Filmsessionen und des Industrieforums wurden am Kongreßbeginn in einem Abstraktband, der als Supplementum der Zeitschrift *Der Anaesthesist* erschienen ist, abgegeben. Die Vorträge zu den Hauptthemen ergeben drei Bände der Schriftreihe *Anaesthesiologie und Intensivmedizin.* Dabei wurden fachlich zusammengehörende oder verwandte Themen nach Möglichkeit zusammengefaßt.

Der vorliegende Band I enthält die Referate, Diskussionen und Rundtischgespräche über Notfallmedizin, Reanimation, Schädel-Hirn-Trauma, ARDS und Hochfrequenzbeatmung. Im etwas umfangreicheren zweiten Band sind die eher verfahrensspezifischen und pharmakologischen Themen untergebracht, und die Vorträge im dritten Band befassen sich vorwiegend mit der Anästhesie in der Herzchirurgie verschiedener Altersgruppen wie auch beim arteriosklerotischen Patienten, mit der EPH-Gestose und mit der Ernährung in der postoperativen Frühphase.

Angesichts der Fülle und Breite des Stoffes war uns eine eigentliche wissenschaftliche Herausgeberarbeit nicht möglich. Die Verantwortung für den fachlichen Inhalt muß deshalb beim einzelnen Autor bleiben.

Wir hoffen, daß die drei Bände nicht nur den damaligen Kongreßteilnehmern, sondern auch einem weiteren Interessentenkreis von Ärzten und anderen Fachleuten, vor allem aus den Gebieten der Anästhesiologie, der Resuscitologie, der Intensivbehandlung und der Notfallmedizin gute Dienste leisten werden.

Zürich, im April 1986   *G. Hossli, P. Frey und G. Kreienbühl*

Inhaltsverzeichnis

Mitarbeiterverzeichnis

Prof. Dr. F. W. Ahnefeld
Zentrum für Anästhesiologie, Klinikum der Universität Ulm,
Steinhövelstraße 9, D-700 Ulm

M. Baum
Forschungsstelle für Intensivtherapie, Klinik für Anästhesiologie
und Allgemeine Intensivmedizin, Spitalgasse 23, A-1090 Wien

Prof. Dr. H. Benzer
Klinik für Anästhesiologie und Intensivmedizin, Universität Wien,
Spitalgasse 23, A-1090 Wien

Prof. Dr. G. Cunit
Knappschafts-Krankenhaus der Universitätsklinik,
In der Schornau 23–25, D-4630 Bochum 7

Prof. Dr. W. Dick
Institut für Anästhesie der Johannes Gutenberg-Universität,
Langenbeckstraße 1, D-6500 Mainz

Prof. Dr. R. Dölp
Klinik für Anästhesiologie, Städtische Kliniken Fulda,
Pacelliallee 4, D-6400 Fulda

Prof. Dr. U. Finsterer
Institut für Anästhesie, Ludwig-Maximilians-Universität,
Klinikum Großhadern, Marchioninistraße 15, D-8000 München 70

PD Dr. M. R. Gaab
Neurochirurgische Universitätsklinik, Allgemeines Krankenhaus
der Stadt Wien, Alserstraße 4, A-1090 Wien

Prof. Dr. R. Gattiker
Institut für Anästhesiologie, Universitätsspital, CH-8091 Zürich

Prof. Dr. K. Geiger
Institut für Anästhesie, Klinikum Mannheim der Universität Heidelberg,
Theodor-Kutzer-Ufer 1, D-6800 Mannheim 1

Prof. Dr. D. Heuser
Institut für Anästhesie, Eberhard-Karls-Universität,
Calwer Straße 7, D-7400 Tübingen

Prof. Dr. K.-A. Hossmann
Max-Planck-Institut für neurologische Forschung,
Abteilung für experimentelle Neurologie,
Ostmerheimer Straße 20, D-5000 Köln 91

Dr. U. Jensen
Institut für Anästhesie, Ludwig-Maximilians-Universität München,
Klinikum Großhadern, Marchioninistraße 15, D-8000 München 70

Dr. M. Jochum
Abteilung für klinische Chemie in der chirurgischen Klinik Innenstadt
der Universität München, Nußbaumstraße 20, D-8000 München 2

Prof. Dr. B. Juhl
Commune Hospital, Department of Anaesthesie, DK-8000 Arhus C

Prof. Dr. D. Kettler
Zentrum für Anaesthesiologie der Universität Göttingen
Robert-Koch-Straße 40, D-3400 Göttingen

Prof. Dr. J. Kilian
Zentrum für Anästhesie, Klinikum der Universität Ulm,
Steinhövelstraße 9, D-7900 Ulm

Prof. Dr. H. Neuhof
Medizinische Universitätsklinik, D-6300 Gießen

Dr. K. Rehder
Mayo-Clinic, Rochester, MN 55901, USA

Prof. Dr. W. Röse
Klinik für Anästhesiologie und Intensivmedizin, Medizinische Akademie,
Leipziger Straße 44, DDR-3090 Magdeburg

Dr. P. Scheid
Institut für Physiologie, Ruhr-Universität Bochum,
Universitätsstraße 150, D-4630 Bochum

PD Dr. E. R. Schmid
Institut für Anästhesiologie, Universitätsspital, CH-8091 Zürich

Prof. Dr. J. Schulte am Esch
Abteilung für Anästhesiologie, Universitätskrankenhaus Eppendorf,
Martinistraße 52, D-2000 Hamburg 20

Dr. H. Schwilden
Institut für Anästhesiologie der Universität Bonn,
Sigmund-Freud-Straße 25, D-5300 Bonn 1

PD Dr. P. Sefrin
Institut für Anästhesiologie der Universität Würzburg,
Josef-Schneider-Straße 2, D-8700 Würzburg

Dr. G. Singbartl
Abteilung für Anästhesiologie und Intensivtherapie,
In der Schornau 23–25, D-4630 Bochum 7

Prof. Dr. K. Steinbereithner
Klinik für Anästhesiologie und allgemeine Intensivmedizin,
Spitalgasse 23, A-1090 Wien

PD Dr. P. M. Suter
Division Soins Intensifs Chirurgie, Départment Anesthésiologie,
Hôpital Cantonal Universitaire, CH-1211 Geneve 4

Prof. Dr. T. Tammisto
Department of Anaesthesia, University Central Hospital,
Haartmanninkatu 4, SF-00290 Helsinki

Dr. A. Wauquier
Abteilung Neuropharmakologie, Janssen-Pharmaceutica, B-2340 Beerse

Dr. M. Wendt
Klinik für Anästhesiologie, Albert-Schweitzer-Straße 33,
D-4400 Münster

Dr. G. Wolff
Klinische Physiologie, Klinik für Herz- und Thoraxchirurgie,
Kantonsspital, CH-4031 Basel

I Anästhesiologie und Notfallmedizin

Leitung: F. W. Ahnefeld und G. Hossli

Der Aufgabenbereich des Anästhesisten in der Notfallmedizin

F. W. Ahnefeld und B. Gorgaß

Einleitung

Notfallmedizin bedeutet, daß unter erschwerten Bedingungen mit einer begrenzten Ausstattung an Geräten und Medikamenten, insbesondere eingeschränkten Möglichkeiten der Diagnostik ein breites Spektrum von Notfällen kurzfristig zu analysieren und zu versorgen ist, um ein Überleben zu sichern.

„Fliegende Ambulanzen", die Larrey im Winterfeldzug Napoleons in Rußland einsetzte, erfüllten notfallmedizinische Aufgaben. Kirschner hat 1938 die Zielsetzung mit seiner bekannten Forderung präzisiert: „Nicht der schwerverletzte Patient muß so schnell wie möglich zum Arzt, sondern der Arzt zum Patienten, da die akute Lebensgefahr in zeitlicher Nähe zum Unfallort am größten ist".

K. H. Bauer griff 1953 diese Gedanken mit dem Konzept des Klinomobils auf, weil er davon ausging, daß Verletzte so schnell wie möglich operiert werden müßten, um eine Stabilisierung zu erreichen.

Die Erfahrungen der ersten Zentren (Heidelberg, Köln), die Notarztwagen einsetzten, zeigten aber bald, daß die entscheidende Funktion bei gezielten Maßnahmen zur Überlebenssicherung liegt, nur in vergleichsweise seltenen Fällen ist dies eine sofortige Operation.

Neue therapeutische Verfahren zur Behandlung kardiozirkulatorischer Notfälle, insbesondere Entwicklungen auf dem Gebiet der Reanimation und die Etablierung der Intensivmedizin durchbrachen die ursprüngliche Begrenzung der Notarztdienste auf Unfallverletzte.

Heute umfaßt das Spektrum notfallmedizinischer Aufgaben neben der Versorgung Traumatisierter auch die Notfälle, die aus akuten internistischen, psychiatrischen, neurologischen, pädiatrischen und gynäkologischen Bereichen stammen.

Verletzungen, Erkrankungen und Vergiftungen münden bei Lebensbedrohung in eine sogenannte „gemeinsame Endstrecke" ein, nämlich Störungen der Vitalfunktionen, Atmung und Kreislauf und/oder wichtiger Regelkreise.

Bei globaler Betrachtung läßt sich die grundsätzliche Aufgabenstellung in der Notfallmedizin als Beginn einer Intensivtherapie unter anderen Voraussetzungen und mit anderen Mitteln definieren. Dabei geht es im präklinischen Bereich darum, daß Notärzte diese Vitalgefährdung des Notfallpatienten durch Elementardiagnostik und Elementartherapie abwenden.

Nachdem in der Bundesrepublik, die seit über 10 Jahre beschriebenen, aber auch von der Bevölkerung verstandenen Begriffe „Notarzt" und „Notarztdienst" von Standesorganisationen nun als unverbindlich und korrekturbedürftig eingestuft werden, soll hier — um Mißverständnisse auszuschließen — nochmals definiert werden, was wir unter Notarzt und Notarztdienst verstehen.

Der Notarztdienst wird von Ärzten mit einer spezifischen, modernen, notfallmedizinischen Ausbildung durchgeführt. Der jeweils diensthabende Notarzt ist organisatorisch in den örtlichen Rettungsdienst eingebunden. Er steht innerhalb von 1–2 min für den Einsatz zur Verfügung. Zusammen mit Rettungssanitätern wird er bereits am Notfallort „als verlängerter oder vorverlagerter Arm der Klinik" tätig. Zentrale Aufgabe ist die überbrückende Sicherung der Vitalfunktionen bis zur klinischen Versorgung und Intensivtherapie.

Im internationalen Bereich wird immer noch darüber diskutiert, ob überhaupt ein Notarzt am Ort des Geschehens erforderlich ist oder nicht. Insbesondere in den USA wird noch argumentiert, daß entsprechend ausgebildete Rettungssanitäter unter gleichzeitigem Einsatz der Telemetrie die gleiche Effektivität erreichen können. Wir möchten einer solchen Auffassung aufgrund der umfangreichen, an den einzelnen Zentren ermittelten Erfahrungen mit allem Nachdruck widersprechen. Die Telemetrie kann niemals – auch wenn sie heute technisch bereits perfekt erscheint – die Anwesenheit des Arztes ersetzen. Auch bei einem gut ausgebildeten Rettungssanitäter entstehen bei akuter Lebensgefahr des Notfallpatienten schnell Grenzen, die er durch eigene Entscheidungen oder Maßnahmen nicht mehr überschreiten kann.

Andererseits findet man in den USA innerhalb der Kliniken zunehmend „Emergency-Departments" und einen Facharzt für Notfallmedizin, der jedoch nur im innerklinischen Bereich arbeitet. Mit einer solchen Lösung ist die klinische Struktur verbessert, die umfassende ärztliche Aufgabenstellung in der Notfallmedizin, wie wir sie sehen, jedoch nicht zu erfüllen. Eine weitere Spezialisierung, noch dazu auf die Klinik begrenzt, bringt keine erkennbaren Vorteile in der angestrebten Verbesserung der Erstversorgung für alle Notfallpatienten.

Da die permanente Kontrolle von Vitalfunktionen und Regelkreisen und eine kontinuierlich adaptierte Therapie entsprechender Veränderungen auch die zentrale Aufgabe des Anästhesisten bei der Durchführung von Narkosen, aber auch im intensivmedizinischen Bereich ausmacht, muß man der Anästhesiologie für den notfallmedizinischen Sektor eine besondere Kompetenz und Verantwortlichkeit zusprechen. Diese Wertung ist allerdings nicht mit einem Ausschließlichkeitsanspruch zu verwechseln.

Kompetenz und Verantwortlichkeit sind vielmehr als Verpflichtung und als Chance zu verstehen, im Interesse unserer Patienten einen wichtigen interdisziplinären Arbeitsbereich durch positive Einflüsse unseres Fachs zu prägen.

Diese Einflüsse der Anästhesiologie wirken sich auf

– den präklinischen Bereich,
– den klinischen Sektor,
– die Lehre der Notfallmedizin, und auf
– die Forschung entsprechender Fragestellungen aus.

Präklinischer Bereich

Aktive Beteiligung des Anästhesisten am Notarztdienst

In den Empfehlungen der Deutschen Gesellschaft für Anästhesiologie und Intensivmedizin für die Weiter- und Fortbildung von Anästhesisten in der Notfallmedizin sind die Grundvoraussetzungen für den Einsatz als Notarzt definiert und außerdem ein Fortbildungsprogramm von insgesamt 80 h aufgelistet und inhaltlich erläutert. Grundvoraussetzungen sind eine mindestens 1jährige Weiterbildung in unserem Fach und die Teilnahme an der teils fachspezifischen, teils interdisziplinären Fortbildung „Notfallmedizin".

Diese Empfehlungen für Ärzte aus Anästhesieabteilungen entsprechen ohne jeden Zweifel in vollem Umfang dem zuvor skizzierten Aufgabenspektrum des Notarztes.

Bereitschaft des Anästhesisten, den Notarztdienst einer Region zu planen und zu leiten

Aktive Beteiligung des Anästhesisten im präklinischen Bereich sollte aber auch die Bereitschaft einschließen, den Notarztdienst einer Region zu planen und zu leiten.

Klinischer Sektor

Organisation der zentralen Notaufnahme

Eine besondere Betrachtung erfordert das letzte Glied der Rettungskette, die klinische Erstversorgung. Sie ist, von wenigen Ausnahmen abgesehen, bis heute sowohl von der Struktur als auch von der Organisation her gesehen mangelhaft geblieben. Eine den Erfordernissen und der Aufgabenstellung entsprechende zentrale Notaufnahme fehlt, oder die Funktion ist unzureichend. Der Notfallpatient kann nicht, wie es heute noch häufig geschieht, zu den einzelnen Spezialdisziplinen gebracht werden, die Spezialisten müssen vielmehr zum Notfallpatienten kommen und hier alle für die Erstversorgung notwendigen Voraussetzungen vorfinden. Nur dann ist die erforderliche schnelle und endgültige Diagnostik sicherzustellen, nur dann lassen sich die Prioritäten der Versorgung festlegen und die für eine definitive und kausale Therapie geeignete Behandlungseinheit auswählen. Der Anästhesist bietet sich auch in diesem Bereich als Koordinator an, allerdings muß es sich um einen kompetenten Vertreter unserere Fachs handeln.

Organisation und Begleitung des Notfallpatienten in der Phase
der erweiterten klinischen Diagnostik

Bei Vitalbedrohten wird der Anästhesist in der Phase der erweiterten klinischen Diagnostik, z. B. Fahrt zum Computertomogramm, den Patienten unter Aufrechterhaltung bzw. Stabilisierung der Vitalfunktionen begleiten und unter Berücksichtigung des Zustandes, bzw. bei Befundänderungen den Ablauf des Geschehens auch organisatorisch bestimmen. Er muß dann auf schnelle Entscheidungen über die Prioritäten der definitiven Versorgung drängen. Auch hier hat also der Anästhesist eine wichtige koordinierende und interdisziplinäre Aufgabe wahrzunehmen.

Durchführung von Notfallnarkosen

Der Anästhesist wird in Abhängigkeit von der Ursache der Vitalbedrohung unter Berücksichtigung komplizierender Begleiterkrankungen oder Verletzungen und je nach Versorgungsphase aus der Gesamtpalette anästhesiologischer Techniken und Substanzen das jeweils geeignete Verfahren auswählen.

Durchführung und Leitung der Intensivmedizin

Ideal im Sinne einer ganzheitlichen Betrachtung ist die Möglichkeit des Anästhesisten, Verläufe vom Notfallort über die klinische Akutversorgung bis zur Phase der Intensivmedizin maßgeblich zu bestimmen und Erfolge, aber auch Mißerfolge, in einzelnen Versorgungsphasen epikritisch werten zu können.

Lehre

Einflußnahme auf die Erste-Hilfe-Ausbildung medizinischer Laien

Vor Jahren wurde der Heimlich-Handgriff besonders in der Laienpresse als äußerst wirksames Verfahren zur Vermeidung des Bolustodes gepriesen. Untersuchungen von Ruben wiesen aber nach, daß durch kräftige Schläge mit der flachen Hand zwischen die Schulterblätter bei gleichzeitiger Kopftief- und Seitenlage höhere Druckwerte erreicht werden können, als durch das neue Verfahren. Diese wichtigen Hinweise führten dazu, den Heimlich-Handgriff nicht in das Erste-Hilfe-Repertoire medizinischer Laien aufzunehmen.

Notfallmedizinische Aus-, Weiter- und Fortbildung des klinischen Pflegepersonals

Bei der Aus-, Weiter- und Fortbildung des klinischen Pflegepersonals ist es erforderlich, in vermehrtem Umfang Schwerpunkte in der Notfallmedizin zu bilden. Es ist sicherzustellen, daß jede Schwester und jeder Pfleger im Stande sind, bei einer lebensbedrohlichen Situation innerhalb der Klinik geeignete Sofortmaßnahmen bis zum Eintreffen des Reanimationsteams zu ergreifen und dann im Bedarfsfall sachgerecht zu assistieren.

Weitergabe anästhesiologisch-intensivmedizinischer Erfahrungen und Kenntnisse an Ärzte anderer Fachgebiete

Notärzte. An Kliniken, an denen der Notarztdienst interdisziplinär oder ohne die Beteiligung von Anästhesisten betrieben wird, müssen die für die notfallmedizinische Aufgabenstellung relevanten Probleme, deren innerklinische Bewältigung gemeinhin unserem Fach zukommt, in Kolloquien aufgezeigt werden. Als Beispiele seien nur die Indikation zur Intubation, die Indikation zur Notfallnarkose und die Auswahl geeigneter Substanzen erwähnt. Ebenso verantwortungsvoll aber in der Verwirklichung ist es in der Regel noch schwieriger, entscheidende Techniken der Basisdiagnostik und besonders der Basistherapie, die Techniken der Intubation, der Beatmung und die Punktion zentraler Venen fachfremden Kollegen zu vermitteln.

Vernünftig wäre sicherlich ein 3- bis 4monatiges vorbereitendes Praktikum in Anästhesieabteilungen und auf Intensivstationen. Die Praxis zeigt, daß dies nur ausnahmensweise realisiert wird, obwohl es bei gutem Willen der betroffenen Assistenten und der verantwortlichen Abteilungsleiter ohne größere Schwierigkeiten möglich sein sollte. Daß ein solches Vorgehen auch die Kooperation und die Lösung interdisziplinärer Probleme im Krankenhaus verbessern kann, sei nur am Rande vermerkt.

Niedergelassene Kollegen. Niedergelassene Kollegen, die die Elementardiagnostik und die vielen manuellen Verfahren der Basistherapie zuvor nicht erlernt haben, kann man durch umfangreiche Fortbildungsprogramme und „Übungen an Phantomen" ohne ein gezieltes Klinikpraktikum die erforderliche Qualifikation des Notarztes nicht vermitteln. Es ist dann durchaus sinnvoll, wenn die Anästhesie Seminare zum Thema Notfallmedizin anbietet und dabei Kenntnisse vermittelt, die sich an der Praxis orientieren, die also auch vom nierdergelassenen Arzt umgesetzt werden können und die sich nicht nur in theoretischen Darstellungen erschöpfen, sondern durch praktische Übungen gefestigt werden. Gerade der praktizierende Arzt verfällt heute nicht selten in Resignation, wenn ihn der Spezialist mit Forderungen überflutet, denen er außerhalb der Klinik, sowohl in der Diagnostik als auch in der Therapie und speziell bei der Notfalltherapie nicht nachzukommen vermag. Auch hier hat der Anästhesist die Möglichkeit, die vom Fachspezialisten häufig zu hoch angesetzten diagnostischen und therapeutischen Verfahren in eine verständliche und realisierbare Form zu überführen.

Viele Ärzte sind an einer Fortbildung interessiert, die sie in die Lage versetzt, bei Notfallpatienten eine überbrückende Funktion bis zum Eintreffen eines Notarztes oder bis zur klinischen Versorgung wahrzunehmen.

Leitung und Durchführung der studentischen Ausbildung.
„Erste ärztliche Maßnahmen"

Für Universitätseinrichtungen unseres Faches ergibt sich ein zusätzlicher Wirkungsbereich in der Ausbildung von Studenten mit der Durchführung des Kurses „Erste ärztliche Maßnahmen".

Sorge um die Qualifikation des Rettungssanitäters

Obwohl trotz aller Bemühungen in unserem Lande bis heute kein Berufsbild für Rettungssanitäter besteht, müssen wir Anästhesisten uns bereitfinden, an der Aus- und Fortbildung, z. B. im Rahmen von Klinikpraktika mitzuwirken. Als Notfallmediziner sollten wir auf einer einheitlichen, an medizinischen Erfordernissen orientierten und mit einer staatlichen Prüfung endenden beruflichen Ausbildung unserer wichtigsten Mitarbeiter außerhalb der Klinik bestehen, um damit die personellen Voraussetzungen für eine ausreichende Funktion eines entscheidenden Gliedes der Rettungskette zu sichern.

Lösung offener Probleme aus der notfallmedizinischen Praxis

Da das Thema „Forschung" in einem späteren Beitrag ausführlich dargestellt wird, sollen nun einige praktische Probleme erwähnt werden, an deren Umsetzung oder Lösung Anästhesisten arbeiten bzw. arbeiten sollten.

Kritische Überprüfung klassischer Therapiekonzepte

Die alte, nicht differenzierende Regel, den nach außen offenen Pneumothorax sofort luftdicht zu verschließen, ist zumindest für die Belange des Rettungsdienstes zu korrigieren. Fundierte wissenschaftliche Untersuchungen, praktische Erfahrungen aus der präklinischen Versorgung, aber auch von Beatmungsstationen und aus dem Operationsbetrieb machen offensichtlich, daß durch das moderne therapeutische Standardkonzept der Beatmung dann sehr leicht ein Spannungspneumothorax verursacht würde.

Die sachgerechte Therapie des offenen Pneumothorax besteht daher in der Intubation und Beatmung, die Wunde ist keimfrei und locker abzudecken.

Verbesserung der Elementardiagnostik

Hierfür nur zwei einfache Beispiele: Bei jedem krampfenden Patienten ist bereits am Notfallort durch eine Blutzuckerkontrolle mit dem Dextrostix eine Hypoglykämie auszuschließen, denn nicht nur bei Entgleisungen des Diabetikers, sondern auch bei anderen Krankheitsbildern, z. B. im Zusammenhang mit Alkoholismus treten Hypoglykämien auf.

Am Notfallort und besonders während des Transports ist man auf einfache Überwachungsparameter der Spontanatmung Nichtintubierter angewiesen. Neben den gemeinhin bekannten Methoden erscheint uns in Zweifelsfällen die auskultatorische Dauerkontrolle des Strömungsgeräuschs über der Kehlkopfregion eine wichtige Ergänzung zu sein.

Optimierung der Reanimationsmaßnahmen

Eine einfache Konstruktion erlaubt uns die Anwendung einer Peep-Beatmung außerhalb der Klinik. Nur mit dieser Methode haben wir die Möglichkeit, bei einem zu vermutenden Shuntvolumen von über 30% noch eine Hypoxämie und damit irreversible Schäden zu vermeiden. An die Forschungsprogramme der jüngsten Zeit über hirnprotektive Maßnahmen und über die Eignung verschiedener Sympathomimetika im Rahmen der kardialen Reanimation sei nur erinnert.

Frühintubation und Beatmung

Zunehmend wird in Untersuchungen aus unserem Fachgebiet nachgewiesen, daß jeder polytraumatisierte Patient Gefahr läuft, eine initiale Hypoxie zu entwickeln, die eine frühzeitige Intubation und Beatmung bereits am Notfallort rechtfertigt, selbst wenn der klinische Ersteindruck keine absolute Indikation für ein solches Vorgehen zu bieten scheint.

Frage des Transporttraumas

Auch in modernen Boden- und Luftfahrzeugen des Rettungsdienstes können während des Transportes

- Beschleunigungskräfte
- mechanische Schwingungen
- Lärm, sowie
- Veränderungen des Luftdrucks und ihre Folgen (in RTH- und Flächenflugzeugen) den Zustand des Notfallpatienten verschlechtern.

Einzelkombinationen dieser Störeinflüsse sind bekannt, bezüglich der Gesamtproblematik des Transporttraumas sind wir aber über Ansätze in der Forschung noch nicht hinausgekommen.

Entwicklungen und Verbesserungen in der Notfallmedizin eingesetzer Geräte

Bei allen bisher verfügbaren Beatmungsbeuteln bestand bei der Beatmung nichtintubierter Patienten durch weniger Geübte stets die Gefahr der Überblähung des Magens mit anschließender Aspiration. Diese lebensbedrohlichen Komplikationen spielen besonders in der präklinischen Versorgung eine große Rolle. Mittlerweile steht uns ein neukonzipierter Beatmungsbeutel zur Verfügung, der neben anderen Vorteilen die Möglichkeit einräumt, über ein 2stufiges Sicherheitsventil für die Maskenbeatmung eine Druckbegrenzung von 20 mbar und für die Beatmung über Trachealtubus eine Druckbegrenzung von 60 mbar zu schalten.

Weiterentwicklung der Rettungsfahrzeuge

Die Normung von Krankenwagen, Rettungswagen und Notarzteinsatzfahrzeugen in unserem Lande während des letzten Jahrzehnts war ein wesentlicher von Anästhesisten beeinflußter Schritt, um die erforderlichen Standards festzulegen.

Heute geht es darum, der Industrie bei der Entwicklung völlig neuer Fahrzeuge für den Rettungsdienst durch präzise Vorgaben, Funktionsbeschreibungen und sachliche Kritik die Aufgabenstellung zu erläutern.

Prüfung der bestehenden Organisationsformen des Notarzt- und Rettungsdienstes

Beim Rendezvous-System ist der Notarzt in der Klinik tätig. Hier steht ständig ein mit einem Fahrer besetztes Notarzteinsatzfahrzeug (NEF) zur Verfügung. Die Rettungssanitäter und der Rettungswagen (RTW) sind an der Rettungswache stationiert. Die Leitstelle alamiert im Einsatzfall gleichzeitig Notarzt, Notarzteinsatzfahrzeug und Rettungssanitäter. Der Notarzt mit NEF und die Rettungssanitäter mit dem RTW erreichen getrennt den Notfallort, sind aber, da auch das NEF über eine entsprechende Ausstattung verfügt, getrennt handlungsfähig. Die Vorteile dieses Systems liegen insbesondere darin, daß der Notarzt am Notfallort nach Durchführung der Erstversorgung entscheiden kann, ob eine ärztliche Begleitung notwendig ist. In mindestens 50% der Einsätze – dann also, wenn keine absolute Indikation für ärztliche Versorgung bzw. Begleitung besteht – kann er vom Notfallort direkt zur Klinik zurückkehren oder er steht für einen neuen Einsatz zur Verfügung. Bei entsprechender Organisation kann ein Notarzt ggf. mehrere Rettungswagen versorgen. Dieses System ist ökonomischer als der klinikgebundene Notarztwagen, hat jedoch den Nachteil, daß die Zusammenarbeit der Notärzte und Rettungssanitäter nicht immer die gleiche Effektivität wie beim Stationssystem zeigt.

Einflußnahme auf präventive Maßnahmen

Heute bestehen keine Zweifel darüber, daß durch das Anlegen von Sicherheitsgurten bei PKW-Unfällen viele Verletzungen vermieden werden können und in anderen Fällen die Schwere der Verletzung in der Regel gemildert wird. Andererseits gibt es auch Verletzungen durch den Gurt selbst, in der Regel aber nur, wenn die Gurte fehlerhaft angelegt oder nicht der Körpergröße des Insassen angepaßt waren. Durch Rückmeldung an die Industrie über auffallende Verletzungsmuster können Notärzte auf diesem Sektor mittelfristig auch präventive Einflüsse ausüben.

Zusammenfassung

Für den Aufgabenbereich des Anästhesisten im Verbundsystem Präklinik, Klinik, Lehre und Forschung sollten jeweils in geraffter Form typische Möglichkeiten unseres Fachgebiets aufgezeigt werden. Obwohl notfallmedizinische Kenntnisse, Methoden oder Therapiekonzepte aller medizinischen Fachdisziplinen und deren Subspezialisten in die Aufgabenstellung der Notfallmedizin einfließen, kommt der Anästhesiologie für das Erkennen lebensbedrohlicher Situationen und deren medizinische, organisatorische und wissenschaftliche Bewältigung eine zentrale Rolle zu.

Weiter- und Fortbildung des Anästhesiearztes für die Notfallmedizin

G. Hossli

Elemente der Weiterbildung zum Anästhesiearzt

Die Weiterbildung des Artzes nach dem Staatsexamen zum Facharzt (Bundesrepublik Deutschland und in Österreich) bzw. Spezialarzt (Schweiz) für Anästhesiologie setzt sich zusammen aus der eigentlichen Ausbildung in der *perioperativen Schmerzbekämpfung,* der Ausbildung in *Reanimation* und der Ausbildung in gewissen Bereichen der *Intensivmedizin.* Sie besteht sowohl aus systematischer theoretischer Schulung, ergänzt durch intensives Selbststudium, als auch in praktischer Unterweisung bei der täglichen Arbeit am Patienten. Die Weiterbildung kann erst nach dem Nachweis der erforderlichen Kenntnisse und am Patienten ausgeübter praktischer Tätigkeit als abgeschlossen betrachtet werden.

Ausbildung in der perioperativen Schmerzbekämpfung und Patientenbetreuung

Die Schmerzbekämpfung während chirurgischer Eingriffe (d. h. die eigentlichen Anästhesien: Lokal- und Allgemeinanästhesieverfahren) wie auch in der prä- und postoperativen Phase setzen gründliche Kenntnisse der zur Anwendung kommenden Techniken und Pharmaka wie auch ihrer Indikationen und Kontraindikationen voraus. Entsprechend liegen die Schwerpunkte dieses Ausbildungsabschnitts. Besonders gründlich werden darüber hinaus anästhesierelevante Aspekte der Anatomie sowie der Physiologie und Pathophysiologie von Atmung, Kreislauf und Stoffwechsel behandelt. Damit wird ein vertieftes Verständnis geweckt für die Organfunktionen und ihr Zusammenwirken v. a. über den ganzen Zeitraum der anästhesistischen Betreuung eines operativen Patienten, wobei all die vielfachen Zusammenhänge von chirurgischen Einflüssen und Auswirkungen der Anästhesie zu berücksichtigen sind. Schließlich wird klar gemacht, welche immens wichtige Rolle die vorgängige Feststellung und Bewertung der patientengegebenen Risiken wie der Belastung durch die zur Anwendung kommenden Medikamente und Techniken für die Wahl des Anästhesieverfahrens spielen.

Ausbildung in Reanimation

In direktem ursächlichem pathogenetischem und zeitlichem Zusammenhang mit chirurgischen Eingriffen und Anästhesien kommt es bekanntlich relativ häufig zu starken, evtl. bedrohlichen Veränderungen v. a. der Atmung und des Kreislaufs. Der Anästhesiearzt muß allein schon aus diesem Grund auf die Früherkennung und Sofortbehandlung solcher Zustände besonders vorbereitet sein. Aber auch von seinen fachtechnischen Möglichkeiten her ist er für die Vornahme und Leitung von Reanimationsmaßnahmen wohl am besten geeignet: Ihm stehen die Geräte und Instrumente zur Sofort-Grobdiagnose schwerster akuter Störungen der Vitalfunktionen, zur Freilegung und Freihaltung der Atemwege, zur Beatmung, zur Bekämpfung von Schock und zur Erstbehandlung bei akutem Herzversagen stets griffbereit zur Verfügung und er ist darüber hinaus bei der täglichen Arbeit im Operationssaal ständig mit den evtl. starken Veränderungen dieser Funktionen infolge des chirurgischen Eingriffs oder unter den starkwirkenden Narkosemitteln konfrontiert. Die Ausbildung zur Soforterkennung und Sofortbehandlung der akuten schweren Kreislaufstörungen, d. h. die Instruktion über Reanimation, ihre Techniken und Medikamente, ist somit ebenfalls wichtiger Bestandteil der Weiterausbildung zum Anästhesiearzt.

Ausbildung in klinischer Intensivmedizin bzw. Intensivbehandlung

Die Tatsache, daß der Anästhesiearzt für die Erkennung und Beherrschung von Reanimationssituationen besonders geschult ist und daß Patienten mit gestörten Vitalfunktionen zur besseren Behandlung und rationelleren, kontinuierlichen Überwachung in Intensivstationen zusammengefaßt sind, führte zu seinem selbstverständlichen und kompetenten Einsatz in diesem Bereich. Je nach den lokalen Gegebenheiten steht die Intensivmedizin heute unter seiner Leitung, besonders wenn es sich um ein fachlich gemischtes Krankengut handelt, oder er ist — bei fachspezifischen Stationen — an der Mitarbeit und Leitung als der wohl wichtigste ärztliche Konsiliarius beteiligt. So gehört in das Curriculum der Weiterbildung zum Anästhesiearzt auch eine theoretische und praktische Schulung in der Intensivbehandlung besonders operativer Patienten.

Weiterbildung des Anästhesiearztes für den Einsatz in der Notfallmedizin

Fachliche Gegebenheiten und Anforderungen

Erst in den letzten 15 Jahren wurde es offensichtlich, daß der Anästhesiologe von seiner täglichen Arbeit im Operationssaal und in der Intensivstation her, d. h. wegen seinen dort angewandten Kenntnissen und Methoden wie auch von der dort gewonnenen Erfahrung her, beste Voraussetzungen mitbringt, um auch bei Notsituationen außerhalb des direkt perioperativen Bereichs zweckmäßig und oft erfolgreich einzugreifen, vorausgesetzt, daß er rechtzeitig hinzugezogen wird. Allerdings muß er dazu über adäquate Kenntnisse der spezifischen fachbedingten Ursachen, Pathogenese und Erstbehandlung lebensbedrohlicher Störungen verfügen, — also z. B. in innerer Medizin (besonders Kardiologie, Intoxikationen, Stoffwechselstörungen), in Geburtshilfe und in anderen chirurgischen Spezialdisziplinen, in Psychiatrie, in Pädiatrie, usw. Obwohl die Ursachen sehr verschieden sein können, bleiben sich die primären allgemeinen Auswirkungen auf den menschlichen Organismus und infolgedessen auch die zunächst symptomatischen Notfallmaßnahmen grundsätzlich gleich. Das erste Ziel der Bemühungen ist, das Überleben zu sichern und die Entwicklung weiterer Schädigungen zu verhindern. Daraus ergibt sich die Forderung und Verpflichtung, in die Weiterbildung des für den Noteinsatz vorgesehenen Anästhesiearztes die fachspezifischen medizinischen Notfallsituationen der erwähnten Gebiete, ihre Notfalldiagnostik und ihre Notfalltherapie einzubauen, die ihn zum richtigen, sofortigen Handeln befähigt, bis eine kausale Behandlung einsetzen kann.

Einsatzorte des in Notfallmedizin geschulten Anästhesiearztes
und sich daraus ergebende Forderungen an seine medizinische Weiterbildung

Medizinische Notfallsituationen können überall eintreten — intern (Operationsabteilungen, Notfallaufnahmestation, aber auch Bettenstationen aller Kliniken), — jedoch auch und wohl noch häufiger *außerhalb des Krankenhauses,* sei es bei Unfällen und akut lebensbedrohlichen Phasen von Krankheiten oder in der Arztpraxis und auf dem Transport von Notfallpatienten. Die rechtzeitige und richtige Interpretation eines solchen Notzustandes wie auch die sofortige erweiterte ärztliche Erste Hilfe sind die Aufgaben des Notarztes. Der Anästhesiearzt ist auch hier — beim präklinischen Einsatz und beim Notfallpatienten (mit Notarztwagen oder Rettungshelikopter) — vor allem von seiner Grundausbildung und seiner täglichen praktischen Arbeit her am ehesten prädisponiert zum Notarzt. Aber auch er braucht eine besondere, zusätzliche Schulung in außerklinischer Notfallmedizin. Dabei ist besonderes Gewicht zu legen auf die Elementardiagnostik und auf die Erstbehandlung am Notfallort sowie unterwegs mit den dort zur Verfügung stehenden einfachen materiellen und personellen Mitteln, die auch unter widrigsten Umständen (Nacht und schlechte Beleuchtung, Nässe und Kälte, Lärm und Erschütterung, Zeitdruck, usw.) richtig und wirkungsvoll zum Einsatz gebracht werden müssen.

Forderungen an die Schulung in organisatorischen und rettungstechnischen Belangen

Weil das Zeitintervall vom Unfallgeschehen bis zum Eingreifen des Notarztes und bis zur kausalen Therapie von entscheidender Bedeutung sein kann und dieses wiederum von zahlreichen äußeren ev. beeinflußbaren Gegebenheiten abhängig ist, muß der in der Klinik notfallmedizinisch tätige Anästhesiearzt oder der auswärts präklinisch arbeitende Notarzt ebenfalls eine Schulung in organisatorischen Belangen durchlaufen, wie z. B. über das krankenhausinterne Alarmierungs- und Reanimationssystem, über die Glieder und das Zusammenwirken der Rettungskette vom Notfallort bis zur definitiven klinischen Versorgung, ferner über Verbindungsmittel, Rettungsinstitutionen und ihre Ausstattung, Bergungstechniken, juristische Aspekte des Rettungswesens, usw.

Prüfungen, Repetitionskurse, Fortbildung

In die Zwischen- und Abschlußprüfungen der angehenden Anästhesieärzte und ebenso in die Fortbildungsveranstaltungen für Anästhesieärzte sollten theoretische Fragen wie auch die Besprechung praktischer Fälle aus dem Gebiet mindestens der innerklinischen Notfallmedizin aufgenommen werden. Darüberhinaus müßten die als Notärzte auch außerhalb des Krankenhauses zum Einsatz kommenden Anästhesieärzte zur Aufrechterhaltung ihrer Qualifikation als Notarzt systematisch über die Fortschritte und neuen Möglichkeiten auf dem Gebiet der außer- wie auch der innerklinischen Notfallmedizin informiert und über die dort erforderlichen Kenntnisse und Fertigkeiten auch im Rahmen von Wiederholungskursen geprüft werden.

Zukunft der Weiter- und Fortbildung des Anästhesiearztes für die Notfallmedizin

Mancherorts sind heute — so auch in Deutschland, Österreich und der Schweiz — das Ziel und das Programm der Ausbildung zum Notarzt festgelegt. Stets zeigt sich, daß der Anästhesiearzt diesen Anforderungen durch eine zusätzliche theroretische und praktische Schulung am ehesten nachkommen kann. Im gegenwärtigen Zeitpunkt ist aber der Ausbildungsstand der von Luftrettungsorganisationen und bodengebundenen Rettungsdiensten eingesetzten Ärzte noch recht unterschiedlich und im Ganzen gesehen ungenügend. Zweifellos wird sich dies aber rasch ändern, da einerseits immer mehr Anästhesieärzte die Nützlichkeit und Bedeutung einer solchen Zusatzausbildung einsehen und anderseits Behörden und Rettungsinstitutionen in zunehmendem Maße ihre Verantwortung zur bestmöglichen Notfallpatientenversorgung wahrnehmen und deshalb auf verschiedensten Wegen — z. B. durch Schaffung entsprechender Stellen wie auch von weiteren Ausbildungsmöglichkeiten — das für Anästhesieärzte besonders attraktive Notarztprogramm fördern.

Aufgaben der Anästhesiologie in der Lehre und Fortbildung für die Notfallmedizin

J. Kilian

In den vorangegangenen Beiträgen wurde begründet, weshalb das Fach Anästhesie mit der Notfallmedizin eng verbunden ist, bzw. warum es prädestiniert ist, sich mit den Problemen dieses Gebiets zu beschäftigen. Dies bedeutet nicht, darauf wurde wiederholt hingewiesen, einen Ausschließlichkeitsanspruch unseres Fachs. Es sollte umgekehrt jedoch klar sein, daß wir, sobald wir uns mit dieser Thematik befassen, auch aufgerufen sind, uns an der Vermittlung unseres Wissens auf diesem Gebiet zu beteiligen.

Rügheimer machte zu diesem Thema anläßlich der Jahrestagung des Berufsverbandes Deutscher Anästhesisten 1979 in Saarbrücken eine wesentliche Aussage: „... die Notfallmedizin ist kein neues Fachgebiet, sondern ein Organisationsprinzip, nach dem bekanntes Wissen und geübte Techniken eingesetzt werden" [7].

Daraus können die entscheidenden Fragen zum Thema abgeleitet werden:

1. Wer ist in die Organisation der Notfallmedizin, d. h. in die Versorgung von Notfallpatienten involviert?
2. Welches Wissen muß bekannt sein?
3. Welche Qualifikation muß angestrebt werden?

Versorgung von Notfallpatienten

Wer an der Versorgung von Notfallpatienten beteiligt ist, muß informiert sein, muß aus- oder fortgebildet werden. Unschwer läßt sich dieser Personenkreis abgrenzen, betrachtet man unter diesem Aspekt die Rettungskette.

An erster Stelle stehen die Laienhelfer, d. h. die zufällig am Ort des Geschehens Anwesenden. Eine Ausbildung dieser Gruppe in Erster Hilfe ist ohne Zweifel eine vordringliche, noch längst nicht gelöste Aufgabe.

Die weitere Versorgung des Notfallpatienten erfolgt in der Mehrzahl der Fälle durch niedergelassene Ärzte, seien sie Arzt für Allgemeinmedizin oder in Spezialdisziplinen, d. h. durch Ärzte, die mit der speziellen Thematik der Notfallmedizin nicht routinemäßig befaßt sind. Hier gilt es, aufbauend auf dem medizinischen Grundwissen, die prinzipiellen Möglichkeiten und Notwendigkeiten einer Erstdiagnostik und Ersttherapie zu vermitteln oder aufzufrischen.

Als 3. Gruppe des außerklinisch tätig werdenden Personenkreises sind die Rettungssanitäter zu nennen. Sie bekommen in ihrer Ausbildung Lehrinhalte vermittelt, die es ihnen ermöglichen, als qualifizierte Berufshelfer selbst oder als Helfer des Arztes in der Notfallmedizin tätig zu werden.

4. sind schließlich die Notärzte aufzuführen, die neben ihren Grundkenntnissen, z. B. außer ihrer anästhesiologischen Tätigkeit, noch spezifische Zusatzkenntnisse erwerben müssen.

In der klaren Erkenntnis, daß die Fortbildung der Ärzte alleine nicht genügt, sind im Medizinstudium nach der ärztlichen Vorprüfung praktische Übungen in Erster ärztlicher Hilfe und Notfallmedizin vorgesehen, um den Studenten an die Fragen der Notfallmedizin heranzuführen. Im Sinne einer stufenweisen Information über die Probleme der Notfallmedizin soll in der Vorklinik die Erste Hilfe gelehrt werden. Als 3. Stufe kann die Teilnahme des Internatsstudenten am Notarztdienst diskutiert werden.

Es sei hier nur am Rande angemerkt, daß nach Lippert [6] Studierende, die zur Vertiefung ihrer Ausbildung auf Rettungswagen eingesetzt werden, Unfallversicherungsschutz nach § 539, Abs. 1, Nr. 14d RVO dann genießen, wenn diese „Veranstaltung" als empfohlene Ergänzungsveranstaltung im Studienplan der jeweiligen Universität enthalten ist. Hinsichtlich einer eigenen Tätigkeit des Internatsstudenten im Notarztwagen — und erst diese sollten beobachtend am Notarztdienst teilnehmen — gilt allerdings der allgemein gültige Grundsatz, daß der Arzt einem Internatsstudenten nur Maßnahmen zur Durchführung übertragen darf, von denen er weiß, daß der Student sie bereits beherrscht.

Im Rahmen der innerklinischen Versorgung von Notfällen kommt schließlich dem Pflegepersonal und den Ärzten anderer Disziplinen eine wichtige Aufgabe zu. Auch hier muß ein regelmäßiges Training die Wissenspräsenz gewährleisten.

Vermittlung von Kenntnissen in der Notfallmedizin

Die Ausbildung in lebensrettenden Sofortmaßnahmen und der Erste-Hilfe-Kurs sollten die Basis für alle Bevölkerungsschichten darstellen (Abb. 1). Ihre Verbreitung läßt leider auch heute noch zu wünschen übrig. Hier sind die Ärzte allgemein aufgerufen, sich noch mehr als bisher als Ausbilder zur Verfügung zu stellen. Von der Anästhesie sollte darüber hinaus die Chance wahrgenommen werden, den Medizinstudenten im 1. Semester einen speziell auf die Belange des Medizinstudiums abgestimmten Erste-Hilfe-Kurs anzubieten, der über das bloße „Wie" und „Was" hinaus auch auf das „Warum" eingeht. Wir haben dadurch die Möglichkeit, als erstes klinisches Fach dem Medizinstudenten in seiner Ausbildung gegenüberzutreten.

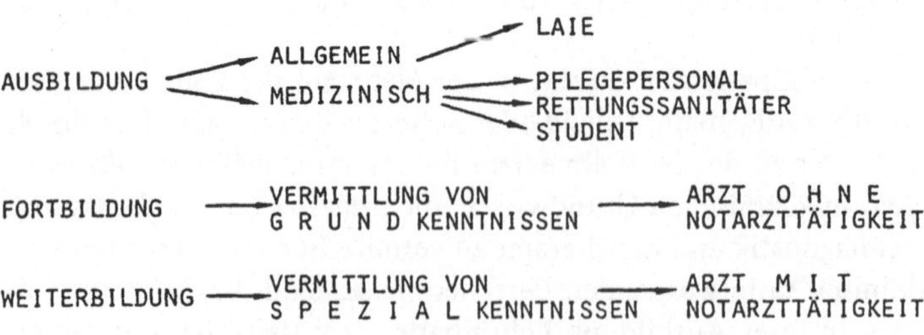

Abb. 1. Vermittlung von Kenntnissen in der Notfallmedizin

Im Rahmen der Ausbildung zum Basisarzt werden den Medizinstudenten die Fragen der Notfallmedizin im ersten klinischen Abschnitt nahegebracht. Es hat sich in Deutschland allgemein bewährt und durchgesetzt, daß die Anästhesie für die Gestaltung dieses Praktikums verantwortlich ist; es bleibt zu überprüfen, inwieweit der Gegenstandskatalog dieses Praktikums die angesprochene Thematik voll abdeckt. Es fällt auf, daß das Interesse der Studenten an der Notfallmedizin immer dann besonders groß ist, wenn praxisrelevante Fragen angeschnitten werden. Von uns und den anderen beteiligten Fächern wird weiterhin häufig der Fehler gemacht, eine Systematik der Erkrankungen des eigenen Faches zu bringen und nicht von Symptomen und ihrer Behandlung auszugehen [5].

Wesentlich weitergehend sind die Lehrinhalte, die den Ärzten allgemein vermittelt werden sollen. Jeder Arzt sollte in der Lage sein, überbrückend medizinische Hilfe zu leisten; dazu ist das Erkennen eines Notfalls oder einer Notsituation ebenso wesentlich wie die unverzüglich eingeleitete Therapie. Im Vordergrund steht hier ohne Zweifel die praktische Unterweisung und die Diskussion mit den Kollegen über eigene Erfahrungen.

Wenn wir von der Notwendigkeit der notfallmedizinischen Ausbildung der Studenten überzeugt sind, so müßte das eigentlich noch viel mehr für die inner- und außerklinisch tätigen Ärzte gelten. Die Anästhesie ist aufgerufen, auch auf dieser Ebene entsprechende Fortbildungsprogramme anzubieten. Sie können regional, z. B. in Zusammenarbeit mit der Kreisärzteschaft oder den Kliniken, aber auch zusammen mit der Bundesärztekammer im Rahmen ihrer Fortbildungskongresse durchgeführt werden.

Von der Thematik her müssen die diagnostischen und therapeutischen Basismaßnahmen vermittelt werden, die auch als Grundlage für das Weiterbildungsprogramm der Notärzte dienen:

Allgemeine notfallmedizinische Themen

Notfallmedizin: Aufgabenstellung, Definitionen, Voraussetzungen

Untersuchung von Notfallpatienten: Systematik und Einsatz diagnostischer Hilfsmittel

Basismaßnahmen der Wiederbelebung und erweiterte lebensrettende Sofortmaßnahmen

Ausstattung mit Medikamenten, Geräten, Instrumenten (Arzt, Notarzt)

Grundlagen für Injektionen und Infusionen bei Notfallpatienten

Ursachen, Sofortdiagnostik und Soforttherapie bei

— respiratorischen Störungen

— unterschiedlichen Schockformen

— kardialen und kardiozirkulatorischen Störungen

— Störungen im Wasser-Elektrolyt- und Säuren-Basen-Haushalt

— unterschiedlichen Komaformen

Schmerztherapie bei Notfallpatienten

Wir sehen in diesem Vorgehen die Möglichkeit einer Vereinheitlichung der Wissensbasis, die einerseits die Versorgung des Notfallpatienten verbessert, andererseits die Fort- und Weiterbildung zu standardisieren imstande ist.

Um dieses Ziel zu erreichen, sind nicht nur die Notfallmaßnahmen zu definieren, sondern es ist auch eine Liste der empfohlenen Notfallmedikamente zu erstellen und sie hinsichtlich

Auswahl, Dosierung und Indikation festzulegen. Sind wir uns im eigenen Bereich über diese Fragen im klaren, wird es vergleichsweise einfach sein, die Empfehlungen im Rahmen der angesprochenen Veranstaltungen weiter zu vermitteln.

Weiterhin hat die Anästhesie nicht von ungefähr vor nunmehr fast 10 Jahren ein Konzept für die Weiterbildung des Krankenpflegepersonals vorgelegt, das dazu dient, die speziellen Anforderungen des Fachs Anästhesiologie und Intensivmedizin dem Pflegepersonal wirkungsvoll nahe zu bringen [1]. Während des 2jährigen Kurses zur Fachschwester sind über 50 h des theoretischen und praktischen Unterrichts notfallmedizinischen Themen gewidmet. Auch hier sehen wir die Hauptaufgabe darin, daß unser Fach verbindliche, allgemein gültige Behandlungsrichtlinien erarbeitet und lehrt.

Nimmt die Anästhesie ihre Aufgabe der Weitergabe notfallmedizinischen Wissens ernst, so sollte sie schließlich die Ausbildung zum Rettungssanitäter in der Klinik übernehmen oder zumindest koordinieren.

Im Rahmen der insgesamt 520 h umfassenden Ausbildung sind jeweils 160 Stunden theoretischen und praktischen Lehrinhalten gewidmet. Der Auftrag lautet, Rettungssanitäter auszubilden, die eigenständig oder als Helfer des Arztes in notfallmedizinischen Situationen tätig werden sollen [4]. Es muß als Chance für unser Fach bezeichnet werden, mit der Durchführung dieser Aufgabe die Verbindung zur Notfallmedizin weiter zu festigen. Sie kann wahrgenommen oder aber ein für alle Male vertan werden.

Qualifikation des Notarztes

Während für Studenten, für Fachschwestern und Rettungssanitäter Aus- und Fortbildungsprogramme existieren, fehlen entsprechende Daten für die notärztliche Weiterbildung, bzw. sind sie uneinheitlich. In konsequenter Fortsetzung ihrer Bemühungen um eine definierte Fortbildung der am Notfalldienst beteiligten Gruppen hat die Deutsche Gesellschaft für Anästhesiologie und Intensivmedizin nun auch Empfehlungen für die Weiter- und Fortbildung des Anästhesisten in der Notfallmedizin erstellt [3]. Als Wichtigstes ist die Qualifikation für den Einsatz als Notarzt gefordert. Sie umfaßt zum einen praktische Erfahrung in der Diagnostik und Sofortbehandlung medizinischer Notfälle und zum anderen spezifische Kenntnisse im technischen und organisatorischen Ablauf des Notarzteinsatzes. Unser Fach ist nun aufgerufen, diese Grundvoraussetzungen anzubieten und sicherzustellen.

Neben einer mindestens 1jährigen Weiterbildung im Fachgebiet Anästhesie beinhaltet sie die Teilnahme an einer inhaltlich definierten Fortbildung, die folgende Abschnitte zu enthalten hat:

— Allgemeine Notfallmedizin	30 h
— Spezielle Notfallmedizin	30 h
— Organisation und Einsatztaktik	5 h
— Seminar über Fallberichte in der Notfallmedizin	10 h
— Einsatzpraktikum im Notarztwagen	5 h

Diese Stundenzahl ist nur dann ausreichend, wenn die im einzelnen abzuhandelnden Themen ausschließlich unter notfallmedizinischen, nicht aber unter klinischen Gesichtspunkten vermittelt werden. Die Fortbildung kann teils in die fachspezifische Weiterbildung integriert, teils in gesonderten, evtl. auch interdisziplinären praktischen und theoretischen Unterrichtsstunden angeboten werden. Bei diesem Vorschlag handelt es sich eindeutig um Mindestanforderungen. Insofern widerspricht er auch keinesfalls weitergehenden Forderungen, wie sie z. B. von Dick in einem weitaus umfassenderen Stoffkatalog formuliert worden sind [2]. Bei der Erarbeitung des Weiterbildungsprogramms wurde bewußt darauf geachtet, daß die grundsätzliche Aufgabenstellung in der Notfallmedizin global gesehen als Beginn einer Intensivmedizin mit anderen Mitteln zu sehen ist, daß aber die Ausstattung an Geräten und Medikamenten, insbesondere aber die Möglichkeiten der Diagnostik eingeschränkt sind.

Da adäquates Fortbildungsmaterial noch nicht zur Verfügung steht, sind die großen Kliniken aufgerufen, in einem Verbundsystem Richtlinien in Form eines Manuals aufzustellen. Darüber hinaus zeigt die Erfahrung, daß hinsichtlich der Wissensvermittlung die Darstellung von Notfallsituationen anhand von Fallbeispielen besonders geeignet ist. Eine Unterteilung nach dem in der Übersicht gegebenen Muster ist empfehlenswert.

- Meldung
- Erstbefund, Notfallanamnese
- Leitsymptome
- Sofortdiagnostik und vorläufige Diagnose
- Sofortmaßnahmen
    - am Orte des Geschehens
    - während des Transports
- Aufnahmebefund in der Klinik
- Klinische Diagnostik
- Endgültige Diagnose und definitive Maßnahmen
- Epikrise
- Zusammenfassung:
    Benötigte Medikamente, Geräte, Instrumentar, angewandte Maßnahmen

---

Es ist anzustreben, daß solche Falldemonstrationen aus verschiedenen Kliniken zusammengetragen und als Diskussionsgrundlage zur Verfügung gestellt werden.

Die Notfallmedizin hat eine erstaunliche Entwicklung genommen. Waren die Aktivitäten der Anästhesie auf diesem Gebiet noch vor wenigen Jahren eher belächelt worden, scheint sie heute für alle Spezialdisziplinen interessant geworden zu sein. Es wird nur jetzt der Fehler gemacht, Spezialwissen für Notfälle in Spezialfächern zu fordern, völlig vergessend, daß im Notfall nicht das differentialdiagnostische Know how der Klinik zur Verfügung steht. Wir sind davon überzeugt, daß entscheidend ist, daß eine Basisqualifikation gegeben ist, um notfallmedizinische Aufgaben wahrnehmen zu können. Nur damit ist ein zweckmäßiges Handeln garantiert, d. h. die Durchführung von Basis- und erweiterten Sofortmaßnahmen, der gezielte Einsatz der empfohlenen ca. 30 Notfallmedikamente und die diagnostische Abklärung, ob ein Patient der klinischen Behandlung bedarf.

Literatur

1. Ahnefeld FW, Dick W, Halmagyi M, Valerius T (1975) Weiterbildung 1, Richtlinien, Lehrplan, Organisation. Springer, Berlin Heidelberg New York (Fachschwester-Fachpfleger, Anaesthesie-Intensivmedizin)
2. Dick W (1980) Qualifikation des Notarztes. Anasth Intensivmed 21:257
3. Empfehlungen der Deutschen Gesellschaft für Anästhesiologie und Intensivmedizin für die Weiter- und Fortbildung des Anästhesisten in der Notfallmedizin (1982) Anasth Intensivmed 23:213
4. Gorgass B, Ahnefeld FW (1980) Der Rettungssanitäter – Ausbildung und Fortbildung. Springer, Berlin Heidelberg New York
5. Kilian J, Dick W (1974) Die neue Approbationsordnung – Lehrveranstaltungen der Anästhesie. Anasth Inf 15:191
6. Lippert H.-D (1982) Wenn Medizinstudenten im Rettungs- und Notartzdienst eingesetzt werden ... Notfallmedizin 8:378
7. Rügheimer E (1980) Studentische Ausbildung in der Notfallmedizin als interdisziplinäre Aufgabe. Anasth Intensivmed 21:316
8. Schwartz AJ, Orkin FK, Ellison, N (1979) Anesthesiologists' training and knowledge of basic life support. Anesthesiology 50:191

Lehrmaterial für die Aus-, Weiter- und Fortbildung in der Notfallmedizin

D. Kettler

Die Ausbildung in der Notfallmedizin ist heute keine alleinige Angelegenheit der akademischen Lehre mehr, sondern muß, soll sie relevante Erfolge in der primären Herz-Lungen-Wiederbelebung haben, breite Teile der im Gesundheitswesen Tätigen und künftig darüber hinaus einen signifikanten Anteil der Gesamtbevölkerung erfassen. Lehrmethoden und Lehrmittel müssen so gestaltet sein, daß sie den unterschiedlichen Voraussetzungen der Auszubildenden angepaßt sind. Daraus ergeben sich zwar gewisse unterschiedliche Anforderungen, die jedoch dem übergeordneten Ziel der richtigen und dauerhaften Vermittlung der Basistechniken in der Wiederbelebung und dem Erlernen von Handgriffen und Maßnahmen in der Notfallmedizin untergeordnet werden können. Notfallmedizin ist eben keine medizinische Spezialwissenschaft, sondern eine Angelegenheit aller Ärzte unterschiedlicher Fachrichtungen. In diesem Sinne werden die hier zu besprechenden Lehrmaterialien nicht im engen akademischen Sinne besprochen, sondern ihre Brauchbarkeit für das Tätigwerden im außerklinischen Einsatz betrachtet. Spezielle patho-physiologische Erwägungen werden deshalb bewußt vernachlässigt und lediglich Grundkenntnisse in der Physiologie und Pathophysiologie sowie der Pharmakologie von Herz-Kreislauf, Atmung und Hirnfunktion vorausgesetzt.

Große angloamerikanische Lehrbücher über „Emergency Medicine" wie z. B. „Principles and Practice of Emergency Medicine" (Schwarz, Safar et al.) oder das „MGH Textbook of Emergency Medicine" (Wilkens) sind außerordentlich breit angelegt und behandeln das — meist nur im Krankenhaus therapierbare — Versagen der verschiedenen Organe. Sie sind gute Nachschlagewerke für den speziell interessierten Arzt; für die Vermittlung der angesprochenen Basismaßnahmen hingegen sind sie nur bedingt geeignet. Auf dem deutschsprachigen Markt fehlen derartige Werke, stattdessen sind insbesondere von Internisten (Junge-Hülsing, Schuster) und Anästhesiologen (Burchardi, Sefrin) z. T. sehr brauchbare Taschenbücher über Notfallmedizin erschienen, die eine gute Anleitung für die Erstversorgung von Notfällen geben. Aus meiner zwangsläufig subjektiven Beurteilung wird das Buch „Der Rettungssanitäter" von Gorgaß/Ahnefeld am ehesten den Anforderungen der Notfallmedizin gerecht. Es ist zwar vorrangig für die Ausbildung von Rettungssanitätern gedacht, kann aber durch seinen hervorragenden didaktischen Aufbau, die wohltuende Kürze mit Beschränkung auf das praktisch Wichtige und die durch ausgezeichnete Abbildungen unterstützte Anleitung zum rationalen Handeln für alle Anfänger in der Notfallmedizin besonders empfohlen werden. Es wäre wünschenswert, wenn ein ähnlich konzipiertes, erweitertes Buch für ärztliches Personal produziert werden würde. Prinzipiell sollten Bücher über Notfallmedizin zwar keine ausschließlichen „Wiederbelebungsfibeln" sein, dürfen andererseits aber durch langatmige Abhandlungen, z. B. über die Pathophysiologie des Schocks oder von Herzrhythmusstörungen nicht von den Akutanforderungen an den Notarzt ablenken und an sich lernwillige Kollegen von der

Beschäftigung mit der Notfallmedizin ganz abhalten. Die pathophysiologischen Grundlagen, die zweifelsohne die Voraussetzung auch für das richtige Handeln in der Notfallmedizin sind, können ohne Schwierigkeiten entsprechenden Werken der inneren Medizin, Anästhesiologie und Intensivmedizin, Chirurgie und auch anderen Disziplinen entnommen werden. Audiovisuelle Lernhilfen können hier ergänzend hilfreich sein, wenn auch das Lesen und Verstehen von Texten durch sie nicht ersetzt werden kann.

Lehrmaterialien zur Vermittlung praktischer Fertigkeiten in der Notfallmedizin

Kernlernziel der Notfallmedizin ist das Erlernen der primären Maßnahmen der Herz-Lungen-Wiederbelebung.

Umgesetzt in die Praxis heißt das sichere Diagnosestellung am Notfallort, Beherrschung von Atemspende und Herzdruckmassage sowie der Begleitmaßnahmen wie Lagerung, Freihalten der Atemwege und Legen venöser Zugänge. Entsprechend der unterschiedlichen Qualifikation müssen hier auch unterschiedliche Stufen in der Lehre berücksichtigt werden. Im folgenden wird als Voraussetzung ein etwa abgeschlossenes Medizinstudium bzw. eine ärztliche Qualifikation, die nicht primär Gegenstände der Notfallmedizin zum Inhalt hat, zugrunde gelegt.

Erlernen der richtigen Atemspende und der extrathorakalen Herzmassage

Dazu sind nach einer Grundinformation durch Bücher, Diaserien, anatomische Modelle und kurze Lehrfilme, v. a. die in guter Qualität auf dem Markt angebotenen Wiederbelebungsphantome wie die Resusci-Anne und das Resusci-Baby der Fa. Dräger/Laerdal und das Ambu-Beatmungsphantom bzw. der Ambu-Simulator für die kardiopulmonale Reanimation zur Verfügung. Die Modelle beider Hersteller sind ausreichend den wahren anatomischen und physiologischen Gegebenheiten nachgebildet.

Sie sind für den häufigen Gebrauch stabil genug, wenn auch nach mehreren Masseneinsätzen, z. B. im studentischen Unterricht, Reparaturen und Austausch unvermeidlich sind.

Der Erfolg der Wiederbelebungsmaßnahmen kann durch Lichtanzeigen bzw. Diagrammschreiber überprüft werden. So werden z. B. bei der Resusci-Anne Beatmungsvolumina und Frequenz, Druck und Frequenz der Herzkompression, Synchronisation zwischen Beatmung und Herzkompression, Haltungsfehler und ein simulierter Karotispuls aufgezeichnet. Das Ambu-Modell besitzt darüber hinaus eine Anzeige der O_2-Sättigung des Bluts. Mit beiden Geräten ist eine situationsgerechte Durchführung und Bewertung der Wiederbelebungsmaßnahmen in Lernschritten möglich. Die verschiedenen Lernschritte werden beim ALW-System von Dräger/Laerdal über umklappbare Schautafeln vermittelt.

Es muß jedoch vor der Vorstellung gewarnt werden, daß das einmalige oder auch mehrmalige Erreichen der Sollwerte für die Qualifikation in der Wiederbelebungstechnik genügt.

Vielmehr muß dem Übenden beim Phantomtraining auch vermittelt werden, daß eine Atemspende/Herzmassage anstrengend ist, und er muß über einen längeren Zeitraum beweisen, daß er die erlernte Methode richtig über 5 oder besser 10 min einsetzen kann.

Erlernen der endotrachealen Intubation

Ambu und Dräger/Laerdal-Intubationstrainer sind gut für das Erlernen der oro- und nasotrachealen Intubation geeignet. Das neue Ambu-Modell zeigt im seitlichen Aufschnitt die anatomischen Lageänderungen von Pharynx und Larynx während des Intubationsvorganges und erlaubt unmittelbare Korrekturen. Auf weitere Einzelheiten wird hier angesichts der weiten Verbreitung der Intubationstrainer verzichtet. Es muß jedoch betont werden, daß die wirkliche Situation nur durch die Intubation der menschlichen Trachea sicher erlernt werden kann. Für das ärztliche Personal und für Studenten sollten deshalb Intubationskurse im Zusammenhang mit der Narkoseeinleitung dem Phantomtraining folgen. Als zusätzliche Anleitung hat sich uns ein im Operationssaal aufgenommener Video-Kurzfilm, der den Intubationsvorgang mit Darstellung der wirklichen Verhältnisse (fiberoptische Darstellung) wiedergibt, bestens bewährt.

Erlernen des Legens venöser Zugänge

Im Gegensatz zu den beschriebenen Reanimationsphantomen ist für das Erlernen von Punktionstechniken ein nur ungenügendes Angebot auf dem Markt. Der Dräger/Laerdal-Infusionstrainer erlaubt lediglich die Punktion von Armvenen und dies bei doch erheblich von der Wirklichkeit abweichenden Widerstandsverhältnissen von Haut- und Gefäßwand. Zentrale Zugänge können bisher nicht im Sinne einer Trockenübung trainiert werden. Wie bei der Intubation ist hier die ausgiebige Erfahrung am Menschen unersetzbar. Vorbereitend sollte mehr als bisher die Gefäßpunktion an Leichen geübt werden. Als Anleitung benutzen wir wie bei der Intubation eine systematische Darstellung der verschiedenen Techniken mittels eines Video-Kurzfilms.

Diagnostik von wichtigen Herzrhythmusstörungen

Ohne Zweifel besteht hier auch bei vielen Notärzten ein gewisses Informationsdefizit. Große EKG-Lehrbücher sind wegen ihrer Breite ungeeignet, über wichtige und lebensbedrohliche Rhythmusstörungen einschließlich ihrer Akuttherapie zu informieren. In der Regel benötigt der Notarzt v. a. differenzierte Kenntnisse über solche Rhythmusstörungen, die eine unmittelbare Beeinflussung der Pumpfunktion zur Folge haben können (ventrikuläre und supraventrikuläre Tachyarrythmien, Extrasystolie, Blockbilder usw). Ein spezieller EKG-Kurs für Notärzte und Anästhesisten ist in diesem Zusammenhang sehr sinnvoll. Ergänzend können zur Wiederholung die neuerdings verfügbaren EKG-Simulatoren, wie die Ambu-Standard-EKG-Discothek und besonders der Laerdal-Cardiac-Rhythmus-Simulator in Verbindung mit der Arrythmia Anne IV empfohlen werden. Damit können 72 computergespeicherte Rhythmusvariationen und weitere Sequenzen auf einem Bildschirm dargestellt werden. Mittels eines Defibrillationstorsos, der auf die normale Resusci-Anne aufgeknöpft wird, sind Defibrillationserfolge direkt ablesbar.

Das Gerät ist ab 1984 in Deutschland erhältlich.

Weitere Lehrmaterialien

Von der Fa. Ambu wurde ein auf Mikroprozessortechnologie bassierendes Trainingskonzept (Ambu BLS Master) entwickelt, das typische Notfallsituationen simuliert und unter spezieller Berücksichtigung des Zeitfaktors die Auswirkung von Entscheidungen auswertet. Das System ist als Ergänzung zum Phantomtraining gedacht. Eigene Erfahrungen über den Wert des Systems im Notfallunterricht liegen noch nicht vor.

Für die Erste Hilfe wird von Dräger/Laerdal eine Sammlung von Wundatrappen (Practo-plast) angeboten, die 32 verschiedene Verletzungen bzw. Kombinationen daraus imitieren. Dieses Anschauungsmaterial dürfte jedoch ausschließlich für das Laientraining von Wert sein.

Kurzfilme über authentische Notfallsituationen

Psychologische Barrieren sind ein nicht zu unterschätzendes Hindernis, sich in der wirklichen Notfallsituation ruhig und überlegt zu verhalten. Viele akademische Lehrer machen die wiederkehrende Erfahrung im Kurs „Akute Notfälle", der außer dem Phantomtraining überwiegend als Ringvorlesung abgehalten wird, daß die Studenten den Notfallstoff gelangweilt und wenig motiviert über sich ergehen lassen. Zur besseren Motivation und als eine Art Ersatz für die Unmöglichkeit einer Notfallpatientendemonstration haben wir in Göttingen zusammen mit dem Institut für den Wissenschaftlichen Film und als Teil eines Modellversuches (RZM, Träger BMBW und Land Niedersachsen) in Begleitung des Notartzwagens authentische Notfallsituationen aufgenommen.

Die Kurzfilme von 5–7 min Dauer vermitteln Originalsituationen aus der Notfallmedizin und konfrontieren den Studenten mit der wirklichen Notfallszene. Sie dienen damit insbesondere der Motivation der Studenten für den nachfolgenden Frontalunterricht des Hochschullehrers. Es wird bewußt auf eine fachliche Einführung verzichtet, diese bleibt dem Hochschullehrer überlassen.

In der hier vorgeführten Demonstration wird an einem authentischen Fallbericht die häusliche Erstversorgung durch den Notarzt, der Transport im Notarztwagen und die anschließende Versorgung in der Notfallambulanz eines Patienten dargestellt, der in suizidaler Absicht nach Alkoholabusus Tabletten eingenommen hatte. Im Detail werden die Phasen einer Magenspülung mit Aktivkohle gezeigt.

Die bisher vorliegende Fallsammlung umfaßt unterschiedliche Situationen der Notfallmedizin und kann für den Unterricht der Heilberufe durch ärztliches Lehrpersonal vom IWF angefordert werden. Weitere Produktionen werden gegenwärtig aufgenommen. Im Rahmen einer Evaluation haben wir bei den Studenten eine überaus positive Resonanz festgestellt.

Der Anästhesist in der klinischen Notfallaufnahme

R. Dölp

Vor nunmehr 13 Jahren hat Ahnefeld [1] bereits auf dem Deutschen Rettungskongreß in Göttingen eine engere Zusammenarbeit zwischen Rettungsorganisationen und Kliniken gefordert, und die Notwendigkeit einer rund um die Uhr besetzten interdisziplinären Reanimationseinheit innerhalb eines Krankenhauses betont.

Wir haben 4 Jahre später [3] die Forderungen von Ahnefeld präzisiert und hervorgehoben, daß die Klinik als letztes Glied der Rettungskette die Verantwortung dafür übernimmt, daß ein vom Rettungsdienst primär optimal versorgter Patient im Bereich der Klinik ohne Zeitverzögerung weiterbehandelt wird, damit er nicht erneut, oder auch erstmals zum innerklinischen Notfallpatienten wird. Wir haben dargelegt, daß die Kettenfunktion innerhalb der diagnostischen und therapeutischen Einrichtungen eines Krankenhauses solange weiterbestehen muß, bis eine akute Lebensgefährdung bei dem Patienten abgewendet wird, oder bis er die definitive, für die Kausaltherapie zuständige Spezialeinheit, z. B. eine Intensivtherapiestation erreicht hat. Dabei stellt die klinische Notfallaufnahme als zentrale Einheit eine Art Stellwerkfunktion dar. Hier stehen der fachärztliche Dienst und Dienstleistungseinheiten, wie Labor und Blutbank unmittelbar zur Verfügung. Hier wird entschieden, ob der Patient notfallmäßig operiert werden muß, ob er auf eine Intensivtherapie- oder Intensivüberwachungseinheit zu verlegen ist, oder ob andere Maßnahmen erforderlich sind. Wir haben auch Vorschläge unterbreitet, wie der Funktionsablauf innerhalb der Notfallaufnahme zu erfolgen hat, und wie die Zuordnung zu anderen Klinikeinheiten zu sehen ist. Danach ist u. a. zu fordern, daß ein Reanimationsraum bzw. Deschockierungsraum integraler Bestandteil der klinischen Notfallaufnahme sein muß, die im Eingangsbereich des Krankenhauses liegen sollte.

Wir haben darauf hingewiesen, daß die in der Notfallaufnahme benötige Reanimationseinheit (Deschockierungsraum) in Anlehnung an die Ausstattung eines Notarztwagens alle Geräte, Instrumente und Medikamente als Basisausstattung zu enthalten hat, die für die Fortführung erweiterter lebensrettender Maßnahmen erforderlich sind. Dabei ist es empfehlenswert, diese Basisausstattung in einem Baukastensystem unterzubringen, das durch die gleichen Farben und Symbole wie im NAW oder Rettungswagen gekennzeichnet ist, so daß eine irrtumsfreie Orientierung auch eines klinikfremden Arztes rasch ermöglicht wird.

Die Deutsche Krankenhausgesellschaft [2] hat 1979 zur Organisation einer zentralen Aufnahmeeinheit, deren besonderer Schwerpunkt die sofortige Versorgung von Notfallpatienten darstellen soll, Stellung bezogen. In Ergänzung zu den bisherigen Ausführungen wird die Möglichkeit vorgeschlagen, aus Gründen der Übersichtlichkeit in Großkrankenhäusern und Universitätskliniken den konservativen vom operativen Bereich zu trennen, ohne aber den interdisziplinären Charakter der Notfallaufnahme aufzugeben.

Auch auf die Personalstruktur und den Personalbedarf geht die Deutsche Krankenhausgesellschaft ein, ohne jedoch ein fertiges Konzept anzubieten. Aus unserer Sicht muß sichergestellt sein, daß bei Einlieferung eines Notfallpatienten durch den Rettungsdienst Vertreter der für die Reanimation und Sofortdiagnostik wichtigen Fachdisziplinen, d. h. Anästhesie, Chirurgie bzw. Unfallchirurgie sowie innere Medizin sofort zur Verfügung stehen, und daß Vertreter von Spezialdisziplinen (wie Gynäkologie, Urologie, Neurochirurgie u. a.) innerhalb kurzer, vertretbarer Frist konsiliarisch tätig werden können. Es bedarf sicher keiner Betonung, daß gerade in der Notfallaufnahme an die fachliche Qualifikation und Kompetenz der einzelnen Fachvertreter besonders hohe Anforderungen zu stellen sind.

Wenn man sich mit der Struktur des ärztlichen Dienstes in der Notfallaufnahme beschäftigt, ist zu berücksichtigen, daß unabhängig von der gesetzlich begründeten Trennung zwischen stationärer Behandlung und ärztlicher Versorgung durch niedergelassene Ärzte, die „klassische" Krankenhauseinweisung durch den niedergelassenen Kollegen in zunehmendem Maße von den Patienten übergangen wird. Diese Selbsteinweisung über die Notfallaufnahme unterliegt naturgemäß der Kritik, und kann zu einer Fehlbeanspruchung der Notfallaufnahme im Sinne einer Notfallpoliklinik führen.

So hat Ohler [5] in einer internistischen Notfallaufnahme gefunden, daß bei 10% der eingelieferten Patienten eine unmittelbare, bzw. mittelbare Lebensgefahr bestand und daß 33% sofort behandlungsbedürftig waren, d. h. daß auf der anderen Seite über die Hälfte der untersuchten Patienten weniger dringend behandlungsbedürftig gewesen sind.

Als Ursachen für das unbegründete Aufsuchen der Notfallaufnahme nennt Ohler [5], daß der Weg dahin für den Patienten mit geringem Aufwand (z. B. keine Terminabsprache nötig) verbunden sei, daß die Patienten häufig ihre Krankheitssituation verkennen, insbesondere dann, wenn kein niedergelassener Arzt erreichbar ist, und daß das individuelle Sicherheitsbedürfnis der Menschen in der heutigen Zeit geltende Regeln nicht einhalten läßt. Obwohl Überschneidungen zwischen den Aufgaben der Notfallaufnahme und jenen des niedergelassenen Arztes sicher nicht zu vermeiden sind, sollte eine bessere Information der Patienten als auch der niedergelassenen Ärzte über die Aufgaben einer Notfallaufnahmeeinheit zu einer Reduzierung der Fehlbeanspruchung in diesem Bereich führen.

Ähnliche Zahlenangaben, die Ohler [5] für den internistischen Bereich nannte, gelten auch für operative [4] und für zentrale Notfallaufnahmeeinheiten. Letzteres sollen die nachfolgend aufgeführten Zahlen verdeutlichen.

An den Städtischen Kliniken Fulda (760 Betten) wird eine zentrale Notfallaufnahme im 24-h-Dienst betrieben, deren organisatorische Leitung beim leitenden Arzt der anästhesiologischen Klinik liegt. In den Jahren 1981/1982 haben insgesamt 41 549 Patienten die Notfallaufnahme durchlaufen. Davon konnten 24 437 (59%) nach ambulanter Diagnostik und Behandlung wieder entlassen werden, eine Behandlungsdringlichkeit war nicht gegeben.

Die Verteilung auf die einzelnen Fachdisziplinen bei diesen Patienten sah folgendermaßen aus:

- Unfallchirurgie   65%
- Innere Medizin   15%
- Neurologie/Psychiatrie   5%
- Sonstige   15%

Von den stationären Aufnahmen (17 112), die über die Notfallaufnahme in die Klinik gekommen waren, wurden nur 1468 (8,6%) der internistischen Intensivtherapie und 376 (2,2%) der anästhesiologischen Intensivtherapie unmittelbar zugeführt, d. h. nur etwa 10% konnten als Notfallpatienten im definierten Sinne angesehen werden. Betrachten wir in diesem Zusammenhang die Patientenaufnahmen, die mit dem Notarztwagen im gleichen Zeitraum eingeliefert wurden, dann lag die Gesamtzahl von 2949 transportierten Patienten zwar fast 40% über den Aufnahmen auf eine Intensivtherapiestation, d. h. ein Großteil der mit dem Notarztwagen eingelieferten Patienten wurde nicht als Notfallpatient eingestuft, die Verteilung aber auf internistische (71%) und operative (29%) Patienten im Notarztwagen entsprach völlig der Zuweisung durch die Notfallaufnahme auf die internistische (74%) und anästhesiologische (26%) Intensivtherapiestation. Somit wird die notfallmedizinische Erfahrung bestätigt, daß die internistischen Notfälle nahezu 3/4 sämtlicher Notfälle ausmachen.

Etwa 90% der in die Notfallaufnahme stationär eingelieferten Patienten wurde ohne oder mit Operation auf eine Allgemeinstation verlegt, wobei sich folgende Verteilung auf die einzelnen Fächer ergab:

- Innere Medizin   25%
- Chirurgie   18%
- Unfallchirurgie   10%
- Kinderklinik   9%

Der hohe Durchgang durch die Notfallaufnahme von Patienten, die keine Notfallpatienten im definierten Sinne darstellen, verlangt auf der einen Seite ein hohes Maß an organisatorischem Geschick des in der Notfallaufnahme tätigen Arztes, und auf der anderen Seite bedarf dieser Arzt der fachlichen Qualifikation, bei Notfallpatienten Wiederbelebungsmaßnahmen durchführen zu können bzw. die Sicherung wiederhergestellter vitaler Funktionen zu garantieren. Da der Anästhesist durch seine Tätigkeit im Operationsbereich, auf der Intensivtherapiestation und im Notarztwagen täglich mit notfallmedizinischen Situationen konfrontiert wird, die eine Überwachung, Stabilisierung oder gar Wiederherstellung von Vitalfunktionen erfordern, scheint er für die Tätigkeit in der Notfallaufnahme prädestiniert zu sein, zumal der reibungslose Ablauf des Operationsbetriebes, für den der Anästhesist verantwortlich ist, bereits organisatorische Fähigkeiten voraussetzt.

Auf jeden Fall empfiehlt es sich, aus den genannten Gründen, den Reanimationsbereich (Deschockierungsraum) als Teil der zentralen Notfallaufnahme dem leitenden Arzt der Anästhesieabteilung zu unterstellen, unabhängig davon, wer die leitende Funktion der zentralen Notfallaufnahme besitzt. Da die Notfallaufnahme auch in der ärztlichen Versorgung von Patienten, die keiner Notfalltherapie bedürfen, eine interdisziplinäre Funktion erfüllt, bietet es sich an, den Gesamtbereich organisatorisch der Anästhesieabteilung zu übertragen. Damit geht die Verantwortung für die ärztliche und pflegerische Betreuung der Patienten, sowie für die sachgemäße Instandhaltung der medizinischen Einrichtung und für die Sicherstellung der hygienischen Belange auf den leitenden Anästhesisten über, der aufgrund seiner Position im Krankenhaus die Fähigkeit zur interdisziplinären Zusammenarbeit täglich unter Beweis zu stellen hat.

In Fulda ist der Anästhesiedienst in der klinischen Notfallaufnahme über eine Dienstanweisung geregelt. Sie sieht vor, daß der in der Notfallaufnahme tätige Anästhesist für eine reibungslose Übernahme eines Notfallpatienten aus dem Notarztwagen Sorge trägt. Er hat neben primären Reanimationsmaßnahmen die Kontakte herzustellen zu den Konsiliardiensten und klinischen Einrichtungen wie Blutbank, Labor, Röntgen, Notfall-Op, Intensivtherapiestation, die für die Endversorgung des Notfallpatienten in Anspruch genommen werden. Handelt es sich nicht um einen Notfallpatienten, der in die Notfallaufnahme kommt, führt der Anästhesist bei akut erkrankten Patienten die Erstuntersuchung durch und erhebt die allgemeine Anamnese, beides wird protokolliert. Er entscheidet dann, in welche Fachklinik der Patient eingewiesen wird, bzw. welcher Konsiliardienst zuzuziehen ist. Eine weitere Diagnostik oder Therapie durch den Anästhesisten erübrigt sich, bzw. wird nur eingeleitet im Rahmen erforderlicher notfallmedizinischer Maßnahmen. Die genannten Aufgaben setzen voraus, daß es sich bei dem diensthabenden Arzt in der Notfallaufnahme um einen erfahrenen Anästhesisten handeln muß. Zum Abschluß bleibt noch anzufügen, welche Tätigkeiten in der Notfallaufnahme nicht zum Anästhesiedienst gehören, um auch die Abgrenzung zu den anderen Fächern festzulegen. Der Anästhesist führt keine fachspezifischen Untersuchungen und Therapiemaßnahmen durch, auch nicht auf Anordnung des Konsiliardienstes. Er ist nicht berechtigt, einen Patienten aus ambulanter Behandlung zu entlassen. Die Organisation von Verlegungen, von Transporten innerhalb der Klinik u. a. unterliegt – ausgenommen sind natürlich Notfallpatienten – der Fachklinik, die die Endversorgung des Patienten übernommen hat.

Zusammenfassend bleibt festzuhalten, daß zentrale Notfallaufnahmeeinheiten in Krankenhäusern der Regel- und Maximalversorgung rund um die Uhr aufnahmebereit sein müssen. Sie sind räumlich, personell und apparativ so auszustatten, daß akut lebensbedrohlich erkrankte, schwerverletzte oder vergiftete Patienten ohne Zeitverzögerung unmittelbar aufgenommen und behandelt werden können. Für diese Versorgung muß innerhalb der Notfallaufnahmeeinheit zumindest 1 Raum als Reanimations- bzw. Deschockierungsraum zur Verfügung stehen, der ausschließlich und nur für diesen Zweck genutzt werden darf.

Da die Mehrzahl der in die Notfallaufnahme eingewiesenen Patienten keine Notfallpatienten im definierten Sinne darstellt, müssen die in dieser Einheit tätigen Ärzte zwar über spezielle Kenntnisse in der Notfallmedizin verfügen, sie müssen aber auch organisatorische Fähigkeiten besitzen, und zur interdisziplinären Zusammenarbeit mit anderen Fachkliniken bereit sein. Aufgrund seiner Stellung und Funktion im Krankenhaus erscheint der Anästhesist für Aufgaben geeignet, die die Leitung, Organisation und Koordination innerhalb der zentralen Notfallaufnahmeeinheit beinhalten. Er ist in gleicher Weise befähigt, die in der Notfallaufnahme anfallenden, bereits ausführlich geschilderten Dienstaufgaben zu übernehmen. Allerdings muß seine fachliche Qualifikation und Kompetenz außer Zweifel stehen.

Auf keinen Fall sollten Bestrebungen dahin gehen, einen eigenen „emergency-doctor" zu schaffen, der sich allein auf die Tätigkeit in einer Notfallaufnahme spezialisiert hat.

Literatur

1. Ahnefeld FW, Dölp R (1971) Die Zusammenarbeit der Rettungsorganisationen mit den Kliniken. 2. Rettungskongreß des DRK, Göttingen 1970. DRK-Schriftenreihe 46:128
2. Deutsche Krankenhaus Gesellschaft. Vorschläge für die Organisation des allgemeinen Aufnahmedienstes und der Notfallversorgung unter Einbeziehung des Rettungsdienstes im Krankenhaus vom 12. 9. 1979 (Entwurf)
3. Dölp R, Lust P (1974) Forderungen des Rettungsdienstes an die Klinik. 3. Rettungskongreß des DRK, Stuttgart 1974. DRK-Schriftenreihe 51:76
4. Gibson G (1978) Categorisation of hospital emergency capabilities. J Trauma 18:94
5. Ohler WGA, Schwarzer HG (1983) Notaufnahmen sind keine Selbsteinweisungs-Institutionen der Kliniken. Notfallmedizin 9:516

Aufgaben der Anästhesiologie in der Forschung für die Notfallmedizin

K. Steinbereithner und H. Bergmann

Einleitung

Eines der erstaunlichsten, möglicherweise einer tiefenpsychologischen Analyse bedürfenden, forschungspolitischen Phänomene ist die Tatsache, daß auch in hochentwickelten Industriestaaten der unfall- und notfallmedizinischen Forschung nur ein (im Vergleich etwa zu den Ausgaben für Krebsforschung) verschwindender Bruchteil des Forschungsbudgets, meist weniger als 10% zur Verfügung steht. Dementsprechend ist Ahnefeld [1] vollinhaltlich zuzustimmen, wenn er 1981 zur Forschung in der Notfallmedizin erklärt: „Es handelt sich hier, im Gegensatz zu der häufig vertretenen Auffassung, um ein weites und auch weitgehend unberührtes Gebiet, in dem Forschungsvorhaben lohnender erscheinen als in vielen anderen Bereichen, in denen häufig die Forschung zum Selbstzweck geworden ist."

Wir wollen nicht nach möglichen Ursachen dieser komplexen Erscheinung forschen, vielmehr sollte man diesen Tatbestand vorerst als gegeben, wenn auch als „aufreizend" (im Sinne des englischen Wortes „incentive") ansehen.

Ein Beitrag über Rolle und Aufgaben der Anästhesiologie im Bereich der notfallmedizinischen Forschung kann und muß sich daher weniger als kritische Übersicht reicher Beiträge des Schrifttums verstehen, seine Möglichkeiten beschränken sich vielmehr — so meinen wir — vorwiegend auf die Erarbeitung eines Zielkatalogs, wobei ggf. kommentierend gewisse Arbeitsschwerpunkte hervorgehoben werden können.

Übersicht der Forschungsschwerpunkte

Strukturelle und organisatorische Fragen

In einer Auflistung forschungsmäßiger Schwerpunkte seien vorerst jene herausgegriffen, die nur in gemeinsamer interdisziplinärer Bemühung systematisch gefördert werden können. Dabei wird der Anästhesist seine eventuellen notfallmedizinischen Erfahrungen (im Notarztwageneinsatz, vergl. [3, 15], bzw. an Notaufnahmestationen, vergl. [12, 24]) beratend einbringen.

1. Logistik
Alarmpläne
Versorgungseinrichtungen (mobil, stationär)
Triage
Dokumentation (Normung)
Ökonomische Planung

2. „Qualitätssicherung"
Effizienz der Rettungskette (Rettungshubschrauber vs. NAW)
Erfolgsstatistik der Wiederbelebung
Kosten-Nutzen-Analyse usw.

3. Epidemiologie des Notfalls
Elementardiagnostik und -therapie
Patientenversorgung/Methoden

4. Lehre/Ausbildung
Lehrzielkataloge/Lehrpläne
Lehrmittel und -methoden
Qualifikationsmerkmale (ärztliches/nichtärztliches Personal)
(Re-)Evaluierung der Ausbildung
Fortbildung

Im Konzept einer integrierten Notfallversorgung (unter Einschluß des Hubschraubereinsatzes usw.) wird seine Meinung um so größeres Gewicht haben, je mehr er aus eigenem Engagement und eigener Erfahrung der Erkenntnis zum Durchbruch verhelfen kann, daß Notfallmedizin vielfach den „Beginn einer Intensivtherapie" [23] darstellt.

Dem Moment der *Qualitätssicherung* unter organisatorischen und Kosten-Nutzen-Aspekten ([2, 19] u. a.) wurde bereits eine Reihe prospektiver Studien gewidmet, dennoch scheint uns z. B. noch immer die Frage nicht schlüssig geklärt, wann und in welchem Umfang eine mobile, außerklinische ärztliche Versorgung sicherzustellen ist (vgl. [20]). − Dies führt uns zu epidemiologischen Fragen. Es ist u. a. das große Verdienst der Ulmer Arbeitsgruppe [2], aus einer großen zusammenfassenden Analyse anteilige Frequenzangaben hinsichtlich Patientenanfall und Versorgungsbedarf ermittelt zu haben.

Probleme der Lehre und Ausbildung (letztere sei unter dem Aspekt des notwendigen „Drills" besonders hervorgehoben) nehmen zu Recht in diesem Panel breiten Raum ein. Doch müssen wir sagen, daß von echter Curriculumforschung noch keine Rede sein kann; Ausbildungsempfehlungen für Ärzte datieren vielfach aus 1982/83 [7, 8] (Deutsche Interdisziplinäre Vereinigung für Intensivmedizin, 1983, unveröffentlicht); ähnliches gilt für Studenten (Übersicht bei [23]). Für nichtärztliches und Hilfspersonal gibt es zwar aufgelistete Trainingsvorschläge für CPR-Maßnahmen, doch kaum etwas konkret darüber Hinausgehendes (vgl. [21]).

Einige aus persönlicher Sicht wichtige Anliegen auf diesem Gebiet sollen kurz angedeutet werden:

– Erreichen einer internationalen Übereinkunft „What to teach – to whom" [21].
– Annahme bzw. Anerkennung von Richtlinien zur Frage der Reevaluierung bzw. „Rezertifikation" [4] ausreichender Kenntnisse.
– Erarbeitung eines echten Lehrzielkatalogs zum Thema Triage [6, 17].

Experimentelle und klinische Forschungsaufgaben

In der folgenden Übersicht wurde eine globale Auflistung jener Themen versucht, wo der Anästhesist aufgrund seiner im Operationssaal und an der Intensivbehandlungsstation erforderlichen (bzw. gewonnenen) Kenntnisse, Fähigkeiten und Erfahrungen zur Bearbeitung derartiger Fragen gewissermaßen prädestiniert erscheint.

---

1. „Neue Konzepte" der kardio-pulmonal-zerebralen Wiederbelebung
    Atemwege
        Frühintubation
        Aspirationsbehandlung
    Beatmung
        Frühbeatmung, PEEP
        Jetinsufflation
        Barotrauma (Pneumomediastinum usw.)
    Zirkulation
        „Neue" kardiopulmonale Reanimation
        Beatmungs-Massage-Kombination (American Heart Association)
        Optimierung von Defibrillationsparametern (Impulsform, -stärke)
    Drogen
        Einsatz künstlicher O_2-Träger
        α-Stimulation (Drogenauswahl)
        Intrapulmonale (intraarterielle) Applikation
        Antifibrillanzien, Ca-Antagonisten
    „Advanced Life Support"
        Hirnprotektion
        Protektion anderer Organe (Herz)
        Hypothermie
        Assistierter Kreislauf
        Metabolische Therapie
          Korrektur von Entgleisungen
        Schmerzbekämpfung nach Reanimation

2. „Iatrogene" Komplikationen
    Transporttrauma
    Defibrillationsschäden usw.

3. Ethisch-rechtliche Probleme
    Scoring
    Erarbeitung von Prognoseindices
    „Orders not to resuscitate"

Unter den „neuen" oder besser „zu überdenkenden" Wiederbelebungsmaßnahmen ([9, 10]
u. a.) ist neben den Modifikationen der extrathorakalen Herzmassage v. a. das neue Drogen-
spektrum (wobei auch das „alte" Suprarenin wieder neuen Stellenwert gewann) hervorzu-
heben; diese Fragen verdienen sicher intensive weitere Bearbeitung.

Bei Diskussion von Methoden des „Advanced Life Support" hat Bretschneider jüngst die
Unterstützung bzw. den temporären Ersatz auch anderer Organsysteme als wichtiges Aufga-
bengebiet herausgestellt; dies soll aber nicht bedeuten, daß ältere Themen, v. a. die „Hirnprotektion", nicht weiter wichtig sind ([18, 21, 22] u. a.).

Das wichtige Gebiet der *Schmerzbekämpfung* bei Notfallpatienten haben neben Hossli
[14] jüngst Hirlinger et al. [13] wieder aufgegriffen.

Die Bearbeitung des Problems eventueller *iatrogener Schäden* führt uns weiter zu *ethisch-
juristischen* Fragen, u. a. zu der oben bereits erwähnten Triageproblematik, die in allen not-
fall- und katastrophen-medizinischen Lehrbüchern und dgl. mehr als zurückhaltend behandelt wird.

Geräteevaluierung und Methodenkritik

In dem Forschungsbereich (heute nur mehr arbeitsteilig gemeinsam mit dem biomedizini-
schen Techniker zu bewältigen), der in der folgenden Übersicht dargestellt ist, sieht Knickerbocker [16], der Altmeister der kardiopulmonalen Wiederbelebung, einen bedeutsamen
Schwerpunkt des von ihm geleiteten „Emergency Care Research Institute".

Geräteevaluierung

— Defibrillatoren/Schrittmacher
— Automatische Kompressoren
— Saugeinrichtungen
— Airways
— (O_2-Analysatoren)
— Lehrbehelfe („Puppen", Phantome)

Daß dabei auf das kritische Urteil anderer klinischer Nutzer, v. a. der Schwestern, nicht verzichtet werden kann, ist selbstverständlich. — Wir würden uns wünschen, daß gerade die
medizintechnische Industrie viel mehr von dieser Möglichkeit gemeinsamer Entwicklung
Gebrauch machte; allzu oft beschränkt sich unserer Erfahrung nach heute noch eine solche
Kooperation auf die lokalen Möglichkeiten.

Schlußbemerkungen

Wie schon eingangs angekündigt, konnten wir uns in diesem Beitrag nur bemühen, auf die
zahlreichen Möglichkeiten, oder besser Notwendigkeiten auf dem Gebiet der notfallmedizinischen Forschung hinzuweisen und diese in einer Art von „idealisiertem" Wunschkatalog
zusammenzufassen.

Zur „Realität" ist festzustellen, daß wir, sieht man von den engagierten Bemühungen einiger Arbeitsgruppen speziell im Grundlagenbereich ab, noch lange nicht so weit sind, daß diese Herausforderung an unser Fach in ihrer brennenden Aktualität auch begriffen würde. Im klinischen Alltag ist, wie eine Rundfrage von Prenner (1983, unveröffentlicht) in Österreich jüngst erkennen ließ, die Situation kaum besser.

Analysiert man kritisch die Veröffentlichungen prominenter Fachzeitschriften, so wird das relativ geringe Interesse der Herausgeber (und wohl auch der Leserschaft?) rasch und betrüblich offenkundig. Ein Beispiel: In den Jahrgängen 1980/82 eines so wichtigen Journals wie *Anesthesiology* finden sich jährlich im Schnitt nicht mehr als 10 bis 12 klinisch-experimentelle Untersuchungen, alle Kongreßabstracts mit eingeschlossen, die sich mit irgendwelchen notfallmedizinischen Fragen auseinandersetzen. Die Lage in anderen Zeitschriften ist durchaus ähnlich. Demgemäß werden manche wichtigen Arbeiten in Ärzteblättern, Zeitschriften von Berufsverbänden und dgl. „vergraben" und entgehen so den wichtigeren Literatursuchdiensten bzw. Referatenblättern und damit auch den forschungsfördernden Instanzen. An diese trockene Tatsachenfeststellung, die wir schamhaft auch für den eigenen Arbeitsbereich bestätigen müssen (nur rund 10–15% der jährlichen Publikationen haben notfallmedizinische Bezüge), sei mahnend die Frage von Eckenhoff [11] – in der Rovenstine Memorial Lecture 1977 – geknüpft: „Tun wir genug?" Zweifellos läßt sich dies für einige von uns bejahen, für alle anderen bleibe diese Frage als Anruf und Forderung im Raume ...

Literatur

1. Ahnefeld FW (1981) Strukturelle und organisatorische Grundfragen der Notfallmedizin. Anaesthesiol Intensivmed 143:2
2. Ahnefeld FW, Dick W, Kilian J, Mehrkens HH, Spilker ED (1982) Der Notarzt im Rettungsdienst. Notfallmedizin 8:931, 1062
3. Bergmann H (1975) Erfahrungen mit dem Rot-Kreuz-Notarztwagen Linz. Österr Ärzteztg 30:1200
4. Bergmann H (1975) Training of non-physicians and physicians. J Am Coll Emergency Phys 4:66
5. Bretschneider HJ (1983) Wege einer patientenorientierten Forschung in der Anaesthesiologie. Anaesth Intensivmed 24:91
6. Champion HR, Sacco WJ (1983) Role of trauma-score in triage of mass casualities. Disaster Med 1:24
7. Deutsche Fesellschaft für Anaesthesiologie und Intensivmedizin (DGAI) (1982) Empfehlungen für die Weiter- und Fortbildung des Anaesthesisten in der Notfallmedizin. Notfallmedizin 8:943
8. Dick W, Lemburg P, Schuster HP (1982) Qualifikation zum Notarzt. Notfallmedizin 8:929
9. Dölp R (1982) Kardiale und zerebrale Reanimation: Welche Maßnahmen müssen neu überdacht werden? Notfallmedizin 8:1478
10. Donegan JH (1981) New concepts in cardiopulmonary resuscitation. Anesth Analg 60:100
11. Eckenhoff JE (1978) A wide-angle view of anesthesiology (Rovenstine Memorial Lecture 1977). Anesthesiology 48:272
12. Eerola R (1981) Hospital reception and evaluation. Acta Anaesthesiol Scand [Suppl 72] 25:C14
13. Hirlinger WK, Dick W, Knoche E (1983) Untersuchungen zur intramuskulären Ketaminanalgesie bei Notfallpatienten I. Klinisch-pharmakologische Studie. Anaesthesist 32:335
14. Hossli G (1981) Katastrophenmedizinische Aspekte. Anaesthesiol Intensivmed 143:14
15. Jensen NH (1983) A medically staffed emergency ambulance service. Report of a 5-year prospective study. Acta Anaesthesiol Scand 27:226
16. Knickerbocker GG (1983) The evaluation of resuscitation and critical care equipment: A quality assurance service for the user. Disaster Med 1:62
17. Lanz R (1980) Katastrophen und Katastrophenhilfe. In: Lanz R, Rossetti M (Hrsg) Katastrophenmedizin. Enke, Stuttgart, S 1 ff
18. Mitchenfelder JD (1982) Barbiturates for brain resuscitation. Yes and no. Anesthesiology 57:74
19. Norlander O, Lang H (1982) Trauma and economy. Acta Anaesthesiol Scand [Suppl 72] 25:C17

20. Rutherford WH (1973) Experience in the accident and emergency department of the Royal Victoria hospital with patients from civil disturbances in Belfast 1969–1972, with a review of disasters in the United Kingdom 1951–1971. Injury 4:189
21. Safar B (1981) Cardiopulmonary cerebral resuscitation. Laerdal, Stavanger, pp 140ff, 183ff
22. Schulte AM, Esch J (1983) Neuere Gesichtspunkte zur kardio-pulmonalen Wiederbelebung unter besonderer Berücksichtigung des Gehirns. Anaesth Intensivther Notfallmed 18:3
23. Sefrin P, Gatzenberger H (1982) Anaesthesie und Notfallmedizin. Anaesth Intensivmed 23:95
24. Yu PN (1974) Life support stations. Arch Intern Med 134:234

Diskussion

Leitung: F. W. Ahnefeld und G. Hossli

Ahnefeld: Ich möchte die Diskussion mit der Frage eröffnen, die 2 Referenten unterschiedlich aufgegriffen haben: Brauchen wir am Ort des Geschehens einen Arzt. Zunächst möchte ich Herrn Gorgaß bitten, dazu Stellung zu nehmen.

Gorgaß: Diese Frage entsteht in erster Linie immer wieder mit dem Hinweis, daß es an einigen Zentren in den USA zwar auch einen ähnlich funktionierenden Rettungsdienst gibt, daß dort aber nur Rettungssanitäter eingesetzt werden, wobei die Rettungswagen z. T. mit Telemetrie ausgestattet sind. Zunächst ist festzustellen, daß es in Amerika nur einige wenige Zentren gibt, die so arbeiten und deren Aufgabenstellung ganz vorwiegend auf den kardialen Notfall ausgerichtet sind. Kommen wir aber zu den Verhältnissen in Mitteleuropa. Wir haben zwar noch nicht die lange angestrebte optimale Ausbildung der Rettungssanitäter. Selbst wenn wir sie hätten, wäre aber auch dann noch, selbst unter Einsatz der Telemetrie, über die, wie Sie wissen, nur einige wenige bestimmte Daten zu übermitteln sind, bei zahlreichen Notfallpatienten eine ausschließliche präklinische Versorgung durch dieses qualifizierte Personal nicht möglich. Wir haben uns darauf geeinigt, daß eine Reihe primär ärztlicher Aufgaben auf qualifiziertes Personal delegiert werden kann. Ein breites Spektrum der Diagnostik, v. a. der medikamentösen Therapie, wird sich in keinem Falle auf Rettungssanitäter übertragen lassen. An zahlreichen deutschen Zentren ist der Beweis geliefert worden, daß für viele lebensrettende Sofortmaßnahmen, denken Sie nur an die Punktion eines Pneumothorax, ein qualifizierter Notarzt darüber entscheiden kann, ob dieser Patient die Klinik lebend erreicht, oder aber wegen mangelnder Kenntnisse bzw. Möglichkeiten unabwendbar irreversible Schäden oder gar der Tod eintreten. Kurz: Der Notarzt ist nicht nur notwendig, er hat sich auch bewährt.

Kettler: Der generellen Aussage kann man sicher uneingeschränkt zustimmen, dennoch sind verschiedene organisatorische Voraussetzungen zu lösen, so die Abgrenzung der Zuständigkeiten zwischen Rettungssanitäter und Ärzten, der Modus des Notarzteinsatzes selbst, woher sollen die Notärzte kommen, welche Qualifikation müssen sie aufweisen.

Ahnefeld: Gerade dieses Problems hat sich die DGAI seit längerer Zeit angenommen und vor kurzem entsprechende Empfehlungen über die Fortbildung bzw. die Qualifikation des Notarztes publiziert. Selbstverständlich fordern und unterstützen wir das unabdingbar notwendige Berufsbild des Rettungssanitäters. Beide, der Rettungssanitäter und der Notarzt, müssen qualifiziert sein, wenn wir ein optimal wirksames System entwickeln wollen.

Der Vergleich mit Amerika hinkt in jeder Weise, zum einen sind die genannten Systeme nur an einigen wenigen Schwerpunkten eingerichtet, zum anderen der sog. Notarzt (Emergency doctor) nur innerhalb der Klinik tätig. Schließlich gibt es eine vergleichbare Struktur, wie z. B. in der Bundesrepublik, mit Rettungsdienstbereichen, Leitstellen etc. nicht. Wir können also festhalten, daß der qualifizierte Notarzt in unserem Rettungssystem einen festen Platz hat und daß es für seinen Einsatz genügend Gründe gibt, auf die im einzelnen in zahlreichen vorliegenden Publikationen eingegangen wurde.

Lassner: Ein Rettungsdienst ist, das dürfen wir nicht vergessen, immer von politischen Zwängen abhängig. So gibt es inzwischen selbst in den sog. Entwicklungsländern Rettungsdienstsysteme, die sich an den europäischen oder amerikanischen Modellen orientierten, wo aber jede Basis oder aber zumindest jede erfolgversprechende klinische Versorgung fehlt. Aber nicht nur in diesen Ländern haben wir eine solche Fehlentwicklung. In Frankreich ist ein erster Ansatz zum Notarztdienst bereits vor etwa 35 Jahren unternommen worden. Erst seit Ende der 50er Jahre hat einer unserer Kollegen in der Stadt Toulouse ein System aufgebaut, das sich seither über das ganze Land entwickelte. Inzwischen gibt es auch in Frankreich Gesetze. Es bestehen Leitstellen, Bettenzentralen etc. Die Zuständigkeit liegt fast ausschließlich bei den Anästhesisten. Bei uns beginnt jetzt die Diskussion der Reorganisation der Medizin, auch im Bereich der Notfallmedizin und Rettungsdienstes. Hier stehen wir vor zahlreichen Problemen. Soll es eine bestimmte Spezialisierung in der Notfallmedizin geben, soll man daraus einen speziellen Ausbildungsgang schaffen. Ich glaube nein. Wie soll der Berufsweg eines Arztes aussehen, der vorwiegend oder ausschließlich im Bereich der Notfallmedizin tätig war. Er kann nach langen Jahren ausschließlicher Tätigkeit in der Notfallmedizin z. B. nicht mehr in die Anästhesie zurückkehren. Das sind ungeklärte Probleme und man weiß nicht, wie man sie lösen soll. Es wird überhaupt die Frage sein, ob wir eine aggressive Ausdehnung der Medizin vertreten können. Ob wir tatsächlich allein finanziell imstande sind, den aufwendigen Notarztdienst zu bezahlen. Hier sind, wie ich eingangs sagte, politische Entscheidungen notwendig.

Ahnefeld: Wir können eine gewisse Zwischenbilanz ziehen. Der Notarzt ist sinnvoll und notwendig. Es ist tatsächlich eine politische und nicht nur ärztliche oder medizinische Entscheidung, ob wir die Mittel haben, die Überlebenschancen auch im präklinischen Bereich zu verbessern. Wir würden dabei niemals den Weg gehen, den Herr Lassner skizzierte, nämlich den Arzt ausschließlich im Bereich der Notfallmedizin einzusetzen. Wir wehren uns mit Nachdruck dagegen, einen neuen Spezialisten zu prägen. Ein solcher Arzt muß immer weiterhin in seinem Bereich tätig sein. Die DGAI hat wiederholt hervorgehoben, daß die Notfallmedizin keine ausschließliche Aufgabenstellung der Anästhesie ist, aber unabdingbar eine entsprechende Qualifikation gefordert werden muß. Das Problem, wo wir die in der Notfallmedizin oder die ausschließlich in der Notfallmedizin tätigen Ärzte später einsetzen, ist für uns also nicht vorhanden.

Der Anästhesist hat aber in der Zeit, in der er als Notarzt eingesetzt wird, Möglichkeiten, seine Kenntnisse und Fähigkeiten auf dem Gebiet der Notfallmedizin ganz beträchtlich zu erweitern. Das Interesse der jüngeren Kollegen aus der Anästhesie an der Notfallmedizin spricht für sich. Nur hier und nicht in der Klinik kann man unter primitiven Bedingungen, mit einer begrenzten Ausstattung eine breite Palette von Notfällen so versorgen, daß das Überleben sichergestellt wird. Man steht vor der Notwendigkeit, selbständig und schnell richtige Entscheidungen zu treffen.

Ich möchte nun zu dem Thema übergehen, das Herr Hossli darstellte. Für denjenigen, der sich auf die Aufgaben in der Notfallmedizin vorbereiten will, bestehen fast unüberwindbare Probleme. Jedes Fach publiziert zu diesem Thema, verkennt aber dabei die tatsächliche Aufgabenstellung. Bei der Durchsicht des Schrifttums habe ich immer wieder den Eindruck, daß der Spezialist bei seinen Empfehlungen für die Notfallmedizin von Voraussetzungen ausgeht, die im präklinischen Bereich überhaupt nie vorhanden sind. Wir müssen uns, dies gilt für alle Spezialisten, auf das Wesentliche konzentrieren. Nicht jeder Notarzt kann zum Anästhesisten, Toxikologen, Kardiologen, Psychiater etc. ausgebildet werden. Eine solche Auffassung widerspricht in krasser Weise der Aufgabenstellung der Notfallmedizin wie ich sie sehe.

Hossli: Ich möchte diese Aussage mit Nachdruck bestätigen. Alle Spezialfächer möchten zwar in der Notfallmedizin mitwirken, sie verkennen aber die Möglichkeiten, die in der Notfallmedizin gegeben sind. Es geht an erster Stelle um die Erkennung vorhandener oder sich anbahnender Störungen der Vitalfunktionen. Es geht um die Erstversorgung des Notfallpatienten, also des Patienten, bei dem wir die Aufgabe haben, das Überleben zu sichern, unverzüglich etwas zu unternehmen, um das Ausmaß der Schädigung so gering wie möglich zu halten. Der Patient mit einem gebrochenen Bein ist kein Notfallpatient. Vieles in der Literatur über die Notfallmedizin betrifft die innerklinische Versorgung und verkennt, daß hier nicht Spezialisten, sondern Ärzte tätig werden, die auf eine ganz bestimmte und klar zu definierende Aufgabe vorzubereiten sind.

Auditorium: Ich möchte die Aussagen bestätigen. Viele Fortbildungen über Notfallmedizin gehen an der Aufgabenstellung vorbei. Bei den Fortbildungsveranstaltungen müßte zunächst geklärt werden: Welche Möglichkeiten für die Diagnostik und Soforttherapie stehen überhaupt zur Verfügung? Das gilt insbesondere auch für die Unterrichtung der Studenten, anderenfalls erzeugen wir bei jedem, der fortbildungswillig ist, eher Angst als die Bereitschaft, sich an der notfallmedizinischen Aufgabenstellung zu beteiligen. Wir müssen also die Spezialisten, die über Notfallmedizin berichten, fragen, ob sie mit den primitiven Möglichkeiten, die im präklinischen Bereich vorhanden sind, z. B. selbst als Kardiologe imstande wären, die für die Notfallmedizin empfohlene differenzierte Diagnostik und Therapie durchzuführen.

Ahnefeld: Diese Aussagen dürften wichtig sein. Wir müssen sie an die Adresse aller Spezialisten richten. Ich darf zu einer anderen Frage kommen. Während des Kongresses über Katastrophenmedizin in Rom wurde die Aussage gemacht, daß ein Selbstunterricht in Erster Hilfe möglich ist.

Hossli: Wir können heute zwar moderne Unterrichtsmittel einsetzen, aber auch ein Notarzt, oder wer es immer sei, kann durch Selbststudium die notwendigen Kenntnisse und Fähigkeiten niemals erreichen.

Auditorium: Eine zusätzliche Frage an Herrn Hossli: Wie können wir besser definieren und entsprechend lehren: Was ist ein Notfall, was ist vorrangig vom Rettungsdienst zu versorgen? Der Einsatz eines mit hohen Kosten verbundenen Rettungsdienstes für Bagatellfälle ist sicher nicht tragbar.

Hossli: Sie sprechen hier die Frage der Triage an. Diese Triage ist, das möchte ich zunächst feststellen, primär nicht auf den Kriegsfall, sondern auf den alltäglichen Fall anzuwenden. All dies ist eine Frage der Ausbildung und Erfahrung. Zum Notarzt gehört, daß er ausreichende Kenntnisse in der Triage hat.

Lassner: Ich glaube, daß sich Fehlentwicklungen allein aus dem aufgebauten System ergeben. Ich habe den Eindruck, daß die Anzahl der Fehleinsätze immer mehr zunimmt. Dies könnte durch das Anspruchsdenken bedingt sein. Es besteht also die Gefahr, daß man mit Kanonen auf Spatzen schießt und die Kanonenkugeln sehr viel Geld kosten.

Ahnefeld: Dieser Aussage muß ich aufgrund unserer Erfahrung nachhaltig widersprechen. In einer Anlaufphase gibt es Schwierigkeiten, es wird sicher zu häufig ein Rettungs- oder Notarztwagen alarmiert, aber im ständigen Kontakt mit den praktizierenden Ärzten und der Leitstelle lassen sich diese Probleme zumindest bis zu einem gewissen Maße lösen. Ein Problem ist unüberwindbar. Derjenige, der ein Ereignis meldet, ist Laie oder er hat den Patienten nicht gesehen. Daraus ergibt sich eine bestimmte Fehleinsatzquote, die bei uns um 20% liegt. Wird versucht, sie zu unterschreiten, laufen Sie Gefahr, daß dann echte Notfallpatienten die Hilfe gar nicht oder zu spät erhalten.

Bergmann: Ich glaube, über die eben definierten Fehleinsätze braucht man nicht zu diskutieren. Sie sind zu akzeptieren und werden durch den gezielten, also richtigen Einsatz bei lebensbedrohlichen Zuständen mehr als wett gemacht.

Ich möchte aber zu den Zahlen zurückkehren, die Herr Dölp in seinem Beitrag nannte. Die sog. Fehlaufnahmen in der zentralen Notaufnahme sind erschreckend hoch. Hier muß man einen Weg finden, daß eine klar zu definierende Notaufnahme nicht zu einer Notfallpoliklinik wird. Die echte Notfallaufnahme hat wichtige Aufgaben wahrzunhemen, die durch Fehlüberweisungen nicht in Frage gestellt werden dürfen.

Ahnefeld: Ich habe mehrfach darauf hingewiesen, daß in dem Gesamtsystem der Rettungskette die Klinik nach wie vor das schwächste Glied ist. Struktur und Konzepte stimmen nicht. Wir brauchen eine zentrale Notaufnahme, aber begrenzt auf echte Notfallpatienten. Davon klar abzutrennen ist der poliklinische oder Ambulanzbetrieb.

Sefrin: Nur der qualifizierte Notarzt wird in ausreichender Weise entscheiden können, ob es sich tatsächlich um einen Notfallpatienten handelt, bei dem die Versorgung, eventuell die Begleitung durch den Notarzt erforderlich ist oder nicht. Selbstverständlich muß eine gute Zusammenarbeit mit dem Bereitschaftsdienst der niedergelassenen Ärzte sichergestellt sein und es bedarf zusätzlich der wiederkehrenden Aufklärung der Bevölkerung.

Lassner: Ich möchte nochmals klarstellen, daß in Frankreich der Notarztdienst nur über einen Arzt alarmiert werden kann. Wir haben also einen Filter und trotzdem viele Fehleinsätze.

Ahnefeld: Aus dieser Diskussion ergibt sich, ohne auf Details eingehen zu können, daß selbstverständlich eine sorgfältige und überschaubare Organisation Grundlage für ein Rettungs- oder Notarztsystem darstellt. Ich würde in keinem Fall die Alarmierung des Notarztes davon abhängig machen, daß nur ein niedergelassener Arzt alarmieren darf, dann verstreicht unnötigerweise eine Zeit, die über das Schicksal des Notfallpatienten entscheidet.

Nochmals: Unsere in der Praxis gewonnenen Erfahrungen zeigen, daß man auf andere Weise filtrieren kann. Beachten Sie außerdem bitte die Definition des Notfallpatienten. Die lautet: Ein Notfallpatient ist derjenige, bei dem eine lebensbedrohliche Störung vorliegt, zu befürchten oder nicht sicher auszuschließen ist, d. h. der Notarztdienst darf nicht erst alarmiert werden, wenn eine Funktion ausgefallen ist. Dann würden wir die gestellten Aufgaben nicht erfüllen. Im übrigen, und das möchte ich hier mit Nachdruck betonen, geht es beim Notarzteinsatz nicht nur um die Lebensrettung, sondern es geht in ganz gleicher Weise um die Reduzierung der Krankenhausbehandlung, besonders um die Reduzierung der Invalidität.

Ich möchte nunmehr auf das Fortbildungsmaterial zurückkommen. Herr Kettler hat in seinem Beitrag wohl die richtigen Schritte dargestellt. Wir können nicht nur eine Form der Fortbildung wählen, nicht nur Phantome oder Übungsgeräte einsetzen. Wir müssen Diapositive, visuelle Hilfsmittel, Fibeln etc. verwenden und bei der Zusammenstellung eines Gesamtprogramms genau definieren, was besser mit welcher Methode zu vermitteln ist. Von entscheidender Bedeutung ist für jede Fortbildung in der Notfallmedizin die Diskussion an Fallbeispielen.

Auditorium: Warum ist bisher immer noch nicht das Berufsbild für den Rettungssanitäter verwirklicht?

Ahnefeld: Die Begründung lautet: Es ist für die notwendige Ausbildung kein Geld vorhanden. Andererseits wissen wir, daß jeder andere Heilhilfsberuf ein Berufsbild hat. Nehmen wir die Aufgabenstellung ernst, dann muß bei jeder Gelegenheit und mit allem Nachdruck selbstverständlich das Berufsbild für den Rettungssanitäter gefordert werden. Ohne die Mitwirkung eines qualifizierten Helfers geht es nicht.

Kettler: Ich möchte noch einiges zu unserem vorgestellten Unterrichtsmaterial anfügen. Wir wollten zunächst mit neuen Mitteln und nicht länger als 5 Minuten, realistische Darstellungen vermitteln. Ich glaube, das gehört zu einem guten Lehrkonzept. Wir haben damit „Fallkonserven". Wir können mit diesen Kurzfilmen das Interesse wecken, an den Fall heranführen. Dies alles sind selbstverständlich nur erste Schritte. Ein solches System kann auch nicht einer alleine entwickeln, dazu sind alle aufgerufen.

Ahnefeld: Herr Kettler hat betont, wie wichtig das Heranführen an die Aufgabe ist, selbst wenn in diesem oder jenem Streifen ein Fehler wäre. Fehler werden eben in der Notfallmedizin gemacht und auch daraus kann man lernen. Bisher fehlt es ganz sicher an gutem Fortbildungsmaterial, v. a. vom Inhalt her. Darüber haben wir bereits diskutiert.

Wir müssen uns gemeinsam Gedanken machen, was ist eine gute Fortbildung? Sicher nicht nur der theoretische Unterricht, sicher nicht nur die Übung an Phantomen. Wir müssen alle Hilfsmittel einsetzen, die uns heute zur Verfügung stehen, um Kenntnisse und Fähigkeiten, die wir wünschen, zu vermitteln.

Hossli: Wir müssen unterscheiden zwischen den motivierenden Mitteln und den effektiven Lehrmitteln. Eine weitere Frage: Was brauchen wir für Übungsmittel, können wir bestimmte Maßnahmen und Methoden an der Leiche üben, obwohl es organisatorisch sehr schwierig ist, Übungen an der Leiche zu organisieren. Wir sollten uns also in einer „Medienkommission" auch damit befassen, wie wir brauchbare Modelle schaffen können, Übungshilfen, an denen man praktisch gewisse Eingriffe üben kann.

Lassner: Es gibt ja leider Sprachbarrieren. Aber den Schweizer Kollegen würde ich empfehlen, sich über die französischen Programme für die Ausbildung zu informieren, die es seit vielen Jahren in Frankreich gibt.

Fritsche: Jeden Unterricht in der Notfallmedizin leite ich mit Fallbeispielen ein und auch ich kann bestätigen, daß damit das besondere Interesse zu wecken ist.

Bergmann: Mich stört die Verwirrung in der Nomenklatur, die sich auch aus den Beiträgen ergibt. Was ist denn nun wirklich Ausbildung, Weiterbildung, Fortbildung?

Hossli: Ich sehe keine Diskrepanz. Der Student erhält eine Ausbildung, der Anästhesist z. B. für sein Fach eine Weiterbildung. Nach Abschluß der Weiterbildung wird er fortgebildet, aber auch in speziellen Bereichen, wie z. B. der Notfallmedizin, können praktizierende Ärzte, Anästhesisten etc. eine Fortbildung erhalten. Ich glaube, hier stimmen wir weitgehend überein.

Ahnefeld: Lassen Sie mich abschließend noch das Thema Forschung aufgreifen. Ich glaube, die Empfehlungen, die uns Herr Steinbereithner in seinem ausgezeichneten Beitrag gab, bedürfen kaum einer Ergänzung. Was bisher jedoch in der Forschung fehlt, ist die Systematik, der richtige Ansatz. Worüber wollen wir Rückmeldungen erhalten, um daran die eingesetzten Methoden, Verfahren etc. zu messen. Auch hier kommen häufig Empfehlungen von Spezialdisziplinen zu schnell. Überall gibt es etwas Neues zu berichten, kaum daß die Tierexperimente abgeschlossen sind. Enttäuschungen sind die Folgen. Denken Sie nur an die sog. hirnprotektiven Maßnahmen.

Hossli: Ich möchte insbesondere die Forderungen von Herrn Steinbereithner unterstützen und dazu aufrufen, daß man sich schwerpunktmäßig mehr der Forschung für die Notfallmedizin zuwendet, daß hier eine ganz besondere Aufgabe für die Anästhesie liegt. Wir müssen unsere Forschungsaufgaben näher zum Notfallpatienten verlagern.

Sefrin: Wir haben diese Meinung immer vertreten und auch viele Untersuchungen am Notfallort durchgeführt. Es ist aber ungemein schwierig, daß der Notarzt gleichzeitig den Patienten in idealer Weise versorgt und auch noch Forschung betreibt. Zumindest an bestimmten Zentren müssen dafür die notwendigen Voraussetzungen geschaffen werden.

Steinbereithner: Mir sind nur einige wenige Arbeiten bekannt, die Aussagen über Veränderungen innerhalb der ersten 10 min nach dem Geschehen machen. Hier aber liegt offensichtlich der Ansatzpunkt, um weiterzukommen. Wir müssen auch überlegen, ob wir multizentrische Studien planen können. Wir müssen ganz fraglos neue Ansätze suchen und finden. Wir müssen bei der weiteren Entwicklung und Empfehlung von Fakten und nicht von Vermutungen ausgehen.

II Kardiale, pulmonale und zerebrale Reanimation

Leitung: T. Tammisto und R. Dölp

Kontroverse Aspekte der mechanischen kardiopulmonalen Reanimation

W. Dick

Die externe Herzmassage wurde 1858 zum ersten Mal von Balassa [4] durchgeführt, geriet dann in Vergessenheit und wurde später durch Jude et al. [17] wieder aufgegriffen und weiterentwickelt. Seit dieser Zeit haben sich immer wieder Wissenschaftler gerade aus Pittsburgh und Baltimore mit der kardiopulmonalen Reanimation, insbesondere der Relation von Herzmassage und Beatmung, experimentell und klinisch beschäftigt.

Basierend auf diesen über Jahre dauernden und bis heute reichenden Untersuchungen formulierte die American Heart Association 1974 zum ersten Mal Richtlinien zur kardiopulmonalen Wiederbelebung, die unter bestimmten definierten Bedingungen in der Initialphase der Reanimation den sog. präkordialen Schlag empfahlen, bei der anschließenden kardiopulmonalen Reanimation – in Abhängigkeit von der Anzahl der Ersthelfer – entweder 2 Beatmungen und 10 Kompressionen (Einmannreamination) oder eine Beatmung und 5 Kompressionen (Zweimannreamination).

Die revidierten Empfehlungen der American Heart Association aus dem Jahre 1980 [2] haben unter dem Aspekt verschiedener neuerer Untersuchungen einige Änderungen nach sich gezogen. So wurde der präkordiale Schlag weitgehend aus den Empfehlungen eliminiert, dafür wurden die Empfehlungen zur externen Herzmassage insofern präzisiert, als die Kompressionszeit innerhalb eines Zyklus bei einer Frequenz von 60/min mindestens 50% der Gesamtzeit in Anspruch nehmen sollte.

Unter den erweiterten Empfehlungen zur ärztlichen Reanimation sind zusätzlich automatische, mechanische Kompressionsvorrichtungen angegeben, sowie die sog. Antischockhosen.

Schon 1962 meldeten Weale u. Rothwel-Jackson [31] Bedenken an der pathophysiologischen Betrachtungsweise der externen Herzmassage an. Bis dahin galt die Vorstellung, die auch heute noch Lehrmeinung ist, daß das Herz zwischen Hinterfläche des Sternums und Vorderfläche der Wirbelsäule komprimiert und dadurch das darin befindliche Blut in die Zirkulation ausgeworfen wird. Bei Nachlassen des Kompressionsdrucks – so meinte man – füllen sich die Herzkammern bei einer einwandfreien Klappenfunktion automatisch aus dem venösen System.

Die beiden genannten Autoren hatten schon deshalb Zweifel an der Stichhaltigkeit dieser Argumentation, weil sie einige Patienten zu behandeln hatten, die einen ausgesprochen großen Thorax aufwiesen, in dem das Herz einen vergleichsweise nur geringfügigen Raum einnahm.

Weitergehende Untersuchungen belegten dann, daß während der Herzkompression nicht nur eine Drucksteigerung im Herzen, sondern im gesamten Thorax erfolgt, die sich gleichmäßig auf Arterien und Venen im Thorax und außerhalb des Thorax fortsetzt. Dieser Druck war zudem im venösen und im arteriellen System gleich groß. Man vermutete zunächst sogar, daß sich diese Druckwelle retrograd in die Hirnvenen fortpflanzen und diese beschädigen könne.

Dies wurde aber bald widerlegt, denn man bewies, daß die dünnwandigen intrathorakalen Venen kollabieren und damit retrograde Druckwellen verhindern. Es dauerte nahezu 15 Jahre, bis Taylor et al. [30] diese Vorstellung erneut aufgriffen und − inzwischen mit der Möglichkeit eines automatischen Kompressionsgeräts versehen − verschiedene Variationen experimentell untersuchten.

In den letzten Jahren haben zahlreiche Arbeitsgruppen klinische und experimentelle Studien zum Thema alte oder neue kardiopulmonale Reanimation unternommen.

Die kontroversen Aspekte der mechanischen kardiopulmonalen Reanimation kann man z. Z. mit folgenden Stichworten beschreiben:

1. Präkordialer Schlag,
2. Fußdruckmassage,
3. klassische kardiopulmonale Reanimation mit Kompressions − Relaxations-Verhältnis 1 : 1 bzw. mit verlängertem Kompressions − Relaxations-Verhältnis,
4. neue kardiopulmonale Reanimation mit simultaner Beatmung und Herzmassage mit einer Frequenz von 40−60/min und normaler Beatmung bzw. erhöhter Atemfrequenz,
5. kardiopulmonale Reanimation mit abdominaler Kompression,
6. Hustenstoßinduzierte kardiopulmonale Reanimation,
7. manuelle versus maschinelle Kompression,
8. inverse pulmokardiale Reanimation,
9. sonstige mechanische Maßnahmen.

Zu 1: Der präkordiale Schlag wurde (wie bereits erwähnt) 1980 wieder aus den Empfehlungen der American Heart Association eliminiert.

Diese Elimination resultierte aus Untersuchungen Reddings [25], der im Tierexperiment herausgefunden hatte, daß der präkordiale Schlag entweder keinen Effekt auf Kammerflimmern oder Asystolie hat oder aber bei noch bestehender Herzaktion gar eine Asystolie oder Kammerflimmern auszulösen vermag.

Nach Donegan [14] sollte der präkordiale Schlag allenfalls 2 Indikationsbereichen vorbehalten sein, und zwar den früh einsetzenden ventrikulären Tachykardien mit folgendem Kammerflimmern oder der ventrikulären Asystolie auf der Basis eines totalen AV-Blocks zur Überbrückung. Miller et al. [22] überprüften diese Empfehlungen präklinisch an 24 Fällen und konnten keinen oder einen eher schädigenden Effekt feststellen.

Zu 2: Bilfield u. Regula [6] haben vor einigen Jahren vorgeschlagen, die Herzmassage mit dem Fuß durchzuführen, weil dadurch weniger Ermüdungserscheinungen eintreten würden. Donegan [14], Sefrin u. Albert [29] haben diese Empfehlungen überprüft und für unzutreffend befunden.

Zu 3: Im Jahre 1977 schrieben Taylor et al. [30], daß die Effektivität der externen kardialen Kompression von der Dauer der Kompressionsphase abhängig ist. Bei einer Massagefrequenz von 60/min konnten die besten Druck- und Flowwerte dann erzielt werden, wenn die Kompressionsdauer mindestens 60% der Gesamtkompressionszeit in Anspruch nahm. Die Autoren schlossen ihre Publikation mit den Worten „obwohl diese Befunde nahelegen, daß Kompressionsfrequenzen von 40/min ebenso effektiv sind wie solche von 60/min, sollte eher darauf geachtet werden, daß bei einer Frequenz von 60/min ungefähr eine Kompressionsdauer von

60% der Gesamtkompressionszeit zur Verfügung steht. Diese Technik ist wichtiger als präzise Massagefrequenzempfehlungen".

Zu 4: Die gleichen Autoren waren es auch, die schließlich die alten Zweifel an der pathophysiologischen Vorstellung der bekannten kardiopulmonalen Reanimation wieder aufgriffen.

Man sollte zunächst daran erinnern, daß die ersten Überlegungen über die Stichhaltigkeit der ursprünglichen Vorstellungen nicht die prinzipielle Effektivität der Methode in Frage stellten.

Weale et al. [31] hatten vielmehr das Ziel, eine plausiblere Erklärung für die Wirksamkeit der alten kardiopulmonalen Reanimation zu finden.

Nach allen vorliegenden Befunden ist die heute theoretisch und klinisch diskutierte Vorstellung der generellen intrathorakalen Druckerhöhung mit Erzeugung eines vorwärts gerichteten Blutstroms durch unterschiedliche Wandbeschaffenheit und Druckgradienten in Arterien und Venen durchaus stichhaltig, wobei das Herz nur noch als Durchlauforgan dient.

Die Wirksamkeit der kardiopulmonalen Reanimation erklärte man sich auf konservative Art, nämlich daß während der Erschlaffungsphase der intrathorakale Unterdruck den Rückfluß des Blutes zum Herzen erzeugt. Während der Kompression wird das Herz zwischen Sternum und Wirbelsäule komprimiert, wodurch ein Druckgradient zwischen Ventrikeln und großen Gefäßen entsteht, der einen Vorwärtsblutstrom unter der Annahme korrekter Ventilfunktionen erzeugt.

Nach den neuen Vorstellungen erzeugt die geschlossene Herzmassage einen generellen Anstieg des intrathorakalen Drucks, der alle Strukturen inkl. des Lungengefäßbetts komprimiert, das sich während der Relaxationsphase gefüllt hat. Der Druckgradient und damit der vorwärts gerichtete Blutstrom in die obere Körperhälfte entsteht dadurch, daß die A. carotis mit einer dicken Wand versehen ist und offen bleibt, während die dünnwandigen Jugularvenen durch die Kompression verschlossen werden oder weil im venösen System Klappenfunktionen wirksam werden.

Diese differenten Vorstellungen liefern also zunächst lediglich eine unterschiedliche pathophysiologische Betrachtungsweise, ohne daraus schon eine unterschiedliche Methodik abzuleiten. In konsequenter Verfolgung dieser pathophysiologischen Betrachtungsweise konnten Criley et al. [10] bei Angiographien beobachten und später experimentell verifizieren, daß bereits der intrathorakale Druckanstieg, der durch einen Hustenstoß bedingt ist, einen Patienten mit Asystolie oder Kammerflimmern über etwa 30 s am Leben zu erhalten vermag.

Diese Beobachtung war ein weiterer Beweis für die Stichhaltigkeit der neuen Betrachtungsweise.

Weißfeld et al. [32] und Chandra et al. [9] haben dann aus der pathophysiologischen Betrachungsweise eine Änderung der Technik abgeleitet. Sie diskutierten folgerichtig, daß — wenn die intrathorakale Druckerhöhung ganz allgemein für den Effekt der kardiopulmonalen Reanimation verantwortlich sei — dann eine weitere Erhöhung des intrathorakalen Drucks noch bessere hämodynamische Bedingungen herbeiführen müsse. Zur Erhöhung des intrathorakalen Drucks standen prinzipiell zur Verfügung:

— die gleichzeitige Kompression und Beatmung mit gleicher oder unterschiedlicher Frequenz,
— die Kompression und Beatmung mit positiv endexspiratorischem Druck (Peep),
— die Erhöhung des intrathorakalen Drucks durch eine volle Inflation der Lungen, anschließend Aufrechterhalten dieses erhöhten konstanten thorakalen Drucks durch Abklemmen des Endotrachealtubus und anschließende Kompression des Herzens,

— simultane Beatmung und Herzmassage mit kombinierter Dauerkompression der abdominalen Aorta oder neuerdings intermittierender Kompression.

Was konnte damit experimentell und klinisch im Vergleich zur herkömmlichen kardiopulmonalen Reanimation erreicht werden?

Die mit der herkömmlichen kardiopulmonalen Reanmiantion erzeugten arteriellen Drücke konnten wesentlich verbessert werden. Der Blutfluß in der A. carotis konnte deutlich erhöht, die zerebrale Durchblutung vorübergehend gesteigert werden.

Diese und eine Reihe weiterer Befunde legten angesichts ihrer augenscheinlichen Überlegenheit gegenüber der alten kardiopulmonalen Reanimation eine Veränderung der Technik dergestalt nahe, daß mit einer Frequenz von 40/min simultan beatmet und komprimiert wurde. Dabei konnte die abdominale Kompression der Aorta angewendet werden oder nicht.

Die bald darauf fortgeführten Studien konzentrieren sich immer mehr auf andere hämodynamische Größen, auf die verwendeten Tiermodelle und deren Aussagekraft und schließlich auch auf intrazerebrale Größen, v. a. auf den intrakraniellen Druck. So konnten Bircher u. Safar [7, 8] bei Hunden nachweisen, daß der intrakranielle Druck im Rahmen der klassischen kardiopulmonalen Reanimation unverändert blieb, bei der neuen kardiopulmonalen Reanimation jedoch signifikant anstieg. Der zerebrale Perfusionsdruck war folglich bei der klassischen kardiopulmonalen Reanimation höher als der bei der neuen kardiopulmonalen Reanimation. Die Oxygenierungsgrade im Sinus sagittalis und dem zentralvenösen Blut waren nicht different.

Redding et al. [26] konnten gar im Hundeexperiment ebensowenig eine unterschiedliche Karotisdurchblutung im Vergleich beider Methoden finden wie unterschiedliche myokardiale Oxygenierungsgrade.

Sie wiesen auch darauf hin, daß die neue kardiopulmonale Reanimation unabdingbar an die endotracheale Intubation gebunden und außerdem ermüdender sei als die klassische. Damit sei sie für die Laienausbildung a priori kaum geeignet.

Bei einem Versuchsmodell mit Schweinen haben wir selbst verschiedene Gruppen in vergleichenden Untersuchungen sowohl mit der klassischen als auch mit der modifizierten Form der neuen kardiopulmonalen Reanimation untersucht. Dabei wurde partiell eine abdominale Kompression der Aorta mit verwendet.

Unsere Befunde konzentrieren sich auf folgende Beobachtung: Bei Kompressionsfrequenzen von 60/min und Beatmungsfrequenzen von 12/min waren — sowohl mit als auch ohne Anwendung von positiv endexspiratorischem Druck — die interponierte und die simultane Reanimationstechnik von gleichem Effekt auf systolischen und diastolischen Blutdruck sowie auf den Flow in der A. carotis (Abb. 1–3). Der intrakranielle Druck war bei den jeweiligen Peep-Gruppen leicht höher als bei den Tieren der Zeep-Gruppen, der zerebrale Perfusionsdruck entsprechend erniedrigt. Wurde jedoch bei der simultanen kardiopulmonalen Reanimation zusätzlich eine abdominelle Kompression von 100 mmHg verwendet, so waren systolischer und diastolischer Blutdruck wie auch der Flow in der A. carotis deutlich erhöht. Zwar stieg der intrakranielle Druck ebenfalls an, der zerebrale Perfusionsdruck blieb jedoch gegenüber den beiden anderen Formen auf einem höheren Niveau (Abb. 4 und 5).

Berryman u. Phillips [5] sowie Babbs et al. [3] haben inzwischen über Tierexperimente und erste klinische Erfahrungen mit der interponierten abdominellen Kompression (alle 3–5 min oder bei der Relaxationsphase) berichtet und bis zu 40% höhere Drücke und Flowwerte beobachtet.

Auch unsere tierexperimentellen Befunde stehen mit einigen Untersuchungen im Einklang und zu anderen im Widerspruch. Sie helfen mit, den Verdacht zu begründen, daß schon im

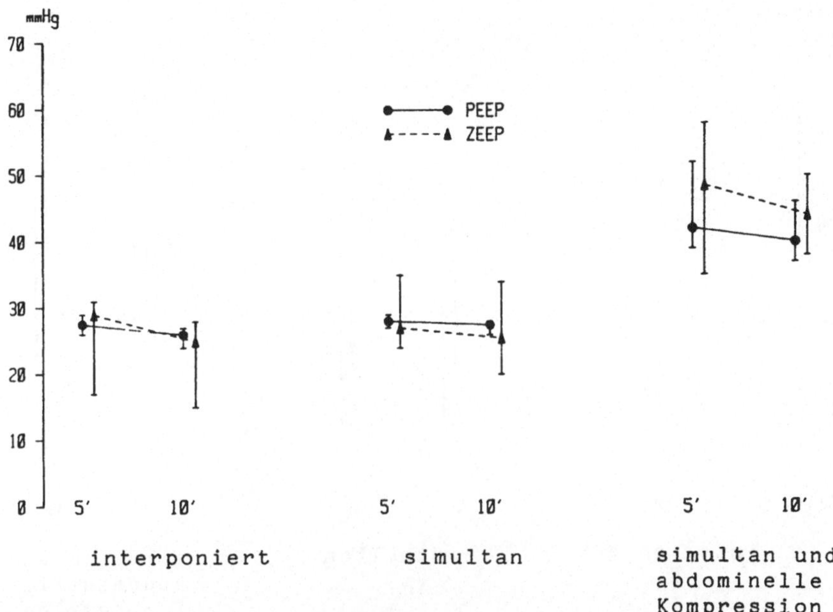

Abb. 1. Verhalten des systolischen Blutdrucks unter interponierter Beatmung und Herzmassage, simultaner Beatmung und Herzmassage sowie simultaner Beatmung und Herzmassage und zusätzlicher abdomineller Kompression. *Durchgezogene Linien* PEEP-Beatmung, *gestrichelte Linien* ZEEP-Beatmung

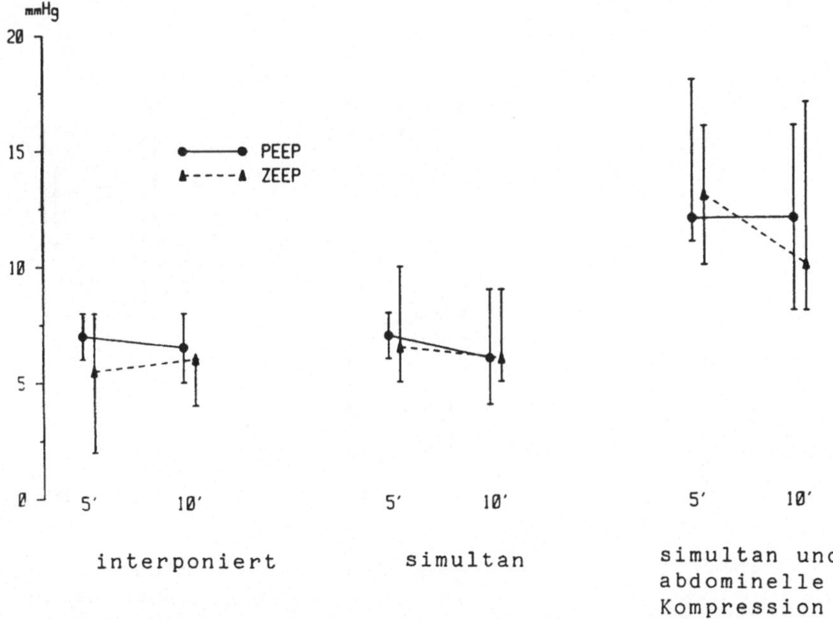

Abb. 2. Verhalten des diastolischen Blutdrucks unter interponierter Beatmung und Herzmassage, simultaner Beatmung und Herzmassage sowie simultaner Beatmung und Herzmassage und zusätzlicher abdomineller Kompression. *Durchgezogene Linien* PEEP-Beatmung, *gestrichelte Linien* ZEEP-Beatmung

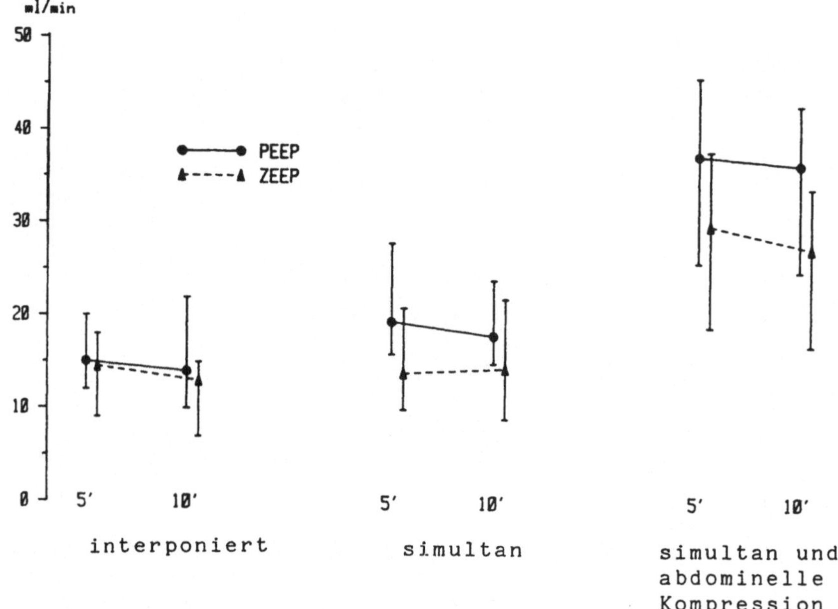

Abb. 3. Verhalten des Flows in der A. carotis communis unter interponierter Beatmung und Herzmassage, simultaner Beatmung und Herzmassage sowie simultaner Beatmung und zusätzlicher abdomineller Kompression. *Durchgezogene Linien* PEEP-Beatmung, *gestrichelte Linien* ZEEP-Beatmung

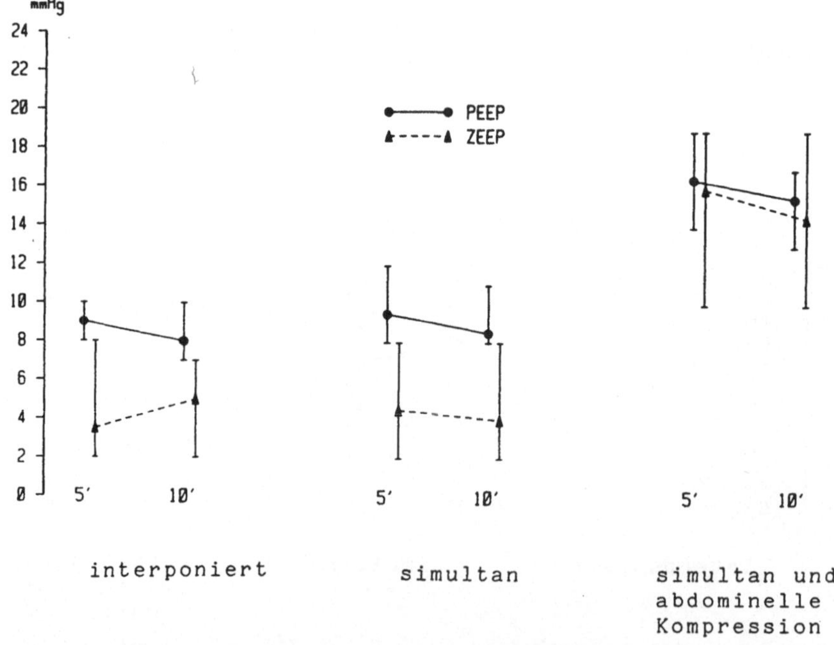

Abb. 4. Verhalten des intrakraniellen Drucks unter interponierter Beatmung und Herzmassage, simultaner Beatmung und Herzmassage sowie simultaner Beatmung und Herzmassage und zusätzlicher abdomineller Kompression. *Durchgezogene Linien* PEEP-Beatmung, *gestrichelte Linien* ZEEP-Beatmung

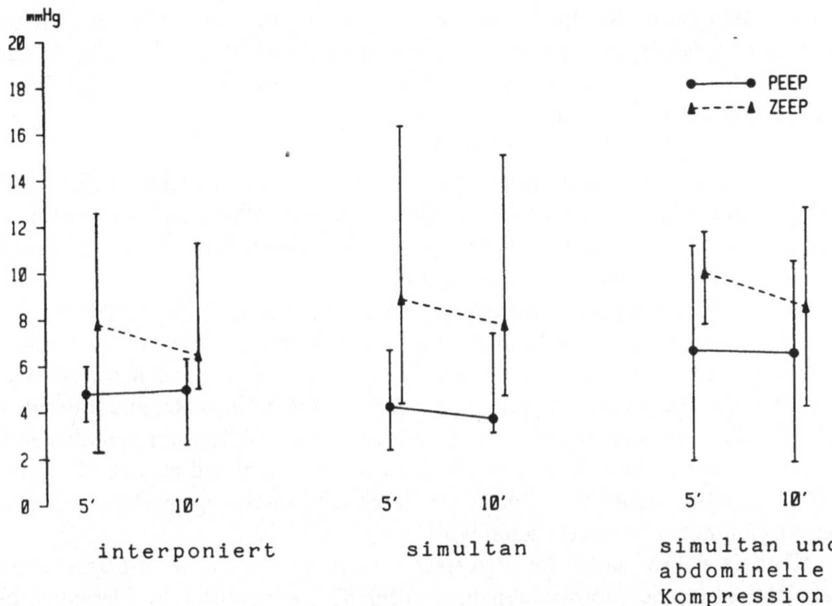

Abb. 5. Verhalten des zerebralen Perfusionsdrucks unter interponierter Beatmung und Herzmassage, simultaner Beatmung und Herzmassage sowie simultaner Beatmung und Herzmassage und zusätzlicher abdomineller Kompression. *Durchgezogene Linien* PEEP-Beatmung, *gestrichelte Linien* ZEEP-Beatmung

Tierexperiment unterschiedliche Befunde von Tiergröße zu Tiergröße und von Tierspezies zu Tierspezies zu erwarten sind.

Konsequenterweise haben Ralston et al. [23] 4 verschiedene Tiermodelle mit gleichartigen Kompressions- und Ventilationstechniken untersucht. Sie kamen zu der Schlußfolgerung, die auch Redding et al. [26] schon vermutet hatten, daß genometrisch differente Tiermodelle völlig unterschiedlich auf mechanische Systeme zur künstlichen Reanimation reagieren. Er sprach mittelgroßen Hunden noch am ehesten eine Ähnlichkeit mit dem menschlichen Thorax zu. Kleine Hunde dürften nur zur Simulation pädiatrischer Verhältnisse dienen. Ralston et al. [23] merkten abschließend an, daß der Mangel an experimenteller Standardisierung in der Reanimationsforschung in erheblichem Ausmaß zu den unterschiedlichen Daten beigetragen habe. Weißfeld et al. [32] bemängeln gleichfalls, daß nicht einmal das Hundemodell uniform sei aufgrund der unterschiedlichen Konfiguration des Brustkorbs der jeweiligen Rasse.

Sanders et al. [27, 28] haben im vergangen Jahr eine Studie zur Effektivität der neuen im Vergleich zur klassischen kardiopulmonalen Reanimation publiziert. Sie gingen von der Feststellung aus, daß zwar modifizierte Methoden der kardiopulmonalen Reanimation die Karotisdurchblutung verbessern könnten, daß aber bisher keinesfalls die Überlegenheit der neuen kardiopulmonalen Reanimation gegenüber der alten durch verbesserte Überlebenszahlen belegt sei. Ihre aber auch am Hundeexperiment erarbeiteten Ergebnisse lassen sich etwa folgendermaßen zusammenfassen:

Mit der neuen kardiopulmonalen Reanimation konnte von 6 Hunden keiner erfolgreich auf Dauer reanimiert werden, mit der konventionellen Methode jedoch immerhin 5 von 6 Hunden. Die konventionelle Reanimation lieferte zum Zeitpunkt 5 min einen signifikant höheren systolischen Blutdruck und zu den Zeitpunkten 4; 4,5 und 5 min auch noch einen höheren diastolischen Blutdruck. Die Autoren führen diese Ergebnisse auf den höheren diastolischen Druck bei der konventionellen kardiopulmonalen Reanimation im Vergleich zur neuen kardiopulmonalen Reanimation zurück, da der diastolische Druck in der Aorta entscheidend für die Koronarperfusion sei.

Zu 5–9: Inzwischen sind weitere Spielarten zu den Empfehlungen addiert worden. McDonald [21] hat die Alternative manuelle gegenüber maschineller Herzkompression untersucht und herausgefunden, daß die manuelle einen höheren systolischen und mittleren arteriellen Druck erzielen läßt als die maschinelle Kompression.

Crul et al. [11] haben bei primär kardialer Asystolie nachweisen können, daß in den ersten 60 s nach Herz-Kreislauf-Stillstand die arterielle Sauerstoffsättigung nur geringfügig abfiel und erst dann unter 50% sank, wenn mit der Kompression begonnen wurde. Sie schlossen daraus, daß die bisherigen Empfehlungen der pulmokardialen Reanimation umzukehren seien und zunächst mit der Herzmassage begonnen werden sollte, um anschließend die Beatmung folgen zu lassen. DieseVersion wurde inzwischen in Holland als neue Empfehlung im Sinne einer „inversen Reanimation" realisiert. Dazu sei kritisch angemerkt, daß damit der Laienausbildung kaum ein Dienst erwiesen wird.

Klain et al. [18] haben die High-frequency-jet-ventilation als initialen Schritt der erweiterten, lebensrettenden Sofortmaßnahmen nach Krikoidpunktion im Tierexperiment untersucht und für die Notfallmedizin empfohlen. Ihr Wert dürfte allein aus methodischen Gründen umstritten und limitiert sein.

Ralston et al. [24] haben 1982 die Reanimation mit Hochdruckbeatmung unter CO_2-Anreicherung der Beatmungsluft untersucht und herausgefunden, daß diese Behandlungsform die hämodynamischen Größenwerte der kardiopulmonalen Reanimation nicht beeinflußt, jedoch eine schwere arterielle Alkaliämie verhindern kann. Der Stellenwert der letztgenannten Methode sei ebenfalls dahingestellt.

Alifimoff et al. [1] haben kürzlich die offene Herzmassage „wiederentdeckt". Sie fordern aufgrund ihrer vergleichenden Untersuchungen zwischen alter, neuer und offener Herzmassage, daß die offene Herzmassage wieder in das Ausbildungsprogramm von Ärzten und Medizinstudenten aufzunehmen sei. Die Autoren vergessen meines Erachtens, die Nachteile dieser Methode mit in die Kalkulation des Nutzens einzubeziehen.

Angesichts dieser differierenden Aspekte stellt sich die Frage, ob die neuen mechanischen Maßnahmen der kardiopulonalen Reanimation als Methoden tatsächlich schon „anwendungsreif" sind. Unumstritten ist inzwischen die größere Wahrscheinlichkeit der pathophysiologischen Vorstellungen, da sie die Effektivität der alten wie der neuen kardiopulmonalen Reanimation zwanglos erklären. Darüber hinaus ist ebenso unumstritten, daß der erhöhte intrathorakale Druck — sei es nun auf mechanischem Wege oder selbst induziert durch Husten etwa — zu einer effektiven Reanimation der Zirkulation führen kann.

Keinesfalls gesichert ist allerdings bisher, ob nicht die — oberflächlich betrachtet — erhöhten Druckwerte und erhöhten Flowwerte bei gleichzeitiger Kompression und Beatmung gegebenenfalls mit abdominaler Bandagierung und Peep-Anwendung nur mechanisch bessere Bedingungen vortäuschen.

Ein erhöhter intrakranieller Druck unter derartigen Verfahren mit einer verminderten zerebralen Perfusion und darüber hinaus schlechtere oder zumindest nicht bessere Überlebensraten machen diese Frage notwendig.

Der Schlußfolgerung von Luce et al. [19] aus dem Jahre 1980, daß weitere experimentelle und klinische Arbeiten notwendig sind, bevor die neue kardiopulmonale Reanimation endgültig bewertet werden kann, ist auch heute noch nichts hinzuzufügen. Allenfalls könnte die strenge Relation der interponierten kardiopulmonalen Reanimation gelockert werden, eine Schlußfolgerung, die aber wohl ebenso der Verunsicherung der Laien und Mediziner Vorschub leisten würde, wie die inverse pulmokardiale Reanimation.

Eine mechanische Maßnahme der kardiopulmonalen Reanimation sei zum Schluß ebenfalls noch kontrovers diskutiert. Immer wieder postuliert man, daß Medikamente im Rahmen der erweiterten kardiopulmonalen Reanimation nur dann einen Sinn hätten, wenn sie zentralvenös verabreicht würden.

In jüngster Zeit haben Joyce und Doan et al. [13, 16] tierexperimentell und klinisch beobachten können, daß während der kardiopulmonalen Reanimation das Herzzeitvolumen der einzig limitierende Faktor für die Einschwemmung von Medikamenten ins Herz-Kreislauf-System ist, unabhängig davon, ob es sich um einen peripheren oder zentralvenösen Zugang handelt. Beide Autoren beobachteten unabhängig voneinander, daß der zentralvenöse Zugang keine Vorteile gegenüber dem peripheren Zugang bietet, eine Beruhigung für viele in der zentralvenösen Katheterisierung nicht oder wenig erfahrener Notärzte, vorausgesetzt ein periphervenöser Zugang ist technisch möglich [12, 13, 15, 16, 20].

Zusammenfassend kann die derzeit kontroverse Diskussion der mechanischen kardiopulmonalen Reanimation meines Erachtens so charakterisiert werden:

1. Präkordialer Schlag und Fußdruckmassage haben die in sie gesetzten Erwartungen nicht erfüllen können, sind daher absolet.
2. Die klassische kardiopulmonale Reanimation sollte in ihren bisherigen Bestandteilen und Sequenzen erhalten bleiben mit der Betonung einer ausreichend langen Kompressionsphase, d. h. ca. 60% des Zyklus. Die Zuschaltung positiv endexspiratorischen Drucks bis 5 cm H_2O sowie die intermittierende oder andauernde abdominale Kompression dürften ergänzende Maßnahmen sein, die geeignet sind, periphere und zentrale Perfusionsdrücke gegenüber der einfachen kardiopulmonalen Reanimation zu verbessern.
3. Maschinelle Verfahren besitzen gegenüber der manuellen Kompression keine Vorteile.
4. Die sog. inverse kardiopulmonale Reanimation ist zwar prinzipiell, experimentell und klinisch belegbar, sollte jedoch wegen der Gefahr der Verwirrung der Laien- und Medizinerausbildung meines Erachtens unterbleiben. Sonstige mechanische Maßnahmen wie Highfrequency-jet-ventilation, Hochdruckbeatmung mit CO_2-Anreicherung etc. sind sicherlich prinzipiell ebenfalls im Einzelfall von Vorteil, jedoch als Methode allenfalls im Rahmen erweiterter klinischer Reanimationsmaßnahmen diskutabel. Die offene Herzmassage sollte als primäre Maßnahme nur dort akzeptiert werden, wo der Thorax ohnehin schon offen ist. Ihre Vorteile sollten sonst nur sekundär bei anderweitig negativem Effekt unter klinischen Bedingungen genutzt werden.

Literatur

1. Alifimoff J, Safar P, Bircher N et al (to be published) Rationale for open chest CPR. Third World Congress on Emergency and Disaster Medicine, Rom
2. American Heart Association (1980) Standards and guidelines for cardiopulmonary resuscitation (CPR) and emergency cardiac care (ECC). JAMA 244/5:453–509
3. Babbs CF, Ralston SH, Voorhees WD (1983) Improved cardiac output during CPR with interposed abdominal compressions. 13th Annual Meeting of the University Association for Emergency Medicine. Ann Emerg Med 246/87

4. Balassa J (1969) Janos Balassa, pioneer of cardiac resuscitation. Anaesthesia 24:113–115
5. Berryman CR, Phillips GM (1983) Preliminary results from interposed abdominal compression – CPR in human. 13th Annual Meeting of the University Association for Emergency Medicine. Ann Emerg Med 249/90
6. Bilfield LH, Regula GA (1978) A new technique for external heart compression. JAMA 239:2468
7. Bircher N, Safar P (1981) Comparison of standard and "new" closed-chest CPR and open-chest CPR in dogs. Crit Care Med 9/5:384–385
8. Bircher N, Safar P, Eshel G, Stezoski W (1982) Cerebral and hemodynamic variables during coughinduced CPR in dogs. Crit Care Med 10/2:104–107
9. Chandra N, Snyder LD, Weisfeldt ML (1981) Abdominal binding during cardiopulmonary resuscitation in man. JAMA 246/4:351–353
10. Criley JM, Niemann JT, Rosborough JP, Ung S, Suzuki J (1981) The heart is a conduit in CPR. Crit Care Med 9/5:373–374
11. Crul JF, Bart TJ, Meursing A, Zimmerman HE (1983) The ABC sequence of CPR. Disaster Medicine 1:237
12. Dalsey WC, Barsan WG, Joyce SM, Hedges JR, Lukes SJ, Doan LA (1983) Comparison of superior vena cava vs inferior vena cava access for delivery of drugs using a radioisotope technique during normal perfusion and CPR. 13. Annual Meeting of the University Association for Emergency Medicine. Ann Emerg Med 247/88
13. Doan LA, Barsan WG, Hedges JR, Joyce SM, Lukes SJ, Dalsey W (1983) Comparison of drug delivery during CPR with central venous and peripheral venous routes. 13th Annual Meeting of the University Association for Emergency Medicine. Ann Emerg Med 251/92
14. Donegan JH (1979) The leg-heel vs the standard arm-hand method of external cardiac compression. Anaesth Analg 58:170
15. Harrison EE (1983) The use of calcium chloride in cardiac resuscitation. 13th Annual Meeting of the University Association for Emergency Medicine. Ann Emerg Med 245/86
16. Joyce SM, Barsan WG, Hedges JR, Lukes SJ (1983) PASG-aided peripheral venous access vs central venous access for delivery of drugs using a radioisotope technique during normal perfusion and CPR. 13th Annual Meeting of the University Association for Emergency Medicine. Ann Emerg Med 248/39
17. Jude JR, Kouwenhoven WB, Knickerbocker GG (1961) Cardiac arrest: Report of application of external cardiac massage on 118 patients. JAMA 178:1063
18. Klain M, Keszler H, Brader E (1981) High frequency jet ventilation in CPR. Crit Care Med 9/5:421–422
19. Luce JM, Cary JM, Ross BK, Culver BH, Butler J (1980) New developments in cardiopulmonary resuscitation. JAMA 244:1366
20. Martin G, Nowak RM, Emermann C, Tomlanovic MC (1983) Aggressive calcium antagonist treatment of asystolic and pulseless idioventricular rhythm cardiopulmonary arrests – A preliminary report. 13th Annual Meeting of the University Association for Emergency Medicine. Ann Emerg Med 254/95
21. McDonald JL (1981) Systolic and mean arterial pressures during manual and mechanical CPR in humans. Crit Care Med 9/5:382–383
22. Miller J, Tresch D, Horwitz L, Thompson BM, Abrahamian C, Darin JC (1983) The precordial thrump – Useful or detrimental? 13th Annual Meeting of the University Association for Emergency Medicine. Ann Emerg Med 246/87
23. Ralston SH, Babbs CF, Niebauer MJ (1982) Cardiopulmonary resuscitation with interposed abdominal compression in dogs. Anesth Analg 645–651
24. Ralston SH, Voorhees WD, Babbs CF (1983) Intrapulmonary epinephrine during prolonged cardiopulmonary resuscitation: Improved regional blood flow and resuscitation in dogs. 13th Annual Meeting of the University Association for Emergency Medicine. Ann Emerg Med 255/96
25. Redding JS (1977) Precordial thumping during cardial resuscitation. In: Safar P (ed) Advances in cardiopulmonary resuscitation. Springer, Berlin Heidelberg New York
26. Redding JS, Haynes RR, Thomas JD (1981) "Old" and "new" CPR manually performed in dogs. Crit Care Med 9:386
27. Sanders AB, Ewy GA, Taft TV (1983) Patterns of arterial blood gases during prolonged cardiopulmonary resuscitation. 13th Annual Meeting of the University Association for Emergency Medicine. Ann Emerg Med 242/83

28. Sanders AB, Ewy GA, Taft TV (1983) Reliability of femoral arterial blood gas determinations during cardiopulmonary resuscitation. 13th Annual Meeting of the University Association for Emergency Medicine. Ann Emerg Med 242/83
29. Sefrin P, Albert M (1979) Herzdruckmassage durch Fußkompression. Anaesthesist 28:540
30. Taylor GJ, Tucker WM, Greene HL, Rudikoff MT, Weisfeldt ML (1977) Importance of prolonged compression during cardiopulmonary resuscitation in man. N Engl J Med 296:1515
31. Weale FE, Rothwell-Jackson RL: The efficiency of cardiac massage. Lancet I:990
32. Weisfeldt ML, Chandra N, Tsitlik J (1981) Increased intrathoracic pressure − not direct heart compression − causes the rise in intrathoracic vascular pressures during CPR in dogs and pigs. Crit Care Med 9/5:377−378

Medikamentöse Unterstützung der kardialen Wiederbelebung

R. Gattiker

Art der Medikamente und Zweck ihres Einsatzes

Das Ziel der kardiopulmonalen Reanimation (CPR) ist die möglichst rasche Wiederherstellung der spontanen Herzaktion und einer adäquaten Zirkulation. In der primären Phase werden deshalb Pharmaka gebraucht, die geeignet sind, die mechanischen Maßnahmen der Wiederbelebung zur Oxygenierung des Myokards in sinnvoller Weise zu unterstützen, und solche, die der Bekämpfung von pathologischen Folgezuständen des Kreislaufstillstands und der Wiederbelebungsphase dienen.

Rasche Restitution der spontanen Herzaktion

Die hierzu verwendeten Medikamente gehören alle der Gruppe der Sympathomimetika an, die in Katecholamine und sog. Nonkatecholamine unterteilt werden kann.

Experimentell und klinisch wurden hauptsächlich die klassischen Katecholamine (Abb. 1) Adrenalin, Noradrenalin, Isoprenalin und das ihm verwandte Orciprenalin, später auch Dopamin und Dobutamin auf ihre Tauglichkeit zur CPR untersucht. Aber auch Nonkatecholami-

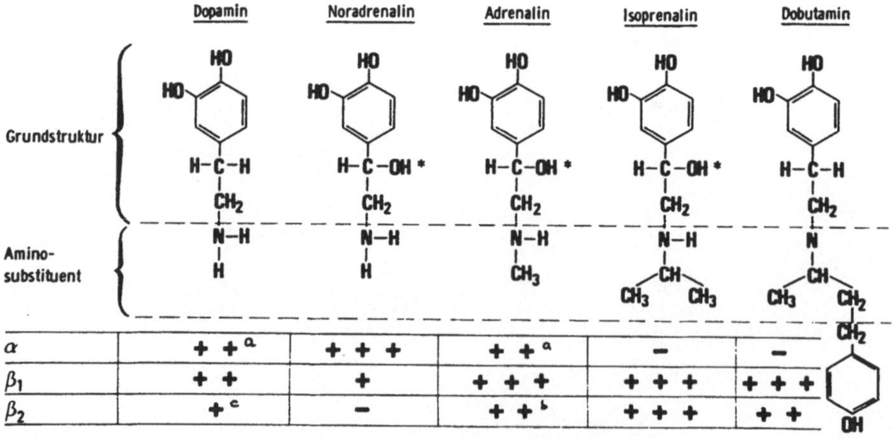

	Dopamin	Noradrenalin	Adrenalin	Isoprenalin	Dobutamin
α	$+ +^a$	$+ + +$	$+ +^a$	$-$	$-$
β_1	$+ +$	$+$	$+ + +$	$+ + +$	$+ + +$
β_2	$+^c$	$-$	$+ +^b$	$+ + +$	$+ +$

Abb. 1. Sympathomimetika: Gruppe der Katecholamine. Chemische Struktur und adrenerge Wirkung auf α-Rezeptoren (Vasokonstriktion), β_1-Rezeptoren (positiv inotrope Wirkung) und β_2-Rezeptoren (Vasodilatation). [a] nur hohe Dosen, [b] niedrige Dosen, [c] Niere und Splanchnikus

	Metaraminol	Phenylephrin	Methoxamin	Ephedrin	Salbutamol
α	+ +	+ +	+ +	+	–
β_1	(+)	–	–	+ +	+
β_2	–	–	–	(+)	+ +

Abb. 2. Sympathomimetika. Gruppe der Nonkatecholamine (analoge Darstellung wie in Abb. 1)

ne, d. h. Sympathomimetika ohne den typischen Katecholkern, wie v. a. Phenylephrin und Methoxamin (Abb. 2), kamen zum Einsatz in der CPR.

Die erfolgreiche Anwendung von Adrenalin in der kardiopulmonalen Wiederbelebung ist bereits 1896 von Gottlieb [10] erwähnt und 10 Jahre später, 1906 von Crile u. Dolley [4] an Hunden, die durch Anästhetika und Asphyxie getötet wurden, experimentell bestätigt worden. Adreanalin war seither das meist verwendete Sympathomimetikum zur CPR, obwohl einige Autoren in den 40er und 50er Jahren [1, 3] Bedenken wegen durch Adrenalin ausgelöster rezidivierender Flimmerbereitschaft äußerten.

In den 60er Jahren haben v. a. Redding u. Pearson [15, 18, 19] die Wirksamkeit verschiedener Sympathomimetika der Katecholamin- wie der Nonkatecholamingruppe in der CPR getestet und verglichen. Sie fanden dabei, daß alle Pharmaka mit α-rezeptorenstimulatorischer, d. h. vasokonstriktorischer Eigenschaft gleichermaßen wirksam sind wie Adrenain [16], welches sowohl ein β-Rezeptorenstimulator, als auch, besonders in den zur Wiederbelebung benötigten hohen Dosen, ein potenter α-Rezeptorenstimulator ist. Dagegen versagten vorwiegende oder reine β-Stimulatoren, wie Isoprenalin, vollständig [18]. Die Autoren schlossen daraus, daß die medikamentöse Stimulation des flimmernden oder asystolischen Herzens durch β-Stimulatoren nutzlos ist, weil die Gewebeperfusion unter externer Herzmassage höchstens suboptimal ist und v. a. keine genügende koronare Durchblutung gewährleistet. Da letztere jedoch während der Diastole stattfindet, gilt es in erster Linie, den peripheren Widerstand und damit den diastolischen Aortendruck zu erhöhen. Diese Forderung wurde von Crile u. Dolley [4] bereits vor rund 70 Jahren gestellt, wobei sie ein unteres Drucklimit von 40 mmHg festsetzten. Redding [17] konnte eine ausgezeichnete Korrelation zwischen dem diastolischen Aortendruck und erfolgreicher CPR finden, wobei sich CPR allein als ungenügend erwies, wogegen durch zusätzliche abdominelle Kompression mittels Bandagierung, noch besser jedoch durch medikamentöse Unterstützung mit dem reinen α-Stimulator Methoxamin, diastolische Aortendrücke bis zu 80 mmHg erreicht werden konnten. Bei diastolischen Aortendrücken unter 40 mmHg war die Wiederbelebung erfolglos. Diese Theorie konnte auch in späteren Jahren von zahlreichen Autoren, von denen ich in der Folge nur wenige erwähnen kann, immer wieder einwandfrei bestätigt werden. Auf ihr beruht schließlich auch das Prinzip der intraaortalen Gegenpulsation. Hier wird ein Ballonkatheter in die thorakale Aorta eingelegt. Durch rhythmisches EKG-getriggertes Blähen des Ballons in der frühen Diastole entsteht neben der systolischen auch eine diastolische Aortendruckspitze, welche die koronare Durchblutung erheblich verbessert.

Livesay et al. [12] haben die myokardiale Sauerstoffbilanz unter CPR an Hunden untersucht. Sie gingen davon aus, daß die zu Kammerflimmern führende myokardiale Ischämie die häufigste Ursache des Kreislaufstillstands ist und daß diese in der Regel auf einem Mißverhältnis zwischen myokardialem Sauerstoffbedarf und -angebot beruht. Dieses Mißverhältnis ist im subendokardialen Muskelgewebe des linken Ventrikels am größten. Beim Vergleich der CPR ohne medikamentöse Unterstützung mit CPR mit Vasopressoren (Adrenalin oder Methoxamin) fanden diese Autoren sowohl unter Adrenalin wie unter Methoxamin gegenüber CPR ohne Medikamente einen signifikanten Anstieg des diastolischen Aortendrucks und der gesamten Koronardurchblutung um knapp 100%. Doch nur unter Methoxamin, dem reinen Vasopressor, wurde der Koronardurchfluß zugunsten der subendokardialen Muskelmasse umverteilt, während unter Adrenalin die subendokardiale Durchblutung ebenso schlecht war wie unter CPR allein. Livesay et al. erklärten ihre Befunde wie folgt:

Im normal schlagenden Herzen wird die subendokardiale Muskelschicht ausschließlich in der Diastole durchblutet, währenddem die Perfusion in der Systole kontraktionsbedingt unterbleibt. Kammerflimmern hat denselben Effekt wie eine Dauersystole. Die Zunahme der Fibrillation und damit des intrakavitären Drucks des linken Ventrikels unter Adrenalin bewirkt eine Zunahme des myokardialen Sauerstoffbedarfs bei gleichzeitiger Abnahme des Sauerstoffangebots. Die Autoren geben deshalb einem reinen Vasopressor gegenüber Adrenalin in der primären Phase der CPR den Vorzug.

Mit einer ganz anderen Versuchsanordnung sind Yakaitis et al. [22] auch zu ähnlichen Schlußfolgerungen gekommen. Sie fanden, daß von Hunden, die vor einem asphyktischen Herzstillstand entweder mit α-Rezeptorenblockern, β-Rezeptorenblockern, mit α- und β-Rezeptorenblockern oder gar nicht behandelt wurden, nur diejenigen erfolgreich wiederbelebt werden konnten, welche intakte, d. h. nicht blockierte α-Rezeptoren hatten. α-Rezeptorenstimulation ist demnach eine conditio sine qua non zur erfolgreichen CPR. Dagegen scheint die β-Rezeptorenstimulation, zumindest primär, wertlos oder sogar schädlich zu sein.

Von Holmes et al. [11] wurde die regionale Verteilung des Herzzeitvolumens unter verschiedenen adrenergen Drogen während CPR mittels radioaktiver Mikrosphären an Hunden untersucht. Sie verglichen die Wirkung von NaCl, Adrenalin, Phenylephrin und Isoprenalin. Unter Adrenalin erzielten sie in bezug auf den mittleren arteriellen Druck, die arteriovenöse Druckdifferenz sowie in bezug auf die koronare und die zerebrale Durchblutung die besten Resultate, sie waren, besonders was die Flowumverteilung zum Myokard und zum Gehirn anbetrifft, denjenigen unter dem reinen α-Stimulans Phenylephrin überlegen. Am schlechtesten schnitt Isoprenalin ab. Es sollte nach Ansicht der Untersucher zur CPR nicht verwendet werden.

Obwohl die entscheidende Rolle der α-Rezeptorenstimulation, d. h. der Vasopressorfunktion, für den Erfolg der CPR seit mindestens anfang der 60er Jahre in zahlreichen Untersuchungen immer wieder einwandfrei erhärtet wurde, gab es auch später erneut Mitteilungen, welche die guten Resultate der CPR unter Adrenalin dessen positiv inotropen und chronotropen Eigenschaften zuschreiben [9, 23].

Die neuesten Katecholamine Dopamin und Dobutamin wurden von Otto et al. [14] in bezug auf ihre Wirksamkeit in der CPR mit Adrenalin verglichen. Während sowohl bei asphyktischem wie auch bei fibrillatorischem Herzstillstand Dopamin, das in hohen Dosen ein starker α-Rezeptorenstimulator ist, sich ebenso wirkungsvoll wie Adrenalin erwies, versagte der reine β-Rezeptorenstimulator Dobutamin in ähnlicher Weise, wie dies für Isoprenalin gezeigt werden konnte.

Eine neue Arbeit von Meuret et al. [13] weist darauf hin, daß Orciprenalin, ein dem Isoprenalin nahe verwandtes Katecholamin, in der CPR ebenso wirkungslos ist wie das Isoprenalin. Die Autoren betonen, daß Orciprenalin deshalb zu diesem Zweck weder verwendet noch empfohlen werden sollte. Wir selber haben zur kardiopulmonalen Reanimation, sei es nach extrakorporaler Zirkulation in der Herzchirurgie oder bei akzidentellen Herz-Kreislauf-Stillständen aufgrund von Kammerflimmern oder Asystolie, seit 1961, nicht zuletzt unter dem Einfluß und der Anweisung unseres Herzchirurgen Senning, immer und mit Erfolg in mehreren Tausend Fällen Adrenalin in Dosen von 100 bis 1000 μg verwendet.

Bekämpfung der Folgezustände des Kreislaufstillstands

Eine relativ häufige Folge der primär erfolgreichen Restitution der spontanen Herzaktion, besonders durch medikamentöse Unterstützung mit Adrenalin, ist das rezividierende Kammerflimmern. Dieses muß in vielen Fällen mit einem geeigneten Antiarrhytmikum behandelt oder noch besser unterdrückt werden. Von den zur Verfügung stehenden, am häufigsten gebrauchten Antiarrhythmika eignen sich v. a. solche, welche die ventrikuläre Automatie herabsetzen, ohne die AV-Überleitung zu beeinflussen. Wie in Tabelle 1 ersichtlich ist, sind dies v. a. Lidocain, Procain, Procainamid und Chinidin. Procain und Lidocain wird wegen ihrer geringeren Toxizität und kürzeren Wirkungsdauer gegenüber Procainamid und Chinidin der Vorzug gegeben. Sie haben sich in einer Dosis von 50–100 bzw. 100–200 mg bewährt, obwohl sie, wie aus einer Arbeit von Babbs et al. [2] hervorgeht, aufgrund elektrophysiologischer Überlegungen die Defibrillationsschwelle erhöhen, da sie entweder die Na-Konduktanz der Zellmembran erniedrigen (Chinidin) oder aber die K-Konduktanz erhöhen (Lidocain und Procain).

Eine weitere medikamentöse Maßnahme, die ergriffen werden muß, besonders im Verlauf einer länger dauernden CPR, ist die Behandlung der metabolischen Acidose, die sich einstellt,

Tabelle 1. Antiarrhythmika und ihre spezifischen Wirkungen auf das atriale und ventrikuläre Reizleitungssystem (*RLS*) sowie auf die Hämodynamik

Antiarrhythmika	Atriales RLS Sinus-, AV-Knoten	Ventrikuläres RLS Automatie	Hämodynamik
Lidocain		↓↓	(↓)
Diphenylhydantoin	↑↑	↓↓	(↓)
Chinidin	↓ (↑)!	↓↓	↓
Procain	↓	↓	(↓)
Procainamid	↓ (↑)!	↓	↓
Ajmalin	↓	↓	↓
Verapamil	↓↓		↓↓
Digitalis	↓↓	↑	↑
Isoprenalin	↑↑	↑	↑↑
β-R-Blocker	↓	↓	↓↓

weil mit CPR nur eine suboptimale Gewebeoxygenierung stattfinden kann. Neuere Untersuchungen, die v. a. auch das viel größere intrazelluläre Kompartiment berücksichtigen [21], haben gezeigt, daß $NaHCO_3$ gegenüber THAM (Tris-Puffer) eine eindeutig bessere Wirkung auf die Normalisierung des intrazellulären pH ausübt und deshalb letzterem vorzuziehen ist. Der Nachteil von $NaHCO_3$ ist die Gefahr der Überladung mit Natrium, welche gerade in der sog. Rezirkulationsphase nach Ischämie die Rückwanderung von Natrium aus dem Intra- in den Extrazellulärraum verzögern und so zum Zellödem führen kann. $NaHCO_3$ sollte deshalb, wann immer möglich, quantitativ nach Blutgasanalyse gegeben werden. Falls dies nicht möglich ist, dürfen auf keinen Fall unbedenkliche Dosen verabreicht werden. Zwar verlieren Katecholamine an Wirkung im azidotischen Milieu, doch kann $NaHCO_3$ gleichwohl das Plasma-pH erst dann wirkungsvoll korrigieren, wenn eine adäquate Wiederherstellung der Zirkulation erzielt worden ist. Redding u. Pearson [19] konnten an Hunden im asphyktischen Kammerflimmern zeigen, daß unter CPR mit $NaHCO_3$ als einzigem Medikament wohl doppelt so viele Hunde defibrilliert werden konnten als ohne medikamentöse Unterstützung, daß aber die Zahl der auf die Dauer reanimierten Hunde in beiden Gruppen praktisch gleich Null war. CPR mit Adrenalin allein ergab eine Defibrillations- und Resuszitationsrate von 50%. Mit Zusatz von Lidocain verbesserte sich nur die Defibrillations-, nicht aber die Resuszitationsrate. Phenylephrin und Methoxamin (beide reine α-Stimulatoren) ergaben in bezug auf Defibrillation und Resuszitation beinahe gleich gute Resultate wie Adrenalin kombiniert mit Bikarbonat, nämlich eine Erfolgsrate der Wiederbelebung von 87%. Jedoch überlebten nach 23 h nur die unter Adrenalin und $NaHCO_3$ reanimierten Tiere, während die mit Phenylephrin oder Methoxamin allein reanimierten nach 24 h zum größten Teil tot waren.

Schließlich sind noch andere Substanzen kurz zu erwähnen, die häufig bei CPR zur Anwendung gelangen. Dabei geht es in erster Linie um Kalzium in der Form von Ca-Glukonat oder Ca-Chlorid, welches 3mal mehr ionisiertes, d. h. physiologisch aktives Kalzium enthält und deshalb auch rascher wirkt als Ca-Glukonat. Leider wird Kalzium oft unbedenklich, sozusagen als Verlegenheitsmedikament, in kaum kontrollierten Mangen i.v. verabreicht. Bei normalem Ausgangswert der Plasmakonzentration von Kalzium ist dies nicht nur völlig nutzlos, sondern kann sogar gefährlich sein. So wurden nach 5–10 ml 10%igem Ca-Chlorid Serumspiegel von 15–18 mg% (3,8–4,5 mmol/l) gemessen, die sich erst nach 15 min wieder normalisierten, und bei digitalisierten Patienten zum definitiven Mißerfolg der CPR führten. Kalzium kann außerdem Koronarspasmen auslösen, die Myokardnekrosen zur Folge haben. Zusätzlich unterdrückt es die Funktion des Sinusknotens [5]. Aus diesen Gründen ist die routinemäßige Anwendung von Kalzium in der CPR zumindest fragwürdig und heute umstritten. Sie mag bei mit Kalziumantagonisten behandelten Individuen eine Berechtigung haben, sowie natürlich bei bekannter Hypokalzämie oder bei Säuglingen und Kleinkindern, die dazu neigen.

Applikationsart und zeitlicher Einsatz der verschiedenen Pharmaka

Die direkte intrakardiale Injektion

Diese Methode wird heute nur noch bei absoluter Unmöglichkeit, sofort einen anderen Injektionsweg zu erstellen, empfohlen, v. a. deshalb, weil die Gefahr von Nebenverletzungen, die eine erfolgreiche Wiederbelebung definitiv in Frage stellen können, relativ groß ist. Die häufigsten und oft deletären Nebenverletzungen sind: Hämoperikard, Pneumothorax, Verletzungen der Koronargefäße, des Septums oder des Kammermyokards.

Die intravenöse Injektion

Seit der verbreiteten Technik der Punktion und Kanülierung großer zentraler Venen (V. subclavia, V. iugularis interna), die aus anatomischen Gründen auch bei Kreislaufstillstand nicht kollabieren, ist die intravenöse Applikation von Medikamenten bei der CPR relativ problemlos und wirkungsvoll geworden.

Die intrapulmonale Applikation

Hierbei handelt es sich um eine weniger bekannte Methode. Die Pharmaka können entweder direkt durch den intratrachealen Tubus in die Trachea [20] oder mittels eines Katheters tief endobronchial [6] eingebracht werden. Die intrapulmonale Applikation eignet sich nicht für sämtliche Medikamente. $NaHCO_3$ sollte wegen zu hoher Alkalinität und zu großem Volumen, Noradrenalin wegen seiner zu starken vasokontriktorischen Wirkung nicht intrapulmonal verabreicht werden.

Zeitlicher Einsatz verschiedener Pharmaka

Die medikamentöse Unterstützung der CPR sollte sowohl bei Vorliegen von Kammerflimmern, das durch sofortige Defibrillation oder nach kurzdauernder Massage unter Beatmung und anschließender Defibrillation nicht behoben werden kann, als auch nach erfolgloser Massage im Falle einer Asystolie so rasch als möglich eingesetzt werden können.

Da besonders bei Verwendung hoher Dosen von Adrenalin rezidivierendes Kammerflimmern nach primär erfolgreicher Defibrillation nicht selten ist, empfiehlt es sich, ein Antiarrhythmikum, Procain 50–100 mg oder Lidocain 100–200 mg beim Erwachsenen, unmittelbar vor Adrenalin als Prophylaxe zu geben. $NaHCO_3$ als 8,4%ige Lösung (1 ml = 1 mmol) sollte, wie bereits erwähnt, vorsichtig verwendet werden: bei kurzer CPR-Dauer, die unmittelbar nach Kreislaufstillstand einsetzen könnte, erst nach Laborresultat quantitativ, bei länger dauernder CPR in einer Initialdosis von 1 mmol/kg KG, danach möglichst quantitativ nach Laborbefund.

Medikamentöse Behandlung nach erfolgreicher Reanimation

Zur Erhaltung befriedigender hämodynamischer Verhältnisse und zur Erreichung eines stabilen Kreislaufzustands ist nach erfolgreicher Reanimation oft eine kardiale Behandlung notwendig, die über einen mehr oder weniger langen Zeitraum aufrechterhalten werden muß. Während aus den erwähnten Gründen zur CPR selber α-Rezeptorenstimulatoren unentbehrlich sind, werden nach Einsetzen der spontanen Herzaktion zur Behandlung der zumindest transitorischen myokardialen Insuffizienz nun v. a. positiv inotrope Substanzen, d. h. β-adrenerge Katecholamine wie Dobutamin, Dopamin und Adrenalin als dosisgesteuerte Dauerinfusion in der in Tabelle 2 angegebenen Dosierung benötigt. Höhere Dosen sollten in der Regel vermieden werden und bei Bedarf eher durch Kombination von 2 Katecholaminen in niedriger bis mittlerer Dosis ersetzt werden. Dieses Vorgehen trägt der Ökonomie der Herzar-

Tabelle 2. Sympathomimetika. Therapeutischer Dosisbereich für Einzeldosen (*ED*) und Dauerinfusionen (*I*)

Sympathomimetika		Therapeutischer Dosisbereich	
		ED [mg i.v.]	I [µg/kg/min]
1. Katecholamine			
Natürliche	Adrenalin	0,010–0,050	0,05–0,30
	Noradrenalin	–	0,05–0,20
	Dopamin	–	3–5–10
Synthetische	Isoprenalin	0,002–0,010	0,02–0,10
	Orciprenalin	0,010–0,050	0,05–0,30
	Dobutamin	–	2,5–10
2. Nonkatecholamine	Methoxamin	2–10	–
	Phenylephrin	0,5–1,0	0,2–1,0
	Metaraminol	1–2	1–10
	Etilefrin	5–10	–
	Ephedrin	5–10	–

beit besser Rechnung [7, 8]. Außerdem treten weniger unerwünschte Nebenwirkungen wie z. B. Tachykardie, Rhythmusstörungen und Stimulation anderer Rezeptoren auf.

Bei hohen enddiastolischen Drücken werden Katecholamininfusionen heute sehr häufig mit Vasodilatatoren, wie Natriumnitroprussid, Nitroglyzerin und Phentolamin, kombiniert, die Vor- und Nachbelastung unterschiedlich – vorwiegend die Vorbelastung oder die Nachbelastung des Herzens – zu senken vermögen.

Zusammenfassung

Die Hauptziele der medikamentösen Unterstützung der CPR sind wie folgt zusammenzufassen:

1. Möglichst rasche Wiederherstellung der koronaren Durchblutung durch Erreichung eines adäquaten diastolischen Aortendrucks von mindestens 40 mmHg. Dazu sind α-adrenerge Pharmaka unterläßlich, d. h. entweder reine Vasopressoren oder Adrenalin, das in den zur CPR verwendeten hohen Dosen vorwiegend α-adrenerg wirkt;
2. Schutz gegen rezidivierendes Kammerflimmern durch Vorspritzen von Procain oder Lidocain;
3. Behandlung der metabolischen Acidose durch $NaHCO_3$;
4. Erhaltung einer adäquaten Herzaktion und Kreislauffunktion nach erfolgreicher Reanimation durch Dauerinfusion positiv inotroper Substanzen, bei Bedarf kombiniert mit Vasodilatatoren.

Literatur

1. Anderson RM, Schoch WG, Faxon HH (1950) Cardiac arrest. N Engl J Med 243:905–909
2. Babbs CF, Yim GWK, Whistler SJ, Tacker WA, Geddes LA (1979) Elevation of ventricular defibrillation threshold in dogs by antiarrhytmic drugs. Am Heart J 98:345–350
3. Beecher HK, Linton RL (1947) Epinephrin in cardiac resuscitation. JAMA 135:90
4. Crile G, Dolley DH (1906) An experimental research into the resuscitation of dogs killed by anesthetics and asphycia. J Exp Med 8:713–715
5. Dembo DH (1981) Calcium in advanced life support. Crit Care Med 9:358–359
6. Elam JO (1977) The intrapulmonary route for CPR drugs. In: Safar P (ed) Advances in cardiopulmonary resuscitation. Springer, Berlin Heidelberg New York, pp 132–140
7. Gattiker R, Schmid E (1978) Haemodynamic effects of dopamine, epinephrine and orciprenaline in patients early after cardiac surgery. Intensive Care Med 4:55–61
8. Gattiker R, Dimai W, Schmid E (1980) Kreislaufuntersuchungen unter Dobutamin und Dopamin nach herzchirurgischen Eingriffen. In: Bleifeld W, Gattiker R, Schaper W, Brade W (Hrsg) Internationales Dobutamin Symposium München 1979. Urban & Schwarzenberg, München Wien Baltimore, S 150–155
9. Goldberg AH (1974) Current concepts: Cardiopulmonary arrest. N Engl J Med 290:381–385
10. Gottlieb R (1896) Über die Wirkung der Nebennierenextrakte auf Herz und Blutdruck. Arch Exp Pathol Pharmacol 38:99–112
11. Holmes HR, Babbs CF, Voorhees WD, Tacker WA, de Garavilla B (1980) Influence of adrenergic drugs upon vital organ perfusion during CPR. Crit Care Med 8:137–140
12. Livesay JJ, Follette DM, Fey KH, Nelson RL, DeLand EC, Barnard RJ, Buckberg GD (1978) Optimizing myocardial supply/demand balance with alpha-adrenergic drugs during cardiopulmonary resuscitation. J Thorac Cardiovasc Surg 76:244–251
13. Meuret GH, Lenders HG, Schindler HFO, Scholler KL (1983) Orciprenalin (Alupent) in der Reanimation nach Kreislaufstillstand? Anaesthesist 32:352–358
14. Otto CW, Yakaitis RW, Redding JS, Blitt CD (1981) Comparison of domapine, dobutamine and epinephrine in CPR. Crit Care Med 9:366
15. Pearson JW, Redding JS (1963) The role of epinephrine in cardiac resuscitation. Anesth Analg 42:599–606
16. Pearson JW, Redding JS (1965) Influence of peripheral vascular tone on cardiac resuscitation. Anesth Analg 44:746–752
17. Redding JS (1971) Abdominal compression in cardiopulmonary resuscitation. Anesth Analg 50:668–675
18. Redding JS, Pearson JW (1963) Evaluation of drugs for cardiac resuscitation. Anesthesiology 24:203–207
19. Redding JS, Pearson JW (1968) Resuscitation from ventricular fibrillation: Drug therapy. JAMA 203:255–260
20. Redding JS, Asuncion JS, Pearson JW (1967) Effective routes of drug administration during cardiac arrest. Anesth Analg 46:253–258
21. Rothe KF, Diedler J (1982) Comparison of intra- and extracellular buffering of clinically used substances: Tris and bicarbonate. Acta Anaesth Scand 26:194–195
22. Yakaitis RW, Otto CW, Blitt CD (1979) Relative importance of alpha- and beta-adrenergic receptors during resuscitation. Crit Care Med 7:293–296
23. Zoll PM (1971) Rational use of drugs for cardiac arrest and after cardiac resuscitation. Am J Cardiol 27:645–649

Möglichkeiten und Grenzen der zerebralen Reanimation

A. Wauquier und H. L. Edmonds

Einleitung

Die Experimentalforschung über Hirnischämie hat zu 2 bedeutenden Ergebnissen geführt:

1. Eine Erholung der Hirnfunktion ist, selbst nach längeren Zeiten als ursprünglich erwartet, möglich.
2. Die Hirnschädigung als Folge des primären Insults entwickelt sich erst später.

Diese Ergebnisse lassen vermuten, daß Maßnahmen zur Verhinderung von Hirnschäden möglich sind. Trotz der Hoffnung, daß Hirnwiederbelebung möglich ist, bleiben die pharmakotherapeutischen Auffassungen kontrovers. Mit dieser Zusammenfassung sollen die Hintergründe der Behandlung und die unterschiedlichen Arzneitherapien beschrieben werden.

Die Wirksamkeit von Arzneimitteln bei Hirnhypoxie ließ sich in zahlreichen Experimenten, in denen ein Präparat vor dem Insult gegeben wurde, zeigen. In einer Vielzahl von Experimenten wurden folgende Substanzen als wirksam gegen Hypoxie oder Ischämie gefunden: Metabolismusdepressoren, darunter Barbiturate und Etomidat [3, 32, 33, 34]; Kalziumeinstromhemmer, beispielsweise Flunarizin [35], und eine Reihe unterschiedlicher Stoffe, die nicht zu den genannten Gruppen gehören, z. B. γ-Hydroxybutyrat [1]. Diese Ergebnisse geben Hinweise auf den Mechanismus der Hirnprotektion, aber sie erlauben keine Vorhersagen über die Wirksamkeit gegen Ischämie oder Hypoxie, wenn die Gabe nach dem Insult erfolgt. Darum wird sich dieser Beitrag mehr mit den Kenntnissen befassen, die auf dem Gebiet der zerebralen Wiederbelebung gesammelt wurden. Obwohl aller Nachdruck auf die Therapie gelegt wird, lohnt es sich doch, den Ablauf der Ergebnisse nach einem ischämischen Insult zu betrachten.

Die Folgen von Hypoxie/Ischämie

Man kann experimentell einen Unterschied zwischen Hypoxie und Ischämie machen. Hypoxie ist durch Sauerstoffmangel charakterisiert, während Ischämie eine Mangelversorgung mit Blut andeutet. In vielen experimentellen Modellen und ganz sicher unter klinischen Umständen kommt es zu einer Vermischung von Hypoxie und Ischämie. Der Einfachheit halber soll im folgenden nur noch der Ausdruck Ischämie verwendet werden, zumal diese oft den ersten Schritt darstellt. Wir wollen uns dabei auf die globale, vollständige Ischämie konzentrieren. Global bedeutet das ganze Hirn betreffend, während vollständig das völlige Fehlen einer Blutzirkulation beschreibt. Als Beispiel dieses Zustands kann der Herzstillstand dienen. Diesem folgt dann die Kreislaufwiederbelebung durch kardiopulmonäre Maßnahmen [17, 20].

Nach dem Auslösen einer globalen Ischämie kommt es anfangs zu einem sehr schnellen Funktionsverlust, der sich im Verschwinden der EEG-Aktivitäten aäußert [31]. Innerhalb weniger Sekunden verschwindet der Sauerstoff aus dem Gewebe [8]. Diese Erscheinungen gehen mit Veränderungen der Zellmembranfunktion einher. Außerdem treten große Verschiebungen der Ionenkonzentrationen von extrazellulären in den intrazellulären Raum auf. Danach kommt es zu Nervenzellenverlust [28]. Das Ausmaß dieses Nervenzellenverlusts hängt von der Ischämiedauer ab. Die kritische Länge ist wiederum eine Funktion der Insultstärke. Man sollte unterscheiden zwischen der kritischen Insultdauer, die zu einem Versagen der Wiederbelebung führt, und derjenigen, die bis zum Auftreten einer Hirnschädigung erforderlich ist. Funktionsverlust ist nicht unbedingt gleichbedeutend mit Zelltod. Eine Hirnschädigung verläuft nach einem gewissen Reifungsprozeß. Allerdings werden ausgeprägte Zellschäden gesehen, wenn die Überlebensdauer zunimmt. Das Muster der Neuronenschädigung ist nicht gleichartig für das gesamte Gehirn. Die einzelnen Regionen sind unterschiedlich empfindlich, obwohl der Energiehaushalt in allen Gebieten versagt. Eine neuere Erkenntnis [15] besagt, daß die verschiedenen empfindlichen Neuronen eine Reihe gemeinsamer Eigenschaften aufweisen. Hauptsächlich neigen sie zu Entladungen (Burst firing). Weiterhin treten in den Dendriten Kalziumspikes auf. Dies läßt eine neuronale Übererregbarkeit vermuten, die gleichzeitig der Schlüssel zur Aufklärung des Zelltodmechanismus sein könnte.

Zwischen dem Funktionsverlust und dem Tod der Nervenzellen liegt eine Ereigniskaskade, die sich vielleicht durch die Wiederbelebungstherapie verhindern ließe. Diese Kaskade wird durch Sauerstoffmangel ausgelöst und besteht aus einer Reihe von zellulären Ereignissen.

Der posthypoxische Ausfall einer adäquaten Sauerstoffversorgung des Gewebes [8] ist eine Folge der ausbleibenden Reperfusion. Das Versagen der Reperfusion ist durch einen Ausfall der Autoregulation bedingt. Nach erfolgreicher Reanimation aus globaler Ischämie führt eine initiale Hyperämie zu einer verzögerten Hypoperfusion [20]. Ein weiterer Hauptgrund für das Ausbleiben der Reperfusion ist die Entwicklung eines Hirnödems. Das Anschwellen der Astrozyten ist eine der ersten morphologischen Veränderungen, die unter Hypoxie auftreten [5]. Das Zellödem ist durch die Durchblutung bedingt. Das ischämische Ödem ist stärker ausgeprägt, wenn eine Minimaldurchblutung erhalten bleibt, als wenn die Durchblutung völlig ausfällt [7]. Neben den Reperfusionsproblemen führt die Ischämie zu einer ganzen Reihe zellulärer Ereignisse. Es kommt zu einem pH-Abfall, zu Laktatanstieg und einer ATP-Erschöpfung, zum Ausstrom von Kalium aus der Zelle und zum Einstrom von Kalzium in die Zelle sowie weiteren Vorgängen. Obwohl man annimmt, daß die Kalziumintoxikation der Hirnzellen der gemeinsame Endschritt einer Gewebeschädigung ist [22], können viele andere Schritte voran- oder damit einhergehen. Es stellt sich die Frage, ob es einen biochemischen Parameter gibt, der als geeigneter Indikator zur Vorhersage des schließlichen Zelltods dienen kann. Parameter des zerebralen Metabolismus sind als Indikatoren für neurologische Schädigung wenig geeignet [23].

Ein möglicher Indikator ist das Auftreten von freien Fettsäuren (FFS). Bei einem globalen Ischämieexperiment mit Ratten zeigten Shiu u. Nemoto [21] einen außerordentlich starken FFS-Anstieg im gesamten Gehirn, der bis zu 1h nach Eintritt der Ischämie linear verlief.

Rehncrona et al. [19] vermuteten, daß die FFS auch bei der Hirnschädigung nach Rezirkulation eine bedeutende Rolle spielen. Obwohl Nemoto et al. [18] behaupten, daß die FFS-Akkumulation mit der Ischämiedauer korreliert, konnten sie doch die Ursache-Wirkung-Beziehung nicht nachweisen.

Man kann schlußfolgern, daß zwischen dem initialen Funktionsverlust und dem schließlichen Nervenzelltod eine Kaskade von Ereignissen auf verschiedenen Niveaus abläuft, die nicht nur das Gehirn, sondern auch das kardiovaskuläre System betrifft. Die Probleme gruppieren sich hauptsächlich um die Ereignisse bei der Reperfusion. Die Ereignisse haben unterschiedliche Zeitverläufe, wie z. B. die kritische Insultlänge, die Zeit vom Insult bis zum Eintreten einer irreversiblen Hirnschädigung, die zeitabhängigen Veränderungen bei der Sauerstoffdiffusion durch die Zellmembranen sowie die unterschiedlichen Verläufe der biochemischen Ereignisse.

Arzneimitteltherapie

Die Vielfalt der zellulären Ereignisse stellt ein therapeutisches Problem dar. Eine therapeutische Hypothese geht von einer gemeinsamen Grundlage bei allen eintretenden Veränderungen aus. Sollte dies der Fall sein, so könnte ein einziges Arzneimittel genügen. Die andere Hypothese verwirft die gemeinsame Grundlage. In einem solchen Fall sollten verschiedene, voneinander unabhängige Erscheinungen durch mehrere Arzneimittel beeinflußt werden können.

Hypothese der gemeinsamen Grundlage

Da von der Hypothermie eine protektive Wirkung wegen Metabolismusdepression angenommen wird, hat man die Barbiturate als potentiell protektiv wirkende Stoffe vorgeschlagen. Damit darf die Metabolismusdepression als erste gemeinsame Grundlage angenommen werden. Da kürzlich übermäßiger Kalziumeinstrom mit dem Auftreten irreversibler Neuronenschäden in Verbindung gebracht worden ist, hat die Membranstabilisierung großes Interesse gewonnen und stellt die zweite gemeinsame Grundlage dar.

Metabolismusdepression. Bleyaert et al. [4] haben erstmalig über die Wirksamkeit von Thiopental beim Langzeitüberlebensmodell von Affen berichtet. Globale Ischämie wurde durch einen starken Halstourniquet und systemische Hypotonie hervorgerufen. Nach 16minütiger Ischämie wurden die Intensivversorgung und die Schutzmaßnahmen eingeleitet. In diesem Modell ergab Thiopental eine signifikant bessere neurologische Erholung. Außerdem korrelierten die histologischen Veränderungen im Gehirn mit den neurologischen Ausfallerscheinungen. Die Autoren interpretieren diesen Effekt mit der Immobilisierung, der Anästhesie, der Membranstabilisierung und der Wiederherstellung eines adäquaten zerebralen Perfusionsdrucks. Im Gegensatz zu Hossmann et al. [14] fanden sie, daß postischämische Hypertonie die neurologische Erholung nicht besserte, sondern eher beeinträchtigte. Der Schutzmechanismus der Barbiturate wurde einer Reihe von Faktoren zugeschrieben, wobei der wesentlichste die zerebrale Metabolismusdepression war. Spätere Studien konnten den günstigen Effekt der Barbiturate nicht bestätigen. In einem Versuch mit Hunden, in dem die globale Ischämie durch Aortenligatur hervorgerufen wurde, fanden Steen et al. [23] keine Unterschiede zwischen unbehandelten und mit Pentobarbital behandelten Hunden. Sie schlußfolgerten, daß die zerebrale Metabolismusdepression zwar einen günstigen Effekt bei unvollständiger, nicht aber bei vollständiger Ischämie zeige. In ihrem Experiment wurde Pentobarbital vor der Erzeugung der Ischämie verabreicht.

In einem anderen Experiment, das als Modell den Herzstillstand bei Katzen benutzte, wurde Thiopental nach dem Insult gegeben [26]. Die Autoren fanden, daß Thiopental das bei den Kontrollen auftretende Krampfmuster vermindere. Auch überlebten mehr Tiere in der Behandlungsgruppe, und dies wurde der Antagonisierung der Anomalien im EEG nach der Wiederbelebung zugeschrieben. Bei den überlebenden Tieren erzeugte Thiopental jedoch keine Verbesserung des neurologischen Status. Die Studie von Todd et al. [26] war ein kontrolliertes Experiment, das an den früher beschriebenen, günstigen Effekten zweifeln läßt.

Aufgrund einer großen Reihe positiver Ergebnisse in Hypoxie-/Ischämie-Experimenten mit Etomidat wurde geschlußfolgert, daß dieser Stoff günstiger als die Barbiturate sei, da die kardiovaskuläre Situation stabil bleibt [30]. Mullie et al. [16] fanden in einem Herzstillstandexperiment bei Hunden, daß Etomidat die Wiederbelebung fördere, jedoch wurde die neurologische Erholung nicht untersucht. In klinischen Untersuchungen [11] wurde hervorgehoben, daß die hämodynamischen Nebenwirkungen der Barbiturate ihren Nutzen beeinträchtigen. Hempelmann et al. [12] benutzten während Operationen am offenen Herzen Etomidatinfusion zwecks Hirnprotektion. Sie berichteten zuerst, daß kein Unterschied hinsichtlich der schweren neurologischen Ausfallerscheinungen zwischen behandelten und unbehandelten Patienten auftrete. Es wurde jedoch eine signifikante Verbesserung der psychischen Anomalien in der Etomidatgruppe festgestellt.

Das Interesse an der Behandlung mit Hypnotika hat schon wieder abgenommen, doch steht auch die ungenügende Erfahrung einer Diskussion des Wertes dieser Verbindung im Wege.

Hemmung der Ionenströme durch die Zellmembran. Es ist ein zunehmendes Interesse an der Hirnprotektion durch Hemmung der Ionenströme, die die Zellmembran durchdringen, zu erkennen. Man nimmt an, daß in der Verhinderung eines übermäßigen Kalziumeinstromes in die Zellen ein gemeinsamer Mechanismus der Zellprotektion liegen könnte.

Man sollte jedoch unterscheiden zwischen Arzneimitteln, die den Kalziumtransport durch die langsamen Kanäle beeinflussen, und solchen, die einen übermäßigen Kalziumeinstrom unter pathologischen Bedingungen verhindern. Symon et al. [25] untersuchten den Einfluß des Kalziumantagonisten Nimodipin auf die Okklusion der zerebralen A. media beim Affen. Sie vermuteten einen protektiven Effekt durch Umverteilung des zirkulierenden Blutes im ischämischen Gehirn. Die pathophysiologischen Folgen wurden jedoch verschlechtert.

Symon et al. [25] vermuten, daß die kalziumantagonistische Wirkung von Nimodipin nicht die Zellmembran der Neuronen und der Glia betrifft. Demgegenüber ist von Flunarizin bekannt, daß es nicht mit den langsamen Kalziumkanälen interferiert (z. B. besitzt es keinen negativ inotropen Effekt). Dieser grundsätzliche Unterschied könnte von Bedeutung sein. Steen et al. [24] fanden, daß Nimodipin die zerebrale Durchblutung und die neurologische Erholung nach einer vollständigen zerebralen Ischämie beim Hund verbessert. Sie erklären dies durch eine bessere Hirndurchblutung in der postischämischen Hypoperfusionsperiode. Es ist wesentlich, daß in diesem Versuch Nimodipin vor Einleitung der Ischämie gegeben wurde und nicht erst während der Wiederbelebung. Zwecks Überprüfung der Hypothese, daß Arzneimittel, die den pathologischen Kalziumeinstrom durch die Zellmembran blockieren, den Gefäßwiderstand während der Ischämie senken, untersuchten White et al. [36] Flunarizin. Der Stoff wurde in einer Dosis von $6\mu g/kg$ i. v. während der Reperfusion, die einem 20minütigen Herzstillstand beim Hund folgte, verabreicht. Sie fanden, daß Flunarizin den Anstieg des Gefäßwiderstands hemmt und sowohl die Hirndurchblutung als auch den $CMRO_2$ normalisiert. Sie unterstrichen, daß ihre Studie weder zur Dauer der Postreperfusion noch zum Ausmaß der funktionellen Erholung Aussagen machen solle.

Weiterhin konnte nachgewiesen werden, daß auch eine andere Verbindung, die vor Kalziumüberlastung schützt, Lidoflazin [6], eine Schutzwirkung gegen die Folgen der kardialen Ischämie besitzt [9]. Ein hirnprotektiver Effekt konnte noch nicht nachgewiesen werden, obwohl White et al. [36] berichteten, daß mit Lidoflazin behandelte Hunde einen besseren neurologischen Zustand nach Herzstillstand aufwiesen.

Erläuterungen zur Hypothese der gemeinsamen Grundlage. In unseren Untersuchungen zur Ischämie/Hypoxie wurden Arzneimittel entweder zur Protektion [33, 34] oder während der Reperfusion [13] verabreicht. Dabei erwies sich eine ganze Reihe von Stoffen als aktiv. Die Breitbandantihypoxika umfassen Hypnotika, z. B. Etomidat [32], den Kalziumeinstromhemmer Flunarizin [35] und verschiedene andere Verbindungen, z. B. das Antikonvulsivum Karbamazepin [33, 34]. Es ist interessant, daß alle diese Substanzen antikonvulsive Eigenschaften besitzen, obwohl ihre Profile ganz unterschiedlich sind. Etomidat wirkt gegen alle Komponenten eines Krampfanfalls. Flunarizin und Karbamazepin wirken bei Ratten nur gegen die tonischen Streckkrämpfe der hinteren Extremitäten [2]. Diese Ergebnisse unterstützen die Hypothese von Meldrum et al. [15] und lassen vermuten, daß der Schutz vor Übererregbarkeit der gemeinsame Wirkungsmechanismus bei der Hirnprotektion sei. Zu den Hauptwirkungen der Antikonvulsiva gehört die Verstärkung der GABA-vermittelten Hemmwirkung und eine Unterbrechung der Erregungsleitung [15]. Folglich könnten diese Arzneimittel sowohl die elektrische Entladung (Burst firing) als auch den übermäßigen Kalziumeinstrom in die Zellen vermindern. Obwohl die Antikonvulsiva nicht in allen Hypoxiemodellen gleich aktiv sind, zeigen sie doch keinerlei Selektivität. Diese Ergebnisse können nützliche Informationen zur antihypoxischen Wirkung von Arzneimitteln und den Schlüssel zum Verständnis des gemeinsamen Mechanismus ihrer zellulären Aktivität liefern. Die Ergebnisse sind jedoch keine Garantie dafür, daß ein Arzneimittel gegen globale Ischämie wirksam ist. Dies wird durch die widersprüchlichen Berichte über die Wirksamkeit der Barbiturate belegt.

Die Mehrzügeltherapie

Aus den vorangegangenen Darlegungen ist abzulesen, daß die Arzneimittelmonotherapie bei der Behandlung der globalen Ischämie keinerlei nachweisbare günstige Effekte gezeigt hat. Wenn man weiterhin annimmt, daß die pathophysiologischen Veränderungen nach der zerebralen Ischämie multifaktoriell sind (s. Folgen von Hypoxie/Ischämie), dann läßt sich daraus ableiten, daß die Behandlung nach einer globalen Ischämie eine Kombinationstherapie sein sollte. Dies ist jedoch selten der Fall. Es ist nur eine Studie bekannt, die eine Mehrzügeltherapie anwendete, und zwar eine globale Ischämiestudie, die Gisvold et al. [10] bei Affen durchführten. Das Ergebnis war nich dramatisch, doch bezeichneten sie ihr Experiment als erfolgversprechend.

Schlußfolgerungen

1. Eine erhöhte intrazelluläre Kalziumkonzentration ist möglicherweise der erste auslösende Faktor für ischämische Zellveränderungen. Daher konzentriert sich das Interesse auf Arzneimittel, die den übermßigen Kalziumeinstrom hemmen. Diese Stoffe sollten möglichst

spezifisch angreifen und beispielsweise nicht negativ inotrop wirken (keine Blockade der langsamen Kalziumkanäle). Weiterhin sind antikonvulsive Wirkungen sehr wünschenswert (z. B. Flunarizin). Eine weitere erfolgversprechende Stoffklasse sind die Antikonvulsiva, die das Gehirn sowohl vor elektrischen Entladungen (Burst firing) als auch vor Kalziumeinstrom schützen.

2. Die Behandlung der globalen Ischämie steht einer Anzahl von Problemen gegenüber, die gleichzeitig oder als Folge auftreten. Daher ist die Mehrzügeltherapie am erfolgversprechendsten. Leider liegen hierzu bisher wenige Versuchsergebnisse vor. Dies schließt natürlich nicht das Vorhandensein einer gemeinsamen Grundlage aller Erscheinungen aus.

Literatur

1. Artru AA, Steen PA, Michefelder JD (1980) γ-Hydroxybutyrate: Cerebral metabolic, vascular and protective effects. J Neurochem 35/5:1114–1119
2. Ashton D, Wauquier A (1979) Effects of some anti-epileptic, neuroleptic and gabaminergic drugs on convulsions induced in rats by injection of D,L-allylglycine. Pharmacol Biochem Behav 11:221–226
3. Ashton D, van Reempts J, Wauquier A (1981) Behavioural, electroencephalographic and histological study of the protective effect of etomidate against histotoxic dysoxia produced by cyanide. Arch Pharmacodyn Ther 254:196–213
4. Bleyaert AL, Nemoto EM, Safar P, Stezoski SW, Mickell JJ, Moossy J, Rao Gr (1978) Thiopental amelioration of brain damage after global ischemia in monkeys. Anesthesiology 49:390–398
5. Brown AW, Brierley JB (1973) The earliest alterations in rat neurones and astrocytes after anoxia-ischemia. Acta Neuropathol 23:9–22
6. Carmeliet E (1982) Lidoflazine and calcium overload. In: Wauquier A, Borgers M, Amery WK (eds) Protection of tissues against hypoxia. Elsevier, Amsterdam, pp 395–402
7. Crockard HA, Lannotti F, Hunstock AT, Smith RD, Harris RJ, Symon L (1980) Cerebral blood flow and edema following carotid occlusion in the gerbil. Stroke 11:494–498
8. Erdmann W, Faithfull NS (1982) The disturbance of cellular oxygen supply in the post hypoxic period. In: Wauquier A, Borgers M, Amery WK (eds) Protection of tissues against hypoxia. Elsevier, Amsterdam, pp 183–198
9. Flameng W, Xhonneux R, Borgers M (1982) Myocardial protection in open-heart surgery. In: Wauquier A, Borgers M, Amery WK (eds) Protection of tissues against hypoxia. Elsevier, Amsterdam, pp 403–416
10. Gisvold SE, Safar P, Alexander H (1982) Multi-faceted therapy after global brain ischemia in monkeys. In: Wauquier A, Borgers M, Amery WK (eds) Protection of tissues against hypoxia. Elsevier, Amsterdam, pp 295–298
11. Hempelmann CT, Lüben V, Klug N (1982) Möglichkeiten der Hirnprotektion unter besonderer Berücksichtigung von Etomidate (Hypnomidate). Notfallmedizin 8:83–95
12. Hempelmann G, Dieter K, Volker L, V Bormann B (1982) Cerebral protection in neurosurgery, cardiac surgery and following cardiac arrest. J Cereb Blood Flow Metab 2:S66–S70
13. Hermans CFM, Fransen JF, Wauquier A (1982) Survival and neurological outcome after bilateral carotid ligation in the gerbil treated with ether, thiopental or etomidate. In: Wauquier A, Borgers M, Amery WK (eds) Protection of tissues against hypoxia. Elsevier, Amsterdam, pp 299–304
14. Hossman KA, Lechtape-Grüter H, Hossmann V (1973) The role of cerebral blood flow for the recovery of the brain after prolonged ischemia. Z Neurol 204:281–299
15. Meldrum B, Griffiths T, Evans M (1982) Hypoxia and neuronal hyperexcitability – A clue to mechanisms of brain protection. In: Wauquier A, Borgers M, Amery WK (eds) Protection of tissues against hypoxia. Elsevier, Amsterdam, pp 275–286
16. Mullie A, Hermans C, Vandevelde K, Wauquier A (1981) Resuscitability with brain protective drugs during cardiopulmonary resuscitation in dogs. Crit Care Med 93:183
17. Mullie A, Vandevelde K, van Belle H, Jageneau A, van Loon J, Hermans C, Wauquier A (1982) In: Wauquier A, Borgers M, Amery WK (eds) Protection of tissues against hypoxia. Elsevier, Amsterdam, pp 311–314

18. Nemoto EM, Shiu GK, Memmer JP, Bleyaert A (1982) Free fatty acids (FFA) in the pathogenesis and therapy of ischemic brain injury. J Cereb Blood Flow Metab 2/1:S59–S61
19. Rehncrona S, Westerberg E, Åkesson B, Siesjö BK (1982) Brain cortical fatty acids and phospolipids during and following complete and severe incomplete ischemia. J Neurochem 38:84–93
20. Safar P, Gisvold SE, Vaagenes P, Hendrickx HHL, Bücher GBN, Stezoski W, Alexander H (1982) Long-term animal models for the study of global brain ischemia (GBI). In: Wauquier A, Borgers M, Amery WK (eds) Protection of tissues against hypoxia. Elsevier, Amsterdam, pp 147–170
21. Shiu GK, Nemoto CM (1981) Barbiturate attenuation of brain free fatty acid liberation during global ischemia. J Neurochem 37:1448–1456
22. Siesjö BK (1981) Cell damage in the brain: A speculative hypothesis. J Cereb Blood Flow Metab 1: 155–185
23. Steen PA, Milde JH, Michenfelder JD (1979) No barbiturate protection in a dog model of complete cerebral ischemia. Ann Neurol 5:343–349
24. Steen PA, Newberg LA, Milde JH, Michenfelder JD (1983) Nimodipine improves cerebral blood flow and neurologic recovery after complete cerebral ischemia in the dog. J Cereb Blood Flow Metab 3: 38–43
25. Symon L, Harris RJ, Branston NM (1982) Calcium ions and calcium antagonists in ischaemia. Acta Neurochir (Wien) 63:267–275
26. Todd NM, Chadwick HS, Shapiro HM, Dunlop BJ, Marshall L, Dueck R (1982) The neurologic effects of thiopental therapy following experimental cardiac arrest in cats. Anesthesiology 57:76–86
27. Van Reempts J, Borgers M (1982) Brain protection: A histological assessment. J Cereb Blood Flow Metab 2:S57–S58
28. Van Reempts J, Borgers M, van Dael L, van Eyndhoven J, van De Ven M (1983) Protection with flunarizine against hypoxic-ischemic damage of the rat cerebral cortex. A quantitative morphologic assessment. Arch Int Pharmacodyn Ther 262:76–88
29. Wauquier A (1982) Brain protective properties of etomidate and flunarizine. J Cereb Blood Flow Metab 2:S53–S56
30. Wauquier A (im Druck) Effect of calcium entry blockers in models of brain hypoxia. International Workshop on Calcium Entry Blockers. Pergamon, New York
31. Wauquier A, Declerck AC (1982) Neurophysiology of the hypoxic brain. In: Wauquier A, Borgers M, Amery WK (eds) Protection of tissues against hypoxia. Elsevier, Amsterdam, pp 71–86
32. Wauquier A, Ashton D, Clincke G, Niemegeers CJE, Janssen PAJ (1980) Etomidat, ein barbituratfreies Hypnotikum: antikonvulsive, anti-anoxische und hirnprotektive Wirkung im Tierexperiment. In: Opitz A, Degen R (Hrsg) Anästhesie bei zerebralen Krampfanfällen und Intensivtherapie des Status Epilepticus. Perimed, Erlangen, S 183–203
33. Wauquier A, Ashton D, Clincke G, Niemegeers CJE (1981) Anti-hypoxic effects of etomidate, thiopental and methohexital. Arch Int Pharmacodyn Ther 249:330–334
34. Wauquier A, Clincke G, Ashton D, van Reempts J (1981) Considerations on models and treatment of brain hypoxia. Dev Neurosci 13:95–114
35. Wauquier A, Ashton D, Clincke G, van Reempts J (1982) Pharmacological protection against brain hypoxia: The efficacy of flunarizine, a calcium entry blocker. In: Clifford-Rose F, Amery WK (eds) The role of hypoxia in the pathogenesis of migraine. Pitman, London, pp 139–154
36. White BC, Gadzinski DS, Hoehner PJ, Krome Ch, Hoehner Th, White JD, Trombley JH (1982) Effect of flunarizine on canine cerebral cortical blood flow and vascular resistance post cardiac arrest. Ann Emerg Med 11:119–126

Grenzen der Reanimation
– Unterlassung bzw. Abbruch der Behandlung

K. Steinbereithner

Einleitung

Die Reanimation, zu der man im weitesten Sinne auch alle Verfahren vorübergehenden partiellen oder totalen Organersatzes subsumieren könnte, stellt zweifellos einen echten Grenzbereich unserer Behandlungsmöglichkeiten in der Notfall- und Intensivmedizin dar. Mehr und mehr erhebt sich in den letzten Jahren nicht nur in medizinischen, sondern auch in juristischen und Laienkreisen die Frage, ob angesichts sich stets erweiternder Möglichkeiten des medizinisch Machbaren nicht eine Besinnung auf die ethischen Grenzen unseres Tuns am Platze sei. – Im folgenden möchten wir nun versuchen, einige Beiträge zu dieser aktuellen Problematik anzubieten, wobei das Begriffspaar Unterlassung und Abbruch – wie wir meinen – mangels qualitativer Unterschiede durchaus einheitlich gesehen werden kann.

Das sog. Hirntodsyndrom

Der irreversible Ausfall der Hirnfunktionen, das sog. Hirntodsyndrom, kann geradezu als Paradigma der Indikation zum Behandlungsabbruch gelten, da er nach übereinstimmender internationaler Lehrmeinung dem Tod des Gesamtorganismus gleichzusetzen ist. Die Palette diagnostischer Möglichkeiten zur Feststellung dieses Funktionsausfalls schien in letzter Zeit generell medizinisch und juridisch anerkannt [15]. Auch zur klinischen Hirntodsymptomatik, die seit rund 10 Jahren festliegt [21], wurden kaum neue Beiträge erarbeitet, sieht man davon ab, daß die Belanglosigkeit des Wiederauftretens spinaler Reflexe zweifelsfrei abgeklärt werden konnte. Dennoch wurde in den letzten Jahren die Hirntoddiskussion im angloamerikanischen Raum wieder etwas aktiviert, nicht nur im Interesse der Organgewinnung für Transplantationen [14], sondern v. a., um die sinnlose Weiterbehandlung solcher Fälle einzuschränken. Jennett [10] hat auf die erschütternde Tatsache hingewiesen, daß von rund 4000 derartigen Fällen pro Jahr in Großbritanien 1980 immer noch rund ein Drittel bis zum terminalen Kreislaufstillstand beatmet wurde. (Würde wohl eine sorgfältige Analyse in unseren Ländern vielleicht ähnliche Prozentsätze aufdecken?) Es ist nun das große Verdienst dieser Arbeitsgruppe [10], nachdrücklich aufgezeigt zu haben, daß bei gesichertem Ausschluß reversibler Ursachen dieser Symptome, wie Hypothermie, metabolisches Koma, schwerer Schock [6] und Relaxanseffekte [20] die Diagnose mit relativ simplen Bedside-Verfahren gestellt und gegebenenfalls auf EEG und Angiographie verzichtet werden kann. Dies setzt allerdings voraus, daß die klinische Prüfung viel exakter durchgeführt wird in dem Sinne, daß anhand vorgegebener Unterlagen (Flow charts bzw. Checklisten) Art und

Testungsmodus zerebraler Reflexe, Dauer der Apnoeprüfungszeit, erhobene pCO_2-Werte und dergl. (vgl. [7, 10, 14, 19] protokollarisch festgehalten werden. Nachfolgend geben wir eine Übersicht aktueller Kriterien. Es wäre wünschenswert, daß die hier niedergelegten Grundsätze mehr und mehr den klinischen Alltag auch in unseren Breiten prägen.

Klinische Hirntoddiagnose – Aktuelle Kriterien

1. Gesicherte Ursache: auszuschließen [10] sind (tiefe) Hxpothermie, Vergiftung (auch Alkohol), Stoffwechselkoma, neuromuskuläre Lähmung (Relaxanzienstimulator!), schwerer Schock [6].
2. Tiefes Koma ohne Reaktion auf Schmerzreize im Hirnnervenbereich (supraorbital, Ohrläppchen).
3. Pupillen reaktionslos auf Licht, häufig dilatiert [14], Fehlen von Hirnstammreflexen wie Kornealreflex, Okulovestibularreflex (20 ml Eiswasser beiderseits), Reaktion auf Tubus oder Absaugung (oropharyngealer Reflex).
4. Fehlende Spontanatmung; $p_aCO_2 > 60$ Torr (8 kPa) für mindestens 30 s [6], erreichbar durch apnoische Oxygenierung (10 min), Beatmung mit 5%igem CO_2 und O_2.
5. Diagnose durch (1–)2 erfahrene Ärzte, EEG unnötig, desgl. Angiographie (Guidelines [6]: 12 h Beobachtung empfohlen; bei Anoxie 24 h, EEG erwünscht).

Wir glauben allerdings, daß speziell bei Organentnahmen zum Zwecke der Transplantation auf den Nachweis eines sog. Nullinien-EEGs (derzeit über mindestens 6 h) und/oder eines kompletten zerebralen Zirkulationsstopps mittels Angiographie nach wie vor nicht verzichtet werden sollte. Diese Meinung wurde jüngst auch von einer Schweizer Arbeitsgruppe [13] sowie vom Beraterkomitee des amerikanischen Präsidenten [6] vertreten. Diese Maßnahmen vermeiden das Entstehen einer Grauzone mit Verwischung der Unterschiede zwischen persistierendem vegetativen Dahindämmern und echtem Hirntod.

Unterlassung der Wiederbelebung auf Intensivstationen

Ein echtes Anliegen zahlreicher Intensivmediziner, nämlich der (bewußte) Verzicht auf Reanimationsmaßnahmen in Fällen, wo der Herz-Kreislauf-Stillstand nur die terminale Konsequenz einer in der Regel inkurablen Grundkrankheit darstellt, hat anläßlich der erstmaligen Formulierung durch verschiedene Arbeitsgruppen (vgl. [18]: „Orders not to resuscitate") einen Sturm der Entrüstung hervorgerufen. Das Thema erscheint heute noch eher kontrovers, wenn sich auch in den letzten Jahren eine deutliche Änderung der Einstellung abzeichnet. Hatte man bis vor einigen Jahren gemeint, daß der Herzstillstand an Intensivstationen eine wesentlich bessere Prognose habe, so zeigten Teres et al. [24], daß die Notwendigkeit zur kardiopulmonalen Wiederbelebung (CPR) die Überlebenschancen an einer Intensivbehandlungsstation entscheidend drückt, woran auch das Therapiekonzept der sog. zerebralen Protektion kaum etwas geändert zu haben scheint.

Bei Diskussion dieses überaus heiklen Problemkreises müssen wir uns in erster Linie auf eine retrospektive Analyse der eigenen Fälle stützen [23], da im Schrifttum keine Angaben

Tabelle 1. Reanimationsfrequenz IBSt I Wien vom 1. 1. 1978 bis 28. 2. 1983

	n	%
Zahl der Patienten	2094	
Gestorben	369	17,6
Reanimierte Patienten	54	14,6
Erfolglos	42	
Erfolgreich	12	

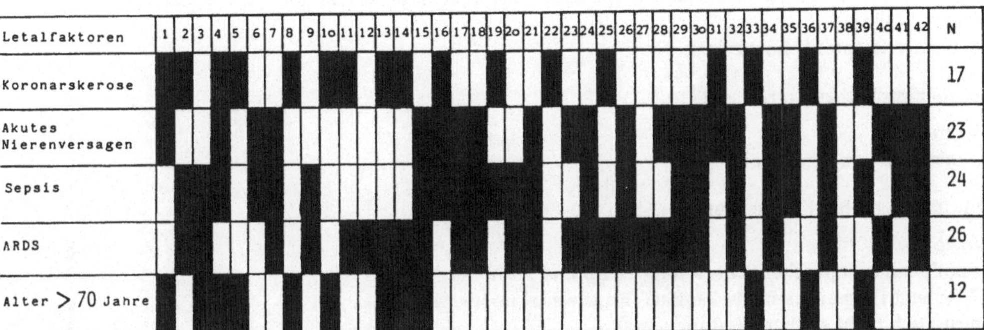

Abb. 1. Erfolglose Reanimationen IBSt I Wien im Zeitraum vom 1. Januar 1978 bis 28. Februar 1983 (n = 42)

über Reanimationsstatistiken größerer Intensivbehandlungsstationen mit vergleichbarem Krankengut vorliegen. Die Tabelle 1 gibt einen Überblick der Reanimationsfrequenz an der eigenen IBSt in den letzten 5 Behandlungsjahren, wobei sich im Vergleich etwa zum Krankengut des Jahres 1974 [3] ein weitgehender Wandel der Indikationsstellung zeigt. Wurde 1974 noch bei rund 3/4 aller akut Gestorbenen ein Reanimationsversuch unternommen, so entschieden wir uns im Zeitraum von 1978 bis 1983 nur mehr etwa bei jedem 7. Fall (14,6%) zu Wiederbelebungsmaßnahmen. Die Ergebnisse sind trotzdem alles andere als erfreulich. Im Jahresdurchschnitt konnten nicht mehr als 2–3 Patienten der Intensivstation nach erfolgreicher Reanimation das Krankenhaus verlassen. Diese eher entmutigenden Erfahrungen erfordern eine klärende Darlegung der zum Zeitpunkt des Herzstillstands bestehenden Organinsuffizienzen bzw. Letalfaktoren. Dem Herzstillstand ging fast ausnahmslos eine kardiale Insuffizienz (Lungenstauung, schwere Herzrhythmusstörungen bzw. Notwendigkeit einer Herz-Kreislauf-Stützung mit inotrop wirkenden Substanzen) voraus. Wie Abb. 1 zeigt, mußten rund 62% der Patienten wegen schwerer respiratorischer Insuffizienz beatmet werden, bei mehr als der Hälfte lag ein akutes septisches Abdomen oder ein konservativ nicht beherrschbares akutes Nierenversagen (ANV) vor. Zahlreiche Kranke waren wegen metabolischer Entgleisungen oder erhöhten Hirndrucks bewußtlos.

Ein ähnliches Bild ergibt die Analyse der Todesursachen (Obduktionsbefunde) jener 315 Patienten, bei denen auf eine Reanimation verzichtet wurde (Tabelle 2): Das nicht sanierte Grundleiden (besonders die sog. inkurable Trias Peritonitis-ARDS-ANV), eine schon vor Kreislaufstillstand infauste zerebrale Situation oder eine aus sonstigen Ursachen als

Tabelle 2. Nicht reanimierte gestorbene Patienten der IBSt I Wien im Berichtszeitraum 1. Januar 1978 bis 28. Februar 1983

Septische Abdominalfälle	n = 160
Nicht beherrschte Peritonitis – ARDS – ANV („inkurable Trias")	130
ARDS – hypoxischer Herzstillstand	18
Chirurgisch nicht stillbare Blutung	12
Sonstige Abdominalfälle	n = 60
Rezidivierende Gastrointestinale Blutung und sekundäre Organinsuffizienz (ARDS/ANV)	8
Portokavale Shunts und sekundäre Organinsuffizienz (v. a. Coma Hepaticum)	27
Infauste Grundkrankheit (nicht radikal operierte Neoplasmen, rezidivierende Thrombosen großer Gefäße)	22
Therapieresistenter Schockzustand	3
Neurochirurgisches Krankengut	n = 36
Hirntod	24
Infauste zerebrale Situation	12
Traumatologisches Krankengut	n = 17
Hirntod	18
Hypodynamer septischer Schock und ARDS und ANV	8
ARDS und therapieresistente kardiale Insuffizienz, hohes Alter	8
Chirurgisch nicht stillbare Blutung	3
Sonstiges (Verbrennungen und hohes Alter etc.)	n = 22
	n = 315

hoffnungslos zu bezeichnende Grundkrankheit waren in den meisten Fällen der Grund einer Unterlassung der Reanimation. Die Kumulation schwerster Organschäden läßt erkennen, daß diese Herzstillstände nicht ein von der Grundkrankheit unabhängiges Akutproblem, sondern der Endpunkt einer unaufhaltsamen Entwicklung waren. Dies gilt besonders für septische Fälle, wo der Krankheitsprozeß selbst die Sauerstoffschuld des Gewebes in irreversible Bereiche ansteigen läßt [4].

Ein völlig anderes Bild ergibt sich bei den insgesamt 12 erfolgreich wiederbelebten Patienten. Hier führte fast immer ein Monoorganversagen zum Herzstillstand (vorbestehende Rhythmusstörung, frischer Myokardinfarkt, akute Hypoxie, plötzliches Herzversagen usw.). Daß die Prognose entscheidend von der Schwere der Grundkrankheit abhängt, zeigt sich ferner darin, daß von 40 Patienten, die nach erfolgter Wiederbelebung an die Intensivbehandlungsstation transferiert wurden, 27 (67,5%) überlebten, davon nur 4 mit Restschäden (Tabelle 3).

Heute ist weltweit das Bestreben erkennbar, Kriterien einer Entscheidungsfindung verläßlicher Art mit entsprechender Kategorisierung der Patienten zu erarbeiten. Die folgende Übersicht zeigt einen derartigen Vorschlag.

Klassifikation von IBSt-Patienten [17]

Vollbehandlung:	keine irreversiblen Organschäden,
Keine CPR:	multiples Organversagen, terminale Stadien, unheilbare Krankheit,
Keine außergewöhnlichen Maßnahmen:	nur Verlängerung des Sterbens,
Hirntod:	irreversibles Sistieren aller Hirnfunktionen.

Tabelle 3. Nach Reanimation zutransferierte Patienten IBSt I Wien, 1. Januar 1978 bis 28. Februar 1983

Ursache des Herzkreislaufstillstands	n	gestorben n	überlebt	
			neurologische Defekte n	o. B. n
Kreislaufinsuffizienz/Schock	17	6	1	10
Herzversagen	10	1	2	7
Resp. Insuffizienz/akute Hypoxie (technische Probleme)	13	6	1	6
	40	13 (32,5%)	4 (10%)	23 (57,5%)

Eine nach sorgfältiger Abwägung aller berücksichtigungswürdigen Aspekte getroffene Entscheidung, nicht zu reanimieren, sollte tunlichst in einen allgemeinen Konsens des Behandlungsteams münden. Da dies – menschlich verständlich – nicht immer möglich ist, muß (hier befinden wir uns im Einklang mit Huber [8]) bei jeder derartigen Festlegung genügend Flexibilität gegeben sein, eine solche Order ad hoc umstoßen zu können. Dies gilt nicht nur für iatrogene Akutkomplikationen und evtl. nicht ganz zureichend abgeklärte, speziell postoperative Situationen, vielmehr sollte bei jungen Patienten (bis zum 30. Lebensjahr) dem Arzt ein „letzter Behandlungsversuch" freistehen, auch wenn daraus evtl. nicht sehr sinnvoll erscheinende Überaktivitäten v. a. jüngerer Mitarbeiter resultieren.

Aus der Analyse unserer Ergebnisse ist erkennbar, daß Grundkrankheit, multiples Organversagen, hohes Alter usw. *die* limitierenden Faktoren der CPR an Intensivstationen darstellen. Eine Wiederbelebung war nur in jenen Fällen erfolgreich, wo entweder ausschließlich kardiale Probleme vorlagen oder der Herzstillstand infolge klinischer Fehleinschätzungen bzw. wegen technischer Probleme eintrat. In allen anderen Fällen mußte er – auch aufgrund der Obduktionsergebnisse – als notwendigerweise inkurabel angesehen werden. Mit wachsender Einsicht in die Grenzen der Intensivmedizin [22] wird daher unserer Meinung nach die Indikation zur Wiederbelebung an Intensivbehandlungsstationen nicht erweitert, sondern eher zunehmend eingeengt werden.

Rechtliche Grenzen der Reanimation

Abschließend sei kurz versucht, die Frage zu erörtern, inwieweit der Arzt den erklärten oder anzunehmenden Willen des Patienten zu berücksichtigen hat, wenn er bei ihm eine „außergewöhnliche" medizinische Maßnahme, wie sie die Reanimation darstellt, einzuleiten beabsichtigt.

Im allgemeinen wird der Arzt beim Bewußtseinsgestörten die mutmaßliche Einwilligung (Presumed consent), ansonsten die stillschweigend erteilte Einwilligung (Impied consent) des Patienten, der sich freiwillig in seine Behandlung begeben hat, als gegeben annehmen dürfen. – Wie ist nun die Situation bei Vorliegen eines „living will", dem bei vollem Bewußtsein testamentarisch schriftlich festgelegten Wunsch, man möge bei Auftreten kritischer Situationen auf Wiederbelebungs- und eingreifende intensivtherapeutische Maßnahmen verzichten? Derartige Willensäußerungen genießen bereits in 9 Staaten der USA den Schutz des Gesetzes [26]. In medizinischen Fachzeitschriften wurden wiederholt Textvorschläge dieser Art publiziert [2]. Scheinbar liegt hier die gleiche Situation vor wie bei einem Zeugen Jehovas, der sich aus religiösen Gründen kein Fremdblut transfundieren lassen will, oder wie bei einem Krebskranken, der die Vornahme einer vielleicht lebensrettenden Operation verweigert. Solche Entscheidungen hätten wir an sich bedingungslos zu respektieren. Dennoch hat es in der Vergangenheit eine Reihe prominenter Ärzte strikt abgelehnt, derartige Erklärungen uneingeschränkt zu akzeptieren. Jonsen [12] betont zu Recht, daß die Verfasser solcher Patiententestamente („Patientenbriefe") nur sinnlose Behandlungsmaßnahmen („useless care") vermieden wissen wollen, und wer vermag dies in Akutsituationen verbindlich zu entscheiden? Prüft man einschlägige Formulierungen (wie z. B. [25]: „Etwas anderes soll nur dann gelten, wenn ... ich die vorstehend niedergelegte Erklärung aufgrund eingehender ärztlicher Aufklärung widerrufen würde"), so wird jede derartige Vorausentscheidung recht fragwürdig. Der Arzt, speziell der Intensivmediziner, wird daher – mutmaßliche Einwilligung voraussetzend – nach sorgfältiger Prüfung auch in solchen Fällen bestmögliche Hilfe leisten [15].

Schlußbemerkungen

In seiner Empfehlung 779 bzw. der Resolution 613 „Über die Rechte der Kranken und Sterbenden" hat der Europarat im Jahre 1976 die einzelnen Länder bzw. deren gesetzgebende Körperschaften aufgefordert, Vorschläge für eine „Harmonisierung" der Entscheidungen über die Einleitung von Wiederbelebungsverfahren zu erarbeiten und „die medizinischen Leitprinzipien für die Anwendung außerordentlicher Maßnahmen, das Leben zu verlängern, festzulegen" (Zit. nach [1]).

Wir meinen (und die bisherige Entwicklung scheint uns recht zu geben), daß eine derartige Entscheidung immer und ausschließlich eine ärztliche bleiben sollte. Die engsten Angehörigen haben dabei selbstverständlich das Recht, über den Zustand und die Heilungsaussichten hinreichend Auskunft zu erhalten. Sie haben aber kein Recht der Mitbestimmung. In einer solchen Situation gar den Informed consent des Patienten zu suchen (wie dies O'Rourke [16] diskutiert), halten wir für sinnlos und grausam.

Jede Festlegung von Leitlinien zur Unterlassung und/oder akuten bzw. schrittweisen („terminal weaning") [5] Einstellung der Therapie aber ist in unseren Augen ein bedenklicher, wenn nicht gar gefährlicher Irrweg.

Literatur

1. Barnard C (1981) Glückliches Leben, würdiger Tod (Übers. Friedmann G). Hestia, Bayreuth, S 250
2. Bok S (1976) Personal directions for care at the end of life. N Engl J Med 295:367
3. Czech K, Mauritz W, Spiss C, Sporn P (1981) Reanimation bei Intensivpatienten; Indikation und Durchführung. In: Proc 10. Internat Postgard Course Anaesth, Egermann, Vienna 29.6.–3.7.1981, p 37
4. Del Guercio LRM (1977) Physiologic basis for prediction of irreversible cardiac arrest. In: Safar P (ed) Advances in cardiopulmonary resuscitation. Springer, New York Heidelberg Berlin, p 8
5. Grenvik A (1983) "Terminal weaning"; discontinuance of life-support therapy in the terminally ill patient. Crit Care Med 11:394
6. Guidelines for the Determination of Death (1982) Report of the medical consultants on the diagnosis of death to the president's commission for the study of ethical problems in medicine and biomedical and behavioral research. Crit Care Med 10:62
7. Homan RW (1979) Ethical, legal, and medical aspects of brain death: A review and proposal. Tex Med 75:36
8. Huber R (1977) Legal considerations of cardiopulmonary resuscitation. In: Safar P (ed) Advances in cardiopulmonary resuscitation. Springer, New York Heidelberg Berlin, p 246
9. entfällt
10. Jennett B (1981) Brain death (editorial). Br J Anaesth 53:1111
11. Jennett B, Gleave J, Wilson P (1981) Brain death in three neurosurgical units. Br Med J 282:533
12. Jonsen AR (1978) Dying right in California – the natural death act. Clin Res 26:55
13. Leutenegger A, Frutiger A, Oh SY (1982) Ref Jahresversammlung Schweiz Ges Intensivmed. Med Tribune Österr 14/22:15
14. Luksza AR (1979) Brain-dead kidney donor: Selection, care and administration. Br Med J 1:1316
15. Opderbecke HW, Weissauer W (1981) Grenzen zwischen Leben und Tod. In: Lawin P (Hrsg) Praxis der Intensivbehandlung, 4. Aufl. Thieme, Stuttgart, S 4.1
16. O'Rourke K (1982) Allowing a patient to die: The ethical issue. In: Shoemaker WC, Thompson WL (eds) Critical care, vol 3. Society of Critical Care Med, Fullerton, p III R 1
17. Powner DJ, Pinkus RL, Grenvik A (1981) Decision-making in brain death and vegetative states – multiple considerations. In: Grenvik A, Safar P (eds) Brain failure and resuscitation. Churchill Livingstone, New York Edinburg London Melbourne, p 239
18. Rabkin MT, Gillerman G, Rice NR (1976) Orders not to resuscitate. N Engl J Med 295:364
19. Schafer JA, Caronna JJ (1978) Duration of apnea needed to confirm brain death. Neurology (NY) 28:661
20. Searle J, Collins C (1980) A brain-death protocol. Lancet I:641
21. Steinbereithner K (1973) Der irreversible Ausfall der Hirnfunktion – aktuelle anaesthesiologische Aspekte. In: Krösel W, Scherzer E (Hrsg) Die Bestimmung des Todeszeitpunktes. Maudrich, Wien, S 49
22. Steinbereithner K (1978) Grenzen der Wiederbelebung und Intensivtherapie. Wien Med Wochenschr 128:753
23. Steinbereithner K, Sporn P, Mauritz W, Spiss C (im Druck) Resuscitation in the intensive care unit. In: 3. World Congress Emergency Disaster Med, Rom 24.–27. May 1983
24. Teres D, Brown LB, Lemeshow S (1982) Predicting mortality of intensive care unit patients. The importance of coma. Crit Care Med 10:86
25. Uhlenbruck W (1978) Der Patientenbrief – die privatautonome Gestaltung des Rechtes auf einen menschenwürdigen Tod. Neue Jur Wochenschr S 566
26. Wallace-Barnhill G, Roth MD, Briggs BA, Bastron RD, Barrocas A (1982) Medical, legal, and ethical issues in critical care. Crit Care Med 10:57

Ausbildungs- und Organisationsprobleme in der Praxis der Wiederbelebung

W. Röse und D. Hoffmeyer

Einleitung

Die Einführung moderner Verfahren der Wiederbelebung in die dem Notfallpatienten zugute kommende Praxis hat 2 wesentliche Voraussetzungen:

1. eine adäquate Ausbildung,
2. eine die Breite der Bevölkerung erfassende Organisationsform.

Über einige diesbezügliche in der DDR gemachte Erfahrungen soll im folgenden berichtet werden.

Ausbildung

Die Laienausbildung erfaßt im Rahmen der obligatorischen 10-Klassenschule die große Gruppe der Kinder. Landeseinheitliche Lehrpläne sehen im Biologieunterricht der 8. Klassen die allerdings ganz vorwiegend theoretische Vermittlung von Kenntnissen über lebensrettende Sofortmaßnahmen vor. Bei Erwachsenen sind die einzigen weiter verbreiteten Formen der obligatorischen Beschäftigung mit der Ersten Hilfe Ausbildungskurse im Rahmen des Erwerbs der Berechtigung zum Führen von Kraftfahrzeugen. Bislang wurde bei allen diesen allgemeinen Laienausbildungskursen die Herzwiederbelebung nicht gelehrt.

Die Ausbildung von medizinischem Personal wird seit Jahren weit intensiver gestaltet. Im Medizinstudium absolviert bereits der Vorimmatrikulierte während des obligatorischen einjährigen Krankenpflegerpraktikums einen einwöchigen Erste-Hilfe-Kurs, wo er die Maßnahmen der kardiopulmonalen Wiederbelebung v. a. auch praktisch üben kann.

Während des Sudiums dienen mehrere Abschnitte der theoretischen und praktischen Kenntnisvermittlung über diese Fragen (Tabelle 1). Im 1. Studienjahr liegt der interdiszipli-

Tabelle 1. Obligatorische Lehrveranstaltungen während des Studiums der Humanmedizin über Anästhesiologie und Intensivtherapie

	Stunden	Anteil Anästhesie
1. *Studienjahr:* IDK Einführung in die Notfallmedizin	30	20
4. *Studienjahr:* Anästhesiologie und Intensivtherapie	30	30
5. *Studienjahr:* IDK Notfallsituationen	45	11

näre Komplex (IDK) „Einführung in die Notfallmedizin". Von den hierfür zur Verfügung stehenden 30 h, 50% sind Seminare und Praktika, gelten allein 14 den Themen Atemstörungen, Kreislaufstillstand und Schock. Die im 1. Studienjahr behandelten Themen zeigt die folgende Übersicht.

---

1. Atemstörungen als Notfallsituationen,
2. Herz-Kreislauf-Stillstand,
3. Schock,
4. Notfälle infolge exogener Intoxikationen,
5. traumatologische Notfallsituationen,
6. Notfälle durch Schädigung des ZNS und des Rückenmarks.

Dieser Lehrplan gilt auch für die Studenten der Stomatologie. Im 4. Studienjahr werden 30 h Anästhesiologie und Intensivtherapie gelehrt, und das 5. Jahr enhält einen weiteren von verschiedenen Fachgebieten wahrgenommenen Komplex „Notfallsituationen" mit 45 h (Tabelle 2). Für 13 dieser Vorlesungsstunden heißt das Leitthema „Kardiopulmonale Notfälle" (Tabelle 3).

Tabelle 2. An der Ausbildung über Notfallmedizin beteiligte Fachgebiete im 5. Studienjahr

Beteiligte Fachgebiete	Stundenzahl
Anästhesiologie	11
Chirurgie	11
Innere Medizin	11
Gynäkologie	4
Pädiatrie	4
Neurologie/Psychiatrie	4
	45

Tabelle 3. Notfallmedizinische Themengruppen im 5. Studienjahr

Themengruppen	Stundenzahl
1. Schock	7
2. Akutes Abdomen	7
3. Mit Bewußtlosigkeit verbundene Notfälle inkl. exogene Intoxikationen	13
4. Kardiopulmonale Notfälle	13
5. Massenunfall, SMH-Organisation	5
	45

Die interdisziplinären Lehrkomplexe werden an allen 9 medizinischen Hochschulbereichen durch die Lehrstühle für Anästhesiologie koordiniert. Die Ausarbeitung der vom Ministerium für Hoch- und Fachschulwesen verbindlich bestätigten Lehrprogramme erfolgte durch eine Arbeitsgemeinschaft „Studentische Erziehung und Ausbildung" der Gesellschaft für Anästhesiologie und Intensivtherapie der DDR, in der Vertreter aller medizinischer Hochschulbereiche mitwirken.

Während der sich dem Studium unmittelbar anschließenden 4—5jährigen Weiterbildung ist die Notfallmedizin in jeder der über 30 vorhandenen Facharztrichtungen verankert. Die auch hier für jede Disziplin verbindlichen landeseinheitlichen Richtlinien stehen unter der Kontrolle der Akademie für Ärztliche Fortbildung, an der es seit vielen Jahren einen Lehrstuhl für Notfallmedizin gibt.

Das Hauptproblem in der Reanimationsausbildung besteht darin, daß zwischen dem hinreichend großen und qualitativ wohl auch ausreichenden Angebot an theoretischen Aus-, Weiter- und Fortbildungsmöglichkeiten für alle Bevölkerungskreise und den praktischen Ausbildungsgelegenheiten ein erheblicher Hiatus klafft. Dieser hatte auch eine bislang immer noch geübte Zurückhaltung zur Laienausbildung in der kardialen Wiederbelebung zur Folge.

Es bleibt abzuwarten, ob die 1983 gegründete Gesellschaft für Notfallmedizin der DDR hier neue Akzente setzen kann.

Organisation

Bestrebungen, den in Not geratenen Erkrankten oder Verletzten bereits außerhalb der Klinik organisierte Hilfe zukommen zu lassen, gibt es in der DDR seit 1960. Hierdurch wurden wichtige Voraussetzungen geschaffen, die 1975 in das landesweite System der „Schnellen Medizinischen Hilfe" (SMH) einmündeten. Von diesem abgestuften System der Notfallbetreuung können heute bereits 80% der Bevölkerung Gebrauch machen. Die Bestandteile der dabei wirksam werdenden Rettungskette sind in Abb. 1 aufgeführt.

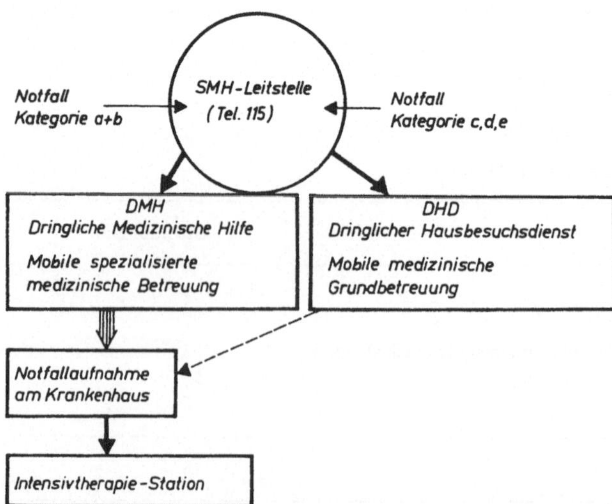

Abb. 1. Das System der Schnellen Medizinischen Hilfe (SMH) und seiner Nachfolgeeinrichtungen

Ärzte der DMH, die für Einsätze bei unmittelbarer oder mittelbarer Lebensbedrohung eingeteilt werden, besitzen umfangreiche notfallmedizinische Kenntnisse und Fertigkeiten. Zumeist sind es Anästhesisten, ansonsten Fachärzte anderer Disziplinen, die in anästhesiologischen Arbeitsbereichen gründliche Erfahrungen gesammelt haben. Sie verfügen auf den Einsatzfahrzeugen über das technische Rüstzeug, um das komplette Programm der kardiopulmonal-zerebralen Reanimation einleiten zu können.

DHD-Ärzte sind fast ausschließlich Fachärzte für Allgemeinmedizin, die in theoretischen und praktischen Kursen eine Zusatzausbildung in Notfallmedizin erfahren haben. Sie sind in der Lage, die Basisbehandlung lebensbedrohlicher Störungen einzuleiten, ziehen jedoch beispielsweise im Falle eines Kreislaufstillstands die DMH-Gruppe über Funk nach.

Eigene Erfahrungen

Eine Analyse der DMH-Ärzte der Jahre 1979–1982 im Statgebiet Magdeburg führte in bezug auf die hier zu besprechenden Reanimationsprobleme zu folgenden Erkenntnissen:

1. Maßnahmen, um gestörte Vitalfunktionen wieder in Gang zu bringen, wurden bei knapp 3% der Einsatzfahrten erforderlich (Tabelle 4). Der Kreislaufstillstand machte davon nur ein Drittel aus. Ihm möglicherweise vorausgehende Symptome wie Atemstörungen bei 73%, Bewußtlosigkeit bei 69%, manifester Schock bei 57% sowie Bradykardie bei 22% der Häufigkeit boten Anlaß zum Einstufen als reanimationsbedürftig.
2. Von allen reanimationsbedürftigen Patienten konnten selbst mit dem gut ausgebildeten DMH-Personal nur zwei Drittel am Notfallort so weit versorgt werden, daß eine Klinik-überführung möglich wurde. Das heißt mit anderen Worten, daß bei kanpp einem Drittel dieser Patienten der Wiederbelebungsversuch erfolglos abgebrochen werden mußte.

Tabelle 4. Häufigkeit von Reanimationsmaßnahmen im Rahmen des Einsatzes eines arztbesetzten Rettungswagens

	n	[%]
Einsätze	8888	100,0
Reanimationsmaßnahmen	238	2,7
Kardiopulmonale Wiederbelebung	97	0,9

Tabelle 5. Klinikeinweisung bei außerklinischen Reanimationsfällen

	n	[%]
Reanimationsfälle	238	
Klinikeinweisung	165	69,3
Davon CPR	97	
Klinikeinweisung	29	30,7

Tabelle 6. Effizienz außerklinischer Wiederbelebungsmaßnahmen in Abhängigkeit von der Ausbildung

	Reanimation		Relation
	erfolgreich [%]	erfolglos [%]	
Facharzt Anästhesie	33	11	3 : 1
Ausbildungsanästhesist	19	8	2,5 : 1
Sonstige Fachärzte	14	10	1,4 : 1
Sonstige Nichtfachärzte	2,5	2,5	1 : 1

Diese Zahl war bei vorhandenem Kreislaufstillstand umgekehrt, indem hier nur 30% der Patienten hospitalisiert werden konnten und 70% an Ort und Stelle verstarben (Tabelle 5).

3. Eine Auswertung der in jedem Falle unmittelbar nach Einsatzende komplettierten gründlichen Dokumentation zeigt, daß die Erfolgsquote reanimatorischer Handlungen deutlich mit der Erfahrung der DMH-Ärzte korreliert. Sie war bei Anästhesiefachärzten doppelt so hoch wie bei den Fachärzten anderer Disziplinen, und selbst Ausbildungsanästhesisten waren erfolgreicher als länger im Beruf stehende Kollegen anderer Gebiete (Tabelle 6). Die Analyse der Gruppe von am Notfallort erfolglos behandelten Patienten mit Kreislaufstillstand läßt erkennen, daß retrospektiv als nicht voll ausreichend einzuschätzende Maßnahmen bei Nichtanästhesisten deutlich häufiger waren.

Schlußfolgerungen

Aufgrund unserer Erfahrungen ergeben sich folgende Schlüsse:

— Ausbildung und Organisation sind keine konkurrierenden, sondern sich sinnvoll ergänzende immanente Bestandteile in der Notfallmedizin. Ausbildung muß organisiert werden, wie auch in organisatorischen Gesichtspunkten ausgebildet werden muß.

— Die in der DDR seit 1975 systematisch aufgebaute und jetzt bereits 80% der Bevölkerung erfassende Rettungskette mit den Gliedern ärztlich besetzte SMH-Einsatzwagen, interdisziplinäre Rettungsstelle am Krankenhaus und Intensivtherapiestation bietet günstige Voraussetzungen für die Notfallversorgung.

— Aber: keine noch so gut organisierte Notfallmedizin kann Erfolg haben, wenn die in und mit ihr wirkenden Personen unzureichend trainiert oder gar nicht ausgebildet sind. Das wird am Beispiel der immer noch großen Mißerfolgsrate bei Patienten mit Kreislaufstillstand deutlich. Die Ergebnisse werden sich hier nur dadurch verbessern lassen, daß potentiell zum Kreislaufstillstand führende Krankheits- oder Unfallfolgen adäquat beeinflußt werden und das unter der Betreuung im Notfallarztwagen auftretende Sistieren der Herzaktion unverzüglich und umfassend behandelt wird. In der weitaus größeren Zahl tritt der Kreislaufstillstand jedoch vor Eintreffen organisierter und speziell ausgebildeter Hilfe ein. So gebührt neben dem Bemühen um eine Vervollkommnung lückenlos organisierter und mit bestens ausgebildeten Professionals realisierter Ersthilfe der Laienausbildung nach wie vor eine Schlüsselstellung.

Aktuelle Ausbildungs- und Organisationsprobleme der Reanimation in der Bundesrepublik Deutschland

P. Sefrin

Unterrichtung in Herz-Lungen-Wiederbelebung

Der Sinn der Reanimation ist in der endgültigen Wiederherstellung und Stabilisierung der vitalen Funktionen Atmung und Kreislauf zu sehen. Dazu stehen die Maßnahmen der kardiopulmonalen Reanimation (CPR) zur Verfügung. Die Laienausbildung in der Bundesrepublik Deutschland (BRD) umfaßt die Kurse „Lebensrettende Sofortmaßnahmen" und „Erste Hilfe", die von den verschiedenen Hilfsorganisationen durchgeführt werden. In beiden Kursen wird als Reanimationsmaßnahme nur die Atemspende und nicht die extrathorakale Herzmassage gelehrt. In der Zeit von 1969 bis 1975 haben ca. 10 Mio. Kraftfahrer an den Unterweisungen teilgenommen. In einer Untersuchung der notfallmedizinischen Kenntnisse an ca. 500 Personen im Jahre 1975 in Berlin zeigte sich eindeutig, daß die Teilnehmer beider Kurse zu wenig zum Thema Atemspende wußten, um im Ernstfall effizient helfen zu können [5]. Es wurde deshalb die Frage aufgeworfen, ob der Laie, der nur einmal in dieser Maßnahme unterrichtet wurde, trotz eventueller Beherrschung der Technik bei Indikationsstellung und Durchführung der Atemspende überfordert sei. Als mögliche Alternative wurde auf die Erfolge in Norwegen verwiesen, wo 1973 Lund [6] an 143 Schülern nachweisen konnte, daß nach mehrmaliger Unterweisung im Rahmen der schulischen Ausbildung 71% der Probanden die Technik der Atemspende gut beherrschten.

Zusätzlich gibt es in der BRD den Sonderlehrgang „Herz-Lungen-Wiederbelebung" (HLW), der gleichfalls von den Hilfsorganisationen (ASB, DRK, MHD, JUH), allerdings nur für ihre Mitglieder, durchgeführt wird. Darüber hinaus werden Laien spezieller, besonders gefährdeter Berufsgruppen, z. B. Elektriker, im Auftrag der Berufsgenossenschaften durch die Hilfsorganisationen in der gleichen Weise unterrichtet.

Dieser Lehrgang umfaßt 6 mal 45 min, wobei nach einem Leitfaden Theorie und Praxis durch ärztliche Lehrkräfte vermittelt werden [7]. Die Ausbildung basiert auf einer erfolgreich abgeschlossenen Erste-Hilfe-Ausbildung. Mit diesem Konzept wurden in der Vergangenheit viele Millionen Laien ausgebildet. Es kann beim Deutschen Roten Kreuz davon ausgegangen werden, daß die 250000 ehrenamtlichen Helfer im Sanitätsdienst im Rahmen der vorgeschriebenen Ausbildung einen HLW-Kurs absolvierten. Nur ein Drittel davon wiederholt allerdings den Lehrgang, da die Gültigkeit des Ausweises nach 2 Jahren abläuft und eine Wiederholung erforderlich wird. Die anderen Hilfsorganisationen zusammen bilden ein Potential von 100000 Helfern, die in der gleichen Weise ausgebildet werden.

Wissenstest des Deutschen Roten Kreuzes

Die Realität im Notarzt- und Notfalldienst hat immer wieder gezeigt, daß

1. im Ernstfall zu wenig Helfer für eine CPR zur Verfügung stehen,
2. bei der Durchführung erhebliche Fehler gemacht werden,
3. eine erhebliche Unsicherheit bei der Indikation zur Durchführung der CPR besteht.

Aus diesem Grunde wurde vom DRK unter seinen Mitgliedern eine Überprüfung der Effizienz des HLW-Kurses vorgenommen. Getestet wurden 362 Personen in bezug auf das theoretische Wissen (Fragebogen) und ihre praktischen Fertigkeiten (HLW allein und zu zweit). Die Auswertung ergab, daß bei den theoretischen Aufgaben — selbst bei einer großzügigen Wertung — eine Punktzahl unter 51 (von 70 möglichen Punkten) und kein ausreichendes Wissen bezüglich der Indikationsstellung sowie der Durchführung der richtigen CPR vorhanden waren. So-

Tabelle 1. Theoretische Kenntnisse nach HLW-Lehrgang. DRK-Test, n = 362, maximale Punktzahl: 70

Punkte	Teilnehmer	[%]
70–61	66	18,2
60–51	127	35,0
50–41	101	27,9
40–31	34	9,4
30–21	28	7,7
20 und weniger	6	1,6

Tabelle 2. Praktische Kenntnisse nach HLW-Lehrgang. DRK-Test, n = 288, maximale Punktzahl: 32

Punkte	Teilnehmer	[%]
32–28	114	39,6
27–22	83	28,8
21 und weniger	91	31,6

Tabelle 3. Fehler bei der Durchführung der HLW. DRK-Test, n = 198, (Kontrollstreifenauswertung)

Fehler	Einhelfermethode		Zweihelfermethode	
	Teilnehmerzahl	[%]	Teilnehmerzahl	[%]
Beatmungsdruck zu stark	51	25,5	20	10,1
Beatmungsdruck zu schwach	50	25,5	95	48
Druckpunkt falsch	121	61	107	54
Kompression zu stark	111	56	92	46,5
Frequenzfehler	135	68	138	69
Mangelnde Thoraxentlastung	64	32	51	25,8

mit kann von einem Erfolg höchstenfalls bei 53% der Probanden gesprochen werden. Die restlichen 47% wiesen derart große Wissenlücken auf, daß von einem klaren Verständnis für Indikation und Anwendung der HLW nicht ausgegangen werden konnte. Bei der praktischen Durchführung der Maßnahmen zeigte sich anhand der Auswertung der Kontrollstreifen des Phantoms, daß die Einhelfermethode von etwa 40% effizient und die Zweihelfermethode von etwa 55% effizient angewandt wurde. Zu berücksichtigen ist weiterhin die Tatsache, daß ein Drittel der Teilnehmer direkt nach einer korrekt durchgeführten Ausbildung und zwei Drittel nach einem Zeitraum bis zu 1 Jahr überprüft wurden. Es ist demnach zu erwarten, daß mit zunehmendem zeitlichem Abstand zur Ausbildung die zur erfolgreichen Durchführung einer CPR notwendigen Kenntnisse und Fertigkeiten verlorengehen (Tabelle 1–3).

Die Rolle des Arztes bei der Unterweisung der CPR

Nach Darstellung der Ergebnisse des DRK-Tests kann im nachhinein die Erfahrung der Praxis bestätigt werden. Wenn schon bei den gesondert ausgebildeten Sanitätern der Hilfsorganisationen derart große Schwierigkeiten in der Durchführung der Reanimation bestehen, muß davon ausgegangen werden, daß Laien bei einer einmaligen Unterrichtung schwerlich in die Lage versetzt werden, diese Maßnahmen sicher zu beherrschen. Ein Schwachpunkt der Unterweisung ist auch die Qualität der Lehrkräfte. Der Teilnehmer einer Ausbildung kann erfahrungsgemäß im Höchstfall die Qualifikation seines Ausbilders erreichen. Vorgeschrieben sind für diesen Lehrgang Ärzte, die jedoch nur in wenigen Fällen zur Verfügung stehen, da sich weder eine ausreichende Anzahl pädagogisch befähigter noch entsprechend motivierter Ärzte bereit erklären, diesen Unterricht insgesamt durchzuführen. In den Fällen, in denen Ärzte den Unterricht und die praktischen Übungen übernehmen, fällt es schwer, eine einheitliche Interpretation des Leitfadens zu gewährleisten. Der Kompromiß besteht darin, daß der Arzt den theoretischen Unterricht erteilt und ein besonders qualifizierter Ausbilder die praktischen Übungen überwacht. Aus diesem Grund hat sich das DRK im Rahmen einer Reform der HLW-Ausbildung entschlossen, nunmehr auch Laien, die in besonderer Weise auf diese Unterrichtung vorbereitet werden, als selbstverantwortliche Lehrgangsleiter zuzulassen. Dieser Entschluß hat den Vorteil, daß eine seit langem bestehende Verfahrensweise sanktioniert wird, andererseits durch eine straffe Organisation die Einheitlichkeit der Ausbildung garantiert werden könnte. Die letztverantwortliche Aufsicht für einen derartigen Lehrgang und damit auch des Unterrichtenden muß unbedingt beim Arzt, der routinemäßig mit dem Bereich der Reanimation beschäftigt ist, bleiben müssen.

Trotz intensiver Bemühungen der Universität im Rahmen ihres Lehrangebots, die Methoden der CPR zu vermitteln, wird bei vielen Ärzten nach der Approbation in der BRD keine ausreichende Sicherheit in dieser Technik vorhanden sein. Nur wer sich — vielfach im Eigenstudium, im Rahmen seiner klinischen Tätigkeit oder im Notarztdienst — auch die erforderliche Praxis erworben hat, besitzt die entsprechende Motivation und die praktische Erfahrung.

Kardiopulmonale Reanimation im Erste-Hilfe-Unterricht

Unter diesen Voraussetzungen und mit der Kenntnis dieser Erfahrungswerte wird verständlich, warum in der BRD die CPR nicht im Rahmen des Erste-Hilfe-Kurses gelehrt wird. Aufgrund der Empfehlungen der Liga der Rot-Kreuz-Gesellschaften aus dem Jahre 1981 fand 1982 in Bonn eine Expertenhearing statt, das für das DRK als Entscheidungshilfe gleichfalls Empfehlungen ausarbeitete. Neben der aufgrund unzureichender Kenntnisse resultierenden Unsicherheit wird besonders auf die Schäden durch eine nicht indizierte und unsachgemäß durchgeführte Herzdruckmassage (HDM) hingewiesen.

Im einzelnen enthielten die Empfehlungen folgende Punkte [1]:

1. Es wird eine schrittweise Heranführung der Bevölkerung an die Erste Hilfe gefordert. Beginn der Erste-Hilfe-Ausbildung in der Grundschule als Obligatorium.
2. Es sollten Wiederholungskurse in den weiterführenden Schulen verbindlich vorgeschrieben werden (Erste-Hilfe-Kurse).
3. Spezielle, besonders gefährdete Gruppen müssen zusätzlich in der HLW ausgebildet werden.
4. Ausbildungskapazitäten sind zu erhöhen durch die Einbeziehung besonders geschulter, nichtärztlicher Ausbilder.
5. Durch entsprechende Motivation sollen kurzfristige Wiederholungen und praktische Übungen initiiert werden.
6. Anregung einer Pilotstudie über Auswirkungen der HLW bei intensiver Unterweisung der Laien.
7. Regelmäßige, auch klinische Fortbildung der nichtärztlichen Ausbilder.

Bei der Bejahung der Übertragung der kompletten CPR auch auf jeden Laien, unter der Voraussetzung eines erfolgreich absolvierten Erste-Hilfe-Kurses, bleiben trotzdem die Fragen:

- Ist der Laie im Notfall in der Lage, trotz der damit verbundenen Erregung und Hektik, die Indikation auch zur Durchführung der äußeren HDM richtig zu stellen, angesichts der Tatsache, daß bei einer fehlerhaften Indikation ein endgültiger Schaden entstehen kann?
- Inwieweit ist der Laie in der Lage, bei erwiesenermaßen bestehenden Schwierigkeiten, wesentliche, gefahrlosere Sofortmaßnahmen durchzuführen, die HDM nicht nur effizient, sondern auch technisch richtig anzuwenden?

Bisher konnten keine emotionsfreien, sachlich fundierten Ergebnisse vorgelegt werden, die beweisen konnten, daß eine freiwillige oder obligatorische Unterrichtung im Erwachsenenalter alle Erwartungen erfüllen kann.

Zeitabhängigkeit des Reanimationserfolgs

Die positivsten Berichte über den Einsatz der CPR kommen aus Amerika und hier speziell aus Seattle [3, 4]. Es wird von einem primären Reanimationserfolg von 43% und einem Langzeiterfolg nach präklinischer Reanimation von 23% gesprochen. Copp [2] gab 1982 einen Rückblick auf die vergangenen 9 Jahre, in denen in Seattle und Umgebung mit einer intensiven Schulung der Laien Voraussetzungen für eine erfolgreiche Reanimation geschaffen wurden. Auf der einen Seite wird hervorgehoben, daß nur die frühzeitige CPR durch den Notfallzeugen Grund für die höhere Überlebensquote sei, andererseits ist allerdings festgehalten, daß bei der Schnelligkeit und dem hohen Ausbildungsstand des Rettungspersonals keine Relation zwischen der Überlebensquote und der Qualität der CPR des Laien bestehen. Die Rettungssanitäter waren in diesem Bereich durchschnittlich 3 min nach der Alarmierung am Einsatzort und übernahmen die erweiterte Reanimation einschl. Intubation, Medikamentengabe und Defibrillation.

Es kann kein Zweifel an der Zeitabhängigkeit des Erfolgs bei Reanimationen bestehen. Dabei spielt der Laie als Augenzeuge und Ersthelfer eine wesentliche Rolle. Um aber die Effektivität zu steigern, wird es weder gelingen, die Qualifikation des Laien am Standard eines Rettungssanitäters zu orientieren, noch die Stationierung des Notarztwagens so dicht zu wählen, daß in der Überlebensfrist von 3–5 min immer ein Reanimationsteam zu garantieren ist.

Forderungen zur Verbesserung der Überlebenschancen

Für die Bundesrepublik müssen deshalb folgende Forderungen zur Verbesserung der HLW erhoben werden:

1. Verbesserung des Ausbildungsangebots durch die Einbeziehung besonders qualifizierter Laienausbilder als Instruktoren für HLW-Lehrgänge und Nutzung moderner Medien bei der Wissensvermittlung.
2. Frühzeitiger Unterrichtsbeginn der HLW in der Schule mit mehrfach garantierten Wiederholungen.
3. Einheitliche Unterrichtung der Medizinstudenten und obligatorische praktische Übungen.
4. Kontinuierliche Schulung der Ärzte in den Maßnahmen der erweiterten CPR (Einsatz differenter Pharmaka, Elektrotherapie).
5. Für Helfer im Rettungs- und Sanitätsdienst muß an einer Wiederholung der HLW-Ausbildung mindestens im 2jährigen Turnus festgehalten werden.

Zusammenfassung

Die Praxis der Notfallrettung hat gezeigt, daß trotz der Bemühungen der Hilfsorganisationen in der Bundesrepublik Deutschland in Laienkreisen keine ausreichenden Kenntnisse der kardiopulmonalen Reanimation bestehen. Im Rahmen der Ausbildung für Erste Hilfe wird auch in Zukunft keine CPR gelehrt, sondern nur in einem gesonderten Lehrgang. Für die Unterrichtung stehen zu wenig Ärzte zur Verfügung, weshalb in Zukunft Laienausbilder mit besonderer Qualifikation eingesetzt werden sollen. Neben einer breit gestreuten und verbesserten Ausbildung der Bevölkerung kommt dem Ausbildungsstand des Personals im Rettungsdienst (Sanitäter, Notarzt) entscheidende Bedeutung zu.

Literatur

1. Bernoulli L, Sefrin P (1983) Tagung „Herz-Lungen-Wiederbelebung" des DRK. Intensivbehandlung 8:74–75
2. Cobb LA (1982) Cardiac-care out-of-hospital. Am Heart J 103:316–318
3. Eisenberger M, Hallstrom A, Bergner L (1980) Out-of-hospital cardiac arrest: improved survival with paramedric services. Lancet I:812–815
4. Eisenberger M, Bergner L, Hallstrom A (1982) Long term survival out-of-hospital cardiac arrest. N Engl J Med 306:1340–1343
5. Jungchen M (1978) Kontrolle des Ausbildungserfolges in „Sofortmaßnahmen am Unfallort". Bundesanstalt für Straßenwesen, Bereich Unfallforschung, Köln. Untersuchungen im Rettungswesen, Bericht 4
6. Lund B (1973) Teaching resuscitation in primary schools. Anaesthesit 22:464–465
7. Sonderausbildung: Herz-Lungen-Wiederbelebung. Leitfaden für Lehrkräfte. Deutsches Rotes Kreuz Bonn 1977

Rundtischgespräch

Dick: Gibt es Untersuchungen darüber, wie der Trainingsstand ausgebildeter Anästhesisten in Deutschland hinsichtlich der Reanimation ist? Herr Röse hat ja entsprechende Zahlen für die DDR vorgelegt, und mir sind die Ergebnisse einer Publikation aus Amerika vor einigen Jahren in Erinnerung, die, glaube ich, anläßlich eines ASA-Kongresses gemacht worden sind. Bei diesem Test stellte sich dann heraus, daß 50% der dort anwesenden Anästhesisten nicht in der Lage waren, die CPR l. a. durchzuführen.

Sefrin: Dezidierte Untersuchungen in dieser Richtung sind mir nicht bekannt. Es gibt verschiedene Publikationen, die über den Erfolg von Reanimationen — besonders im Krankenhausbereich und im Notarztdienst — berichten, und es wurde — soviel ich weiß — in einer Arbeit auch einmal aufgeschlüsselt, inwieweit der Prozentsatz vom Ausbildungsstand der Sanitäter abhängig ist. Aber eine isolierte Beurteilung der Fähigkeiten der Anästhesisten ist mir nicht bekannt.

Lassnér: An Herrn Röse möchte ich eine Frage stellen. Ist Ihre Zentrale für dringliche Hilfe so viel besser? Denn bei uns ist die Erfolgsquote leider gar nicht so gut, und der Ausbildungsgrad verbessert sich in keiner Weise. Darüber gibt es eine lange Reihe von Studien. Dieses System der dringlichen Hilfe ist vor etwa 20 Jahren eingeführt worden. Es hat allerhand Schwierigkeiten mit sich gebracht. Erfreulicherweise jetzt, wo es mit dem Geld knapp geworden ist, überlegt man sich sogar, ob es gut ist.

Tammisto: Hat es in Deutschland keine Schwierigkeiten bei der Einführung der neuen CPR-Empfehlungen durch das Rote Kreuz gegeben? In Finnland, wo wir nach jahrelangen Bemühungen den Rhythmus „2mal blasen und 15mal drücken" endlich eingeführt hatten, waren wir ziemlich entsetzt, als plötzlich neue Unterrichtsanweisungen gegeben wurden. Nämlich die, daß man eigentlich ununterbrochen drücken soll und dazwischen hinein beatmen. Wir haben das neue System mit den Medizinstudenten ausprobiert, wobei die Atemspende ziemlich wirkungslos blieb. Das versetzte uns an der Universität etwas in Aufruhr, denn wir müßten die Studenten nach den neuen, uns aufgezwungenen Regeln unterrichten, obwohl wir bessere Erfolge mit den alten erzielt haben. Ist dieser Vorgang anderswo in Europa völlig reibungslos abgelaufen, oder hat es irgendwelche Komplikationen gegeben?

Dölp: Ich glaube, man muß unterscheiden, ob man zu zweit ist oder allein reanimiert. Wenn man allein ist, dann ist die von Ihnen angesprochene Methode nach wie vor adäquat. Nur, wenn Sie zu zweit reanimieren können, dann kommt die neue Methode mit der interponierten Beatmung in Frage. Jedenfalls ist es schwerer, sie den Leuten beizubringen, die das nicht so viel üben. Nach meinen Erfahrungen ist es so, daß wir uns gerade bemühen, die Intervallbehandlung (15—2) ein wenig zurückzudrängen und dafür die kontinuierliche Massage mit interponierter Beatmung einzuführen. Ich glaube nicht, daß wir bisher überall an den Universitäten soweit sind, daß wir nun die neuen Empfehlungen schon realisiert haben. Ich glaube, das ist eine Zwischenstufe, und es benötigt sicher eine gewisse Zeit, bis das neue Verfahren allgemein realisiert worden ist.

Auditorium: Wie hoch ist die Quote der Kollegen, die, wenn sie ihre praktische Ausbildung zum Facharzt für Allgemeinmedizin oder zum praktischen Arzt abgeschlossen haben, sowohl intubieren wie auch einen zentralvenösen Katheter legen können?

Antwort: Ich kann diese Frage nicht quantitativ beantworten. Ich glaube aber, daß weder das Intubieren noch das Legen eines zentralvenösen Katheters als Kriterium einer effizienten Wiederbelebung angesehen werden kann.

Sefrin: Wir erleben es auch immer wieder, daß es nicht die beiden Methoden, nämlich die Intubation oder das Legen des zentralvenösen Zugangs sind, was draußen Schwierigkeiten macht, sondern die ganz primitiven Maßnahmen der Reanimation, die wir heute von jedem Laien erwarten. Die Notwendigkeit einer entsprechenden Unterweisung in diesen Maßnahmen wird von jedem Notarzt bestätigt. Es muß auch immer wieder betont werden, wie notwendig die Unterweisung der Ärzteschaft ist, was sich auch darin dokumentiert, daß die Reanimation auf vielen Fortbildungskongressen angesprochen wird. Aber wie erleben es immer wieder, daß dieses gutgemeinte Angebot nicht wahrgenommen wird, einfach deshalb, weil man heute glaubt, vom Studium her die notwendigen Kenntnisse zu besitzen und daß es erniedrigend wäre, wenn man sich nun an ein Phantom stelle und an der Puppe Atemspende und Herzmassage üben solle. Unsere Praxis im Notarztdienst zeigt aber, daß es eben nicht funktioniert und ausreichende Kenntnise und praktische Erfahrungen nicht vorhanden sind.

Gattiker: Ich halte die Instruktion der endotrachealen Intubation in sog. Intubationskursen, sowohl für Laien als auch für Ärzte, die diese Technik nicht häufig gebrauchen, für nicht ganz unbedenklich. Es nützt nichts, wenn Kursteilnehmer unter optimalen Bedingungen — oder gar an einem Phantom — ein paar oder auch 10 mal intubieren können, wenn sie danach nicht häufig dazu Gelegenheit haben. In einer Notfallsituation sind die Bedingungen zumeist viel ungünstiger und schwieriger, so daß ein Ungeübter mit Intubationsversuchen wertvolle Zeit verliert oder das Opfer sogar in Gefahr bringt, anstatt über eine Maske einwandfrei und effektiv zu beatmen. Dasselbe gilt auch für das Legen von intravenösen Kathetern.

Tammisto: Was die Reanimation durch Ärzte betrifft, glaube ich, Herr Sefrin hat des Pudels Kern getroffen. Die Ärzte sind zu fein und zu hochnäsig, um die einfachen Methoden zu üben, und das ist das Problem. Laryngoskop und Endotrachealtuben sind „angesehene Instrumente", und mit ihnen läßt sich schon umgehen, aber Maskenbeatmung und einfachere Maßnahmen zum Freihalten der Atemwege sind schon zu bescheiden. Das Hauptproblem ist, wie man die Medizinstudenten motivieren kann, diese einfachen Maßnahmen trotzdem zu lernen.

Sefrin: Ich glaube, es sind zwei Bereiche oder Stufen, wenn es um die Reanimation im präklinischen Bereich geht: einmal die effektive Durchführung der sog. Primitivmaßnahmen, also Atemspende und Herzdruckmassage, und dann die erweiterten ärztlichen Maßnahmen. Wenn es gelingen könnte, die Primitivmaßnahmen jedem Arzt zu lehren, so daß jeder Arzt in der Lage wäre, die Reanimation mit Beatmung und Herzmassage so lange effizient durchzuführen, bis der Rettungsdienst mit den professionellen Helfern und einem qualifizierten Notarzt eintrifft, der dann die Fortführung die erweiterten Maßnahmen der Reanimation einleiten könnte, dann wären wir schon sehr viel weiter. Dies ist momentan keineswegs garantiert.

Aber bisher, und ich spreche jetzt nur für die Bundesrepublik, ist leider nicht einmal garantiert, daß jeder Notarzt, der mit einem Rettungswagen an den Notfallort kommt, in der Lage ist, diese erweiterten Maßnahmen durchzuführen, weshalb ich die Frage nochmals zurückgeben und präzisieren müßte: Wie viele der Notärzte, die planmäßig im Rettungsdienst eingesetzt werden, können heute denn intubieren und zentralvenöse Zugänge legen? Ich darf daran erinnern, daß die Deutsche Interdisziplinäre Vereinigung für Intensivmedizin (DIVI) und die Deutsche Gesellschaft für Anästhesie und Intensivmedizin (DGAI) Empfehlungen zur Qualifikation des Notarztes publiziert haben, in denen die Grundprinzipien der Tätigkeiten dargelegt und damit auch entsprechende Kenntnisse festgelegt wurden.

Dölp: Sie sprechen richtig von Grundprinzipien. Wir sind allerdings noch weit davon entfernt, daß wir diese Grundprinzipien garantieren können, und hier ist ein weiterer Angriffspunkt für eine entsprechende Kritik. Deswegen mußten ja solche Empfehlungen erstellt werden, damit man hier überhaupt ein gewisses Niveau und eine gewisse Qualifikationsgrenze für die einzelnen Bereiche festlegen kann.

Lassnér: Die Mund-zu-Mund-Beatmung, die ja schließlich eine der elementaren Methode darstellt, hat aber auch ihre eigenartige Aspekte. Prof. Tammisto hat etwas sehr Wichtiges gesagt, als er bemerkte, daß die Ärzte nur dann etwas unternehmen, wenn es ihrem Status würdig ist. Als meine Kollegin vor etwa 15 oder 20 Jahren nach Skandinavien reiste und über die Mund-zu-Mund-Beatmung berichtete, wurde ihr entgegnet, sie lehre den „french kiss". Sie sehen also, daß diese Methode den 16–17jährigen etwas bieten kann, aber im wirklichen Notfall, wenn es sich um eine ältere Dame handelt oder wenn der Mund mit Erbrochenem gefüllt ist, nimmt der Elan natürlich ein bißchen ab. Hingegen ist ein Taschentuch, das über das Gesicht gelegt wird, ein Mittel, die Sache etwas zu erleichtern, und für Ärzte würde ich dann ein seidenes empfehlen.

Dölp: Wir sollten uns ernsthaft fragen, warum das so ist. Es sind hier einige Beispiele genannt worden, wie etwa das seidene Taschentuch. Aber, was tun denn wir Anästhesisten, ausgenommen ein paar rabiate Aktivisten? Ich habe aus der Diskussion den Eindruck gewonnen, daß hier allgemein Übereinstimmung darüber besteht, daß jeder diese Primitivmaßnahmen beherrschen sollte. Und wenn wir als Ärzte mit der Ausbildung jetzt soweit gehen, wie Herr Sefrin angedeutet hat, daß wir sagen, gebildete oder ausgebildete Laien sind als Ausbilder denkbar, vielleicht kann das System funktionieren. Ich glaube nicht, daß eine Anästhesieschwester oder ein Anästhesiepfleger oder ein Rettungssanitäter, der die Primitivmaßnahmen wirklich beherrscht, ein schlechterer Ausbilder für die reine Praxis ist als ein Arzt. Es gibt dafür schon Modelle. Sehen Sie, Herr Sefrin, oder sieht irgend jemand in diesem Raum eine Chance zur Verwirklichung? Man sollte nicht nur bei Kindern in der Schule damit beginnen, was in Skandinavien ja recht erfolgreich war. Aber fühlt jeder Anästhesist in sich das Bedürfnis, dieses Anliegen weiterzubringen?

Steinbereithner: Herr Dölp, ich stimme Ihnen in vielem zu, auch wenn kritisch festgestellt werden muß, daß die Dauerausbildungserfolge bei Schwestern und Laien nicht gerade ermutigend sind. Aber ich habe persönlich ein viel wesentlicheres Anliegen: Wir tun zwar einiges für Kinder und Laien, doch viel zu wenig, um nicht zu sagen, fast gar nichts, um die Ausbildung von Ärzten aller Sparten voranzutreiben. Hier ist noch nicht allzuviel geschehen!

Sefrin: Ich meine, wir sehen schon einige Erfolge bei der Laienausbildung, Herr Steinbereithner. Und zwar, wenn ich heute als Notarzt an eine Unfallstelle komme, dann ist in der Regel der Patient wenigstens schon gelagert. Lange Jahre war ja da auch nichts zu finden, da wurde absolut nichts gemacht. Wenn wir uns weiterhin und in Zukunft darum bemühen, sei es durch Arbeit in der Öffentlichkeit, sei es durch Unterricht in den Schulen, und zwar nicht nur einige wenige Aktivisten, wie Sie gesagt haben, sondern alle, meine ich schon, daß man zu einem Ergebnis kommen könnte, das zwar der Wunschvorstellung nicht entspricht, aber das doch zu einer weiteren Verbreitung der sog. Primitivmaßnahmen beitragen könnte. Und wenn wir dieses Ziel vor Augen haben und das immer wieder fordern, dann wird man gewisse Dinge auch erreichen können. Meiner Meinung nach kommt bei dieser Forderung nach einer möglichst breit gestreuten Ausbildung in der Bevölkerung auch den wissenschaftlichen Gesellschaften eine bedeutende Rolle zu.

Tammisto: Könnte man das nicht mit dem Führerschein verbinden? Zu einer gründlichen Verkehrsausbildung sollte heutzutage auch eine Ausbildung in Erster Hilfe gehören. Mit dem ärztlichen Gesundheitsattest — in Finnland alle 5 Jahre — sollte man auch ein Attest über die Beherrschung der Primitivmaßnahmen der Reanimation verlangen.

Dölp: Ich teile auch ein bißchen die Sorge, die in der Bemerkung von Prof. Steinbereithner zum Ausdruck kam. Wir investieren in die Laienausbildung und in die Ausbildung von Hilfspersonal wahnsinnig viel. Wir investieren relativ wenig in die Ausbildung der Ärzte aller Fachrichtungen, und wir könnten möglicherweise eines Tages dahinkommen, daß die Laienausbildung bzw. die Qualifikation von Rettungssanitätern und berufsmäßigen Helfern der Rettungsorganisation besser ist als die unserer Ärzte. Ich halte das für eine ganz gefährliche Entwicklung. Ich glaube, wir sollten uns vielleicht einmal darüber Gedanken machen, ob wir nicht die ärztliche Ausbildung in allererster Linie intensivieren, bevor wir in den Bereich der Rettungsorganisation und der Laienhelferausbildung weitere Investitionen machen. Wir haben ähnliche Beispiele im Bereich der Schwesternweiterbildung erlebt und erleben sie im Augenblick noch.

Auditorium: Könnte die Laienausbildung nicht durch einen finanziellen Anreiz für den Ausbilder intensiviert werden? Meines Wissens kassiert doch das Rote Kreuz für derartige Kurse eine beachtliche Summe! Wenn man diese Mittel an Ärzte weitergeben würde, könnte es doch sein, daß sich auch mehr Ärzte zur Verfügung stellen.

Röse: Meiner Ansicht nach kann man das von Prof. Steinbereithner so akzentuiert dargestellte Problem nur durch eine Breitenausbildung lösen helfen. Diese Breitenausbildung muß meiner Ansicht nach in zwei Stufen vor sich gehen, einmal für die Laien und einmal für die Ärzte. Entsprechende Programme können dabei helfen, aber es bedarf trotz dieser Programme natürlich auch der Aktivisten, um solche Dinge durchzusetzen, und ich meine, keine Fachrichtung ist stärker als die unsere. Wenn wir Anästhesisten, die wir es wahrscheinlich doch am meisten, am häufigsten und am besten machen können, uns hier nicht besonders stark engagieren, dann ist auch die Weiterverbreitung dieser Basis und erweiterter Kenntnisse nicht möglich.

Sefrin: Ich möchte das ergänzen und vielleicht auch eine Antwort auf Ihre Frage geben. Ich sehe keine große Chance, daß durch finanzielle Mittel hier ein entsprechend höherer Einsatz von Ärzten erreicht werden kann. Die Mittel, die für solche Kurse zur Verfügung stehen, sind dazu zu gering. Wenn Sie sagen, daß das Rote Kreuz davon kassiert — ich weiß nicht , wieviel es davon kassiert, aber das sind Beträge, die es bestimmt nicht erlauben, einen Arzt adäquat zu entlohnen. Bisher erhalten in der Bundesrepublik die Ausbilder eines Erste-Hilfe-Kurses, ich glaube so an die 40 DM für die gesamte Ausbildung als Aufwandsentschädigung. Eher als der Bezahlung sollten wir uns der Qualifikation der Laienausbilder zuwenden. Wenn es in Zukunft wahrscheinlich ist, daß auch Instruktoren für den HLW-Kurs aus gesondert qualifizierten Laienkreisen herangebildet werden sollen, dann meine ich, daß hier für unsere Fachgesellschaft ein großes Betätigungsfeld sein könnte, um diesen Bereich nicht den Hilfsoragnisationen allein zu überlassen. Gerade hier müßte die Anästhesie sich öffnen, um diesen Laien eine entsprechende Qualifikation und auch entsprechende praktische Hinweise für die Durchführung dieser Maßnahmen zu geben. In dem Moment, in dem die gesamte Ausbildung in Reanimation in die Hände der Hilfsorganisationen abgleitet, kann das eine gefährliche Entwicklung werden. Bisher kann — zumindest auf dem Papier — nur ein Arzt für diese Ausbildung verantwortlich zeichnen. Da aber die alleinige Verantwortung entsprechende Lehrtätigkeit und aktive Teilnahme nicht zu einer einheitlichen Lehre beitragen kann, ist man der bereits vielerorts etablierten Realität gefolgt und wird in Zukunft auf die Mitarbeit der Ärzte verzichten. Unsere Fachgesellschaft kann sich ihre führende Stellung in Fragen der Reanimation nur sichern, wenn sie bereit ist, sich an der Ausbildung der Instruktoren der Hilfsorganisationen aktiv zu beteiligen. Nur so kann gewährleistet werden, daß die ausführenden Hilfsorganisationen, z. B. das Rote Kreuz, auch in Zukunft eine enge Zusammenarbeit und eine echte Kooperation suchen.

Tammisto: Herzlichen Dank für diese weisen Worte, Herr Sefrin. Adäquate Schlußfolgerungen aus diesem lebhaften Rundtischgespräch zu ziehen, ist wohl zuviel verlangt. Man könnte es versuchen, indem man feststellt, daß es nichts umwälzend Neues auf dem Gebiet der Reanimation gibt. Wir können also nach unseren bekannten Grundregeln weiter reanimieren. Wir sollen aber aktiver werden, was den Unterricht sowohl für Ärzte als auch für Laien betrifft. Zum Schluß möchte ich mich bei allen Vortragenden und auch dem Auditorium sehr herzlich bedanken.

III Schädel-Hirn-Trauma: Anästhesiologische und intensivmedizinische Gesichtspunkte

Leitung: J. Schulte am Esch und G. Cunitz

Einleitung

J. Schulte am Esch

Von ca. 150000 Patienten mit Schädel-Hirn-Trauma pro Jahr in der Bundesrepublik Deutschland hatten 75% ein leichtes Schädel-Hirn-Trauma mit nur kurzdauernder Bewußtlosigkeit und Krankenhausaufenthalt. Mit Dauer und Tiefe der Bewußtseinsstörung steigt die Letalität des Schädel-Hirn-Traumas (SHT) steil an. In den letzten 10 Jahren verstarben in der BRD von den jährlich ca. 13500 Verkehrstoten über 60% an den Folgen eines SHT. Der Verlauf wird durch das Ausmaß und den Umfang der primär sowie sekundär zerstörten Hirnsubstanz bestimmt, d. h. das Hirntrauma ist der bestimmende Verletzungsanteil im Zusammenhang mit der Prognose und muß ganz im Zentrum der diagnostischen und therapeutischen Bemühungen stehen.

Eine konsequente Therapie ist nur durch differenzierte Kenntnis des zerebralen Stoffwechsels und der zerebralen Perfusion vor dem Hintergrund der Verminderung der intrakraniellen Compliance möglich. Es wirkt sich am Gehirn die Summe der unterschiedlich ausgeprägten und unterschiedlich verteilten, primär traumatischen und sekundär hypoxischen bzw. ischämischen Belastungen aus; diese Störungen sind im jeweiligen Einzelfall über das Gesamtgehirn regional unterschiedlich verteilt und können nebeneinander vorhanden sein.

Zudem werden die primären lokalen Schädigungen noch durch Kombination mit Insuffizienzen anderer Organsysteme, z. B. des Herz-Kreislauf-Systems, der Lungenfunktion oder metabolischer Störungen, sekundär verstärkt. Dies macht die besondere Vulnerabilität des Gehirns deutlich (Abb. 1). Nach zerebraler Hypoxie und Ischämie kommt es zur zerebrovaskulären Regulationsstörung und gleichzeitig zur Störung des zerebralen Metabolismus, die sich gegenseitig verstärken können. Resultierend daraus ist die Nekrose von Hirngewebs-

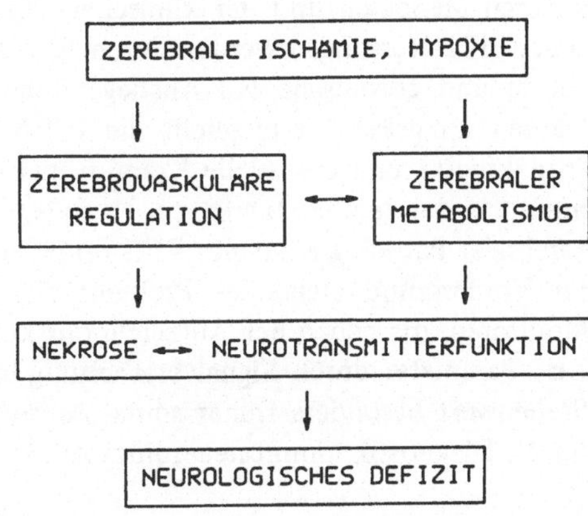

Abb. 1. Folgen zerebraler Hypoxie und Ischämie

anteilen und eine Störung der Neurotransmitterfunktion. Substanzverlust und Funktionsstörung haben ein neurologisches Defizit zur Folge. Hypoxie führt zur Störung von Metabolismus und Hirnfunktion, wenn die arterielle Sauerstoffspannung unter 20 mmHg fällt [2, 16].

Schon aus der Empirie im Zusammenhang mit kardiopulmonaler Reanimation, aber auch aus experimentellen Ergebnissen hat man lange angenommen, daß eine komplette Anoxie von 3—4 min das Gehirn irreversibel schädigt. Werden jedoch v. a. kardiovaskuläre Störungen beseitigt, kann das Gehirn erheblich längere Zeit Ischämie ertragen und danach eine Reihe von Funktionen wiedergewinnen. Dies wurde in einer Reihe von Untersuchungen, bei denen die Ischämie auf das Gehirn limitiert war, z. B. von Hossmann und Mitarbeitern, gezeigt. Zerebrales Energiepotential und Metabolismus können sich in einem großen Ausmaß auch noch nach einer Stunde totaler Ischämie erholen [4, 9, 14].

Im Zusammenhang mit unserem Thema muß aber die Frage nach der Bedeutung einer Erholung gewisser Funktionen, wie sie nach globaler Ischämie in Tierversuchen beobachtet wurden, für die Restitution des Gehirns beim Menschen mit einer ausreichenden Rehabilitation gestellt werden. Hier gilt sicherlich, daß die Ischämie für eine normale Funktion, die für die Integrität der Persönlichkeit des Menschen notwendig ist, nicht über eine eng begrenzte Zeitspanne hinaus dauern darf.

Eine irreversible Hirnschädigung hat als Produkt der modernen Intensivtherapie eine weitere Variante; neben dem Hirntod, der in wenigen Tagen zu einem Herzstillstand führt, sehen wir häufiger den persistierenden vegetativen Zustand, in dem in Abhängigkeit von der Pflege der Patienten ein Überleben über Wochen und Monate oder auch Jahre ohne ein wiederkehrendes Bewußtsein möglich wird [5, 6].

Beim Patienten mit Schädel-Hirn-Trauma müssen alle verfügbaren Methoden der Diagnostik und Überwachung zerebraler Funktionen im Hinblick auf das Therapiekonzept eingesetzt werden. Neben einer Basisüberwachung von Gasaustausch, Gesamtkreislauf und Metabolismus müssen spezielle Überwachungs- und Untersuchungsmethoden nach Schädel-Hirn-Trauma eingesetzt werden. Sehr wichtige Informationen gibt hier die intrakranielle Druckmessung, die Bestimmung von Stoffwechselparametern und der zerebralen Durchblutung. Auch radiologisch bildgebende Verfahren mit Röntgenübersichten, Computertomogramm und Szintigraphie sind indiziert, stellen aber nur Momentaufnahmen dar. Die kontinuierliche ICP-Messung als Parameter der intrakraniellen Dynamik zur Verlaufsbeobachtung und zur raschen Erkennung akuter raumfordernder intrakranieller Komplikationen ist eine wichtige Grundlage für ICP-senkende und anti-ödematöse Maßnahmen, die oft entscheidend die Prognose des SHT beeinflussen können. Die ICP-Messung kann im Zusammenhang mit anderen Meßdaten und der klinischen Diagnostik die Grundlage zur Operationsindikation geben. ICP-Messungen werden durch EEG-Registrierungen ergänzt, aber keineswegs ersetzt. Akute und chronische ICP-Anstiege können mit dem EEG nicht oder nur spät erkannt werden, umgekehrt ermöglicht die ICP-Messung keinen Rückschluß auf die funktionelle Hirnaktivität und eventuelle Krampftätigkeit. Das Interesse am EEG-Monitoring beim SHT nimmt in den letzten Jahren zu. Es sollen dabei einerseits Einflüsse von Medikamenten und zerebraler Pathologie auf das EEG erfaßt und klassifiziert werden, zum anderen ist ein ganz im Vordergrund stehendes Problem die Entwicklung von kleineren und praktikableren Monitoren, die neben der Aufzeichnung konventioneller EEGs Informationen über spektrale EEG-Parameter durch Signalverarbeitung bzw. Trendmonitoring möglich machen; auch der Stellenwert besonders früher somatosensorisch, akustisch und visuell evozierter Potentiale für die Diagnostik nimmt neuerdings zu [3].

Dieses klinische und technische Monitoring wird durch Laborwerte ergänzt, die uns Störungen des Elektrolyt- und Wasserhaushaltes wiedergeben. Hierbei spielt die Osmolalitätsmessung eine wesentliche Rolle. Plasmaosmolalitätsanstiege über 290 Osmol/l haben prognostisch eine ungünstige Bedeutung. Die Überwachung des Glucosehaushaltes, dessen Störungen im Zusammenhang mit der dadurch bedingten Störungen der Osmoregulation zum Hirnschaden und zur Verschlechterung der Prognose beitragen können, muß sehr subtil erfolgen. Eine Normalisierung des arteriellen Glucosespiegels kann durch Insulinzufuhr von 1—4 E/h per infusionem erfolgen unter gleichzeitiger Zufuhr hochprozentiger Glucose und engmaschiger Überwachung des Blutzuckers. Durch Feinabstimmung von Insulin- und Glucosezufuhr läßt sich der Blutzucker im Normbereich stabil bei geringer Schwankungsbreite einregulieren.

Biochemische Zeichen der Hirnschädigung sind im Alltagsbetrieb einer Klinik engmaschig bislang nicht überwachbar. Es konnte gezeigt werden, daß Isoenzyme der Milchsäuredehydrogenase in hohen Blutspiegeln bei SHT-Patienten nachgewiesen werden konnten. Jedoch ist die Methode technisch so aufwendig wie auch die Bestimmung des Isoenzyms der Kreatininkinase, die prähirnspezifisch ist, und konnte sich bislang nicht durchsetzen. Es wäre von Interesse, nervensystemisch spezifische Proteine zu bestimmen, die einen eindeutigen Hinweis auf Hirnschäden geben können. Hierzu wurde eine RIA-Technik entwickelt, die die Bestimmung der Plasmastufen eines Proteins der Myelinscheiden erlaubt (Abb. 2), wie es in einer Arbeit von Thomas et al. [17] wiedergegeben wurde. Die Daten zeigen gewisse prognostische Hinweise, derartige Bestimmungen lassen sich jedoch in der klinischen Routine nicht realisieren.

Wie oben schon erwähnt, hat beim SHT die enge Verknüpfung von Atmung, Kreislauf und Bewußtseinlage vielfach über den unfallbedingten Primärschaden am Gehirn hinaus sekundäre Schäden durch Hypoxie zur Folge.

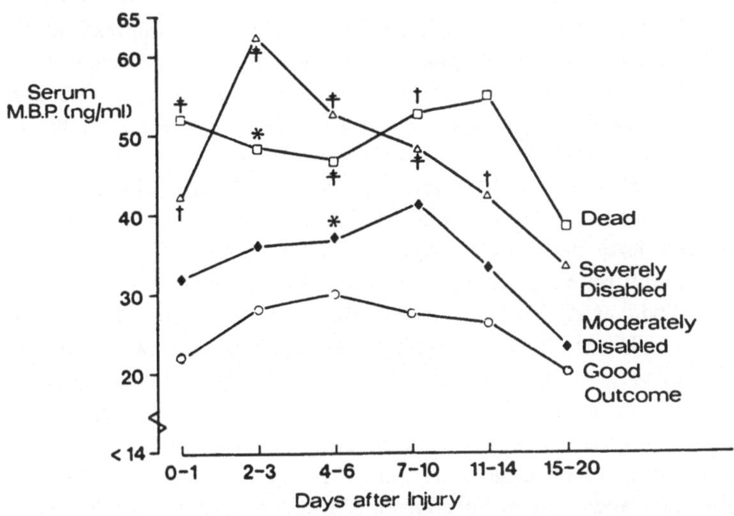

Abb. 2. Mittlere Serum-M.B.P. (Myelin-basic protein) bei hirntraumatisierten Patienten in Beziehung zum Abschlußbefund (51 gut, 40 mäßige neurologische Defekte, 28 schwere neurologische Defekte, 38 gestorben – Signifikanz gegenüber den Kontrollen * p 0,05, † p 0,01, ‡ p 0,001) [17]

Handelt es sich bei dem Hirnverletzten um einen Patienten mit einem Mehrfachtrauma, sind die hinzukommenden Risiken durch Hypoxie, Hyperkapnie, Hypotension und andere systemische Schädigungen zu erwarten und können unbehandelt den Gehirnschaden verstärken.

Maschinelle Beatmung ist ein Teil der Standardmaßnahmen; dabei können Atemstörungen, die zentral traumatisch oder durch entsprechend sedierende und im protektiven Sinne eingesetzte, zentral dämpfende Pharmaka bedingt sind, durch Hyperventilation ausgeglichen werden. Diskussionen über die Indikation der Hyperventilation und deren Nutzen sind immer noch konträr [1, 15]. Dennoch kann heute die Hyperventilation als Standardmaßnahme in der Beatmung des SHT gelten mit den Effekten einer Verminderung des intrazerebralen Blutvolumens durch Vasokonstriktion und gleichzeitiger pH-Normalisierung durch Ausgleich lokaler metabolischer Azidosen. Auch pulmonale Gründe sind häufig eine Indikation zur Beatmung, z. B. durch die Folgen der in über 60% der bewußtlosen SHT eingetretenen tracheobronchialen Aspiration von Mageninhalt, Sekreten oder Blut, die primär zur Hypoxie und Hyperkapnie geführt haben und im weiteren Verlauf durch konsekutive Infiltrationen bzw. ein Aspirationssyndrom Gasaustauschstörungen hervorrufen können. Weiterhin ist auch ein akutes respiratorisches Distress-Syndrom im Zusammenhang mit SHT zu erwarten durch Kombination mit einem Thoraxtrauma oder durch ein speziell neurogenes Lungenversagen, eine posttraumatische pulmonale Insuffizienz nach Hirntrauma mit allen Zeichen des akuten respiratorischen Distress-Syndroms [15].

Entsprechend dem Umfang der neurologischen Läsion, dem Defekt der Autoregulationsfähigkeit der CBF und dem Grad der Einschränkung der intrakraniellen Compliance müssen Anästhetika und Anästhesietechniken im Rahmen der Versorgung von SHT gezielt eingesetzt werden zur Verbesserung des venösen Abflusses durch Oberkörperhochlagerung um 20–30° bzw. zur Senkung intrathorakaler Drucksteigerung und zur Senkung der Stoffwechselrate durch geeignete Pharmakakombinationen. Beim SHT sollten primär keine Inhalationsanästhetika inkl. des Lachgases angewendet werden, wegen der damit verbundenen zerebrovaskulären Widerstandsverminderung mit CBF-Steigerung, Zunahme des ICP sowie Abnahme des CPP bei unterschiedlich ausgeprägter Kreislaufdepression. Eine Reihe von Pharmaka wird mit der Absicht eingesetzt, die Hypoxie- und Ischämietoleranz des Gehirns zu verlängern bzw. sekundäre Belastungen des Gehirns durch eine Verminderung von ICP- und zerebraler Sauerstoffaufnahme perioperativ und in der Intensivbehandlung zu vermeiden. Neben Thiobarbituraten werden besonders Etomidat, Midazolam und Phenytoin im Sinne einer Hirnprotektion diskutiert und angewendet. Nach Publikationen von Mitchenfelder [10], der Arbeitsgruppen von Safar [12] und Siesjö [14] wurde seit Anfang der 70er Jahre die hochdosierte Barbiturattherapie in der Behandlung des SHT empfohlen unter der Annahme, daß Barbiturate spezifische hirnprotektive Wirkungen haben sollten. Wie aus Untersuchungen von Todd et al. [18] hervorgeht, sind nach einer kompletten globalen zerebralen Ischämie von 12–16 min hochdosierte Thiopentalgaben ohne Effekt auf eine neurologische Erholung überlebender Individuen, d. h. spezifische Barbiturateffekte waren nicht nachweisbar, so daß mit gleichem Ziel einer Immobilisation, einer zerebralen Vasokonstriktion, einer Verminderung des intrazerebralen Blutvolumens, des ICP und einer Reduktion der Sauerstoffaufnahme bei im Gegensatz zum Thiobarbiturat nur geringfügig beeinträchtigter Kreislauffunktion auch andere Substanzen eingesetzt werden können. Hier bietet sich neben Althesin und den Benzodiazepinen auch Etomidat an [11, 13]

In der problematischen Langzeitsedierung von Patienten mit schwerem Schädel-Hirn-Trauma empfiehlt sich nach dem Gesagten z. B. eine Kombination von Barbiturat [19]

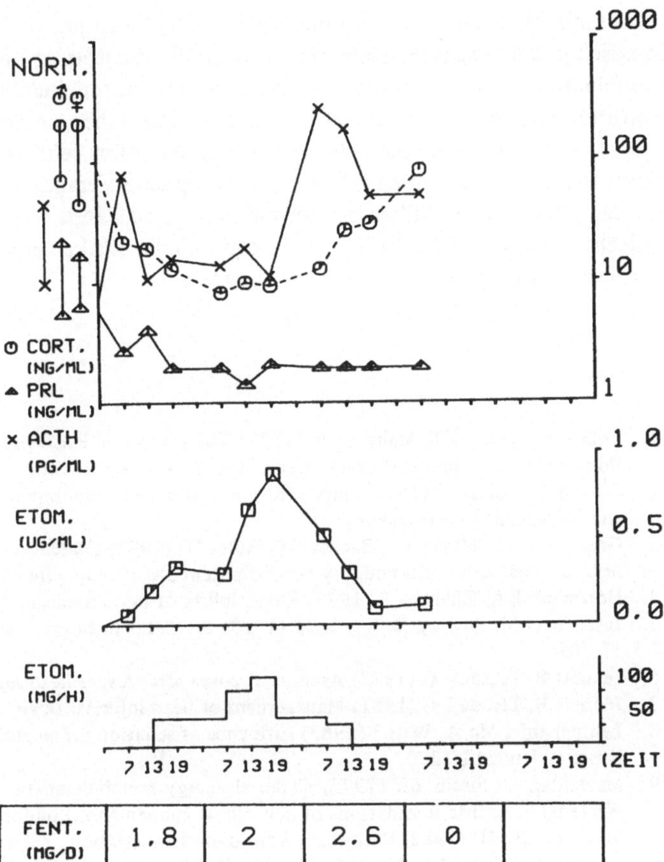

FENT. (MG/D)	1.8	2	2.6	0	

Abb. 3. Pharmakortisolspiegelanstieg nach Kreislaufinsuffizienz bei koronarer Herzkrankheit und Peritonitis während Beatmung und Langzeitsedierung mit Etomidat in Kombination mit Fentanyl

oder Etomidat per infusionem mit Analgetika. Eine Studie von Ledingham u. Watt [8], in der eine gesteigerte Mortalität der Intensivpatienten, die mit Etomidat und hochdosiertem Morphin behandelt wurden, einer Etomidat-bedingten NNR-Depression zugeschrieben wurde, führte zu einer aktuellen Diskussion der Sedierungsmaßnahmen auf Intensivstationen. Aktuelle eigene Hormonbestimmungen des Hypophysen-Nebennierenrinden-Systems ergaben ohne Kortikosteroid-Substitution bei hochdosierter Etomidat- und Fentanylverabreichung einen Abfall des Plasmakortisols ohne ACTH-Reaktion, der kein klinisches Äquivalent hatte und beim Dexamethason-behandelten Schädel-Hirn-Traumatiker um so weniger relevant sein dürfte. Auf Belastungen wie ausgedehnte Operationen bzw. Kreislaufkrisen reagierten die Patienten mit lebhaften Kortisolanstiegen (Abb. 3).

Abschließend soll im Zusammenhang mit der Versorgung von SHT auf eine wichtige organisatorische Maßnahme eingegangen werden. Bei Mehrfachverletzten muß eine klare Priorität in der Versorgung von intrakraniellen und extrakraniellen Verletzungen gesetzt werden. Es sollten nur operative Maßnahmen ergriffen werden, die unmittelbar lebenserhaltend sind. Anästhesie- und Operationsstreß im Zusammenhang mit nicht vital indizierten Operationen können direkt den zerebralen Defekt vergrößern. Gute funktionelle und kosmetische Ergebnisse bei Kieferfrakturen und Nerven-Sehnen-Rekonstruktionen sind wenig nützlich, wenn sich der Patient in der Zwischenzeit zum zerebralen Krüppel entwickelt [7].

Abschließend soll noch einmal festgehalten werden, daß nach SHT das Gehirn durch anoxisch-metabolische Schädigung, strukturelle Zerstörung und in den meisten Fällen durch Kombination dieser Ursachen verletzt wird. Die nebeneinander vorhandenen normalen und gestörten zerebralen Funktionen und die Interaktionen zwischen intrakraniellen und extrakraniellen Faktoren können die klinischen Situation sehr erschweren, um das im Vordergrund stehende Problem zu erfassen. Pathologische Veränderungen sollten korrigiert werden, um das intrakranielle Milieu zu normalisieren und damit zur Verbesserung der nach wie vor schlechten Prognose des SHT beizutragen und die Risiken einer sekundären hypoxisch-ischämischen Belastung des Gehirns zu minimieren.

Literatur

1. Cold GE, Jensen FT, Mahnros R (1977) The effects of $PaCO_2$-reduction on regional cerebral blood flow in the acute phase of brain injury. Acta Anaesthesiol Scand 21:359
2. Gibson GE, Blass JP (1976) Impaired synthesis of acetylcholine in brain accompanying mild hypoxia and ischaemia. J Neurochem 27:37
3. Greenberg RP, Mayer DJ, Becker DP, Miller JD (1977) Evaluation of brain function in severe human head trauma with multimodality evoced potentials. J Neurosurg 47:150
4. Hossmann KA, Kleihues R (1973) Reversibility of brain damage. Arch Neurol 29:375
5. Jastremski M, Powner D, Snyder J (1978) Problems in brain death determination. Forensic Sci Int 11:201
6. Jennett B, Teasdale G (1977) Aspects of coma after severe head injury. Lancet I:878
7. Jennett B, Teasdale G (1981) Management of head injuries. Davis, Philadelphia, p 246
8. Ledingham I Mc A, Watt J (1983) Influence of sedation on mortality in critically ill multiple trauma patients. Lancet I:1270
9. MacMillan V, Siesjo BK (1972) Cerebral energy metabolism. In: Critchley M, O'Leary JL, Jennett WB (eds) Scientific foundations of neurology. Heinemann, London, pp 21–32
10. Michenfelder JD (1982) Barbiturates for brain resuscitation. Yes and no. Anesthesiology 57:74
11. Nuyent M, Astra AA, Michenfelder JD (1980) Cerebral effects of midazolam and diazepam. Anesthesiology 53:35
12. Sagar P (1980) Amelioration of postischemic brain damage with barbiturates. Curr Concepts Cerebrovasc Dis Stroke 15:1
13. Schulte am Esch J, Pfeifer G, Thiemig I (1978) Der Einfluß von Etomidat und Thiopental auf den gesteigerten intrakraniellen Druck. Anaesthesist 27:71
14. Siesjo BK (1978) Brain energy metabolism. Wiley & Sons, New York Chichester
15. Singbartl G, Cunitz G, Hamrouni H (1983) Die qualitative Wirkung der Beatmungstherapie und kontrollierten Hyperventilation beim zerebralen Trauma. Anaesthesist 32:382
16. Sokoloff L (1977) Relation between physiological function and energy metabolism in the central nervous system. J Neurochem 29:13
17. Thomas DGT, Palfreyman JW, Ratcliffe JG (1978) Serum basic protein assay in diagnosis and prognosis of patients with head injury. Lancet I:113
18. Todd M, Chadwich HS, Shapiro HM, Dunlop BJ, Marshall LF, Dueck R (1982) The neurologic effects of thiopental therapy following experimental cardiac arrest in cats. Anesthesiology 57:76
19. Wiedemann K, Hamer J, Weinhardt F, Just OH (1980) Barbituratinfusion bei schwerem Schädel-Hirn-Trauma. Anästh Intensivther Notfallmed 15:303

Perfusions- und Stoffwechselstörungen des Gehirns nach ischämischer Belastung

K.-A. Hossmann

Einleitung

Der Erfolg der Wiedererholung des Nervensystems nach Kreislaufstillstand hängt nicht nur von der Dauer der Durchblutungsunterbrechung, sondern ganz entscheidend auch von den pathophysiologischen Bedingungen während der frühen Reanimationsphase ab [15]. Dies wird dann besonders deutlich, wenn der Zirkulationsstillstand das Zeitlimit der sog. sicheren Wiederbelebungszeit von 8–10 min überdauert, und der Energiestoffwechsel sowie die energieabhängigen (endergenen) Zellfunktionen zusammenbrechen. Spätestens zu diesem Zeitpunkt werden postischämische und Stoffwechselstörungen zum limitierenden Faktor der Reanimation [4]. Zwei Phasen sind hierbei von besonderer Bedeutung: die unmittelbaren Rezirkulationsphasen im Anschluß an die Ischämie, in der das sog. „No-reflow-Phänomen" auftritt [1], sowie eine verzögerte Hyperperfusionsphase, die sich nach Abklingen einer reaktiven Hyperämie ausbildet und die zu verzögerten Stoffwechselstörungen führen kann [7, 18].

Im folgenden sollen einige der Faktoren, die zu diesen Störungen führen, an einem standardisierten Ischämiemodell dargestellt werden, bei dem die Durchblutung des Hirns bei normaler Körpertemperatur für die Dauer von 1 h vollständig unterbrochen wurde. Diese lange Ischämiezeit wurde gewählt, da aus Vorversuchen bekannt ist, daß bei ausreichender Reperfusion komplexe elektrophysiologische und biochemische Abläufe zurückkehren können [4]. Die limitierende Funktion postischämischer Störungen läßt sich deshalb an diesem Versuchsmodell besonders gut darstellen.

Material und Methodik

Die Untersuchungen wurden an ausgewachsenen Katzen und Affen (Macacus) durchgeführt. Die Tiere wurden unter Narkose tracheotomiert, relaxiert und während der gesamten Versuchsdauer künstlich beatmet. Zur Unterbrechung der Hirndurchblutung wurden die Tiere linksseitig thoraktomiert und die A. innominata und die A. subclavia sinistra dicht oberhalb ihres Abganges vom Aortenbogen mit einer Gefäßklemme verschlossen. Außerdem wurden die A. mammariae internase beidseits ligiert und der Blutdruck mit Nitroprussid oder einem Ganglienblocker (Arfonad) auf etwa 60 mmHg gesenkt, um eine Kollateralversorgung des Hirnes zu verhindern. Die Vollständigkeit der Ischämie wurde durch mikroskopische Beobachtungen der pialen Zirkulation oder durch quantitative Durchblutungsmeßverfahren nachgewiesen.

Kurz vor Ende der Ischämie wurde der Blutdruck durch Infusion von Sympathikomimetika auf 150–180 mmHg angehoben und erst danach die Gefläßklammern gelöst. Zur Vermeidung eines No-reflow-Phänomens wurden, wie in den Resultaten beschrieben, osmotisch wirksame Substanzen appliziert und die Verschiebung des Säure-Basen-Haushalts durch kontrollierte Infusion von Puffern behoben. Zu diesem Zweck wurden arterielle Blutproben in kurzen Zeitintervallen entnommen.

Für die Beurteilung der elektrophysiologischen Erholung des Hirns im Anschluß an die Ischämie wurden das EEG und evozierte Potentiale abgeleitet, und aufgrund der Ergebnisse eine Klassifikation des Erholungszustandes durchgeführt. Die Hirndurchblutung wurde vor und zu verschiedenen Zeiten nach der Ischämie mit der intraarteriellen Xenoninjektionsmethode oder mittels Thermoclearance gemessen. Zur Berechnung des Sauerstoff- und Glucoseverbrauches wurden während der Durchblutungsmessung arterielle und zerebralvenöse Blutproben entnommen, um die arteriovenöse Differenz zu bestimmen. Die Reaktivität der Hirndurchblutung wurde durch CO_2-Beatmung und induzierte Blutdrucksteigerung untersucht. Änderungen des Gefäßdurchmessers zerebraler Arterien wurden durch Mikrophotographie der kortikalen Oberfläche nach Implantation eines Glasfensters bestimmt.

Am Ende des Versuchs wurden die Hirne entnommen und entsprechend der jeweiligen Fragestellung aufgearbeitet. Zur Bestimmung des Wasser- und Elektrolytgehalts wurden Hirnproben getrocknet, in Salpetersäure feucht verascht und im Flammenphotometer oder Atomabsorptionsspektrometer gemessen. Biochemische Substrate wurden am tiefgefrorenen Material enzymatisch bestimmt. Der prozentualle Anteil an Polyribosomen wurde auf Sukrosegradienten, und die Proteinsynthese durch den Einbau von markierten Aminosäuren in Hirnproteine bestimmt.

Resultate und Diskussion

Beurteilung der funktionellen Erholung nach Ischämie

Die Erholung nach einstündiger Ischämie bei normaler Körpertemperatur hängt, wie unten dargestellt wird, entscheidend von der Qualität der Reperfusion ab. Bei ausreichender Wiederdurchblutung kehrt die elektrische Erregbarkeit der Neurone nach etwa 10 min Rezirkulation, somatisch evozierte Potentiale nach 30–45 min und spontane EEG-Aktivitäten nach 45–90 min zurück [4]. Hierbei tritt zunächst ein Burst-suppression Muster auf, das erst nach mehreren Stunden in ein kontinuierliches EEG-Muster von zunächst niedriger Amplitude und langsamer Frequenz übergeht. Eine Normalisierung des EEG tritt frühestens nach 24 h ein [6].

Bei ungenügender Reperfusion werden derartige funktionelle Erholungen nicht beobachtet. Hierbei kann je nach dem Zeitpunkt des Auftretens von Rezirkulationsstörungen eine Erholung von vorne herein ausbleiben oder aber eine sekundäre Suppression nach Beginn der Erholung erfolgen. Bei Tieren mit funktioneller Erholung tritt dagegen im Anschluß an die Rezirkulation vorübergehend eine reaktive Hyperämie mit Durchblutungszunahmen bis zu 200% auf. Nach etwa 1 h sinkt die Durchblutung auf etwa 70–80% des Ausgangswerts ab und bleibt während der darauffolgenden 6–12 h auf diesem Niveau (postischämische Hypoperfusion). Bei den Tieren ohne funktionelle Erholung wird eine reaktive Hyperämie nicht

Tabelle 1. Postischämie Rezirkulation. (Meßwerte vor und im Anschluß an einer einstündigen totalen Hirn-ischämie, Rezirkulationszeiten nach Ischämie in Klammern)

	Kontrolle	mit Erholung	ohne Erholung
CBF, ml/100 g/min	69,7 ± 2,4	56,6 ± 5,1 (5 h)	8,4 ± 4,1 (45 min)
$CMRO_2$, ml/100 g/min	5,3 ± 0,26	6,4 ± 0,5 (3 h)	<2,0 (1–3 h)
ATP, μmol/g	2,17 ± 0,07	1,38 ± 0,21 (5 h)	<0,3 (1–3 h)
Energiepotential	0,90 ± 0,02	0,86 ± 0,01 (30 min)	<0,2 (1–3 h)
Polyribosomen	54%	48% (24 h)	4% (6 h)

beobachtet, und die Durchblutung sinkt bereits in der frühen Rezirkulationsphase auf Werte unter 50% des Ausgangswertes ab (No-reflow-Phänomen, Tabelle 1).

Die biochemische Erholung korreliert eng mit dem elektrophysiologischen Verlauf. Bei Tieren mit elektrophysiologischer Erholung wird das Energiepotential der Adenin-Nukleotide bereits innerhalb von 30 min auf über 95% seines Ausgangswertes aufgebaut, obwohl der Gesamtgehalt an Adenin-Nukleotiden – und damit auch von ATP – mindestens 24 h deutlich vermindert bleibt [12]. Der Sauerstoffverbrauch normalisiert sich innerhalb von 2–3 h [8] und der Gehalt an Polyribosomen sowie die Proteinbiosynthese kehren innerhalb von 24 h auf ihren Ausgangswert zurück [13] (Bodsch et al., in Vorbereitung).

Bei Tieren ohne elektrophysiologische Erholung ist dagegen auch die biochemische Erholung schwer beeinträchtigt. Der Sauerstoffverbrauch dieser Hirne liegt unter 40% des Aus-gangswertes, der Gehalt an ATP und das Energiepotential der Adenin-Nukleotide liegen unter 15%, und der Gehalt der Polyribosomen nimmt auf weniger als 5% ab (Tabelle 1). Die Er-holung des Hirnes nach der Ischämie kann somit gleichermaßen durch elektrophysiologische Ableitungen oder durch biochemische Untersuchungen beurteilt werden.

Frühe Rezirkulationsstörungen (No-reflow-Phänomen)

Rezirkulationsstörungen im Anschluß an eine globale zerebrale Ischämie sind erstmals von Ames et al. [1] nach Strangulation von Kaninschen für eine Dauer von mehr als 7,5 min beschrieben und auf eine Kompression der Mikrozirkulation durch geschwollene Zellele-mente zurückgeführt wurden. Die weitere Untersuchung dieses Phänomens hat ergeben, daß eine Reihe von Faktoren, die sich gegenseitig verstärken können, für das Auftreten früher Rezirkulationsstörungen verantwortlich ist. Im folgenden werden jene Faktoren be-schrieben, die nach einstündiger totaler Ischämie von besonderer Bedeutung sind.

Postischämische Hypotension. Bei globaler Unterbrechung der Hirndurchblutung und intak-ter Herzfunktion steigt der Blutdruck unmittelbar nach Einsetzen der Ischämie auf Werte über 200 mmHg an, da durch die Beteiligung des Hirnstamms eine hämodynamische Cushing-Reaktion ausgelöst wird [2]. Wie von Kramer u. Tuynman [14] gezeigt wurde, kann dieser Blutdruckanstieg nicht nur eine partielle Rezirkulation des Hirns über Kollateralgefäße, son-dern auch eine schwere Herzinsuffizienz auslösen. Da beide Faktoren zu einer Störung der Reoxygenation nach der Ischämie beitragen (s. unten), ist es notwendig, den Blutdruckanstieg therapeutisch zu verhindern. Dieses geschieht durch kontrollierte Infussion von Nitroprussid oder ganglionblockierenden Substanzen wie Arfonad [4, 14].

Zu Beginn der Rezirkulation nach Ischämie kommt es dagegen zu einem massiven Blutdruckabfall. Dieser ist einmal durch die plötzliche Zuschaltung des ischämischen Gefäßbettes an das Gefäßsystem bedingt, zum anderen aber auch durch die Freisetzung von sauren Äquivalenten, die eine massive Vasodilatation in den nichtischämischen peripheren Gefäßgebieten bewirken (postischämische Hypotension). Nach einstündiger Ischämie der Katze kann der Blutdruck unter diesen Bedingungen auf Werte unter 40 mmHg absinken und damit eine Rezirkulation von vorne herein unmöglich machen.

Die postischämische Hypotension kann bei suffizientem Herzen in der Regel ohne Schwierigkeiten durch Infusion kleiner Mengen von Sympathikomimetika behoben werden [4]. Es ist allerdings notwendig, die durch die Rezirkulation bedingte metabolische Azidose durch kontrollierte Infusion von Puffern auszugleichen, da Sympathikomimetika im sauren Milieu unwirksam sind. Die bei dem hier verwendeten tierexperimentellen Modell notwendigen Dosen bewegen sich zwischen 10 und 15 mMol/kg Körpergewicht und werden am besten als Tris-Puffer verabreicht, um eine Verschiebung des Elektrolytgleichgewichtes zu vermeiden. Wird diese Menge innerhalb von 10 min nach Beginn der Rezirkulation verabreicht, ist es in der Regel ohne weiteres möglich, den mittleren Blutdruck auf Werte zwischen 120 und 150 mmHg einzustellen.

Postischämische Koagulopathie. Die Unterbrechung der Hirndurchblutung führt zu einer ausgeprägten disseminierten intravaskulären Koagulopathie, die während der frühen Rezirkulationsphase noch weiter verstärkt wird [3]. Innerhalb von 30 min nach Beginn der Rezirkulation fällt bei Katzen der Fibrinogengehalt des Serums von 2,2 auf 1,1 g/l ab, und die Anzahl der Plättchen vermindert sich von 278 000 auf 196 000/mm^3. Durch Markierung der Plättchen mit ^{51}Chrom ist es möglich, die intravaskulären Aggregate zu lokalisieren. Dabei zeigt es sich, daß im Gehirn und hier insbesondere in den Grenzzonen zwischen den Hauptversorgungsgebieten der großen Hirnarterien erhebliche Mengen an Plättchen abgelagert werden und dort innerhalb mehrerer Stunden nach Beginn der Rezirkulation nachweisbar bleiben. Eine direkte Beziehung zwischen Plättchenanzahl und Ausmaß der Durchblutungsstörung konnte jedoch nicht nachgewiesen werden. Disseminierte intravaskuläre Koagulationen sind bei dem vorliegenden tierexperimentellen Modell deshalb nur ein Teilfaktor, nicht jedoch die einzige Ursache für die Rezirkulationsstörungen.

Bei der Untersuchung der peripheren Organe stellt sich heraus, daß die postischämische disseminierte Koagulopathie nicht nur das Hirn, sondern auch die Nieren und die Lunge betrifft. Dies dürfte einer der Gründe dafür sein, daß im Anschluß an eine globale Ischämie des Hirnes häufig auch Störungen dieser Organe beobachtet werden (s. unten).

Postischämisches Hirnödem. Störungen der Sauerstoffversorgung des Hirns führen zu der Ausbildung eines Hirnödems, da durch Akkumulation von osmotisch aktiven Kataboliten die Gewebeosmolalität ansteigt und nach Inhibition der Ionenpumpen Natrium aus dem Blut in das Hirn aufgenommen wird. Während einer kompletten Ischämie wird allerdings nicht nur die Sauerstoffzufuhr, sondern auch die Flüssigkeitszufuhr zum Hirn vollständig unterbrochen. Das Hirnödem bildet sich deshalb nicht während der Ischämie, sondern erst im Anschluß an die Ischämie während der frühen Rezirkulationsphase aus [5, 8]. Die dadurch bewirkte Volumenzunahme des Hirns kann erhebliche intrakranielle Drucksteigerungen nach sich ziehen. So wurden bei Katzen wenige Minuten nach Beginn der Rezirkulation intrakranielle Drücke bis zu 75 mmHg gemessen. Eine Rezirkulation des Hirns unter diesen Bedingungen ist nur bei entsprechend hohem Blutdruck möglich, d. h. daß eine postischämische Hypotension (s. oben) unter allen Umständen verhindert werden muß.

Bei ausreichender Rezirkulation bildet sich das Hirnödem innerhalb weniger Stunden zurück, da sich mit dem oxidativen Abbau kataboler Metaboliten die Osmolalität des Hirngewebes rasch normalisiert und sich die Elektrolytverschiebungen nach Reaktivierung der Ionenpumpen wieder zurückbilden. Da jedoch einerseits das Hirnödem die Oxygenierung des Gewebes verschlechtert, andererseits aber eine ausreichende Sauerstoffversorgung für die Rückbildung des Ödems Voraussetzung ist, besteht in der frühen Rezirkulationsphase eine kritische Situation, die nur dann beherrscht werden kann, wenn die Erholung des Stoffwechsels einsetzt bevor das Ödem sein Maximum erreicht hat. Dies ist jedoch nur dann möglich, wenn zu Beginn der Rezirkulation mit dem Einstrom von Blutflüssigkeit eine homogene Oxygenierung des Gewebes erfolgt. Für die frühe Rezirkulationsphase ist es deshalb von Bedeutung, daß die Durchblutung sofort und gleichmäßig im gesamten Hirn einsetzt und nicht allmählich in Gang gebracht wird. Unter experimentellen Bedingungen gelingt dies am besten, wenn die Gefäßklemmen erst gelöst werden, nachdem ein ausreichend hoher Blutdruck aufgebaut wurde, und nicht umgekehrt.

Respiratorische Störungen. Während der Ischämie und in der anschließenden Rezirkulationsphase treten häufig schwere respiratorische Störungen im Sinne einer Schocklunge auf [3]. Dies äußert sich unter anderem in dem Anstieg des alveoloarteriolären CO_2-Gradienten, der in der frühen Rezirkulationsphase von 3 auf über 13 mmHg ansteigen kann. Individuell treten hierbei große Unterschiede auf, denn nicht nur die Dauer der Ischämie ist von Bedeutung, sondern auch das Ausmaß der initialen Cushing-Antwort (s. oben), das Ausmaß der intravaskulären Koagulopathie und die Menge an Sympathikomimetika, die während der Rezirkulationsphase zur Stabilisierung des Blutdrucks appliziert werden müssen. Unter den experimentellen Bedingungen der vorliegenden Versuchsserie war es nicht möglich, eine vollständige arterille Sauerstoffsättigung durch Beatmung mit Raumluft zu erreichen. Da jedoch, wie oben dargestellt, eine optimale Oxygenierung des Hirns Voraussetzung für die Rückbildung des postischämischen Hirnödems ist, ist es notwenidg, die Tiere während der frühen Rezirkulationsphase mit sauerstoffreichen Gasgemischen zu beatmen. Aus diesem Grunde ist es auch nicht verwunderlich, daß respiratorische Insuffizienzen bei Tieren ohne funktionelle Erholung deutlich stärker ausgebildet sind [3].

Therapeutische Konsequenzen. Die dargestellten Faktoren verstärken sich gegenseitig und können somit zu der Ausbildung eines Circulus vitiosus führen, der kurze Zeit nach Beginn der Rezirkulation regional oder global zu einem sekundären Hirn-Kreislauf-Stillstand führt (Abb. 1). Durch gezielte therapeutische Verfahren ist es möglich, diesen Kreis zu durchbrechen: die postischämische Azidose läßt sich durch kontrollierte Infusion von Puffern, die postischämische Hypotension durch Infusion von Sympathikomimetika, die postischämische disseminierte Koagulopathie durch Heparin und die postischämische respiratorische Insuffizienz durch Beatmung mit sauerstoffangereicherten Gasen behandeln. Mit einer derartigen Kombinationstherapie gelingt es im Tierexperiment in etwa 70% der Versuche, auch nach einstündiger Ischämie ein No-reflow-Phänomen zu verhindern und damit die Voraussetzung für eine spätere funktionelle Erholung zu schaffen. In diesen Fällen bildet sich eine reaktive Hyperämie aus, die etwa die gleiche Dauer wie die vorangehende Ischämie besitzt und während derer der Energiestoffwechsel und die Ionenpumpen reaktiviert werden. Aufgrund

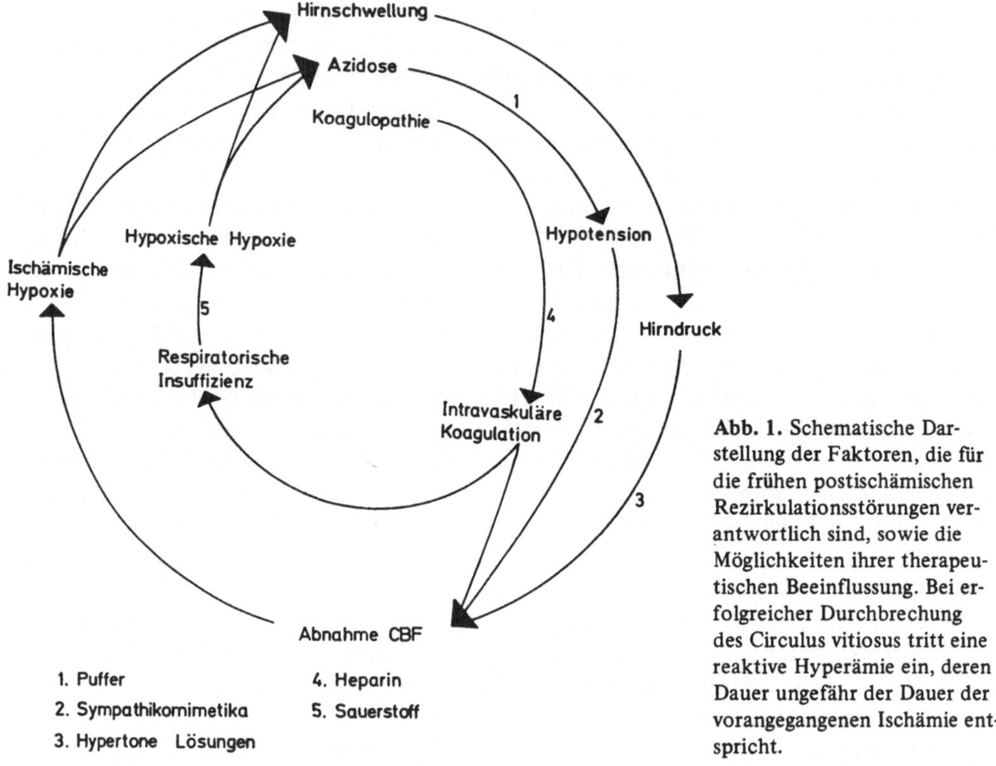

Abb. 1. Schematische Darstellung der Faktoren, die für die frühen postischämischen Rezirkulationsstörungen verantwortlich sind, sowie die Möglichkeiten ihrer therapeutischen Beeinflussung. Bei erfolgreicher Durchbrechung des Circulus vitiosus tritt eine reaktive Hyperämie ein, deren Dauer ungefähr der Dauer der vorangegangenen Ischämie entspricht.

dieser Zusammenhänge wird es verständlich, daß ein direkter Zusammenahng zwischem dem Ausmaß der reaktiven Hyperämie und dem Beginn der funktionellen Erholung besteht [7], obwohl die Durchblutung in dieser Phase den Sauerstoffbedarf des Hirns weit übersteigt (Luxusperfusion).

Verzögerte Rezirkulationsstörungen (postischämische Hypoperfusion)

Das Phänomen der postischämischen Hypoperfusion tritt im Gegensatz zum No-reflow-Phänomen nicht unmittelbar nach Einsetzten der Zirkulation sondern erst nach einigen Stunden und zwar meist im Anschluß an eine Phase der reaktiven Hyperämie auf [7, 18]. Die pialen Gefäße, deren Durchmesser während der reaktiven Hyperämie bis zu 60% verbreitert ist, kontrahieren sich während der postischämischen Hypoperfusion um 10 bis 20%, woraus geschlossen werden kann, daß es sich um eine funktionelle Durchblutungsstörung und nicht um eine Verlegung der Mikrozirkulation handelt [19]. Als Folge der Durchblutungsabnahme sinkt der Sauerstoffpartialdruck des Kortex, und unter kritischen Bedingungen — insbesondere bei vermindertem Sauerstoffgehalt des arteriellen Blutes — können postischämische Hypoxien auftreten. Dies äußert sich in einer Verlangsamung der funktionellen Erholung und in ausgeprägten Fällen in einer sekundären Amplitudenabnahme der evozierten Potentiale und einer Verlangsamung und Abflachung des EEG. Bei längerem Bestehen treten hypoxische Ödeme auf, die zu einer sekundären Zunahme des intrakraniellen Drucks und damit zu einer weiteren Abnahme der Durchblutung bis hin zum verzögerten Hirn-Kreislauf-Stillstand führen können. Die postischämische Hypoperfusion ist somit eine schwerwiegende Komplikation, deren Ausmaß für den Erfolg der Reanimation nach Kreislaufstillstand von entscheidender Bedeutung ist.

Ursachen der postischämischen Hypoperfusion. Wie bereits aus der Abnahme des Gefäßdurchmessers der pialen Arterien hervorgeht, handelt es sich bei der postischämischen Hypoperfusion um eine funktionelle Durchblutungsstörung als Folge eines erhöhten Gefäßtonus. Quantitative Messungen der Hirndurchblutung zeigen, daß die CO_2-Reaktivität, die beim gesunden Tier eine Durchblutungssteigerung von etwa 2 ml/mmHg ausmacht, während der postischämischen Hypoperfusion vollständig verloren gegangen ist. Die Autoregulation ist dagegen über den Bereich von etwa 80–220 mmHg erhalten, was ungefähr dem autoregulatorischen Bereich des nichtischämischen Versuchstiers entspricht [7]. Die Hirndurchblutung kann während dieser Phase somit weder durch eine Erhöhung des Blutdrucks noch durch eine Erhöhung des arteriellen CO_2-Gehalts gesteigert werden.

Der Verlust der CO_2-Reaktivität ist Ausdruck einer Störung der metabolischen Regulation der Hirndurchblutung. Unter physiologischen Bedingungen bewirkt die Zunahme des Stoffwechsels eine gekoppelte Zunahme der Hirndurchblutung, wdurch gewährleistet wird, daß ein Gleichgewicht zwischen Sauerstoffangebot und Sauerstoffbedarf erhalten bleibt. Diese Koppelung, die u. a. über eine Verschiebung der H-Ionen-Aktivität im perivaskulären Raum erfolgt, ist während der postischämischen Hypoperfusion erloschen. Eine Zunahme des relativen Sauerstoffbedarfs – gleichgütig ob durch Zunahme des Sauerstoffverbrauchs oder durch Abnahme der Sauerstoffverfügbarkeit – führt deshalb nicht zu einer Zunahme der Durchblutung, sondern zu einer Aktivierung der anaeroben Glykolyse, wie aus dem Anstieg des Glucose-/Sauerstoff-Aufnahmequotienten des Hirns abzulesen ist. Unter den hier beschriebenen experimentellen Bedingungen tritt ein derartiger Zustand bereits bei einer Sauerstoffausschöpfung des arteriellen Bluts von mehr als 50% auf. Das Hirn reagiert deshalb außerordentlich empfindlich in der Erholungsphase bereits auf leichte Hypoxien.

Therapeutische Konsequenzen. Die ursächliche Behandlung der postischämischen Hypoperfusion besteht in der Wiederherstellung der metabolischen Regulation. In Untersuchungen von Pickard et al. [16] konnte gezeigt werden, daß vergleichbare Regulationsstörungen nach Inhibition der Prostaglandinsynthese durch Indomethacin hervorgerufen werden, und daß diese durch die Gabe von Prostacyclin (PGI_2) rückgängig gemacht werden können. Aus diesem Grund wurde der Versuch unternommen, die postischämische Hypoperfusion durch Prostacyclin-Infusionen zu behandeln. Es zeigte sich jedoch, daß selbst bei kontinuierlicher Infusion von 1,8 μg/kg/min weder die Durchblutung noch die CO_2-Reaktivität der Durchblutung beeinfluß werden konnte [11].

Eine symptomatische Verbesserung der Hirndurchblutung durch intravenöse oder intraarterielle Infusionen von verschiedenen vasoaktiven Substanzen wie Papaverin (625 μg/kg/min), Phentolamin (250 μg/kg/min) und Orciprenalin (12,5 μg/kg/min) blieb ebenfalls wirkungslos, obwohl die Durchblutung in den peripheren Gefäßen signifikant anstieg [7, 19]. Hämodilutionen bewirkten eine Durchblutungszunahme aber keine Verbesserung der Sauerstoffversorgung, da der Sauerstoffgehalt des arteriellen Blutes abnahm [10]. Deshalb wurde der Versuch unternommen, den Suaerstoffbedarf des Hirnes durch Barbiturate (50 mg/kg Pentobarbital oder 70 mg/kg Thiopental) oder Hypothermie (30 °C oder 26 °C) zu drosseln [10]. Es stellte sich heraus, daß dadurch eine Abnahme des Sauerstoffverbrauchs bis maximal 60% bewirkt werden konnte. Gleichzeitig kam es jedoch zu einer Abnahme der Hirndurchblutung, so daß die tatsächliche Sauerstoffverfügbarkeit nicht verbessert wurde. Dies ist der Grund dafür, daß trotz Senkung des Sauerstoffverbrauchs der Glucose-/Sauerstoffaufnahmequotient des Hirns nicht abnahm und somit weiterhin Glucose partiell anaerob abgebaut wurde.

Schließlich wurde der Versuch unternommen, den Sauerstoffbedarf des Hirns durch eine Verbesserung der mitochondrialen Atmung zu senken. Während und in der frühen Rezirkulationsphase nach Ischämie strömt Kalzium aus dem extrazellulären in das intrazelluläre Kompartiment ein und wird in den Mitochondrien sequestriert. Da durch diesen Vorgang die oxidative Phosphorylierung in den Mitochondrien gestört wird, und dadurch der Sauerstoffbedarf des Gewebes steigt, erscheint es sinnvoll, den zellulären Einstrom von Kalzium durch Kalziumblocker zu inhibieren [17].

In der vorliegenden Versuchsserie wurde hierfür der Kalziumblocker Flunarizine (0,4 mg/kg) verwendet, und der Kalziumgehalt des zerebralen Kortex 3 h nach Beginn der Rezirkulation gemessen [9]. Es zeigte sich, daß bei den unbehandelten Tieren der Kalziumgehalt im Anschluß an die Ischämie von 0,330 auf 0,447 μg/mg Protein anstieg, aber unter der Wirkung von Flunarizine keine Verminderung dieses Anstiegs sondern sogar eine leichte weitere Zunahme auf 0.540 μg/mg Protein erfolgte. Es ist deshalb nicht erstaunlich, daß unter der Wirkung des Kalziumblockers keine Verbesserung der elektrophysiologischen oder biochemischen Erholung beobachtet wurde.

Zusammenfassung

Nach einstündiger totaler Ischämie des normothermen Katzen- oder Affengehirns tritt eine progressive Erholung elektrophysiologischer und biochemischer Funktionen ein, sofern Störungen der Durchblutung im Anschluß an die Ischämie verhindert werden können. Derartige Rezirkulationsstörungen können unmittelbar im Anschluß an die Ischämie (No-Reflow-Phänomen) oder nach einigen Stunden im Anschluß an eine vorangegangene Hyperämie auftreten (postischämische Hypoperfusion). Das No-reflow-Phänomen entsteht aus dem Zusammenwirken von postischämischer Hypotension, postischämischem Hirnödem und disseminierter intravaskulärer Koagulopathie. Es läßt sich therapeutisch durch eine Blutdrucksteigerung in Kombination mit entwässernden Maßnahmen günstig beeinflussen. Die postischämische Hypoperfusion ist eine funktionelle Durchblutungsstörung, die auf einer Störung der metabolischen Regulation beruht und zu einem Mißverhältnis zwischen Sauerstoffangebot und Sauerstoffverbrauch des Hirns in der späteren Reanimationsphase führt. Ihre Folgen können weder durch vasoaktive Substanzen, Hämodilution, metabolische Inhibition oder Kalziumblocker günstig beeinflußt werden. Eine ausreichende Sauerstoffversorgung des Hirns während dieser Phase ist lediglich durch eine Optimierung der kardiorespiratorischen Funktion zu erreichen. Da dies jedoch nur unter günstigen experimentellen Bedingungen möglich ist, werden weitere Fortschritte in der zerebralen Reanimation von der Behebung der postischämischen Hypoperfusion abhängig.

Literatur

1. Ames A III, Wright RL, Kowada M, Thurston JM, Majno G (1968) Cerebral ischemia. II. The no-reflow phenomenon. Am J Pathol 52:437–453
2. Cushing H (1901) Concerning a definite regulatory mechanism of the vasomotor center which controls pressure during cerebral compression. Bull Johns Hopkins Hosp 12:290–292
3. Hossmann K-H, Hossmann V (1977) Coagulopathy following experimental cerebral ischemia. Stroke 8:249–254
4. Hossmann K-A, Kleihues P (1973) Reversibility of ischemic brain damage. Arch Neurol 29:375–384
5. Hossmann K-A, Takagi S (1976) Osmolality of brain in cerebral ischemia. Exp Neurol 51:124–131
6. Hossmann K-A, Zimmermann V (1974) Resuscitation of the monkey brain after 1 h complete ischemia. I. Physiological and morphological observations. Brain Res 81:59–74
7. Hossmann K-A, Lechtape-Grüter H, Hossmann V (1973) The role of cerebral blood flow for the recorvery of the brain. Z Neurol 204:281–299
8. Hossmann K-A, Sakaki S, Kimoto K (1976) Cerebral uptake of glucose and oxygen in the cat brain after prolonged ischemia. Stroke 7:301–305
9. Hossmann K-A, Paschen W, Csiba L (1983) Relationship between calcium accumulation and recovery of cat brain after prolonged cerebral ischemia. J Cereb Blood Flow Metab 3:346–353
10. Van den Kerckhoff W, Matsuoka Y, Paschen W, Hossmann K-A (1980) Influence of barbiturates, hypothermia and hemodilution on postischemic metabolism and functional recovery following cerebrociculatory arrest in cats. In: Spatz M, Mrsuljy BB, Rakić LJ, Lust WD (eds) Circulatory and developmental aspects of brain metabolism. Plenum, New York London, pp 103–122
11. Van den Kerckhoff W, Hossmann K-A, Hossmann V (1983) No effect of prostacyclin on blood flow, regulation of blood flow and blood coagulation following global cerebral ischemia. Stroke 14:724–730
12. Kleihues P, Kobayashi K, Hossmann K-A (1974) Purine nucleotide metabolism in the cat brain after one hour of complete ischemia. J Neurochem 23:417–425
13. Kleihues P, Hossmann K-A, Pegg AE, Kobayashi K, Zimmermann V (1975) Resuscitation of the monkey brain after one hour complete ischemia. III. Indications of metabolic recovery. Brain Res 95:61–73
14. Kramer W, Tynman JA (1967) Acute intracranial hypertension. An experimental investigation. Brain Res 6:686–705
15. Negovsky VA (1979) General problems of the post-resuscitation pathology of the brain. Resuscitation pathology of the brain. Resuscitation 7:73–81
16. Pickard J, Tamura A, Stewart M, McGeorge A, Fitch W (1980) Prostacyclin, indomethacin and the cerebral circulation. Brain Res 197:425–431
17. Siesjö BK (1981) Cell damage in the brain: A speculative synthesis. J Cereb Blood Flow Metab 1:155–185
18. Snyder JV, Nemoto EM, Carroll RG, Safar P (1975) Global ischemia in dogs: Intracranial pressures, brain blood flow and metabolism. Stroke 6:21–27
19. Takagi S, Cocito L, Hossmann K-A (1977) Blood recirculation and pharmacological responsiveness of the cerebral vasculature following prolonged ischemia of cat brain. Stroke 8:707–712

Cerebral function-monitoring, EEG und spektrale Parameter unter zerebraler Hypoxie und Ischämie

H. Schwilden und H. Stoeckel

Das zu referierende Thema stellt 2 Fragestellungen zur Diskussion:

1. wie wirkt sich eine zerebrale Hypoxämie bzw. Ischämie auf das EEG aus, und
2. wie können solche Veränderungen erfaßt, in ihrem Trend dargestellt und dokumentiert werden.

Einerseits wird das EEG als Träger einer erheblichen Information über den Zustand des Gehirns angesehen, den zu entschlüsseln wir jedoch heute nur unvollständig in der Lage sind. Andererseits können mit dem vom Skalp abgeleiteten EEG aber nur die elektrischen Aktivitäten von Zellverbänden erfaßt werden, die unmittelbar unter der Hirnoberfläche liegen. Tiefer liegende Strukturen werden nur über ihren modulierenden Einfluß auf den Kortex erfaßt. Ein abgeleitetes Nullinien-EEG sagt also zunächst nur etwas über die elektrische Inaktivität der äußeren Schicht der Hirnrinde aus. Neben dieser prinzipiellen Einschränkung der eindeutigen Interpretationsmöglichkeit des EEG's, was die Integrität des Gehirns angeht, steht man im anästhesiologischen und intensivmedizinischem Rahmen in der Regel vor der Schwierigkeit, auf dem Hintergrund einer polymedikamentösen Therapie ein EEG zu beurteilen.

Da es nahezu kaum eine globale EEG-Veränderung gibt, die nicht durch ein Pharmakon verursacht werden könnte, bleibt dem Anästhesiologen keine andere Wahl — bis auf Ausnahmefälle — als das EEG als Indikator von Veränderungen aufzufassen, deren Ursache entweder aus der manifesten zeitlichen Korrelation ersichtlich ist oder die es zu eruieren gilt.

Eine wesentliche Aufgabe des EEG-Monitorings ist es, solche Veränderungen deutlich sichtbar zu machen. Hierbei muß natürlich die Minimalforderung aufgestellt werden, daß die Trenddarstellung eines EEG-Parameters schneller reagiert und erkennbar ist, als die Wiederbelebungszeit des Gehirns. Eine der ersten und ältesten Methoden, einen EEG-Trend festzustellen war es, das EEG-Aufzeichnungsgerät mit der langsamsten Geschwindigkeit laufen zu lassen. Die so produzierten EEG-Schmierkurven konnten eine gute Übersicht der Spitze-zu-Spitze-Amplitude geben. Als einer der ersten verfügbaren und kommerziell erhältlichen EEG-Monitors machte sich der sog. Cerebral-Function-Monitor eine solche Schreibweise zunutze. Er trägt nicht die Schmierkurve selbst, sondern deren Breite auf.

Das EEG-Monitoring dient hier aber lediglich dazu, eine Veränderung zu erkennen, deren Bedeutung erst durch den zeitlichen Bezug zu den begleitenden Umständen klar wird. Die therapeutischen Maßnahmen werden dann häufig entkoppelt vom EEG durchgeführt; d. h. sie zielen nicht unbedingt darauf ab, daß EEG-Signal wieder in den vorherigen Zustand zu bringen. Zum Beispiel führt die Gabe von Etomidat bei plötzlichem Abfall der EEG-Amplitude während des kardiopulmonalen Bypasses in der Regel zu einer weiteren Verflachung der EEG-Amplitude. Dies ist eine gänzlich andere Handlungsweise als die, welche z. B. beim

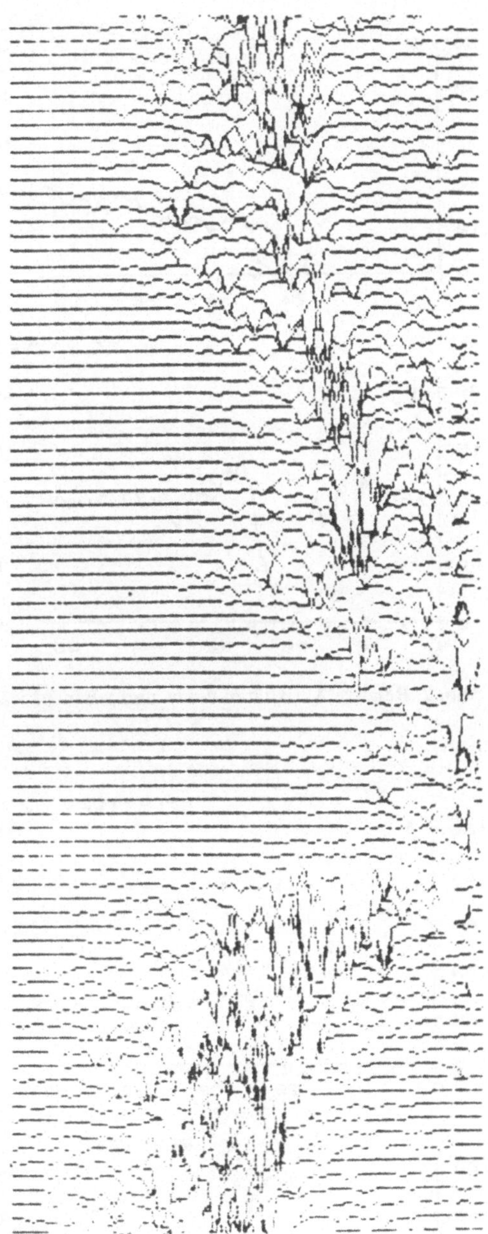

Abb. 1. Powerspektrum während eines
kardiopulmonalen Bypasses

hämodynamischen oder Atemgasmonitoring anzutreffen ist. Hier zielen die therapeutischen Maßnahmen darauf ab, das Signal wieder in einen gewünschten Normalbereich zu bringen.

Es erhebt sich nun die Frage, läßt das EEG keine Parametrisierung zu, so daß zuverlässige, wünschenswerte Normalbereiche für diesen Parameter aufgestellt werden können, oder wurde hier einfach ein unzutreffender Parameter gewählt.

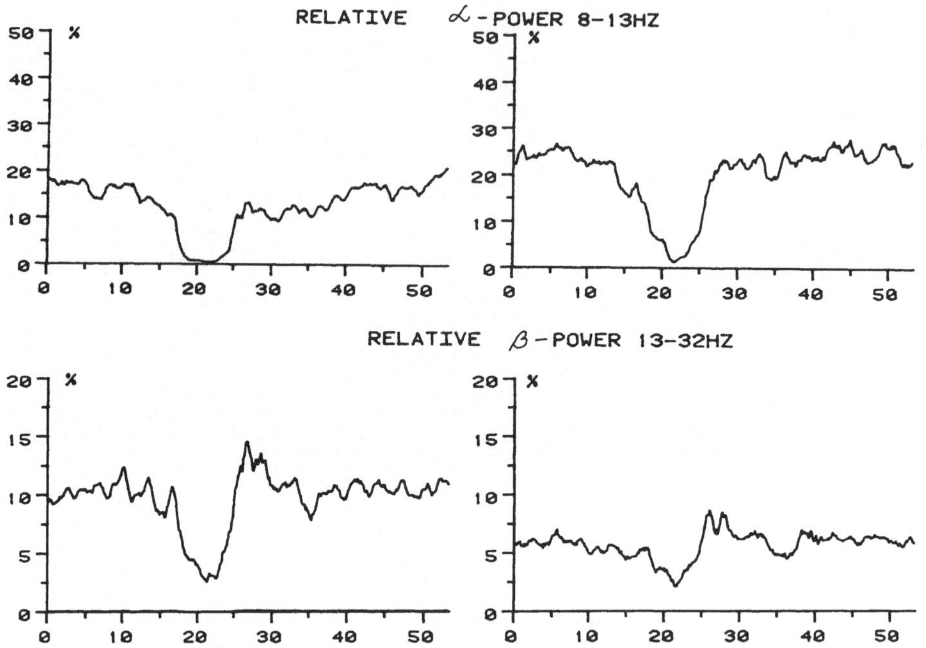

Abb. 2. Relative Aktivitäten des α- und β-Bandes während einer Karotisendarterektomie

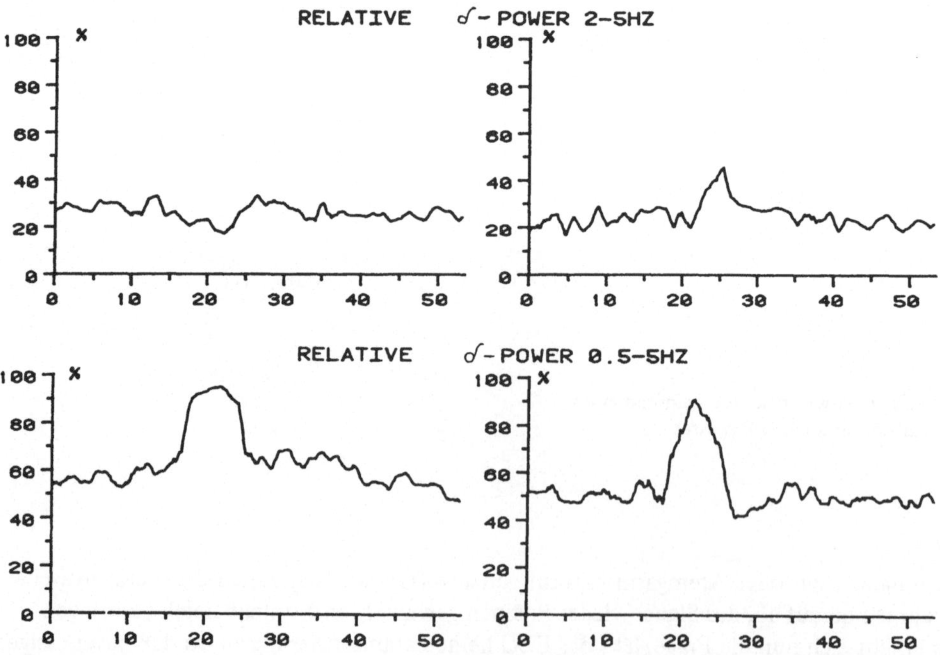

Abb. 3. Relative Aktivitäten der Frequenzbänder von 2–5 Hz und von 0,5–5 Hz bei Karotisendarterektomie links

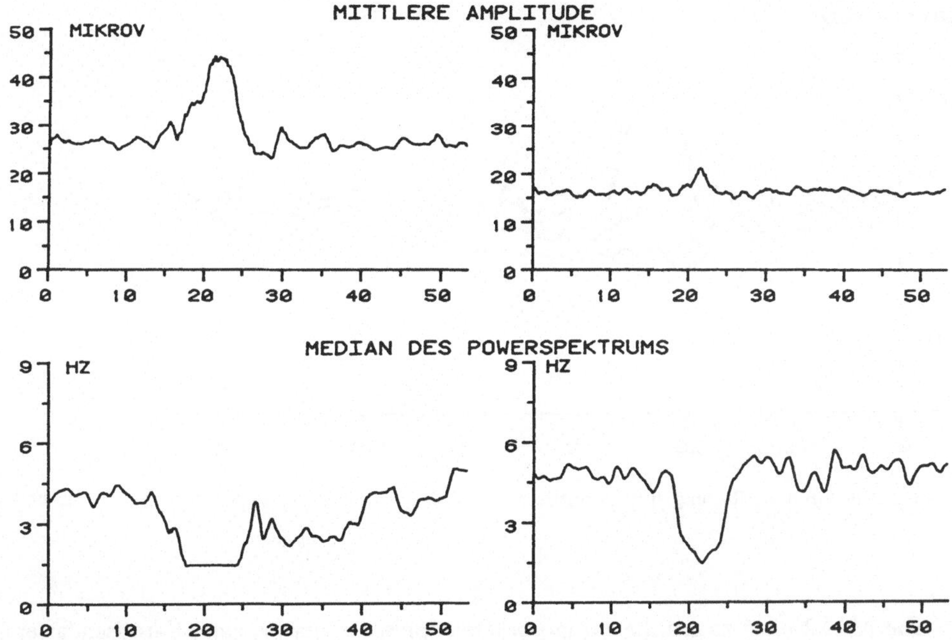

Abb. 4. Median und mittlere Amplitude bei Karotisendarterektomie links. (Das Frequenzbandverhalten ist in Abb. 2 und Abb. 3 gezeigt.)

Komplexere Methoden der automatischen EEG-Überwachung bedienen sich der Powerspektrumanalyse. Die Abb. 1 zeigt ein solches Powerspektrum während eines kardiopulmonalen Bypasses. Bei 1 wurde in den Bypass übergegangen, der Blutdruck beträgt 85/60 mmHg. Mit vollständigem Bypass sinkt der systolische Druck auf 30 mmHg ab, der in der Folgezeit nicht angehoben werden konnte, bei einem Maschinenflow von 2,4/min/m^2; trotzdem erholt sich das EEG wieder. Offensichtlich haben hier die Autoregulationsmechanismen der Hirndurchblutung doch noch gegriffen. Der früher häufig erwähnte Grenzwert von 50 mmHg [5] als minimal aufrecht zu erhaltender mittlerer arterieller Druck (MAP) braucht bei der Verwendung von Anästhetika, die den zerebralen Sauerstoffverbrauch senken, nicht der minimal akzeptable MAP zu sein [2].

Die Abb. 1 wurde mit einem Neurotrac (Fa. Interspec) genannten Gerät gemacht, daß an unserem Institut eine Weile in der Erprobung war. Das Gerät hat eine Fülle von Möglichkeiten. Jedoch der hier vorgestellte Fall ist ein Paradebeispiel. In einer Reihe von Fällen erzielten wir nur wenig aussagekräftige Darstellungen, obwohl das Spontan-EEG deutliche Veränderungen aufwies. Der Grund liegt nach unserer Erfahrung in der mangelnden Signalanalyse, Datenreduktion und der Beschränktheit der graphischen Darstellbarkeit von sequentiellen Powerspektren. Kennt man den Verlauf des gesamten Spektrums, dann kann man a posteriori die graphischen Darstellungsparameter so wählen, daß es zu einer sehr informativen Darstellung des Powerspektrums kommt. Das sind aber nicht die Voraussetzungen der Praxis, die eine auf a priori-Annahmen beruhende Darstellung fordern. Hier kann nur eine weitergehende Datenreduktion und Signalverarbeitung zum Erfolg führen.

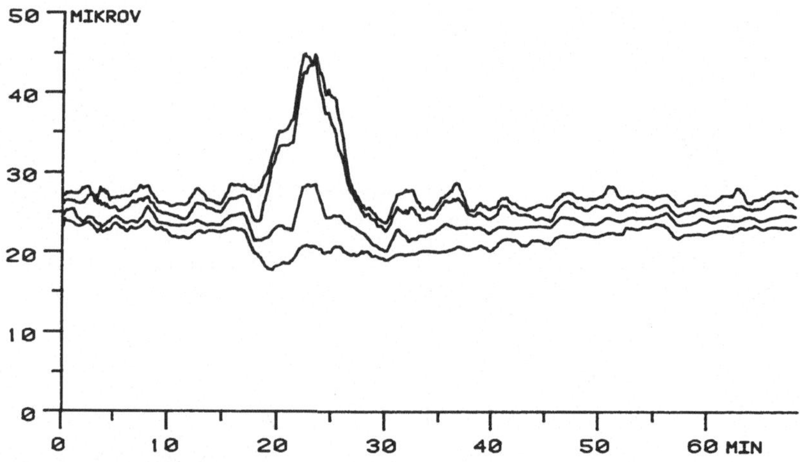

Abb. 5. Einfluß der Filterung auf die mittlere Amplitude bei einem Lowpass zwischen 0,5 Hz und 2 Hz

Die Abb. 2 bis 4 zeigen die chronospektrographische Analyse einer Karotisendarterektomie links, die im Onlineverfahren sequentieller Powerspektren keine manifesten Änderungen erkennen ließen.

Die Abb. 2 zeigt die relative Aktivität des α- und β-Bandes gegenüber der Zeit. Links ist die operative Seite dargestellt, rechts die nichtoperative. Die Abklemmung der A. carotis erfolgte in der 12. Minute, die Fertigstellung des Shunts in der 22. Minute. Zunächst ist erkenntlich, daß die α-Aktivität auf der operativen Seite geringer ist als auf der nichtoperativen, während sich die β-Aktivität umgekehrt verhält. Mit totalem Verschluß der A. carotis kommt es auf beiden Seiten zu einer deutlichen Reduktion dieser Aktivitäten, die also in niedrigere Frequenzbereiche abgewandert sein müssen.

Die Abb. 3 zeigt die relative Power im Frequenzband zwischen 2–5 Hz und 0,5–5 Hz. Man erkennt, daß die gesamte EEG-Aktivität, die dem α- und β-Band entzogen wurde, in das δ- bzw. Subdeltaband von 0,5–2 Hz abgewandert sind.

Die Abb. 4 zeigt das Verhalten zweier EEG-Parameter, die nach unserer Erfahrung am ehesten geeignet sind subsummierend EEG-Veränderungen zu beschreiben. Dies sind mittlere Amplitude und die mediane Frequenz des Powerspektrums [4]. Erstaunlich ist die geringe Veränderung der Amplitude auf der rechten Seite verglichen mit der Veränderung der medianen Frequenz. Was in diesem Zusammenhang nichts anderes bedeutet, daß beide EEG-Parameter relativ entkoppelt voneinander zu betrachten sind, d. h. ihre Kovarianz nicht immer sehr groß zu sein braucht.

Diese Parametrisierung scheint nach unserer Erfahrung die wesentlichen Veränderungen des EEG's in einer oligoparametrischen Darstellung am ehesten zu vertreten.

Vorsicht hat man jedoch walten zu lassen, wenn die hier referierten Daten mit Literaturdaten verglichen werden. Chiappa et al. [1] berichten z. B. in einer Studie über rund 370 Karotisendartektomien, daß sie in 10% der Fälle EEG-Veränderungen registriert haben, die alle mit einer Verminderung der Amplitude einhergingen. Dies stimmt nicht mit unserer Erfahrung überein. Die untere EEG-Filterbegrenzung bestimmt wesentlich das Verhalten der EEG-Amplitude. Die Abb. 5 zeigt für das in den Abb. 2–4 dargestellten Falles der Karotisendarterektomie 4 verschiedene Verläufe der Amplitude für 4 verschiedene untere Filtereinstellungen. 0,5 Hz für die oberste Kurve und 2 Hz für die unterste Kurve. Man erkennt, daß man durch die Wahl der unteren Frequenzbegrenzung praktisch jeden Verlauf der Amplitude erreichen kann, von stark zunehmend bis abnehmend.

Unsere eigenen Erfahrungen und eine Reihe von Literaturberichten lassen folgenden Schluß zu:

Die Reaktion des vom Skalp abgeleiteten EEG's auf Ischämie, Hypoxämie und Hypotonie ist relativ stereotyp. Es kommt zu einer Frequenzverlangsamung, die mit Amplitudenerhöhung oder -verminderung einhergeht, wobei die Amplitudenverminderung prognostisch ungünstiger ist. Es treten Burst-suppressions auf, deren isoelektrische Perioden immer länger werden, bis ein isoelektrisches EEG auftritt. Histopathologische Studien [3] haben ergeben, daß einer ischämischen Zellzerstörung immer isoelektrische EEG-Perioden vorausgehen, und daß ein Frequenzshift alleine während einer Ischämie ohne isoelektrische Epochen nie von einer Zellzerstörung gefolgt war.

Man kann daraus folgendes schließen:

1. Frequenzverlangsamung mit Amplitudenerhöhung ist ein Warnzeichen mit der Konsequenz, die Situation im Auge zu behalten oder erste prophylaktische, therapeutische Maßnahmen zu ergreifen,
2. Frequenzverlangsamung mit Amplitudenerniedrigung ist ein deutlicheres Warnzeichen,
3. Bei Übergang in ein isoelektrisches EEG bestehen nur noch einige Minuten bis eine irreversible Zellzerstörung wahrscheinlich werden kann (s. jedoch Hossmann, S. 101 ff.).

Faßt man vom technischen Aspekt unsere Erfahrungen des EEG-Monitorings zusammen, kommt man zu folgendem Schluß: Die Tatsache, daß Monitore, die eine 3-D-Darstellung der Powerspektren liefern, insgesamt in der klinischen Praxis im Onlinebetrieb keine uns befriedigenden Ergebnisse geliefert haben, obwohl sie von technischer Seite her sehr sorgfältig konstruiert waren, zeigt, daß diese Methode für ein Onlinemonitoring eher ungeeignet ist. Für ein klinisch verwertbares EEG-Monitoring muß man stärkere Signalverarbeitung und Datenreduktion fordern. Für ein EEG-Monitoring in der Neurochirurgie, im OP wie auch auf der Intensivstation lassen sich folgende Forderungen aufstellen:

1. 2 Ableitungen sollten möglich sein,
2. die Elektrodenimpedanzen müssen jederzeit überprüfbar sein,
3. die original EEG-Spur muß jederzeit ablesbar sein,
4. der Anwender muß die Möglichkeit haben, die untere Filterbegrenzung bis auf 0,5 Hz setzen zu können,
5. es sollten 2 Parameter dargestellt werden können; ein Amplitudenmaß und ein Frequenzmaß,
6. das Gerät sollte eine Mustererkennung für Burst-suppression haben.

Zusammenfassen läßt sich folgendes feststellen:

1. Das EEG läßt eine Parametrisierung zu, die auf eine Hypoxämie und Ischämie hinweisen können. Es gibt jedoch keine EEG-Veränderungen, die zwingend darauf schließen lassen.
2. Alle Monitore, die wir in diesem Zusammenhang testen konnten, lieferten nicht zuverlässig genug klinisch brauchbare Ergebnisse, was entweder an einer inadäquaten Methode oder an einer mangelnden Signalanalyse und Datenaufbereitung lag.

Literatur

1. Chiappa KH, Burke SR, Young RR (1979) Results of electroencephalographic monitoring during 367 carotidendarterectomies. Stroke 10:381–388
2. Fitch W (1982) Autoregulation of cerebral blood flow: Effects of hypotensiv drugs. Br J Anaesth 53:254–255P
3. Prior PF (1982) Cerebral function (CFM), compressed spectral array (CSA) and evoked responses under conditions of decreased cerebral perfusion. Br J Anaesth 54:259P
4. Schwilden H, Stoeckel H (1980) Spektrale EEG-Parameter als Indikatoren der Narkosetiefe. Anästh Intensivmed Notfallmed 15
5. Stockard JJ, Bickford RG, Myers RR et al (1974) Hypotension-induced changes in cerebral function during cardiac surgery. Stroke 5:730–745

Schädel-Hirn-Trauma: Wertigkeit von Überwachungskriterien*

M. R. Gaab

Einleitung

In den Beiträgen dieses Bandes werden zahlreiche Überwachungstechniken beschrieben, die zu einer zunehmenden Zahl von Daten in der Intensivüberwachung führen. Die Zuverlässigkeit der Meßmethoden ist aber in der durch viele Störmöglichkeiten gekennzeichneten Intensivstation nicht immer gegeben; zudem wird es immer schwerer, aus der Vielzahl der Daten wie klinische Beobachtung, physiologische Meßwerte, Labordaten ein einheitliches Bild zu gewinnen. Hier bringt auch der (notwendige!) Einsatz von Rechnern keine wesentliche Entlastung, da dieser Dringlichkeit und Bedeutung der Daten nicht beurteilen kann. Gerade bei dem komplexen Schädel-Hirn-Trauma, das oft im Rahmen eines Polytraumas vorliegt und sekundär durch Hypoxie und Perfusionsstörungen überlagert wird, muß daher der verantwortliche Arzt die Wertigkeit der Überwachungskriterien kennen. Nur die sichere Interpretation der Kriterien in ihrer Gesamtschau ermöglicht die frühe Erkennung von Komplikationen und verhindert andererseits, daß ein Einzelparameter zu einem nicht indizierten folgenschweren Eingriff führt, wie die (mir bekannt gewordene) Barbituratüberdosierung mit tödlichem Ausgang wegen defekter Hirndruckmessung bei autoptisch unauffälligem Gehirn.

Die Überwachungskriterien gliedern sich in klinische Beobachtung und technische Untersuchungen, letztere wieder in fortlaufende Messungen und Intervallanalysen.

Die klinische Beobachtung

Die häufige klinische Untersuchung ist auch heute noch das wichtigste Überwachungskriterium. Die Untersuchung des bewußtseinsgestörten, schwer Schädel-Hirn-Verletzten beruht nicht auf einer ausführlichen neurologischen Prüfung, die allenfalls konsiliarärztlich zur genauen Lokalisation zerebraler Ausfälle indiziert ist [14]; zur Erkennung von Schweregrad und Verlaufskomplikationen genügt vielmehr ein auf Zielsymptome beschränktes Schema (Abb. 1), das nur Minuten benötigt und somit häufig wiederholt werden kann [5, 25]. Zunächst wird die *Spontanatmung* beobachtet. Auch schwer Hirnverletzte haben eine regelmäßige Spontanatmung, beim Mittelhirnsyndrom ist sie geradezu monoton („Maschinenatmung"), da die supratentorielle Modulation wegfällt; Maschinenatmung, oft mit spontaner

---

* Mit Unterstützung des DFG (Ga 273/1–2) und des BMFT (MMT 19)

M.Gaab nch Wien 4.Aufl. Neurol.-Klin. Verlaufskontrolle Pat. ...H. E. ♂... geb. ..11 A.. Blatt No. 1

Untersuchungsbefund jeweils durch Punkt i.d.entspr.Spalte angeben; folgende Bef.=Pkte mit Strich verbinden.
Bei Seitendifferenz Seitenangabe mit: Rechts= ●——R——● (ausgezogen), Links= ●—L——● (gestrichelt)
Wenn Verbalantwort nicht prüfbar, Angabe: 1=Intubiert, 2=Tracheotom.,3=Kontr.Beatm. 5=Intermax.verdrahtet
Wenn Befund "nicht prüfbar" (0): Statt dessen entspr.Ziffer oder Klartext in der Spalte eintragen.

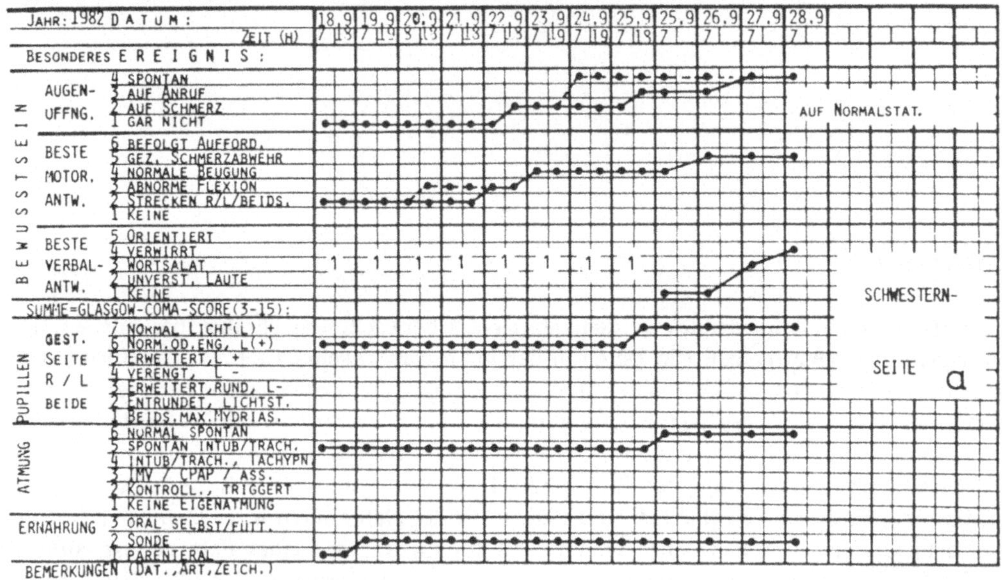

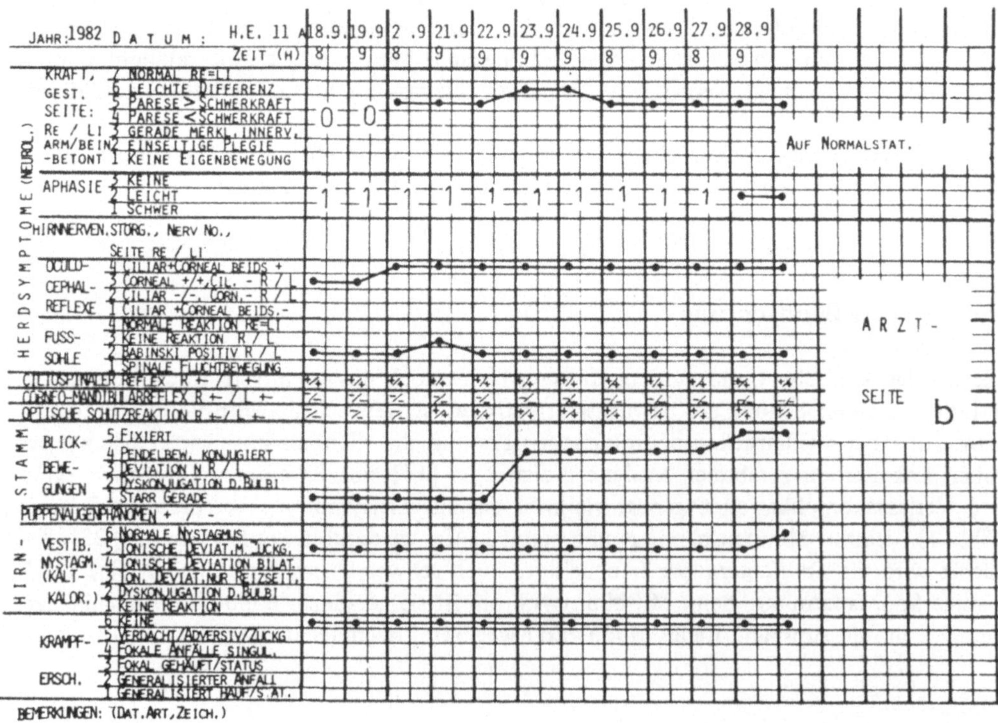

Hyperventilation, ergibt keinen Hinweis auf Komplikationen wie Hirndrucksteigerung, sondern beruhen u. a. auf chemischen Liquorveränderungen [13, 24]. Auch Cheyne-Stokesatmung ist ein unspezifisches Symptom einer schwereren Hirnstammschädigung. Erst die unregelmäßige, erlöschende Spontanatmung des Bulbärhirnsyndroms ist ein Hirndruckhinweis, als Überwachungskriterium aber nicht mehr nutzbar, da dann mit Ausnahme von Kindern schon eine irreversible Bulbärhirneinklemmung vorliegt [5, 13].

Nach einer Kreislaufuntersuchung folgt die Prüfung der Reaktion auf Anruf; diese beurteilt Verbalantwort und Augenöffnung, deren Vorhandensein bedrohliche Komplikationen ausschließt. Die Bewegung auf Aufforderung läßt grobe Seitenhinweise (Parese) erkennen.

Der Verlust einer zuvor bestehenden Verbalreaktion ist ein Alarmsymptom und erfordert Abklärung; zunächst wird sich die Prüfung der Reaktion auf Schmerzreize anschließen. Öffnet der Patient auf kräftiges Kneifen der Achselfalte oder Fingernägel die Augen nicht, ist er komatös, was schon alleine eine Intubation erfordert. Nach dem *motorischen Reaktionsmuster* auf Schmerzreize lassen sich 4 Komastufen nach der Skala der Neurochirurgischen Weltgesellschaft (WFNS) abgrenzen, die zur Beurteilung der Dringlichkeit genügt [5, 13] und im Gegensatz zur komplizierteren Hirnstammskala keine neurologischen Fachkenntnisse erfordert.

Bewußtseinstrübung / Hypovigilität – Clouded consciousness:

Verminderte Wachheit und Reaktion, aber noch Augenöffnung spontan oder zumindest auf (Schmerz-) Reize

1. Ohne neurologische Störung,
2. mit neurologischen Symptomen (Parese, Anfälle)

Bewußtlosigkeit – Koma:

Patient spricht nicht und öffnet die Augen weder spontan noch auf Reize

Koma 1: Ohne wesentliche neurologische Störung, reagiert gezielt auf Schmerz;

Koma 2: (Schmerz-) Reizreaktion motorisch unkoordiniert, Parese, Anfälle und/oder Anisokorie

Koma 3: Strecksynergismen mindestens einer Extremität (spontan oder auf Schmerzreize), mit/ohne Anisokorie, mit/ohne Augenmotilitätsstörung (= *„Mittelhirnsyndrom"* im engeren Sinn)

Koma 4: Ohne motorische Aktivität (weder spontan noch auf Reiz- evtl. aber spinale Reflexe), schlaffer Muskeltonus, dilatierte und reaktionslose Pupillen, keine Augenbewegung, kein Ziliar – oder Kornealreflex, aber noch Spontanatmung (= *„Bulbärsyndrom"*)

◄ **Abb. 1a, b.** Klinische Intensivüberwachung bei Schädel-Hirn-Trauma: Standardisierter Verlaufsbogen mit Beispiel. Trennung in (häufiger ausgefüllte) Vorderseite, auch für das Pflegepersonal geeignet (a mit Glasgow-Koma-Skala), und Rückseite für spezielle ärztliche Untersuchung (b). Zuordnung von Zahlenwerten zu den Befunden ermöglicht auch elektronische Befunddokumentation

Es schließt sich die Beurteilung von *Pupillen*weite, -form und -reaktion an; es ist selbstverständlich, daß jede nicht auf lokalen Verletzungen (Bulbustrauma) beruhende Pupillenstörung ein Alarmsymptom darstellt. Bei Beginn einer Hirndrucksteigerung, aber auch bei funktionellen Hirnstammschäden werden die Pupillen oft erst eng („Reizmiosis"), bevor eine meist herdseitige Pupillenerweiterung, schließlich Lichtstarre und Entrundung die fortschreitende Okulomotoriuseinklemmung im Tentoriumschlitz anzeigt. Bei nur einseitiger Einklemmung bestehen bei rascher Diagnostik (schon vor dem Kontroll-CT konservative Hirndrucksenkung) noch Therapiechancen; bei beidseits weiten, lichtstarren, gar entrundeten Pupillen ist die Prognose (Koma 4, Übersicht) mit Ausnahme von Kindern meist aussichtslos [5, 22, 25].

Während eine Prüfung von Ziliar- und Kornealreflex sowie des „Babinski" noch zur Verlaufsüberwachung beiträgt, dienen die weiteren, z. T. aufwendigeren Prüfungen der „Arztseite" unseres Überwachungsbogens (Abb. 1b) der Beurteilung von Hirnstammschaden und Prognose; besondere Bedeutung haben Puppenaugenphänomen und kaltkalorischer Nystagmus [5, 13, 22]. Eine spezifische Erkennung raumfordernder intrakranieller Komplikationen kann durch Schädel*perkussion* gelingen, die aber viel Erfahrung erfordert [15].

Die individuelle Beurteilung wird das Untersuchungsergebnis ergeben; zur Verlaufskontrolle, besonders durch verschiedene Ärzte (z. B. des Schichtdienstes) ist aber eine Standardisierung von Untersuchung und Dokumentation unerläßlich [5, 28].

Die für das Pflegepersonal konzipierte „Glasgow-Koma-Skala" [28] ist hierzu zu grob; feinere Schemata (z. B. „Innsbruck-Koma-Skala" [14]) erscheinen zu kompliziert. Wir haben den Verlaufsbogen nach Abb. 1 entworfen, bei dem die Befunde einfach als Punkt markiert und der Verlauf nach Verbindung mit einem Strich wie eine Fieberkurve dargestellt wird; auch Seitendifferenzen sind einfach zu erkennen (Abb. 1). Die Anordnung nach „Besserung = oben" erlaubt eine rasche Verlaufserfassung. Die Vorderseite kann dabei (Abb. 1a) vom Pflegepersonal ausgefüllt werden; sie enthält auch die Glasgow-Skala für Vergleiche mit anderen Kliniken. Die vom Arzt auszufüllende Rückseite (Abb. 1b) genügt auch einer anspruchsvolleren neurologischen Beurteilung (1- bis 2mal täglich). Allen Befunden sind dabei Zahlenwerte zugeordnet, so daß der ganze Untersuchungsbogen auch von einer rechnergestützten Intensivüberwachung (4), z. B. auf Sichtschirm geführt und gespeichert werden kann.

Die klinische Verlaufsbeobachtung erkennt um so leichter eine Komplikation, je besser der Zustand des Patienten bei Beginn der Beobachtung ist; bei schweren Schädel-Hirn-Verletzungen mit tiefem Koma bleiben aber Raumforderungen in ihrer Frühphase verborgen [4, 5]. Dies gilt erst recht für Polytraumatisierte mit geringer Untersuchungsmöglichkeit, etwa für beatmete Patienten. Hier tritt die technische Überwachung in den Vordergrund.

Technische Überwachungskriterien

Kontinuierliche Messungen

Kontinuierliche Messungen bieten eine lückenlose Überwachung, die aber oft durch Artefaktanfälligkeit leidet.

Monitoring von Vitalfunktionen (Atmung, Kreislauf, Temperatur). Die Überwachung der Vitalfunktionen ist seit Jahren Standard und daher heute technisch zuverlässig. Leider trägt sie aber zur frühzeitigen Erkennung zerebraler Komplikationen wenig bei: Zentrale

Atemstörungen sind erst (s. o.) im terminalen Einklemmungsstadium spezifisch. Auch *Kreislaufveränderungen* durch intrakranielle Störungen sind sehr variabel: Statt zur lehrbuchmäßigen Bradykardie kann eine Hirndrucksteigerung gerade am Beginn auch zur Tachykardie führen [2]. Ein plötzlicher Blutdruckanstieg ist eine funktionelle Hirnstammreaktion und nicht für Hirndruck typisch [2, 4, 6]; die Möglichkeit, daß er auf einer intrakraniellen Hypertension beruht („Cushing-Reaktion" [2, 4]), sollte aber bedacht werden. Da die Cushing-Reaktion die zerebrale Durchblutung durch Anhebung des zerebralen Perfusionsdrucks aufrecht erhält [7] ist bei Schädel-Hirn-Verletzten vor diagnostischer Klärung (CT, Hirndruckmessung) mit blutdrucksenkenden Maßnahmen Vorsicht geboten. Ein zentral bedingter Blutdruckabfall schließlich als Zeichen der vasoregulatorischen Hirnstammlähmung ist ein terminales Signum mali ominis.

Die Temperaturregistrierung dokumentiert interessante Hirnstammphänomene [16] und steuert die symptomatische Behandlung, zeigt aber keine kausal beeinflußbare intrakranielle Störung. Das Mittelhirnsyndrom ist meist durch Hyperthermie gekennzeichnet, eine fortschreitende Einklemmung führt dann über sinusförmige Temperaturschwankungen zur terminalen Hypothermie [16].

Die Messung des intrakraniellen Druckes (ICP). Die Hirndruckmessung hat sich in den letzten Jahren zur wichtigsten kontinuierlichen Überwachungstechnik beim schwer Schädel-Hirn-Verletzten [,4, 6, 17] wie überhaupt bei schweren zerebralen Störungen [4] entwickelt. Eine Hirndrucksteigerung zeigt zum frühest möglichen Zeitpunkt eine pathophysiologisch wirksame intrakranielle Raumforderung; mit Ausnahme der Durchblutungsstörung größerer Hirngefäße sind bis heute nur intrakranielle Raumforderungen (Blutung, Ödem, Hydrozephalus, Erguß, Tumor, Abszeß) einer kausalen (operativen oder konservativen) Behandlung zugänglich. Da sich auch generalisierte epileptische Phänomene im ICP zeigen, ist die Hirndrucküberwachung zur Komplikationserkennung wie Therapiesteuerung am besten geeignet. Daß ihr Wert im statistischen Vergleich bisweilen angezweifelt wird [27], wird durch den „Beweis des ersten Augenscheines" entkräftet (Abb. 2): Da spezifische und v. a. frühe indirekte Zeichen für eine Raumforderung fehlen, läßt die ICP-Registrierung diese Stunde bis Tage (Abb. 2) [4, 6, 17] vor allen anderen Symptomen erkennen. Die ICP-Kurve definiert dabei Zeitpunkt weiterer Diagnostik, steuert die konservative Therapie [4, 6] und kontrolliert den Erfolg (Abb. 2b) der Behandlung.

Während die Indikation zur Messung des *Ventrikeldrucks* oder subduralen Liquordrucks durch Invasivität und v. a. Infektionsgefahr eingeschränkt ist [4, 6], wird eine ICP-Überprüwachung mit epiduralem Miniaturdruckaufnehmer [4, 9] infolge geringer Invasivität und fehlender Infektionsgefahr nur durch Störung von Hämostase oder Gerinnung ausgeschlossen. Die Interpretation erfordert aber spezielle Kenntnisse, da Hirndruckstörungen durch dynamische Wellenmuster gekennzeichnet sind [4, 6, 17]. Frühsymptom sind auch Veränderungen der Hirnpulsation (Puls- und Atemamplitude), weshalb die Meßkette eine entsprechende Frequenzauflösung haben muß [4].

Durch Kombination mit einer fortlaufenden Blutdruckmessung läßt sich durch Differenzbildung zum ICP der *„zerebrale Perfusionsdruck"* berechnen, wodurch die Aussagekraft erweitert wird; es sollte ununterbrochen ein CPP von 50 mmHg aufrecht erhalten werden. Hierzu wie zur Auswertung von Wellendynamik und Hirnpulsation ist eine computergestützte Auswertung sinnvoll [4, 6] (s. 4.), während eine Volumenbelastung (Volume-pressure-response VPR) [4, 17] für die traumatologische Routine kaum notwendig ist.

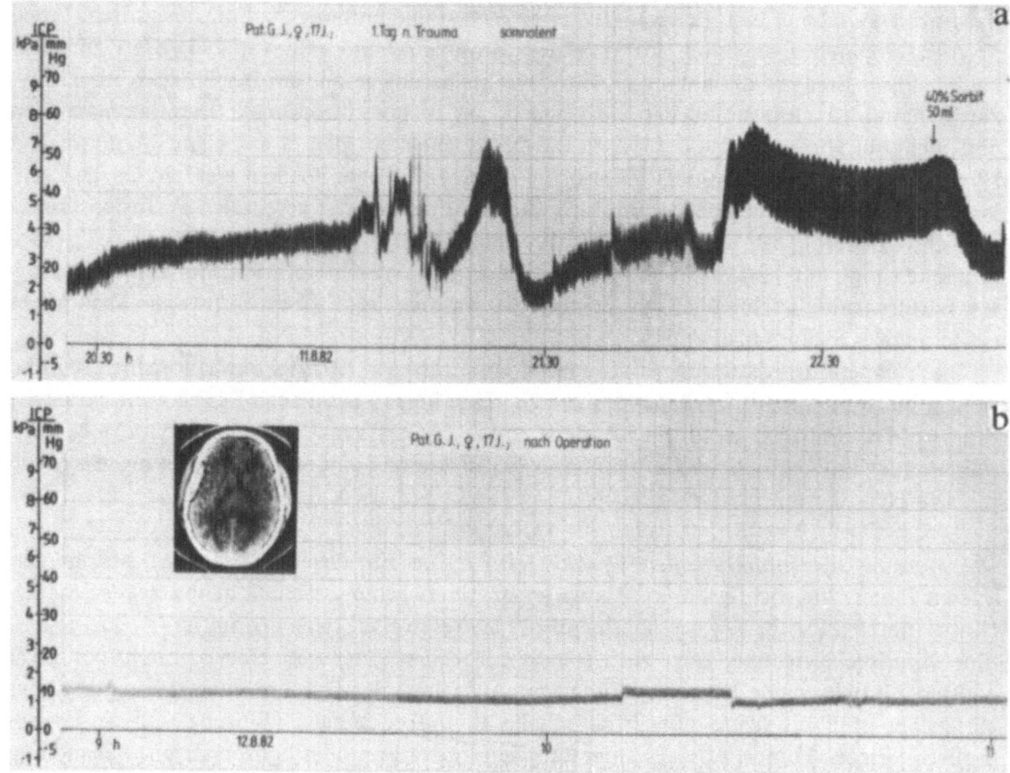

Abb. 2a, b. Erkennung einer raumfordernden Komplikation durch Hirndruckmessung. 24 h nach Trauma zunehmende Hirndruckwellen (a), die zum CT-Nachweis eines Epiduralhämatoms führen (b). Bleibende Drucknormalisierung nach OP

Den Wert der Hirndruckkontrolle zeigt auch die Beziehung zwischen Prognose und ICP (Abb. 3): Je höher und länger die Hirndrucksteigerung ist, desto schlechter wird altersspezifisch die Prognose; Kinder ertragen wesentlich höhere Hirndruckspitzen. Alter und Hirndrucksteigerung sind die neben Komatiefe und -dauer wichtigsten prognostischen Kriterien [4, 8].

Allerdings ist der ICP nur ein physikalischer Wert ohne Funktionsaussage; die Überwachung wird daher sinnvoll durch das EEG ergänzt.

Die Ableitung des EEG. Das EEG zeigt die funktionelle Aktivität des Gehirns und kennzeichnet einige allgemeine oder fokale Störungen, aber keineswegs bestimmte Hirnfunktionen.

Die Nutzung als Überwachungskriterium wird durch das störfeldempfindliche niedrige Potential (unter 100 μV), durch die Datendichte und die zur Deutung notwendige Erfahrung eingeschränkt. Auch in der Intensivstation läßt sich aber durch Verwendung von kopfnahen Vorverstärkern, abgeschirmten Leitungen und Äquipotentialausgleich eine befriedigende Signalgüte erreichen [12, 21]. Die Signaldichte von 25 Hz erfordert zur Langzeitüberwachung eine Datenreduktion; der wesentliche Informationsgehalt der Frequenz geht durch eine reine Langsam-(„Schmier"-)-Schreibung verloren, weshalb eine Computerauswertung sinnvoll ist. Die mangelhafte Signaltheorie erschwert die Anwendung optimaler Algorithmen; zahlreiche

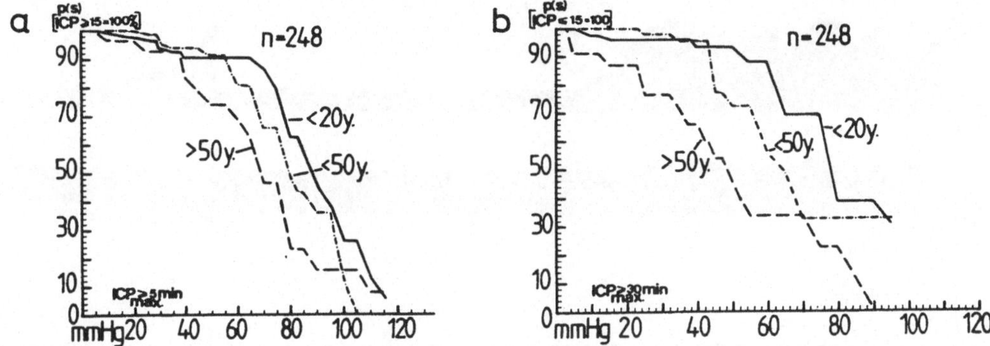

Abb. 3a, b. Intrakranieller Druck und Prognose. Die sich mit zunehmender Höhe und Dauer altersspezifisch verschlechternde Überlebenswahrscheinlichkeit ((p(s), in%)) zeigt die Notwendigkeit einer ICP-Kontrolle

Techniken wie die Intervall-Spektrum-Analyse (EISA) oder das NSD-Verfahren (Siemens-400) fanden keine Verbreitung. Heute angebotene EEG-Überwachungssysteme bieten überwiegend eine so vergröbernde Datenvereinfachung an, daß Namen wie *„Cerebral function monitor"* übertrieben sind. Da das EEG aber ohnehin nur mit einer beim Intensivtherapeuten meist nicht vorhandenen Erfahrung voll interpretiert werden kann, haben derartige einfache Geräte ihre Berechtigung. Der CFM zeigt überwiegend nur die EEG-Amplitude, überwacht aber die Elektrodenbrauchbarkeit (Impedanz). Die von einigen Modellen angezeigte Frequenz ist nicht definiert.

Verbessert ist das „ABM"-System („Anesthesia-Brain Activity-Monitor", Abb. 4): Es wird auch die mittlere Frequenz berechnet (Nulldurchgänge), wenn auch vom Hersteller z. T. von „dominanter Frequenz" gesprochen wird. Da eine Impedanzüberwachung fehlt, ist aber die Amplitudenangabe in μV nicht zuverlässig. Sinnvoll ist die Kombination mit der Ableitung des (Gesichtsmuskel-) Summen-EMGs (Abb. 4): So können nach EEG-Frequenzänderung und EMG auch ohne Erfahrung prognostisch bessere Verläufe mit Schlaf-Wach-Rhythmus (Abb. 4a) von ungünstigen, unmoduliert tiefen Komata mit Delta-Subdelta-EEG unterschieden werden (Abb. 4b) [21, 23].

Die Schwingungsanalyse mit Fourier- oder Berg-Transformation ist z. Z. das überzeugendste EEG-Langzeitüberwachungssystem, auf der auch unser eigener „Neuromonitor" beruht (Abb. 5, 6). Auch feinere Frequenz- und Amplitudenverschiebungen lassen sich im „Gebirgsspektrum" oder chronospektral (Abb. 5) [12, 21] erkennen. Die Werte lassen sich auch quantitativ auswerten. Nachteilig ist die am Auswerteprinzip (Fläche) liegende Überbewertung gerade der niedrigen Frequenzen einer schlechten „Hirnleistung". Eine derartige Anlage sollte daher eine Weiterentwicklung der Signalanalyse ermöglichen, wie die Eingabe neuer Programme in unseren Neuromonitor über Diskette (Abb. 6).

Das EEG leistet nur einen Beitrag zur Prognose und Epilepsieerkennung; raumfordernde, hypoxische oder ischämische Komplikationen werden nicht frühzeitig erkannt, das EEG bricht erst bei Unterschreiten einer kritischen neuronalen Nutrition plötzlich zusammen (Abb. 5). Es können sogar Besserung vortäuschende Aktivierungserscheinungen vorangehen.

Zur Lokalisierung von Hirnschäden und Prognosebeurteilung sind auch die ebenfalls kontinuierlich auswertbaren evozierten Potentiale nützlich; besonders somatosensible (SEP), akustische und optische EP's [18], die auch „multimodal" gewonnen werden können, er-

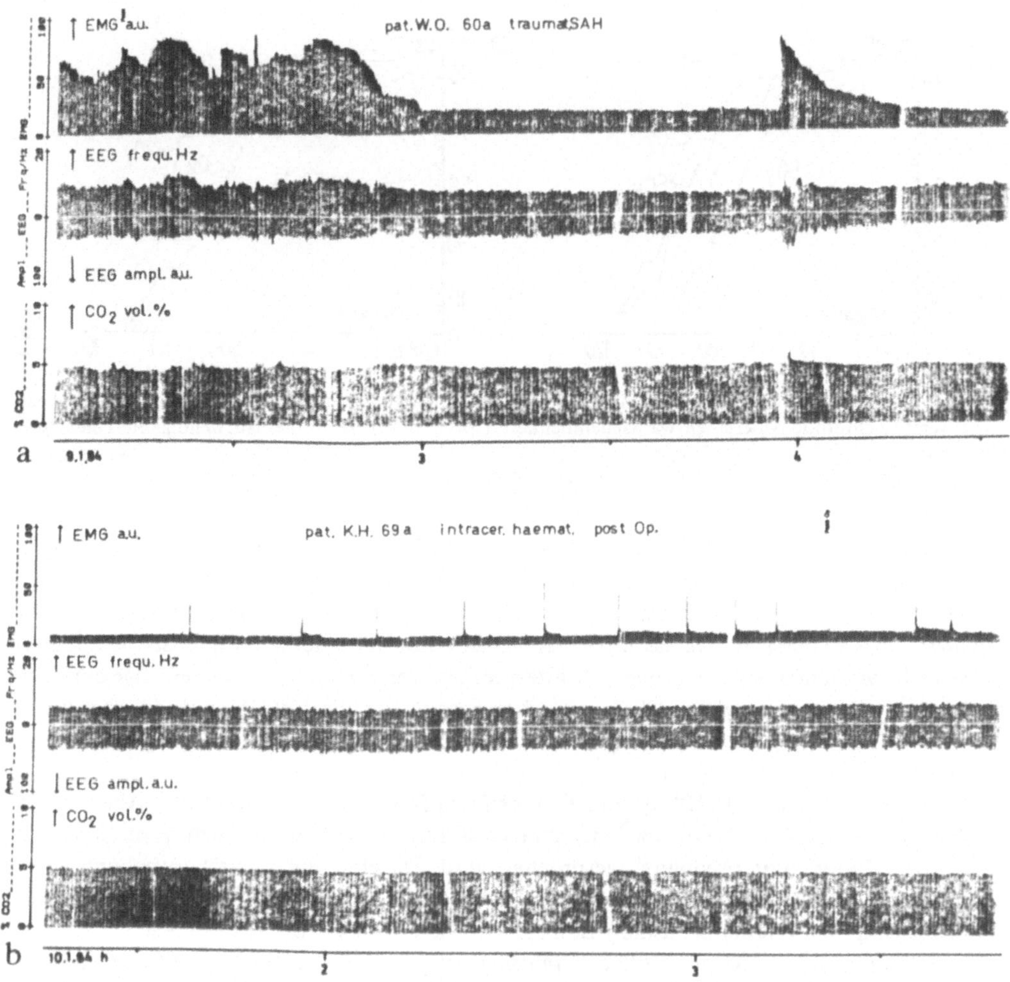

Abb. 4a, b. Einfache EEG-Überwachung mit mittlerer Frequenz und Amplitude, kombiniert mit Summen-EMG (Gesichtsmuskel) und Atmungsüberwachung (pCO_2) im ABM-System. Rasche Erholung des Patienten mit Schlaf-Wach-Rhythmus in EMG und EEG (**a**), dagegen letaler Ausgang des monotonen δ-Komas (**b**). Willkürliche Relations-Einheiten, bei EEG-Amplitude $\approx \mu$V. SAH Subarachnoidalblutung

möglichen eine Differenzierung von Läsionsmustern, besonders im Hirnstamm, mit teilweise detaillierter Prognose. Zur Erkennung behandlungsbedürftiger Komplikationen tragen EP's aber wenig bei; die Hoffnung, durch evozierte Potentiale die Hirndruckmessung ersetzen zu können [18], war schon theoretisch unbegründet.

Entwicklungsperspektiven. Es ist nicht nur eine Verbesserung der genannten Methoden zu erwarten (Stabilität und Telemetrie bei der Hirndruckmessung, Ableite- und Auswerteverfahren bei EEG/EP), es werden auch neue kopfbezogene Biosignale erfaßt. Nachdem wir bereits jetzt mehrtägig die O_2-Spannung in der Netzhaut unserer Intensivpatienten messen, bemühen wir uns nach experimentellen Vorarbeiten [20] um eine fortlaufende Messung der Sauerstoffspannung mit Mikrosensoren von der Hirnoberfläche. Prinzipiell ist eine Integra-

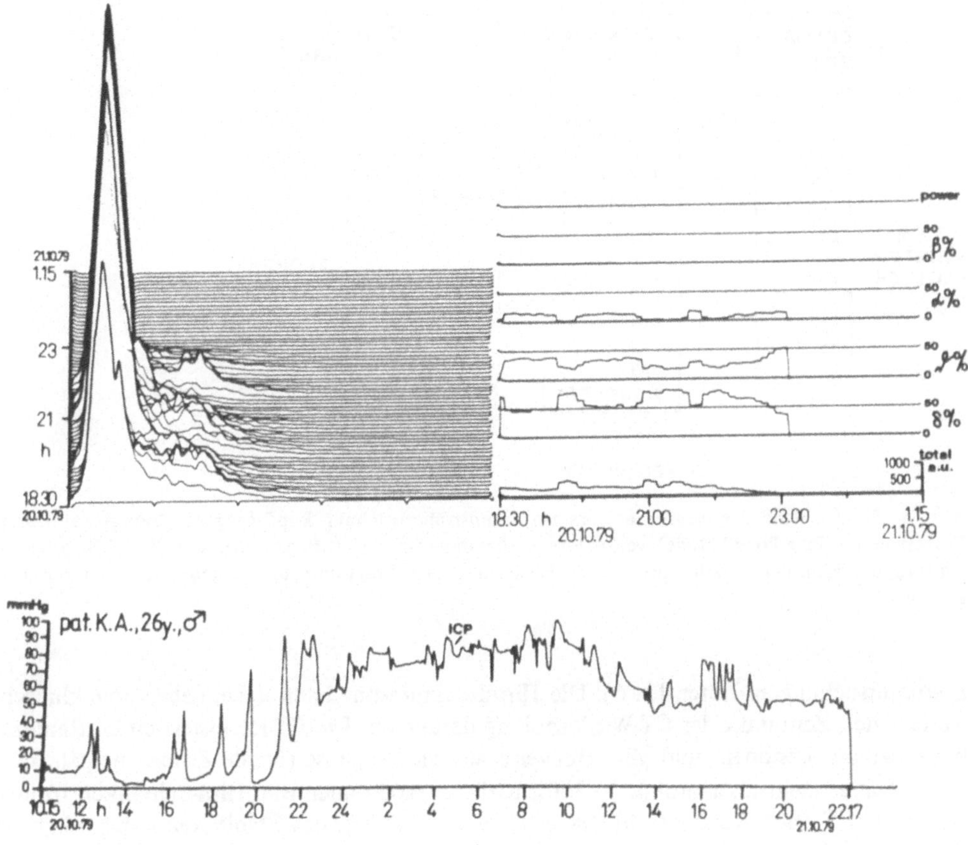

Abb. 5. Kombinierte ICP- und EEG-Überwachung mit Neuromonitor. Die Fourieranalyse des EEG läßt EEG-Veränderungen während der Hirndruckwellen erkennen; plötzlicher EEG-Zusammenbruch bei terminalem ICP-Anstieg (Perfusionszusammenbruch)

tion einer zerebralen Mikrozirkulationskontrolle (H_2- oder Thermoclearance) [11, 20], einer pCO_2-, sowie besonders einer pH und Laktatbestimmung in derartige Mikrosensoren denbar. Damit ließen sich nicht nur Störungen von O_2-Versorgung, Mikrozirkulation und die anaerobe Glykolyse im Gehirn fortlaufend überwachen, sondern auch Grundlagen für neue, wirklich „zerebroprotektive" Behandlungen erarbeiten, um den meist prognoseentscheidenden „sekundären Hirnschaden" zu vermeiden [29].

Intervallanalysen

Röntgenuntersuchungen. Nativröntgenaufnahmen können nur beim Kleinkind (Schädelnahtweite) oder bei der Erkennung des neurogenen Lungenödems in der Überwachung helfen; die wichtigste Methode ist heute die Computertomographie (CT). Beim schweren Schädel-Hirn-Trauma muß die CT wiederholt eingesetzt werden, da Raumforderungen wie Blutung, Ödem, Erguß, Hydrozephalus oft mit erheblichem Intervall nach Trauma und

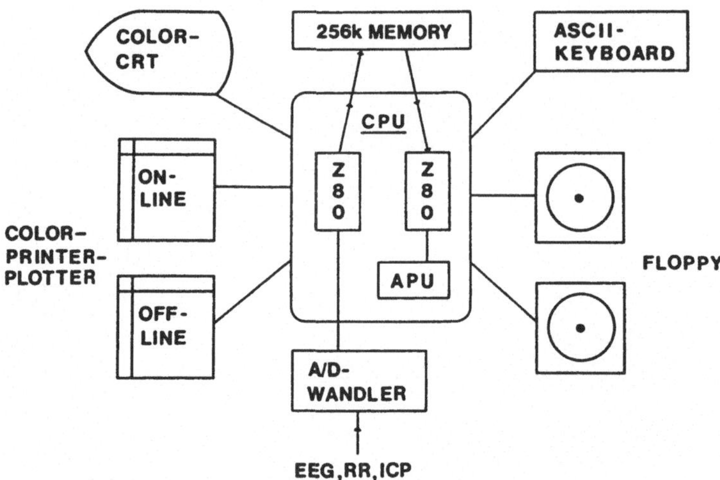

Abb. 6. Blockschema des Neuromonitors zur Intensivüberwachung kopfbezogener Biosignale: Durch 2 Prozessoren („Ping-Pong"-Mode) verlustlose Echtzeitanalyse von ICP, art. Druck, CPP, EEG, sowie Verwaltung des klinischen Verlaufprotokolls. Flexibilität von Programm und Datenspeicherung durch Disketten

Erstuntersuchung auftreten [3, 6]. Die Hirndruckmessung kann dabei neben dem klinischen Verlauf den Zeitpunkt der CT-Wiederholung definieren. Die CT lokalisiert und differenziert behandelbare Läsionen, und gibt Hinweise auf die Prognose (basale Zisternen) [3]. Im CT stecken aber mehr als anatomische Informationen; so können Blut-Hirn-Schrankenstörungen mit Serio-CT nach Kontrastmittelgabe gemessen werden, das Stable-Xenon-CT zeigt sogar quantitativ die regionale Hirndurchblutung. Von dieser Weiterentwicklung ist ebenso viel zu erwarten wie von der Nuklear-Magnet-Resonanz (NMR), von der wegen langer Untersuchung und Unverträglichkeit mit Metallen noch kaum Ergebnisse bei Traumen vorliegen.

Nicht ganz vergessen werden sollte die Angiographie: Sie ist bei isodensen Subduralhämatomen weiterhin notwendig, und die Entwicklung der digitalen Angiographie gibt mit geringer Invasivität (i.v.) sogar Durchblutungswerte wie die Kreislaufzeit.

Zerebrale Durchblutungsmessung. Schon früh lassen sich aus der zerebralen Durchblutung und Blutverteilung Rückschlüsse auf den Verlauf nach Trauma ziehen [19]. Eine Verwendung als Überwachungskriterium scheitert aber an der Meßtechnik: Eine mit der Xe^{133}-Inhalation meßbare Durchblutungsminderung ist nur von statistischer Aussage für die Prognose, nicht aber beim individuellen Patienten [11]; die Methode kann zwar mit mobilen Mehrdetektorgeräten in der Intensivstation angewandt werden, doch steht dem der Strahlenschutz im Wege. Es ist daher heute nicht möglich, die CBF-Messung in der Intensivüberwachung praktisch zu nutzen.

Laborwerte. Störungen der Hirnfunktion nach Trauma beeinträchtigen die innere Homöostase, die bei schweren Schädel-Hirn-Traumen der sorgfältigen Überwachung und Behandlung bedarf. Wichtig sind Störungen des Zucker-, Wasser- und Elektrolythaushaltes sowie der Osmoregulation. Daneben treten auch endokrine Störungen auf, neben Störungen der hypothalamisch-hypophysären Regulation auch der Schilddrüsenfunktion [26].

Für schwere Schädel-Hirn-Verletzungen typisch ist eine Hyperglykämie [1, 10], die oft nur auf schwer abschätzbare Insulindosen reagiert. Sie wird durch Medikamente wie Dexamethason noch verstärkt. Auffallenderweise zeigt Glyzerin zur Hirndrucksenkung eine besondere antidiabetogene Wirkung [7].

Der Wasserhaushalt mit seiner hypothalamischen Steuerung ist besonders empfindlich; ein wichtiger Parameter ist dabei die *Plasmaosmolalität* [10]. Eine hyperosmolare Entgleisung, wahrscheinlich infolge Abfall der ADH-Produktion im Nucleus supraopticus [10] ist häufiger, hierbei kombinieren sich Hyperglykämie, Harnstoffanstieg und Na^+- wie Cl-Zunahme. Seltener, v. a. bei Kindern, finden sich hyposmolare Entgleisungen durch inappropriate ADH-Übersekretion (SIADH-Syndrom). Der Osmolalitätssturz kann zu einem foudroyanten osmotischen Hirnödem mit extremer Hirndrucksteigerung führen [10]. Neben der Blutzucker-, Elektrolyt- und Kreatininkontrolle ist daher eine regelmäßige, technisch einfache direkte Osmolalitätsmessung in Serum und Harn notwendig. Die sorgfältige Flüssigkeitsbilanz und ggf. Kontrolle der Harn- Elektrolytausscheidung ist bei schweren Hirntraumen selbstverständlich.

Computereinsatz zur Intensivüberwachung

In der Datenfülle entgeht immer wieder die Entgleisung bestimmter Parameter der rechtzeitigen Entdeckung und richtigen Interpretation. Eine Anwendung von Intensivrechnern zur Datenselektion und -kompression ist daher sinnvoll. Computer können Verläufe übersichtlich darstellen und auf aus der Norm gleitende Werte hinweisen.

Neben der Datenverwaltung erwarten wir eine wesentliche Verbesserung der Überwachung durch die Analyse kopfbezogener Biosignale mit bettseitigen Mikroprozessoren. Die Prozessoren sind heute bei geringem Preis so leistungsfähig, daß sie logische, mehrdimensionale Alarmfunktionen wahrnehmen können (z. B. Artefakterkennung, -elimination, Alarmdefinition nach Meßwerthöhe und Dauer der Störung usw.). Sogar eine Therapiesteuerung, z. B. von Infusionssystemen zur Hirndruckkontrolle im „closed-loop-system", ist möglich. Nachdem übliche Kleinreichner die raschen Daten während der Analysezeit nicht aufnehmen können, haben wir einen speziellen Neuromonitor auf Multiprozessorbasis entwickelt (Abb. 6), der durch Arbeiten beider Prozessoren im „Ping-Pong-Mode" alle Daten (ICP, Blutdruck, CPP, EEG usw.) lückenlos in Echtzeit analysiert. Auch der klinische Verlauf wird dokumentiert. Die Bedienung ist dabei nicht schwerer als die des Intensivmonitors selbst.

Zusammenfassung

Die Überwachungsmöglichkeiten bei Schädel-Hirn-Verletzten werden in ihrer Wertigkeit verglichen. Grundlage jeder Überwachung ist die klinische Beobachtung, deren Prinzipien mit Beurteilung des Schweregrads des Traumas erläutert werden. Sinnvoll ist die Protokollierung in ein gegenüber der Glasgow-Koma-Skala erweitertes, übersichtliches Verlaufsschema.

Bei der ergänzenden technischen Überwachung wird zwischen fortlaufenden Messungen und Intervallanalysen unterschieden. Bei ersteren ist neben der Überwachung der Vitalfunktionen die Hirndruck- (ICP)- Registrierung der wichtigste Parameter zur Erkennung behandlungsbedürftiger (raumfordernder) Komplikationen. Eine sinnvolle Ergänzung ist die Kontrolle der Hirnaktivität mittels *EEG*, wobei vereinfachte Geräte wie „CFM" und „ABM" aber nur eingeschränkte Möglichkeiten bieten. Eine Analyse mit Fourier-Transformation ist informationsreicher, es wurde zur kombinierten ICP-, Blutdruck-, Perfusionsdruck- und EEG-Überwachung ein eigener Neuromonitor auf Mikroprozessorbasis entwickelt. Bei den nur in Intervallen erhältlichen Daten steht die Computertomographie im Vordergrund, deren Einsatz durch die vorgenannten Methoden gesteuert wird. Während die pathophysiologisch interessante Hirndurchblutungsmessung kaum möglich ist, lassen sich aus Laborwerten häufig zerebral bedingte Homöostasestörungen nach Trauma erkennen. Am wichtigsten sind Störungen des Zucker-, Elektrolyt- und Wasserhaushalts; als Überwachungskriterium für den Wasserhaushalt ist eine Osmolalitätsmessung wichtig.

Ein Einsatz von Rechnersystemen in der Intensivüberwachung ist zur Datenkompression und Verlaufsdarstellung, aber auch zur besseren Biosignalerfassung sinnvoll.

Literatur

1. Auer LM, Marth E, Petek W, Holzer H, Gell G (1978) The prognostic value of biochemical data from blood and CSF: Analysis in patients with severe head injury. In: Frowein R, Wilcke O, Karimi-Nejad A, Brock M, Klinger M (eds) Advances in neurosurgery, vol 5. Springer, Berlin Heidelberg New York, p 132
2. Clifton GL, Robertson CS, Kyper K, Taylor AA, Dhekne RD, Grossmann RG (1983) Cardiovascular response to severe head injury. J Neurosurg 59:447–454
3. Van Dongen KJ, Braakman R, Gelpke GJ (1983) The prognostic value of computerized tomography in comatose head-injured patients. J Neurosurg 59:951–957
4. Gaab MR (1980) Die Registrierung des intrakraniellen Druckes. Grundlagen, Techniken, Ergebnisse und Möglichkeiten. Med Habilitation, Universität Würzburg
5. Gaab MR (1982) Störungen des Bewußtseins. In: Koslowski L, Irmer W, Bushe KA (Hrsg) Lehrbuch der Chirurgie, 2. Aufl. Schattauer, Stuttgart New York, S 133
6. Gaab MR (1982) Schädel-Hirn-Trauma und intrakranieller Druck. In: Bushe KA, Weis KH (Hrsg) Schädel-Hirn-Trauma. Bibliomed, Melsungen, S 17
7. Gaab MR, Bushe KA (1981) Die Behandlung der intrakraniellen Drucksteigerung. Intensivbehandlung 6:34–52
8. Gaab MR, Haubitz I (1982) Traumatisches Mittelhirnsyndrom: Differentialdiagnose primärer/sekundärer Hirnstammschaden, Prognose und intrakranieller Druck. In: Müller E (Hrsg) Das traumatische Mittelhirnsyndrim und die Rehabilitation schwerer Schädel-Hirn-Traumen. Springer, Berlin Heidelberg New York, S 72
9. Gaab MR, Knoblich OE, Dietrich K (1979) Miniaturisierte Methoden zur Überwachung des intrakraniellen Druckes. Techniken und klinische Ergebnisse. Langenbecks Arch Chir 350:13–31
10. Gaab MR, Trost HA, Haubitz I, Pflughaupt KW (1981) Osmolalität und Osmotherapie in Intensivtherapie und Prognose nach Schädel-Hirn-Trauma. In: Haid B, Mitterschiffthaler G (Hrsg) Anästhesiologie und Intensivmedizin, Bd 143. Springer, Berlin Heidelberg New York, S 153
11. Gaab MR, Plendl U, Brawanski A, Haubitz I, Wiedemann W, Wodarz R, Bockhorn J (1982) Atraumatische Messung der Hirndurchblutung. Klinikarzt 11:971–986
12. Gaab MR, Baumgarten F von, Marquardt I, Heissler HE, Hassel W, Brawanski A (1982) Intracranial pressure and EEG. Simultaneous long-time registration and analysis. In: Stefan H, Burr W (eds) Mobile long-term EEG monitoring. Fischer, Stuttgart New York, p 1979
13. Gerstenbrand F, Lücking CH (1970) Die akuten traumatischen Hirnstammschäden. Arch Psychiatr Nervenkr 213:264–281
14. Gerstenbrand F, Hackl JM, Prugger M (1981) The Innsbruck coma scale. Assessment of coma and impaired consciousness after cranio-cerebral injury. Neurochirurgia (Stuttg) [Suppl], p 164
15. Guarino JR (1982) Auscultatory percussion of the head. Br Med J 284:1075–1077
16. Lausberg G (1972) Zentrale Störungen der Temperaturregulation. Acta Neurochir [Suppl] 19

17. Marshall LF, Smith RW, Shapiro HM (1979) The outcome with aggressive treatment in severe head injuries. Part 1: The significance of intracranial pressure monitoring. J Neurosurg 50:20–25
18. Nagao S, Roccaforte P, Moody RA (1980) Acute intracranial hypertension and auditory brain-stem responses. J Neurosurg 52:351–358
19. Overgaard J, Tweed W (1983) Cerebral circulation after head injury. Part 4. J Neurosurg 59:439–446
20. Poch B, Heller V, Gaab MR, Sold M, Heissler HE (1983) Cerebral oxygen tension and microcirculation in barbiturate treatment. In: Jensen HW, Brock M, Klinger M (eds) Advances in Neurosurgery, vol 11. Springer, Berlin Heidelberg New York, p 324
21. Prior P (1979) Monitoring cerebral function. Long-term recordings of cerebral electrical activity. Elsevier, Amsterdam
22. Roberts AH (1979) Severe accidental head injury. An assessment of longterm prognosis. Macmillan, London Basingstoke
23. Rumpl E (1979) Elektro-neurologische Korrelationen in den frühen Phasen des posttraumatischen Komas. Z EEG EMG 16:148–157
24. Schnaberth G (1977) Säure-Basen-Haushalt und Atemgase im Liquor cerebrospinalis. Thieme, Stuttgart
25. Sefrin P, Gaab MR (1983) Schädel-Hirn-Trauma: Welche Sofortmaßnahmen ergreifen? Notfallmedizin 9:412–435
26. Slag M (1981) Hypothyroxinemia in critically ill patients as a predictor of high mortality. JAMA 245:43–45
27. Stuart GG, Merry GS, Smith JA, Yelland JDN (1983) Severe head injury managed without intracranial pressure monitoring. J Neurosurg 59:601–605
28. Teasdale G, Murray G, Parker B, Jennet B (1979) Adding up the glasgow coma score. Acta Neurochir [Suppl] 28:13–16
29. Wiedemann K, Hoyer S (1983) Brain protection. Springer, Berlin Heidelberg New York

Narkoseprobleme bei Schädel-Hirnverletzten

G. Cunitz

Für Patienten mit einem Schädel-Hirn-Trauma (SHT) kann in folgenden Situationen eine Allgemeinnarkose notwendig werden:

1. Bei der Bergung und Erstversorgung am Unfallort.
2. Bei der Primärdiagnostik in der Klinik, z. B. für Angiographien, Computertomographien, sonstige Röntgenuntersuchungen oder Lavagen.
3. Bei der operativen Versorgung einer epi-, sub- oder intrazerebralen Blutung oder einer offenen Hirnverletzung.
4. Bei einer dringlichen Operationsindikation aus nicht neurochirurgischen Gründen, z. B. bei intraabdominellen Blutungen, offenen Extremitätenfrakturen oder auch Augen- und Gesichtsschädelverletzungen.

Narkosemittel und bestimmte Techniken der Narkoseführung sind sehr wohl in der Lage, die Folgen einer einmal eingetretenen Hirnläsion im Hinblick auf den Systemkreislauf, den Flüssigkeitshaushalt, den pulmonalen Gasaustausch, den zerebralen Perfusionsdruck, auf die Hirndurchblutung und den zerebralen Metabolismus in ungünstiger Weise zu beeinflussen. Umgekehrt gilt aber auch: Werden die dem Anästhesisten zur Verfügung stehenden Mittel genutzt, so kann der systemische und zerebrale Schaden begrenzt und in der einen oder anderen Form auch gebessert werden.

Vor Erörterung der ZNS-spezifischen Wirkungen von heutigen Adjuvanzien, Beatmungstechniken und weiteren Praktiken der Narkoseführung gilt zunächst einmal, daß bei der Versorgung der hier besprochenen Patienten einige Grundbedingungen der Narkose erfüllt sein müssen, welche im Prinzip für die Anästhesie allgemein gelten: Diese sind im wesentlichen eine ausreichende Oxygenierung und CO_2-Elimination, nur zu erreichen über kontrollierte Beatmung, ein Systemblutdruck, der nicht in gefährlicher Weise abgefallen aber auch nicht zu hoch sein darf, eine adäquate Volumensubstitution, welche vorangegangene oder z. Z. stattfindende Verluste berücksichtigt, aber stark positive Bilanzen vermeidet, ein Hämoglobin zwischen 11 und 12 g%, um O_2-Gehalt und O_2-Transport ausreichend hoch zu halten, eine Narkoseführung, die Bewegungen oder ein Husten/Pressen des Patienten verhindert und, spezifisch für die hier besprochene Anästhesieform, eine Kopf- oder Oberkörperhochlagerung des Patienten zur Verbesserung des venösen Abflusses aus dem Zerebrum mit der Folge einer Druck- bzw. Volumenentlastung.

Narkosemittel und Anästhesietechniken beeinflussen das Gehirn und die durch ein Trauma entstandenen Folgen einmal indirekt, d. h. durch einen Angriffspunkt im Systemkreislauf und im pulmonalen Gasaustausch oder direkt, d. h. durch einen Angriffspunkt am zerebralen Gefäßsystem und im zerebralen Metabolismus. Die systemischen, allgemeinen Effekte heutiger Narkosemittel und Techniken sind bekannt und sollen hier hinter den spe-

CBF

Inhalationsnarkotika	Halothan	▲
	Enfluran	▲
	Isofluran	▲
	Lachgas	△
Injektionsnarkotika	Thiopental	▼
	Methohexital	▼
	Etomidate	▼
	Althesine	▼
	Ketamine	▲
Neuroleptika Analgetika Sedativa	Droperidol-Fentanyl	▽
	Diazepam	▼
	Midazolam	▼
	Morphin	—
Relaxanzien	Succinylcholin	?
	d-Tubocurarin	△
	Pancuronium	—

Abb. 1. Einfluß von Narkosemitteln und Adjuvanzien auf die globale Hirndurchblutung

ziellen Gesichtspunkten zurückgestellt werden. Letztere sind: Das Verhalten der Hirndurchblutung, des intrakraniellen Drucks, des zerebralen Perfusionsdrucks, der zerebralen Compliance, des zerebralen Metabolismus, letztere auch im Hinblick auf den Elektrolythaushalt.

In der Abb. 1 wird der Einfluß heutiger Narkosemittel, Adjuvanzien und Relaxanzien auf die globale Hirndurchblutung wiedergegeben (Übersicht bei [7]). Es ist zu erkennen, daß alle Inhalationsnarkotika die zerebrale Durchblutung erhöhen, daß alle Injektionsnarkotika — mit Ausnahme von Ketamine — diese senken, daß Neuroleptika, Sedativa und auch die Neuroleptanalgesie selbst die zerebrale Durchblutung ebenfalls drosseln. Morphin und auch Fentanyl haben dagegen keinen Effekt, solange sie nicht zu einer Atemdepression führen.

Schließlich sind auch die Muskelrelaxanzien aufgeführt, deren Effekt auf die Hirndurchblutung immer noch nicht so ganz klar ist. Succinylcholin und Curarederivate können die Hirndurchblutung erhöhen, doch scheint die Wirkung mehr sekundär, nicht durch einen direkten Angriffspunkt am zerebralen Gefäßsystem zustande zu kommen: So im Falle Succinylcholin durch die entstehenden Muskeldefibrillationen, im Falle Curare durch Histaminliberation.

Inhalationsnarkotika	Halothan	▲
	Enfluran	△
	Lachgas	△
Injektionsnarkotika	Thiopental	▼
	Methohexital	▽
	Etomidate	▼
	Althesine	▼
	Ketamine	▲
Neuroleptika	Droperidol-Fentanyl	▽
Analgetika	Diazepam	▼
Sedativa	Midazolam	▼
	Pentazocin	—
	Morphin	—
Relaxanzien	Suxamethonium	?
	d-Tubocurarin	△
	Pancuronium	—
Narkosetechnik	Intubation	▲
	Hyperventilation	▼
	PN - Beatmung	▽
	PEEP - Beatmung	△

Abb. 2. Einfluß von Narkosemitteln und Adjuvanzien auf den intrakraniellen Druck

Zunahme oder Abnahme der globalen Zerebraldurchblutung sagt noch nichts Zwingendes über die regionalen Verhältnisse, besonders in der traumatisierten Hirnregion, aus. Der Ort der Läsion kann eine verminderte CO_2-Ansprechbarkeit des Gefäßsystems zeigen. Bei einer generellen zerebralen Mehrdurchblutung kann dann evtl. Blut aus den geschädigten vasoparalytischen azidotischen Bezirken abfließen (Steal phaenomen) oder bei einer globalen zerebralen Durchblutungsminderung sogar hinzukommen (Inverse steal Phaenomen). Es ist aber nicht gewiß, ob diese zusätzliche Blutfülle immer etwas Gutes bedeutet. Der Ort der Schädigung kann auch eine aufgehobene Autoregulation der Hirndurchblutung (Focal loss) haben. In diesem Fall wird jeder Blutdruckanstieg, welcher nach einem Trauma nicht selten ist — nach McKay et al. [10] sind es 53% der Patienten, die später auch eine höhere Mortalität haben — zu einer höheren Blutfülle und evtl. zu einem Ödem führen. Änderungen der Hirndurchblutung kommen durch zerebrale Vasodilatationen oder Vasokonstriktionen zustande. Das zerebrale Blutvolumen nimmt zu oder ab.

Es sind diese genannten Variablen der Hirndurchblutung, die in der Narkose ganz überwiegend den intrakraniellen Druck bestimmen. Demgegenüber spielen quantitative Veränderungen der Liquor-cerebro-spinalis-Dynamik und der 3. Komponente, der Hirnsubstanz selbst, z. B. in ihrem Wasser-Elektrolythaushalt keine oder nur eine untergeordnete Rolle. In Abb. 2 ist der Einfluß heutiger Narkosemittel, Adjuvanzien und Relaxanzien sowie bestimmter Anästhesietechniken auf den intrakraniellen Druck wiedergegeben (Übersicht s. [2, 9]).

Es ist zu erkennen, daß Inhalationsnarkotika, auch Lachgas, den intrakraniellen Druck erhöhen, allerdings in unterschiedlichem Ausmaß, daß Injektionsnarkotika diesen Druck senken, Ausnahme ist hier wieder Ketamine, daß Neuroleptika und Sedativa ebenfalls einen günstigen Effekt zeigen, wobei aber nicht alle Substanzen hier aufgeführt sind, z. B. senkt auch Flunitrazepam sehr gut den intrakraniellen Druck. Weiter ist zu sehen, daß sich Relaxanzien, wie unter dem Kap. Durchblutung schon aufgeführt, auch hier nicht eindeutig verhalten. So kann Succinylcholin den intrakraniellen Druck gelegentlich erheblich erhöhen. Schließlich sind auch wichtige Anästhesiepraktiken aufgeführt. Eine Intubation steigert den intrakraniellen Druck durch eine temporäre zerebrale Mehrdurchblutung, hervorgerufen durch eine Stimulierung des Sympathikus und durch eine venöse Abflußbehinderung, erzeugt durch die Laryngoskopie. Eine Hyperventilation senkt den intrakraniellen Druck, bevor später nach Stunden Kompensationsmechanismen einsetzen. Schließlich erhöht eine PEEP-Beatmung je nach pulmonaler und zerebraler Compliance den intrakraniellen Druck, ohne daß man deswegen ganz auf diese gezielte wichtige Beatmungstechnik verzichten dürfte. Im folgenden werden 2 praktische Beispiele demonstriert, die unter fortlaufender Registrierung gewonnen wurden. Aus Abb. 3 ist zu erkennen, daß mit der Intubation ein

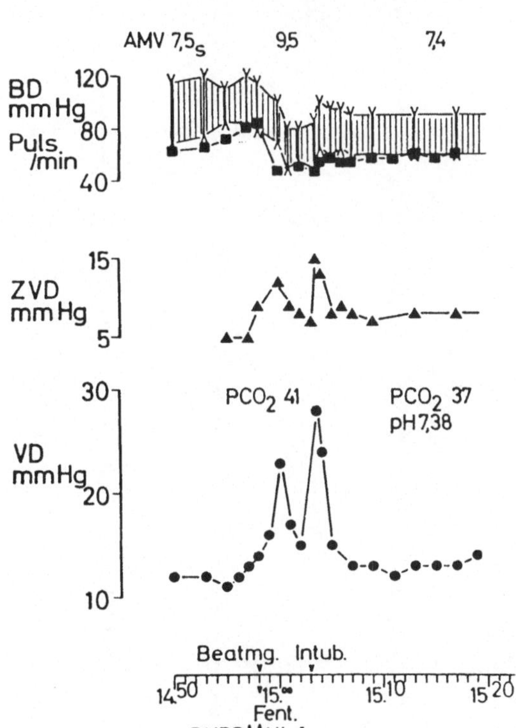

Abb. 3. Verhalten von Blutdruck (*BD*), zentralvenösem Druck (*ZVD*) und intrakraniellem Druck (*VD*) bei Einleitung einer NLA und bei der Intubation

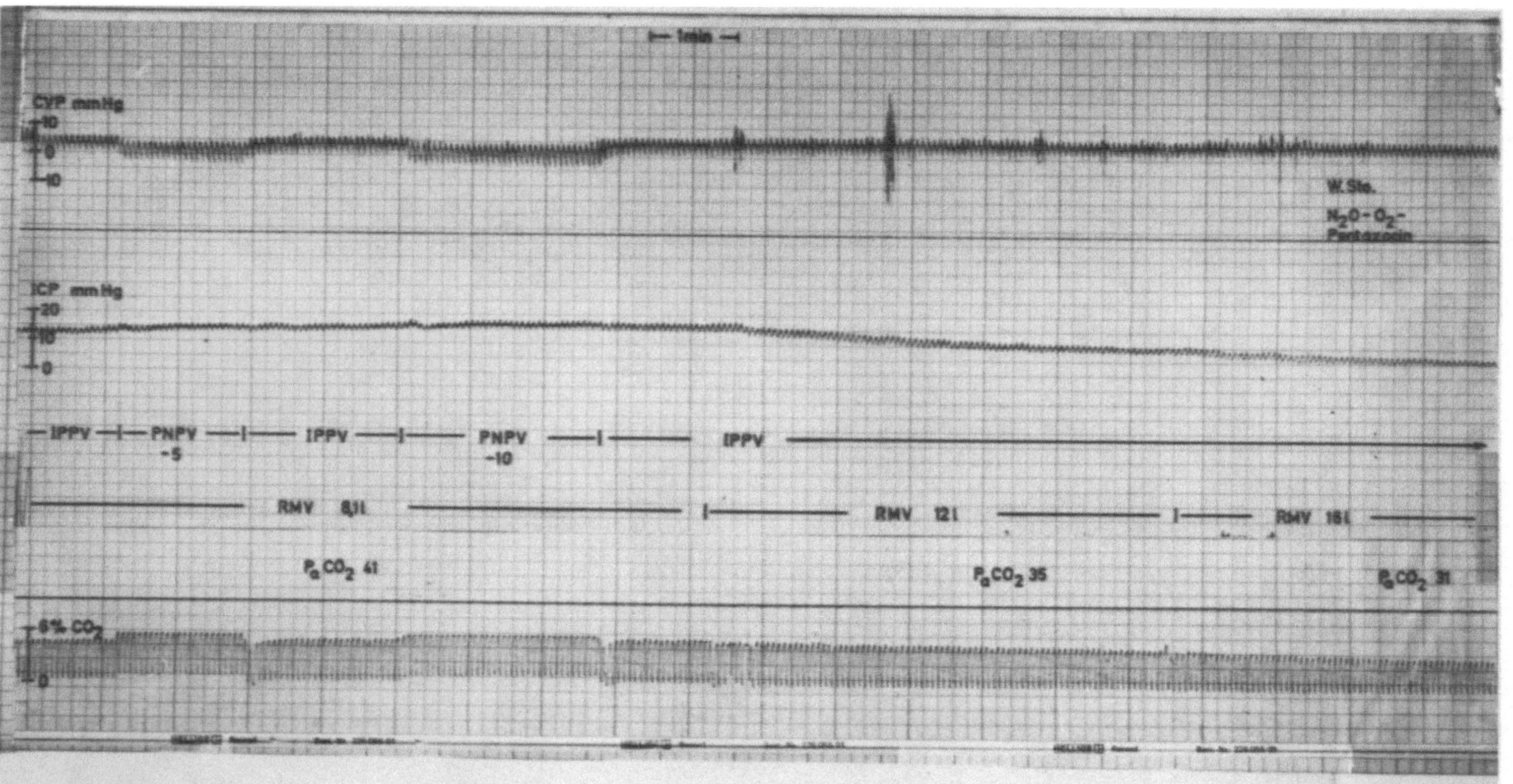

Abb. 4. Verhalten des zentralvenösen Drucks (*CVP*) und des intrakraniellen Drucks (*ICP*) bei Applikation von vorübergehender positiv-negativer Beatmung (*PNPV*) und Einsetzen einer Hyperventilation. *RMV* Atemminutenvolumina in Litern

intrakranieller Druck, hier registriert über einen Ventrikelkatheter, erheblich ansteigen kann. Der zentralvenöse Druck zeigt kongruente Abweichungen. Es handelt sich hier um einen 50jährigen Patienten mit einem Abbauhydrozephalus.

In Abb. 4 wird an einem 51jährigen Patienten mit einer Kleinhirnmetastase gezeigt, daß ein spontan ansteigender intrakranieller Druck, kein seltenes Ereignis, nicht durch eine Positiv-Negativ-Beatmung, sondern nur durch eine Hyperventilation abgefangen werden kann. Der zentralvenöse Druck fällt unter dieser Positiv-Negativ-Beatmung ab, eine Beatmungsform, welche heute in der Anästhesie praktisch keine Indikation mehr hat.

Narkosemittel beeinflussen also in unterschiedlicher Weise die zerebrale Durchblutung. Alle Narkosemittel senken jedoch, eine Ausnahme ist hier wieder Ketamine, den Hirnstoffwechsel, gemessen an seinem O_2-Verbrauch (CMRO$_2$). Es ergibt sich hiermit, daß Inhalationsnarkotika, welche allgemein die Durchblutung erhöhen, eine Art Luxusperfusion im Vergleich zu dem gedrosselten Stoffwechsel erzeugen, während Injektionsnarkotika dieses nicht tun. Die Bedeutung dieses unterschiedlichen Verhaltens ist noch unklar.

Narkosemittel wie Halothan und Enfluran beeinflussen, wenn auch in geringem Maße, direkt den Wasser- und Elektrolythaushalt des Gehirns selbst: Von Schettini [11] sind unter diesen Narkotika echte Elektrolyt- und Wassereinlagerungen im Hirngewebe beschrieben worden. Thiopental hatte keine solche Wirkung.

Veränderungen des Wasser- und Elektrolythaushaltes der Hirnsubstanz selbst beinhalten aber auch, falls sie ein größeres Ausmaß annehmen, die Gefahr von Hirnschwellungen bzw. Ödementwicklungen.

Es gibt 3 Ursachen einer Hirnvolumenzunahme, die akut bedrohliche Formen annehmen kann [5].

1. eine plötzliche zerebrale Blutfülle oder Hyperämie (Vascular engorgement),
2. ein echtes Ödem mit Wasser- und Elektrolyteinlagerungen,
3. ein zusätzliches intrakranielles Volumen (z. B. eine Blutung oder eine Retention von Liquor).

Es ist ganz gewiß, daß die geringen Ödeme, welche Schettini unter Inhalationsnarkotika in der grauen Substanz fand und die er als metabolische bezeichnete, keine praktische klinische Bedeutung haben. Es gibt andere Gründe, warum Inhalationsnarkotika bei raumfordernden Schädel-Hirn-Verletzungen kontraindiziert sind. Treten in einer Narkose akute Hirnschwellungen auf, so beruhen sie fast immer auf der oben erwähnten zerebralen Blutfülle bzw. Hyperämie. Die Kliniker sprechen dann oft von Ödem, es ist aber keines oder noch keines. Später wird nach Durchbrechung der Bluthirnschranke aber durchaus ein Ödem entstehen können.

In der Abb. 5 wird ein histologischer Schnitt aus einem teilresezierten rechten Frontallappen, welcher unter einer Operation enorm angeschwollen war, gezeigt. Es ist zu erkennen, daß das Gewebe weite blutreiche Kapillaren und sogar Blutungsherde zeigt. Diese befinden sich in der weißen Substanz, was hier nicht ganz klar herauskommt, da der Schnitt schräg verläuft.

Die Abb. 6 gibt das Computertomogramm des Patienten vom 1. postoperativen Tag wieder. Es liegt eine Schwellung vor. Es ist eine deutliche Vorwölbung des Gehirns auf der operierten Seite zu erkennen. Auf der Gegenseite sind aber sogar Blutungsherde vorhanden. Nach Matakas et al. [8] kommen Kapillarzerreißungen mit Blutungen bei starken Ödemen durchaus vor. Dieser Patient konnte entlassen werden.

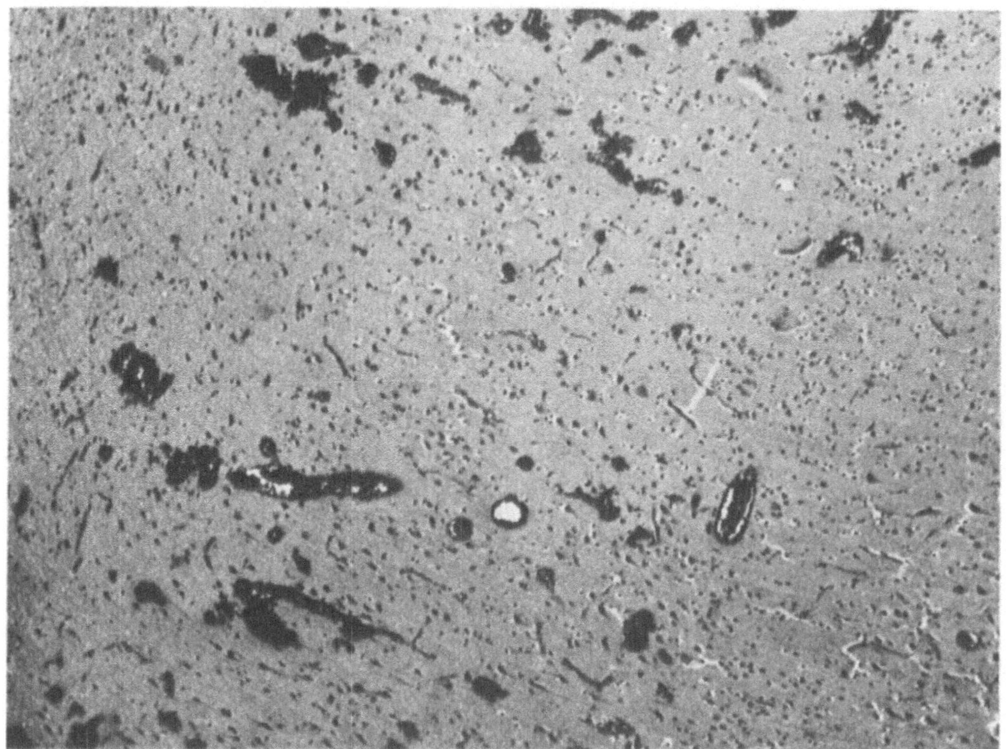

Abb. 5. Histologischer Schnitt aus einem geschwollenen teilresezierten rechten Frontalhirn

Es gibt verschiedene bekannte, und wie es scheint, auch noch unbekannte Gründe für eine solche plötzliche Hirnvolumenzunahme. Die Frage stellt sich, ob wir durch die Technik der Narkoseführung, das Volumen der infundierten Lösungen und deren Zusammensetzung zu dieser Schwellung eines kranken bzw. traumatisierten Hirns, welche für den Ausgang deletär sein kann, beitragen können. Zu diesem Punkt sei folgendes kurz angeführt: Es ist bekannt, daß venöse Abflußbehinderungen, welcher Genese auch immer, und eine starke zerebrale Vasodilatation mit Hyperämie, z. B. pharmakologisch bedingt, das Hirnvolumen zunehmen lassen. Eine echte Hypervolämie wird bei einem traumatisierten Hirn eine Schwellung erzeugen, und zwar zum einen durch die zerebrale Hyperämie und das vermehrte intrakranielle Blutvolumen, zum anderen durch den Austritt von Flüssigkeit aus dem Gefäßbett in das Interstitium im Sinne eines vasogenen Ödems, da der hydrostatische Kapillardruck hoch ist.

Erschwerend kommt ein niedriger kolloidosmotischer Druck hinzu. Mit einer stark positiven Flüssigkeitsbilanz kann man beim Schädel-Hirn-Trauma den intrakraniellen Druckanstieg verstärken. Diese Vorstellung ist nicht so ganz abwegig, wird doch auch bei Lungentraumen von übermäßigen Infusionsmengen wegen der Gefahr von Ödementwicklungen abgeraten.

Ein relativ restriktives Infusionsregime ist beim Schädel-Hirn-Trauma angezeigt, wobei allerdings auch gewiß ist, daß mit einer Flüssigkeitsrestriktion die grundsätzliche traumatische Ödementwicklung nicht verhindert werden kann. Nur das Ergebnis wird besser sein. Da ein Schädel-Hirn-Trauma in 30—40% mit anderen Verletzungen des Organismus kombi-

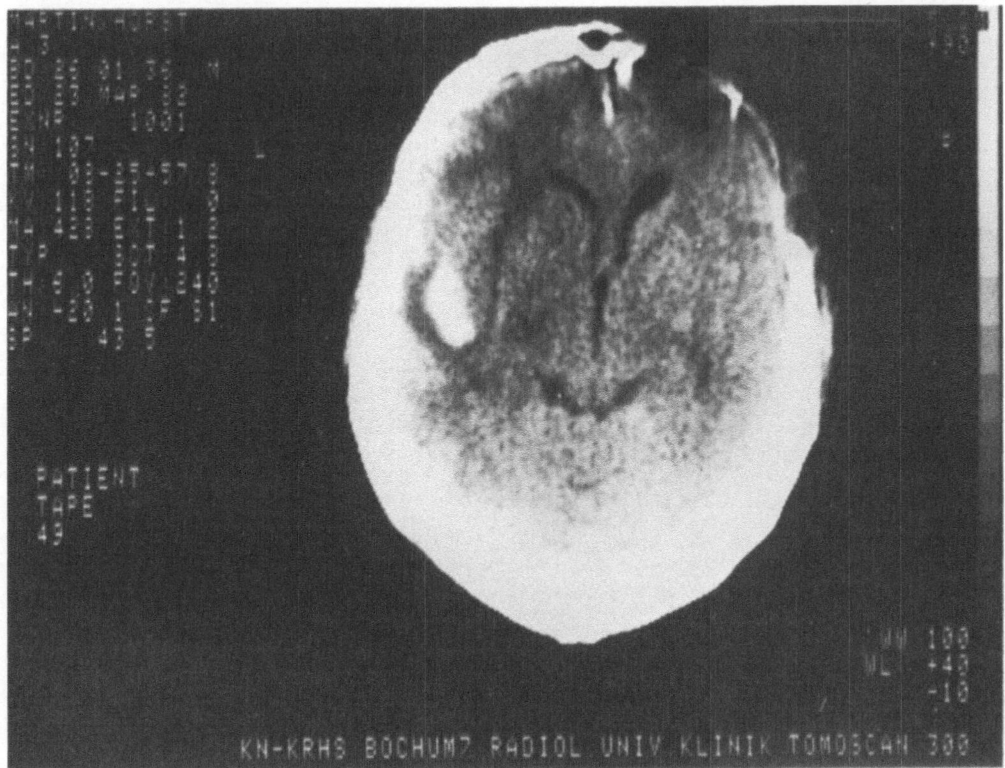

Abb. 6. Computertomogramm des in Abb. 5 gezeigten Frontalhirns vom 1. postoperativen Tag

niert ist, läßt sich die angestrebte zurückhaltende Volumengabe im Rahmen der allgemeinen Schocktherapie nicht immer so einfach realisieren. Auf jeden Fall aber sollte ein wahlloses Hineinschütten der Lösungen im Rahmen der Schockbehandlung unterlassen werden. Als Kontrollparameter stehen ZVD und Urinausscheidung zur Verfügung. Diese Vorstellungen stehen in Übereinstimmung mit denen von Campkin u. Turner [1]. Es muß hier auch an die interessante Arbeit von Klose et al. [6] erinnert werden. Die Autoren konnten im Tierexperiment unter Retransfusion zuvor entnommenen Blutes, welches Verfahren zu einem Entblutungsschock geführt hatte, prompte ausgeprägte intrakranielle Druckanstiege messen. Diese intrakraniellen Drücke lagen unter der aufgehobenen Autoregulation zuletzt über dem Ausgangsniveau, obwohl den Tieren nur das Blut retransfundiert wurde, was zuvor entnommen war. Dieses Ergebnis ist ein weiterer Hinweis, wie wichtig eine vorsichtige Volumengabe beim Schädel-Hirn-Trauma ist.

Auch mechanische Maßnahmen, die am Patienten durchgeführt werden, können durch zerebrale Hyperämie oder venöse Abflußbehinderung den intrakraniellen Druck erhöhen und damit die notwendige zerebrale Perfusion gefährden.

Zu diesen Maßnahmen zählen die schon genannte Laryngoskopie bei der Intubation, aber auch die Lagerung des Patienten im Rahmen der Notfallversorgung am Unfallort und in der Klinik sowie ein irgendwann einmal notwendig werdendes endotracheales Absaugen. In den folgenden Abbildungen werden Beispiele gegeben.

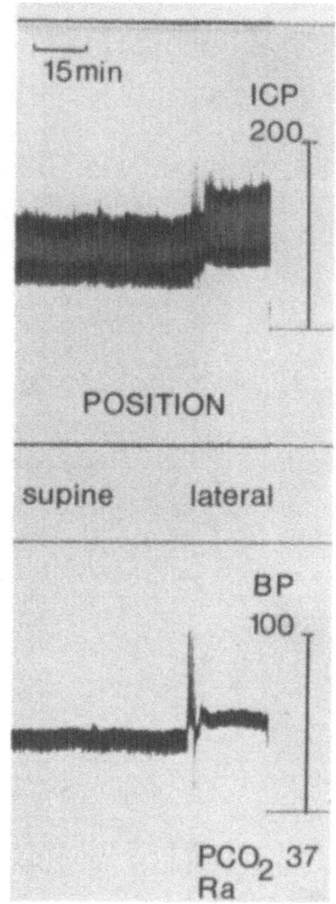

Abb. 7. Anstieg des intrakraniellen Drucks (*ICP*) und des Blutdrucks (*BP*) bei Wechsel eines Patienten von der Rücken- in die Seitenlage

In Abb. 7 wird ein Patient von der Rückenlage in Seitenlage gebracht. Es ist zu erkennen, daß der intrakranielle Druck, welcher über einen Gaeltec-Transducer gemessen wurde, deutlich ansteigt. Auch der Blutdruck nimmt übrigens zu.

In Abb. 8 wird ein Patient endotracheal abgesaugt. Intrakranieller Druck, zentralvenöser Druck und Blutdruck steigen an. Besonders der Anstieg des intrakraniellen Drucks ist beängstigend hoch. Auf Intensivtherapiestationen wird deshalb in der Akutphase einer Erkrankung vor dem Absaugen sinnvollerweise ein i.v.-Narkotikum appliziert.

Eine schonende Lagerung vor und in der Narkose ist bei Schädel-Hirn-Verletzten sehr wichtig. Der Kopf wird in einer Schale stets etwas erhöht gelagert. Bei schweren Schädel-Hirn-Traumen wird Rückenlage eingehalten. Diese Patienten sind intubiert, so daß Probleme bei einer zurückfallenden Zunge entfallen. Unnötiges Absaugen und Umintubieren wird vermieden, wenn doch notwendig, nur nach vorheriger Sedierung oder i.v.-Narkose.

Welche Narkosemittel oder Adjuvanzien geben wir also dem Patienten und welche Techniken wenden wir vom Unfallgeschehen bis zur Operation in der Klinik an [3]?

Am Unfallort sind, falls überhaupt sediert und eine Narkose gegeben werden muß, Benzodiazepine (z. B. Diazepam, Flunitrazepam), Methohexital, Etomidate und stark wirkende Analgetika indiziert. Ein bewußtloser Patient muß stets intubiert werden, doch sollte eine Intubation ohne Einsatz von Muskelrelaxanzien erfolgen, da die Gefahr von Aspiration und Beatmungsproblemen in dieser Situation zu groß ist.

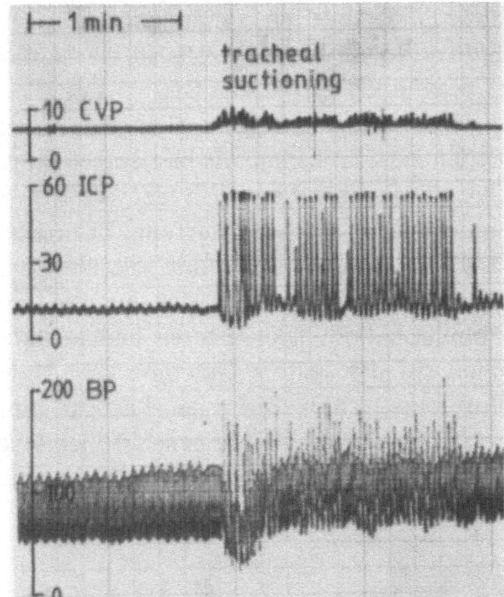

Abb. 8. Schwankungen des zentralvenösen Drucks (*CVP*), des intrakraniellen Drucks (*ICP*) und des Blutdrucks (*BP*) bei endotrachealem Absaugen

Für Ketamine sehe ich im Gegensatz zu manchen anderen Autoren hier keine Indikation, auch wenn Ketamine einen schon hohen intrakraniellen Druck nur noch wenig weiter erhöht. Bei der Notaufnahme in der Klinik und im Verlauf der neuroradiologischen Diagnostik wird der Patient durch Sedativa (Flunitrazepam, Diazepam), Analgetika (z. B. Fentanyl, Piritramid, Buprenorphin) und i.v.-Narkotika im Dauertropf, z. B. Thiopental (100 mg/h), Etomidate (10–50 mg/h) ruhiggestellt, nachdem vorher eine neurologische Basisuntersuchung über Bewußtseinslage, Abwehr und Motorik erfolgt war. Nur selten wird es notwendig sein, den Patienten zu relaxieren. Der Unfallpatient mit schwerem Schädel-Hirn-Trauma wird immer maschinell oder manuell beatmet. Ergibt sich nach der Diagnostik die Notwendigkeit eines operativen Eingriffs, wird die bisherige starke Analgosedierung unter Zuhilfenahme von i.v.-Narkotika weitergeführt und der Patient relaxiert.

Zu keinem Zeitpunkt werden halogenierte Inhalationsnarkotika appliziert. Da Lachgas ebenfalls den Hirndruck erhöht, ist dieses Inhalationsnarkotikum bei Verdacht einer größeren intrakraniellen Druckerhöhung, und von ihr ist beim schweren Schädel-Hirn-Trauma fast immer auszugehen, nicht indiziert. Lachgas kann zugegeben werden, wenn sich nach Eröffnen des Schädels keine oder nur eine mäßige Schwellung zeigen sollte. Die Lachgaswirkung auf den intrakraniellen Druck wird aber gut durch i.v.-Narkotika neutralisiert. Auf der anderen Seite muß betont werden, daß eine Narkose ohne Zugabe von Lachgas im Hinblick auf die Streßsituation und ihre Folgen für den Organismus bedenklich ist. Das Infusionsvolumen wird bei reinen Schädel-Hirn-Verletzten restriktiv gehalten. Die Patienten bekommen 1–1,5 ml/kg/h einer 1/2–2/3 Elektrolytlösung, dazu onkotisch wirksame Substanzen wie Humanalbumin. Ein wichtiger Punkt, der hier besprochen werden muß, ist die Kontrolle der zerebralen Funktion beim Schädel-Hirn-Verletzten in der Narkose und während der Diagnostik im Krankenhaus.

Notwendig erscheint häufige Pupillenkontrolle mit schriftlicher Fixierung, Messung des zentralvenösen Drucks neben den üblichen Kreislaufparametern, Kontrolle der Urinmenge und evtl. erweitertes Monitoring wie intrakranieller Druck, EEG und Pulmonalisdruck, falls diese Möglichkeiten vorhanden sind. Gerade bei Operationen aus nichtneurochirurgischer Indikation ist die Kontrolle in der Narkose besonders wichtig und verantwortungsvoll und in praxi noch sehr lückenhaft.

Abschließend: Es geht nicht darum, ein bestimmtes Rezept für das Vorgehen bei diesen Patienten, von denen wir hier sprechen, zu liefern. Vielleicht sind auch die eingangs erwähnten Allgemeinbedingungen der Narkose wie gute Oxygenierung, Vermeidung von Husten und Pressen, richtige Lagerung, dazu ein Hämoglobin um 12 g%, ein adäquater Kreislauf usw. die wichtigsten Punkte, die hier genannt wurden. Es gibt hierzu eine Publikation von Frost et al. [4], welche sich mit dem adäquaten Anästhesieverfahren beim Schädel-Hirn-Trauma befaßt. Die Autoren beobachteten 134 Patienten und fanden heraus, daß im Hinblick auf das spätere Outcome kein Unterschied bestand, ob bei der Operation Halothan, Enflurane, Thiopental oder Lachgas die Hauptnarkosemittel gewesen waren. Thiopental wurde von ihnen allerdings schließlich favorisiert. Die Untersuchungen müssen wegen fehlender statistischer Absicherungen nicht voll akzeptiert werden, sie weisen aber doch in eine richtige Richtung.

Literatur

1. Campkin TV, Turner JM (1980) Neurosurgical, anaesthesia and intensive care. Butterworths, London Boston Sydney Wellington Durban Toronto
2. Cunitz G (1980) Narkose und intrakranieller Druck in der Neurochirurgie. In: Weis KH, Cunitz G (Hrsg) 25 Jahre DGAI. Springer, Berlin Heidelberg New York (Anaesthesiologie und Intensivmedizin, Bd 130, S 441–448)
3. Cunitz G (1982) Anästhesie für den operativen Eingriff beim Schädel-Hirn-Trauma. Melsunger Med Mitt 54:133–141
4. Frost EAM, Kim B, Thiagarajah S, Tabaddor K (1981) Anaesthesia and outcome in severe head injury. Br J Anaesth 53:310P–311P
5. Jennett B (1981) Clinical brain swelling: Edema or engorgement. In: de Vlieger M, de Lange SA, Beks JWF (eds) Brain edema. Wiley Medical, New York, pp 61–64
6. Klose R, Hartung H-J, Kotsch R, Walz T (1982) Experimentelle Untersuchungen zur intrakraniellen Drucksteigerung durch Ketamine beim haemorrhagischen Schock. Anaesthesist 31:33–38
7. Lassen NA, Shapiro HM (1981) Anaesthesia and cerebral blood flow. In: Gordon E (ed) A basis and practice of neuroanaesthesia. Excerpta Medica, Amsterdam Oxford New York, pp 139–165
8. Matakas F, Klemann T, Cervós-Navarro J (1973) Capillary lesions and hemorrhages in brain edema. In: Schürmann K, Brock M, Reulen HJ, Voth D (eds) Brain edema. Springer, Berlin Heidelberg New York (Advances in neurosurgery, vol 1)
9. McDowall DG (1981) The influence of anaesthetic drugs and techniques on intracranial pressure. In: Gordon E (ed) A basis and practice of neuroanaesthesia. Excerpta Medica, Amsterdam Oxford New York, pp 173–204
10. McKay RD, Newfield P, Reves JG, Brummett C, Morawetz RB (1981) Anesthesiology 55:A101
11. Schettini A (1980) Incompatibility of halogenated anesthetics with brain surgery. In: Shulmann K, Marmarou A, Miller JD, Becker DP, Hochwald GM, Brock M (eds) Intracranial pressure, 4. Springer, Berlin Heidelberg New York, pp 599–604

Neurogenes Lungenversagen

G. Singbartl

Der Begriff neurogenes Lungenversagen beinhaltet sowohl die posttraumatische pulmonale Insuffizienz nach zerebralem Trauma als auch — und dies gewissermaßen als Extremform einer kardiopulmonalen Störung nach zerebraler Läsion — das neurogene Lungenödem.

Während die posttraumatische pulmonale Insuffizienz nach Sepsis, schweren Gerinnungsstörungen sowie nach traumatischem Schock in der klinischen Praxis wohl bekannt und experimentell gut unterbaut ist, ist die Existenz eines neurogenen Lungenversagens wesentlich weniger geläufig, wenn nicht gar umstritten, obgleich die ersten tierexperimentellen Untersuchungen hierzu bereits 1874 (zit. nach [59]) und die erste klinische Mitteilung über das „Vorkommen von Lungenödemen bei akuter Myelitis" bereits 1897 (zit. nach [26]) publiziert wurden. Die erste klinische Arbeit über ein neurogenes Lungenversagen nach Schädel-Hirn-Trauma datiert unseres Wissens nach aus dem Jahre 1918 [43].

Tierexperimentell lassen sich durch eine akute Hirndrucksteigerung bzw. durch ein (sub-) letales mechanisches Schädel-Hirn-Trauma nicht nur hämodynamische Reaktionen — („Cushing Reflex") — [9, 15, 25] auslösen, sondern es kommt darüberhinaus bei den verschiedenen Tierspezies auch zu morphologischen und funktionellen Veränderungen an der Lunge, wie sie auch von der posttraumatischen pulmonalen Insuffizienz anderer Genese bekannt sind [2–8, 12]. Morphologisch finden sich hierbei dann die bekannten Veränderungen wie initiale Gefäßkongestion, Austritt von Flüssigkeit aus der Gefäßbahn in das Interstitium mit zunächst perivaskulärem und später interstitiellem Ödem. Des weiteren kommt es zum Ablösen des Surfactant von den Pneumozyten II bzw. zum Abheben der Pneumozyten II von der Basalmembran und schließlich zum Übertritt von Flüssigkeit ins Alveolarlumen bis hin zu intraalveolären Hämorrhagien.

An isolierten Ratten- [2, 3] bzw. Affenlungen [4] sowie bei In vivo-Untersuchungen an Affen [5] bewirkt ein mechanisches Schädel-Hirn-Trauma eine Abnahme der pulmonalen Compliance sowie eine Verminderung des Quotienten aus Atemzugvolumen/Atemarbeit bei unverändertem Tidalvolumen [12, 31]. Diese Veränderungen sind begleitet von einer Zunahme des Quotienten aus Lungenfeucht-/Lungentrockengewicht bzw. Lungenfeucht-/ Körpergewicht [2–7] oder, wie speziesabhängig mit moderner Methodik nachgewiesen wurde, kommt es zu einem Anstieg des extravaskulären Lungenwassers [27]. Hämodynamisch soll es in der Phase des intrakraniellen Druckanstiegs bzw. der Plateau-Waves im Tierexperiment zu einer Zunahme des intrapulmonalen Rechts-links-Shunts kommen [36]. Begleitet werden diese Veränderungen von einer initialen Hypoxie bei gleichzeitig bestehender Hypokapnie.

Die tierexperimentelle Kausalkette der Möglichkeit einer „neurogenen Triggerung" eines (neurogenen) Lungenversagens findet sich in den Untersuchungen von Moss et al. [37–41]. Bei verschiedenen Tierspezies wurde hierbei eine getrennte zerebrale Perfusion — normotone

Perfusion mit hypoxischer Perfusionslösung — und systemische Zirkulation — normotone Perfusion mit normoxischer Perfusionslösung — durchgeführt. Unter dieser diffizilen Versuchsanordnung kommt es an der Lunge zu den typischen morphologischen Veränderungen des ARDS: Kapilläre Stauung, interstitielle und intraalveoläre Blutung, interstitielles und intraalveoläres Ödem sowie Ausbildung von Atelektasen. Respiratorisch zeigt sich in diesen Untersuchungen eine Hyperventilation mit Abfall des arteriellen PCO_2 und begleitender Hypoxie. Mittels Lungendenervierung — Lungenexstirpation mit anschließender Autotransplantation — lassen sich diese Veränderungen in der denervierten Lunge im Gegensatz zur intakten Kontrollgruppe verhindern. Funktionell finden sich eine Verminderung der pulmonalen Compliance, eine Zunahme der Totraumventilation sowie ein Anstieg des intrapulmonalen Rechts-links-Shunts. Als biochemisches Korrelat lassen sich in der Alveolarlavage eine Zunahme des intraalveolären Protein- und Cholesteringehalts demonstrieren [7, 8]. Neben der oben genannten Lungendenervierung bzw. der Durchtrennung des zervikalen Rücken-marks vermag auch eine α-adrenerge Blockade sowie die Gabe von Anästhetika [2–7] bzw. die Vorbehandlung mit Diphenylhydantoin [38] Entwicklung bzw. Ausmaß eines neurogen initiierten Lungenversagens verhindern bzw. abschwächen.

Im Tierexperiment an chronisch kanülierten Schafen bewirkt eine Erhöhung des intrakraniellen Drucks darüberhinaus eine Zunahme des pulmonalen Lymphflows, welcher mit einer Vermehrung des Proteingehalts der pulmonalen Lymphe einhergeht [11, 60]. Diese Veränderungen sind als Zeichen einer gesteigerten Kapillarpermeabilität zu interpretieren und leiten somit über zum neurogenen Lungenödem, das sich im Tierexperiment mittels akuter exzessiver Hirndrucksteigerung auslösen läßt [2, 8, 29, 49] und für dessen Genese auch in der Klinik ein akuter Anstieg des intrakraniellen Drucks verantwortlich gemacht wird ([14, 15, 16]; Übersicht bei [53]).

Aus den in der Literatur zusammengetragenen Fakten läßt sich, wie es von Theodore u. Robin [46, 56, 57] durchgeführt wurde, folgendes Konzept eines neurogenen Lungenversagens entwickeln, wie es nachfolgend (Abb. 1) modifiziert wiedergegeben wird. Ausgangspunkt ist eine schwere ZNS-Schädigung; sei es ein mechanisches Schädel-Hirn-Trauma, sei es eine entsprechende Blutung oder eine schwere Hypoxie, — welche zu einer Hirndrucksteigerung bzw. zu einer massiven α-adrenergen Stimulation führt. Nach Moss et al. [37–41] soll hierbei insbesondere der Läsion im Hypothalamus besondere Bedeutung zukommen. Infolge der massiven α-adrenergen Reaktion kommt es zu einer pulmonalen und systemischen Vasokonstriktion [2, 15, 16, 34, 47, 48, 59], was u. a. insbesondere in einer Zunahme des peripheren Widerstands resultiert mit einer Blutvolumenverschiebung aus dem großen Kreislauf in die pulmonale Zirkulation [47, 48], wobei offensichtlich der Blutmobilisierung aus dem Splanchnikusgebiet große Bedeutung zukommt [33]. Die Folge ist eine Druck- und Volumenbelastung im kleinen Kreislauf mit Anstieg des Pulmonalarterien- und -Venendrucks, sowie des pulmonal-vaskulären Widerstands, und, als Zeichen einer akuten Linksherzbelastung infolge der Widerstandszunahme im großen Kreislauf, ein Anstieg des Pulmonal-Kapillar-Verschlußdrucks [2, 15, 16, 34, 47, 48, 59]. Diese akuten hämodynamischen Veränderungen in der ersten Phase sind der Initiator eines möglichen hypertensiven eiweißarmen Lungenödems [46]. Daneben kommt es aber auch zur Kapillarpermeabilitätssteigerung [11, 28, 29, 49, 60], in deren Genese das α- und β-adrenerge System von Bedeutung ist [22, 23]; mittels Stimulation der β-Rezeptoren läßt sich die Permeabilitätssteigerung verhindern, während β-Rezeptoren-Blockade, und somit ein Überwiegen der α-adrenergen Aktivität, den pulmonalen Lymphflow und die pulmonal-lymphatische Proteinclearance steigert. Die α-adrenerge Blockade vermag ebenso wie Lungendenervierung [19, 49] nicht nur die morpho-

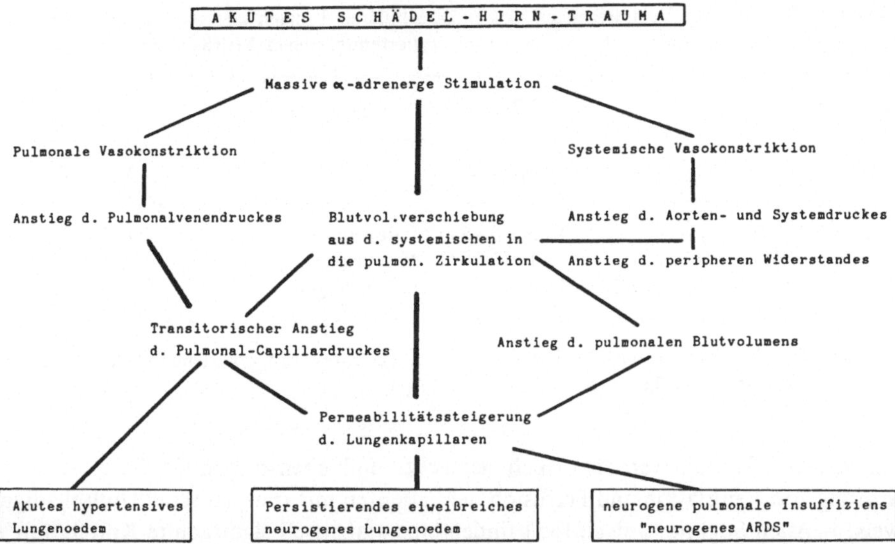

Abb. 1. Pathogenese des neurogenen Lungenversagens (posttraumatische pulmonale Insuffizienz nach zerebralem Trauma)

logischen und funktionellen Veränderungen, sondern auch den neurogen ausgelösten Kapillarpermeabilitätsschaden zu verhindern. Robin [46] unterscheidet zwischen einem hypertensiven neurogenen Lungenödem und dem „klassischen" neurogenen Lungenödem mit hohem Eiweißgehalt. In der Pathogenese soll dem hypertensiven neurogenen Lungenödem eine Irritation bzw. Läsion des Nucleus tractus solitorii zugrunde liegen, was zu einer Störung der Barorezeptoren und später zu Blutdruckregulationsstörungen mit gesteigerter Sympathikusaktivität und nachfolgenden hämodynamischen Reaktionen im System- sowie Lungenkreislauf führt. Schädigungen von vegetativen Zentren im Hypothalamus sollen am Anfang der Kausalkette im pathogenetischen Ablauf des eiweißreichen neurogenen Permeabilitätslungenödem stehen [46, 56, 57]. Hierbei soll es nur kurzfristig zu ausgeprägten hämodynamischen Reaktionen kommen; Permeabilitätsveränderungen der pulmonalen Kapillarmembranen stehen jedoch im Vordergrund. Dieser Kapillarschaden kann über Tage andauern und erklärt das in der zweiten Phase persistierende eiweißreiche neurogene Lungenödem [56, 57]. Je nach Ausmaß der zerebralen Läsion sowie der hämodynamischen Reaktion bzw. der pulmonalen Veränderungen bestehen fließende Übergänge zwischen neurogenem Lungenversagen (= posttraumatische pulmonale Insuffizienz nach zerebralem Trauma) und dem sehr seltenen neurogenen Lungenödem.

Klinische Untersuchungen an neurotraumatisierten Patienten zeigen im Einzelfall eine arterielle Hypoxämie [30, 42, 54]: mit Zunahme der $D_{A-a}O_2$ bzw. des Quotienten aus $D_{A-a}O_2/P_AO_2$.

Als Ursache hierfür wird zumindest teilweise ein pathologisch erhöhter intrapulmonaler Rechts-links-Shunt angeführt [20, 30], wobei fluktuierende Werte des intrakraniellen Drucks ihren Niederschlag finden in sich gleichsinnig ändernde Shuntwerten [44]. Demgegenüber wird von Schumacker et al. [50] aufgrund von Untersuchungen mittels der Inert-Gas-Technique eine Regulationsstörung im Ventilations-/Perfusionsverhältnis für die Hypoxie nach

Tabelle 1. Quantitative Veränderungen des extravaskulären Lungenwassers (EVLW) – gemessen mittels der „Thermo-Dye-Methode" – bei Patienten mit isoliertem(r) Schädel-Hirn-Trauma/zerebraler Läsion

Patienten	EVLW (ml/kg)	
	Mittelwerte	Maximalwerte
Gesamt (n = 17)	$10,5 \pm 0,45$ (123 Messungen)	$12,7 \pm 1,3$
Lebend (n = 3)	$6,1 \pm 0,2^a$ (21 Messungen)	$7,7 \pm 0,3^b$
Gestorben (n = 14)	$11,4 \pm 0,35^a$ (102 Messungen)	$13,8 \pm 1,4^b$

[a] bzw. [b] Der jeweilige Unterschied zwischen den Patientengruppen „lebend" sowie „gestorben" ist statistisch signifikant $(p < 0,05)$

Schädel-Hirn-Trauma verantwortlich gemacht; und ebenso können Moss et al. [42] eine Störung von Ventilation und Perfusion bei Patienten mit traumatischer Hirnschädigung nachweisen. Auch Sugimoto et al. [55] finden eine statistisch signifikante Korrelation zwischen der Größe des Shuntflows und der $D_{A-a}O_2$, messen jedoch einer möglichen Störung im Ventilations-/Perfusionsverhältnis als auslösendem Faktor in der Genese der arteriellen Hypoxämie keine entscheidende Bedeutung bei. Eigene, zur Zeit laufende klinische Untersuchungen zeigen, in Parallelität zum ARDS anderer Genese, bei noch nicht bzw. lediglich marginal veränderten PO_2-Werten pathologisch erhöhte Werte des extravaskulären Lungenwassers und deuten somit auf einen Permeabilitätsschaden der pulmonalen Strombahn in der Frühphase von Gasaustauschstörungen nach zerebralem Trauma hin (Tabelle 1). Zu vergleichbaren Befunden im Tierexperiment kommen auch Hoff u. Nishimura [27].

Katsurada et al. [30], Frost et al. [20] sowie eigene Befunde [54] zeigen darüberhinaus einen Zusammenhang zwischen dem Schweregrad des Schädel-Hirn-Traumas und dem Ausmaß des gestörten pulmonalen Gasaustausches. Frost et al. [20] sehen darüber hinaus im Ausmaß der pathologisch veränderten Shuntwerte einen prognostischen Indikator, wobei die von diesen Autoren errechneten Shuntwerte für die Überlebenden mit im Mittel von 8,9% und für die Gestorbenen mit einem Mittelwert von 15,6% unserer Ansicht nach zu eng beieinanderliegen, als daß sie damit für den Einzelfall eine entscheidende Aussagekraft besitzen dürften. Eigene Untersuchungen hierzu zeigen, daß bei vergleichbarem Schweregrad des Schädel-Hirn-Traumas die Überlebensrate von Patienten mit beeinträchtigter Lungenfunktion statistisch signifikant geringer ist als in der Vergleichsgruppe ohne pulmonales Oxygenierungsdefizit [54] (Tabelle 2). Schumacker et al. [50] beschreiben 2 Patienten, bei denen sich binnen weniger Tage eine deutliche klinische Besserung des neurologischen Status einstellte und bei denen sich parallel dazu eine ebenso rasche und deutliche Befundänderung betreffs der pulmonalen Parameter zeigte. Und in Analogie hierzu finden sich auch im eigenen Krankengut Patienten, bei denen in Kongruenz zur Verschlechterung des zerebralen Zustandes sich auch die pulmonale Stituation verschlechterte [52]. Ebenso zeigt sich ein diskordantes Verhalten von Lungencompliance und $D_{A-a}O_2$; die initiale Abnahme der pulmonalen Compliance geht einher mit einer Zunahme der $D_{A-a}O_2$, während sich mit Wiederanstieg der Lungencompliance in der posttraumatischen Phase die $D_{A-a}O_2$ normalisiert [1]. Die Häufigkeit eines neurogenen initiierten Lungenversagens wird in der Literatur mit 25% angegeben [21]; in unserem Patientenkollektiv liegt die Häufigkeit eines im schweren Ausmaß gestörten Gasaustausches der Lunge bei 22,5% [54].

Tabelle 2. Bedeutung des neurogenen Lungenversagens (posttraumatische pulmonale Insuffizienz nach zerebralem Trauma) für die Überlebensrate von Patienten mit Schädel-Hirn-Trauma (x^2 = 8,3869; FG = 2; p < 0,025)

$\dfrac{D_{A-a}O_2}{P_AO_2}$	GCS ≤ 8 Q' < 0,4	GCS ≤ 8 0,4 < Q' < 0,6	GCS ≤ 8 Q' > 0,6	gesamt
Lebt	14	19	7	40
Gestorben	10	15	22	47
Gesamt	24	34	29	87

Das neurogene Lungenödem muß in der Klinik als ausgesprochene Rarität angesehen werden, weshalb nicht zuletzt deswegen entsprechende Publikationen meist in Form von Einzelfallberichten erscheinen [10, 13, 14, 17, 18, 32, 35, 45, 51, 53, 57–59]. Die Häufigkeit wird mit Werten von 0,6% bzw. 0,8% [35] angegeben, wobei im Einzelfall insbesondere bei Polytraumatisierten die klare Differenzierung zu Lungenödemen anderer Genese nicht immer einfach ist [35]. Das neurogene Lungenödem zeichnet sich in der Klinik durch einen hohen Eiweißgehalt aus [53]; in der qualitativen Zusammensetzung der Ödemflüssigkeit spiegeln sich die Plasmaeiweißwerte wider [53]. Es kann auch noch über Tage nach dem Trauma [24, 53] bzw. nach Abklingen der akuten hämodynamischen Veränderungen bzw. Normalisierung der pulmonalen und systemischen Blutdruckwerte fortbestehen [24]. Die Letalität eines Schädel-Hirn-Traumas mit neurogenem Lungenödem ist sehr hoch und liegt nach Angaben in der Literatur zwischen 70 und 100% [14, 35, 53].

Zusammenfassung

Neurogenes Lungenversagen bedeutet posttraumatische-pulmonale Insuffizienz nach einem isolierten Schädel-Hirn-Trauma und beinhaltet als Extremform einer kardiopulmonalen Störung nach zerebraler Läsion auch das neurogene Lungenödem. Initiator eines neurogenen Lungenversagens ist entweder ein akuter und steiler Anstieg des intrakraniellen Drucks bzw. eine Irritation vegetativer Zentren im Hypothalamusbereich. Als Folge davon kommt es zu einer Aktivierung des α-adrenergen Systems, welche sowohl systemische als auch pulmonale hämodynamische Reaktionen nach sich zieht. Je nach Ausmaß der zerebralen Läsion sowie der hämodynamischen Reaktion bzw. der pulmonalen Veränderungen bestehen fließende Übergänge zwischen dem Lungenversagen nach zerebralem Trauma und dem sehr seltenen neurogenen Lungenödem. In der Klinik läßt sich ein Zusammenhang zwischen der Schwere des Schädel-Hirn-Traumas und dem Ausmaß des gestörten pulmonalen Gasaustausches nachweisen, wobei dieses zentral ausgelöste Oxygenierungsdefizit von prognostischer Bedeutung für das Überleben der Patienten ist. Die Häufigkeit einer posttraumatischen pulmonalen Insuffizienz nach zerebralem Trauma wird in der Literatur mit ca. 20% angegeben. Demgegenüber stellt ein neurogen bedingtes Lungenödem eine ausgesprochene Rarität dar und findet sich in der Klinik bei weniger als 1% der entsprechenden Patienten; die Mortalitätsrate ist sehr hoch und schwankt zwischen 70 und 100%.

146   G. Singbartl

Literatur

1. Abrams JS, Deane RS, Davis JH (1976) Pulmonary function in patients with multiple trauma and associated head injury. J Trauma 16:543
2. Bean JW, Beckmann DL (1969) Centrogenic pulmonary pathology in mechanical head injury. J Appl Physiol 27:807
3. Beckmann DL, Bean JW (1970) Pulmonary pressure – volume changes attending head injury. J Appl Physiol 29:631
4. Beckmann DL, Bean JW, Baslock DR (1971) Sympathetic influence on lung compliance and surface forces in head injury. J Appl Physiol 30:394
5. Beckmann DL, Bean JW, Baslock DR (1974) Head injury and lung compliance. J Med Primatol 3:244
6. Beckmann DL, Bean JW, Baslock DR (1974) Neurogenic influence on pulmonary compliance. J Trauma 14:111
7. Beckmann DL, Sexton JD, Bergren DR (1974) Pulmonary sympathetic influence on intra-alveolar protein in cats. Fed Proc 33:346
8. Bergren DR, Beckmann DL (1975) Pulmonary surface tension and head injury. J Trauma 15:336
9. Berman JR, Ducker TB (1969) Pulmonary, somatic and splanchnic circulatory response to increased intracranial pressure. Ann Surg 169:210
10. Bonbrest HG (1965) Pulmonary edema following an epileptic seizure. Am Rev Respir Dis 91:97
11. Bowers RE, McKeen CR, Park BE, Brigham KL (1979) Increased pulmonary vascular permeability follows intracranial hypertension in sheep. Am Rev Respir Dis 119:637
12. Brueggemann MW, Loudon RG, McLaurin RL (1976) Pulmonary compliance changes after experimental head injury. J Trauma 16:16
13. Ciongoli AK, Poser CM (1972) Pulmonary edema secondary to subarachnoid hemorrhage. Neurology (NY) 22:867
14. Ducker TB (1968) Increased intracranial pressure and pulmonary edema. Part 1: Clinical study of 11 patients. J Neurosurg 28:112
15. Ducker TB, Simmons RL (1968) Increased intracranial pressure and pulmonary edema. Part II: The hemodynamic response of dogs and monkeys to increased intracranial pressure. J Neurosurg 28:118
16. Ducker TB, Simmons RL, Anderson RW (1968) Increased intracranial pressure and pulmonary edema. Part III: The effect of intracranial pressure on the cardiovascular hemodynamics of chimpanzees. J Neurosurg 29:475
17. Felman AH (1971) Neurogenic pulmonary edema – observations in 16 patients. AJR 112:393
18. Fisher A, Aboul-Nasr HT (1979) Delayed nonfatal pulmonary edema following subarachnoid hemorrhage-case report. J Neurosurg 51:856
19. Froman C (1968) Alterations of respiratory functions in patients with severe head injuries. Br J Anaesth 40:354
20. Frost EAM, Arancibia CU, Shulman K (1979) Pulmonary shunt as a prognostic indicator in head injury. J Neurosurg 50:768
21. Grauer SE, Peterson BT, Kuenzig M, Hyde RW, Schwartz SJ (1981) Effect of lung denervation on development of pulmonary edema. Surgery 89:617
22. Hakim TS, Zee van der H, Malik AB (1979) Effect of sympathetic nerve stimulation of lung fluid and protein exchange. J Appl Physiol 47:1025
23. Hakim TS, Minnear FL, Zee van der H, Baire PS, Malik AB (1981) Adrenoceptor centrol of lung fluid and protein exchange. J Appl Physiol 51:68
24. Harari A, Rapin M, Regnier B, Comoy J, Caron JP (1976) Normal pulmonary capillary pressure in the late phase of neurogenic pulmonary oedema. Lancet I:494
25. Hase U, Reulen HJ, Reusch DR (1978) Cardiovaskuläre Veränderungen bei der langsamen schrittweisen Erhöhung des intrakraniellen Druckes im Tierversuch. Anästhesist 27:36
26. Hess L (1934) Über Lungenödem bei organischen Nervenerkrankungen. Wien Med Wochenschr 11:285
27. Hoff JT, Nishimura M (1976) A quantitative model of neurogenic pulmonary edema. In: McLaurin RL, Mullan (eds) Chicago conference on neural trauma. Stratton, New York
28. Hücker H, Schäfer K, Meinen K (1975) Das experimentelle neurogene Lungenödem. I. Transmissionselektronenmikroskopische Untersuchung. Wehrmed Monatschr 3:84
29. Hücker H, Frenzel H, Kremer B, Richter JE (1976) Time sequence and site of fluid accumulation in experimental neurogenic pulmonary edema. Res Exp Med (Berl) 168:219

30. Katsurada K, Yamada R, Sugimoto T (1973) Respiratory insufficiency in patients with severe head injury. Anästhesist 22:191
31. Loudon RG, Brueggemann MW, McLaurin RL (1976) Respiratory patterns and compliance changes after experimental head injury. In: McLaurin RL (ed) Head injuries. Grune & Stratton, New York
32. Loughan PM, Brown TCJ, Edis B, Klug GL (1980) Neurogenic pulmonary edema in man: Aetiology and management wich vasodilators based on haemodynamic studies. Anaesth Intensive Care 8:65
33. Maire FW, Patton HD (1956) Role of the splanchnic nerve and the adrenal medulla in the genesis of "preoptic pulmonary edema". Am J Physiol 184:351
34. Malik AB (1977) Pulmonary vascular response to increase in intracranial pressure: Role of sympathetic mechanism. J Appl Physiol 42:335
35. Maroske D (1982) Das zentralbedingte Lungenödem des Unfallverletzten. In: Schildberg FW, de Pay AW (Hrsg) Atemstörungen im Rettungsdienst. Perimed, Erlangen, S 116
36. Maxwell JA, Goodwin JW (1973) Neurogenic pulmonary shunting. J Trauma 13:368
37. Moss G (1973) Shock, cerebral hypoxia and pulmonary vascular control: The centrineurogenic etiology of the respiratory distress syndrome. Bull NJ Acad Med 49:689
38. Moss G, Stein AA (1975) Cerebral etiology of the acute respiratory distress syndrome: Diphenylhydantion prophylaxis. J Trauma 15:39
39. Moss G, Stein AA (1976) The centrineurogenic etiology of the respiratory distress syndrome: Protection by unilateral chronic pulmonary denervation in hemorrhagic shock. J Trauma 16:361
40. Moss G, Staunton C, Stein AA (1972) Cerebral etiology of the "shock lung syndrome". J Trauma 12:885
41. Moss G, Staunton C, Stein AA (1973) The centrineurogenic etiology of the acute respiratory distress syndrome. Am J Surg 126:37
42. Moss JR, Wald A, Ransohoff J (1974) Respiratory functions and chemical regulation of ventilation in head injury. Am Rev Respir Dis 109:205
43. Moutier F (1918) Hypertension et mort par oedeme pulmonaire aigu. Presse Med 12:108
44. Pace NL (1977) Fluctuating hypoxemia and pulmonary shunting following fatal head trauma. Anesth Analg 56:132
45. Poe RH, Reismann JL, Rodenhouse TG (1978) Pulmonary edema in cervical spinal cord injury. J Trauma 18:71
46. Robin ED (1979) Permeability pulmonary edema. In: Fishman AP, Rekin EM (eds) Clin. Physiol. ser 1979. Amer Physiol Soc, Waverly Baltimore, p 217
47. Sarnoff SJ, Sarnoff LC (1952) Neurohemodynamics of pulmonary edema. I. Autonomic influence on pulmonary vascular pressures and the acute pulmonary edema state. Dis Chest 22:685
48. Sarnoff SJ, Sarnoff LC (1952) Neurohemodynamics of pulmonary edema. II. The role of sympathetic pathways in the elevation of pulmonary and systemic vascular pressure following the intracisternal injection of fibrin. Circulation 6:15
49. Schäfer U, Hücker H, Meinen K (1975) Das experimentelle neurogene Lungenödem. II. Rasterelektronenmikroskopische Untersuchung. Wehrmed Monatschr 3:89
50. Schumacher PT, Rhodes GR, Newell JC, Dutton RE, Shah DM, Scowill WA, Powers SR (1979) Ventilation-perfusion imbalance after head trauma. Am Rev Respir Dis 119:33
51. Simmons RL, Martin AM, Heisterkamp CA (1969) Respiratory insufficiency in combat casualties: II. Pulmonary edema following head injury. Am Surg 170:39
52. Singbartl G (1981) Schädel-Hirn-Trauma und Lungenfunktion. Anästhesist 30:431
53. Singbartl G (1983) Permeabilitäts-Lungenödem (neurogenes Lungenödem) nach isoliertem Schädel-Hirn-Trauma. Anästhesist 32:417
54. Singbartl G, Cunitz G, Hamrouni H (1982) Gestörter pulmonaler Gasaustausch bei Patienten mit zerebralem Trauma. Anästhesist 31:228
55. Sugimoto T, Katsurada K, Yamada R, Ogawa M, Minami T, Onji J (1974) Posttraumatische respiratorische Insuffizienz bei Kopfverletzten. Anästhesist 23:263
56. Theodore J, Robin ED (1975) Pathogenesis of neurogenic pulmonary edema. Lancet 2:749
57. Webre DR, Benbow BP, Arens JF (1972) Pulmonary edema as a complication of increased intracranial pressure. South Med J 65:1352
58. Weir BK (1978) Pulmonary edema following fatal aneurysm rupture. J Neurosurg 49:502
59. Wray NP, Nicotra MB (1978) Pathogenesis of neurogenic pulmonary edema. Am Rev Respir Dis 118:783
60. Zee van der H, Malik AB, Lee BC, Hakim TS (1980) Lung fluid and protein exchange during intracranial hypertension and role of sympathetic mechanisms. J Appl Physiol 48:280

Etomidate im Rahmen der anästhesiologischen und intensivmedizinischen Behandlung des schweren Schädel-Hirn-Traumas

G. Haldemann, J. Jurkiewicz, J. Zajic und D. Spahn

Einleitung

Das schwere Schädel-Hirn-Trauma (SHT) ist eine häufige Verletzungsart. Verkehrsunfälle führen in der Schweiz jährlich zu über 15 000 Schwerverletzten, wovon etwa 5000 neurochirurgisch behandelt werden müssen [10]. Die Gesamtzahl an SHT war in den letzten Jahren stark steigend [16], in zunehmendem Maß sind junge Menschen betroffen. Neumann [7] errechnete für 1975 in seinem Krankengut einen Anteil von 62% bei den unter 25jährigen.

Die Prognose nach SHT ist hauptsächlich von 3 Faktoren abhängig [6, 15].

1. Extrakranielle Organverletzungen
   - Polyblessé

2. Primäre Hirnverletzung

3. Sekundärer Anstieg des ICP infolge
   - Hirnödem
   - Intrakranieller Blutung

Multiple extrakranielle Organverletzungen liegen in 40% aller SHT vor [11]. Lokalisation, Schweregrad und Ausdehnung der primären Hirnverletzung und somit die primäre Koma-tiefe bzw. Koma-Score beeinflussen die Prognose entscheidend, lassen sich therapeutisch aber kaum direkt angehen. Ein Patient mit SHT ist aber nicht nur durch diese primäre Hirn-verletzung gefährdet, seine Prognose wird zunehmend von den sekundären, zentralen Kom-plikationen bestimmt. Die wichtigste Komplikation ist ein ICP-Anstieg infolge Hirnödem oder intrakranieller Blutung. Es ist vorwiegend dieses Gebiet, wo wir mit einer optimalen, intensiven Überwachung und Therapie den weiteren Verlauf entscheidend verbessern können [1, 2].

Klinische Erstbehandlung nach Schädel-Hirn-Trauma

Nach Klinikaufnahme ist unser erstes Ziel, die Vitalfunktionen aufrechtzuerhalten und gleichzeitig für das Hirn optimale Bedingungen zu schaffen. Wir streben folgende Parameter an.

P_aO_2	> 100 mmHg
P_aCO_2	$25-30$ mmHg
P_a	$90-110$ mmHg
ICP	< 25 mmHg
CPP	> 50 mmHg

Entsprechend einem P_aCO_2 zwischen 25 und 30 mmHg und einem P_aO_2 von über 100 mmHg muß die Indikation zur Intubation großzügig gestellt werden. Eine adäquate Schockbehandlung mit Blut, Volumenersatzpräparaten und Katecholaminen soll so früh wie möglich einsetzen. Ebenso bedürfen der Wasser- und Elektrolythaushalt sowie der Säurebasenstatus einer schnellen Korrektur. Aufmerksam ist die Blutgerinnung zu kontrollieren [8].

Von großer praktischer Bedeutung ist eine Oberkörperhochlagerung von 30°. So wird die venöse Drainage des Gehirns verbessert, der ICP sinkt.

Nach einer ersten Stabilisierungsphase scheint uns eine schnelle computertomographische Abklärung entscheidend wichtig. Ein intrakranielles Hämatom kann eine Kontraindikation zur medikamentösen Hirndrucksenkung darstellen.

Etomidate-Plasma-Konzentrationsmessungen

Durch geeignete Pharmaka sollen der intrakranielle Druck sowie der zerebrale Stoffwechsel gesenkt werden. Seit 2 Jahren verwenden wir dazu Etomidate. Die in einem weiten Dosierungsbereich fehlende kardiovaskuläre Depression ist bei herzkreislaufmäßig vorgeschädigten oder hämodynamisch noch nicht stabilisierten Patienten ein entscheidender Vorteil [3, 4]. Der geforderte $\bar{p}_a$ von $90-110$ mmHg kann so häufig ohne den Einsatz von Katecholaminen erreicht werden.

Wir haben die Plasmaspiegel von Etomidate während Kraniotomie gemessen. Den klinischen Erfordernissen entsprechend schwankte der Bolus zwischen 0,3 und 0,8 mg/kg KG. Unmittelbar nach dem Bolus applizierten wir Etomidate per infusionem mit einer Infusionsrate von $0,5-2,0$ mg/kg KG · h. 5 min und 60 min nach Infusionsbeginn maßen wir die Plasmakonzentration. Bei der Messung 5 min nach Bolusinjektion (inkl. 5 min Etomidateinfusion) streuten die Werte noch sehr stark. Dies ist sicher teilweise darauf zurückzuführen, daß der Plasmakonzentrationsabfall zu diesem Zeitpunkt noch sehr steil verläuft [13]. Mit einer durchschnittlichen Dosis von $0,52 \pm 0,20$ mg/kg KG erreichten wir eine mittlere Plasmakonzentration an Etomidate von 348 ± 91 ng/ml. Wir befinden uns also im unteren therapeutischen Bereich, der mit $300-500$ ng/ml angegeben wird [12]. Mit einer mittleren Infusionsrate von $1,12 \pm 0,51$ mg/kg KG · h können wir diesen Spiegel halten, nach 60 min erreichen wir eine Etomidatekonzentration von 430 ± 302 ng/ml. Der lineare Zusammenhang zwischen Infusionsrate und Plasmakonzentration is hoch signifikant ($p < 0,01$) (Abb. 1). Unsere relativ niedrige Dosierung gestattet zusätzliche Bolusinjektionen oder auch eine Erhöhung der Infusionsrate. Bei diesem Grundkonzept sind auch dann keine Plasmaspiegel, die beträchtliche hämodynamische Nebenwirkungen haben können, zu befürchten [5].

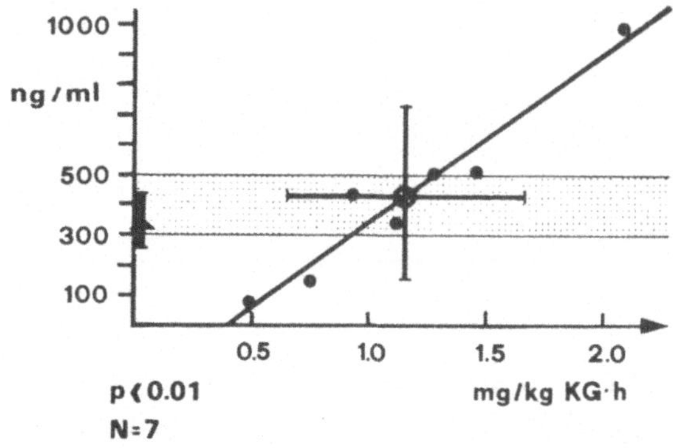

Abb. 1. Plasmakonzentration an Etomidate in ng/ml nach 60 min, in Abhängigkeit einer konstanten Infusionsrate. ▲ Plasmakonzentration 5 min nach Bolus (0,52 ± 0,20 mg/kg KG), ● Einzelmeßwerte, ○ Mittelwert nach 60 min einer mittleren Infusionsrate von 1,12 ± 0,51 mg/kg KG · h

Anästhesie bei Schädel-Hirn-Traumatiker

Alle Schädel-Hirn-Traumatiker sind hirndruckgefährdet. Wird eine Operation nötig, führen wir eine modifizierte NLA durch. Frühere Untersuchungen [2] über die Narkoseeinleitungsphase zeigten folgendes: Nach Thiopental (3–5 mg/kg KG) fiel der $\bar{p}_a$ vor Intubation um 25% ab. Damit verringerte sich in dieser Phase der CPP deutlich. Eine Einleitung mit Thiopental (3–5 mg/kg KG) oder alleine mit Etomidate (0,3 mg/kg KG) ermöglichte keine streßfreie Intubation, Blutdruckspitzen lassen sich nicht vermeiden. Dagegen erwies sich eine Kombination von Fentanyl (0,4–0,5 mg) mit Etomidate (0,3 mg/kg KG) als vorteilhaft. Es kommt in keiner Phase zu einem Blutdruckabfall, der CPP bleibt garantiert. Blutdruckspitzen während der Intubation lassen sich sicher vermeiden.

Aufgrund unserer klinischen Erfahrung und aufgrund der Plasmakonzentrationsmessungen sind wir zu unserem heutigen Einleitungsverfahren bei hirndruckgefährdeten Patienten gekommen.

Narkoseeinleitung

Fentanyl	0,3–0,5 mg
Pancuronium	0,07–0,1 mg/kg KG
Etomidate Bolus	0,5–1,0 mg/kg KG
Infusion	1–2 mg/kg KG · h
DHBP	bis 12,5 mg i.v.

Wir führen die Narkose nach folgendem Schema weiter.

$N_2O/O_2 : F_IO_2$	0,5–0,7
P_aCO_2	25–30 mmHg
Fentanyl	0,1–0,2 mg/h
Pancuronium	1–2 mg/h
Etomidate	1–2 mg/kg KG · h
Dexamethason	1mal 0,5–1,0 mg/kg KG

Intensivmedizinische Behandlung nach SHT

Alle Schädel-Hirn-Traumatiker kommen auf die Intensivstation. Dort gliedert sich die „hirn-orientierte" Behandlung in 4 Teilaspekte:

1. Optimale Bedingungen für das Gehirn,
2. Hirnödemprophylaxe,
3. Tiefe Sedation,
4. Antiepileptische Prophylaxe.

Um optimale Bedingungen für das Gehirn zu schaffen, streben wir weiter unsere bereits erwähnten Zielparameter an. Die Hirnödemprophylaxe führen wir mit Etomidate oder Pentobarbital, jeweils kombiniert mit hochdosiertem Dexamethason, durch.

Etomidate Infusion		$1-2$ mg/kg KG $\cdot$ h
oder		
Pentobarbital	Bolus	$15-50$ mg/kg KG
	Infusion	$1-4$ mg/kg KG $\cdot$ h
Dexamethason		initial 12mal 8 mg pro Tag

Jeder Schmerzreiz, jede Stimulation von außen führt zu einem ICP-Anstieg. Deshalb erachten wir eine tiefe Sedation mit Fentanyl und Pancurium sowie Etomidatebolus vor gewissen pflegerischen Maßnahmen als sehr wichtig (Fentanyl $0,2-0,4$ mg/h, Pancuronium $2-4$ mg/h, Etomidate 0,3 mg/kg KG). Ein Etomidatebolus unmittelbar vor dem endobrachialen Absaugen vermag gefährliche ICP-Spitzen sicher zu vermeiden [14].

Um den ICP sicher im Niederdruckbereich halten zu können, messen wir bei allen instabilen Patienten den Hirndruck. Engmaschige CT-Kontrollen ermöglichen eine exakte Verlaufskontrolle.

Mortalität des SHT in verschiedenen Behandlungsgruppen

Seit 2 Jahren verwenden wir auf unserer Intensivstation neben dem Pentobarbital auch das Etodimate zur Langzeithirnödemprophylaxe oder Hirnödemtherapie. Insgesamt hatten wir in diesem Zeitraum 51 Fälle von schwerem, gedecktem SHT. Retrospektiv können wir diese in 3 Behandlungsgruppen einteilen.

E	Etomidate	Bolus	$0,5-1,0$ mg/kg KG
		Infusion	$1-2$ mg/kg KG $\cdot$ h
P	Pentobarbital	Bolus	$15-50$ mg/kg KG
		Infusion	$1-4$ mg/kg KG $\cdot$ h
K	Kombination	primär Etomidate	
		sekundär Pentobarbital	

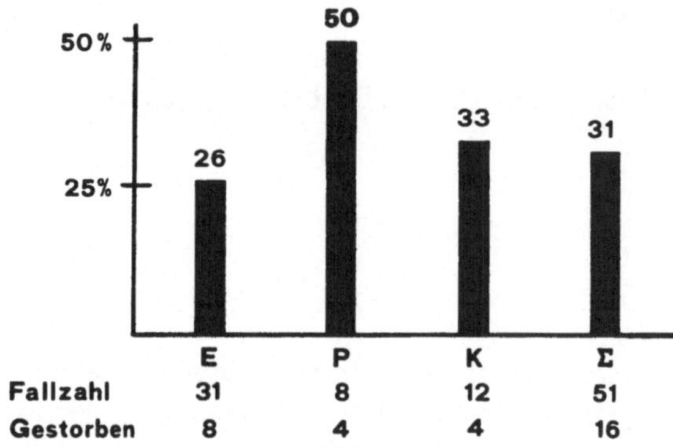

	E	P	K	Σ
Fallzahl	31	8	12	51
Gestorben	8	4	4	16

Abb. 2. IPS-Mortalität des SHT 1981–1983, aufgeteilt nach Therapiegruppen

Bei der kombinierten Therapie setzten wir jeweils primär posttraumatische Etomidate ein. Erst sekundär, nach einer gewissen hämodynamischen Stabilisierungsphase verwendeten wir in jenen Fällen Pentobarbital, bei denen wir glaubten, der Hirndruck sei nur noch mit einem Barbiturat unter Kontrolle zu halten und der Patient sei in der Lage, die kardiovaskuläre Depression einigermaßen zu kompensieren. Die flankierenden Maßnahmen, wie tiefe Sedation und Dexamethason hochdosiert, waren in allen 3 Gruppen identisch. Die IPS-Mortalität insgesamt betrug 31%. Mit 26% weist die Etomidategruppe die geringste Mortalität auf, gefolgt von der Kombinationsmethode. Die höchste Todesrate liegt bei der Pentobarbitalgruppe (50%) (Abb. 2).

Eine solche Zusammenstellung ist problematisch. Das Patientengut ist sehr inhomogen, die Zahlen wurden retrospektiv zusammengestellt. Aufgrund der beschränkten Fallzahlen läßt sich eine signifikant höhere Überlebenschance in der Etomidategruppe statistisch nicht sichern, eine Tendenz könnte bestehen.

Zusammenfassung

Mit unserem einfachen Etomidatedosierungsschema, einem Bolus von 0,5–1,0 mg/kg KG, gefolgt von einer Infusion mit 1–2 mg/kg KG · h gelangen wir in den unteren therapeutischen Bereich. Damit läßt sich der Hirndruck senken. Im Gegensatz zu den Barbituraten sind nur minimale hämodynamische Nebenwirkungen zu erwarten. Wir vermuten, mit unserem Etomidateschema die Mortalität nach schwerem SHT senken zu können.

Literatur

1. Gobiet W (1977) Ergebnisse intrakranieller Druckmessungen im akuten posttraumatischen Stadium. Anaesthesist 26:187–195
2. Haldemann G, Zajic J, Jurkiewicz J, Egger B (1982) Anästhesie beim Schädel-Hirn-Trauma. Notfallmed 8:1550–1562
3. Hempelmann G, Hempelmann W, Piepenbrock S, Oster W, Karliczek G (1974) Die Beeinflussung der Blutgase und Hämodynamik durch Etomidate bei myocardial vorgeschädigten Patienten. Anaesthesist 23:423–429

 4. Hempelmann G, Seitz W, Piepenbrock S (1977) Kombination von Etomidate und Fentanyl. Anaesthesist 26:231–238
 5. Hempelmann G, Lüben V, Klug N (1982) Möglichkeiten der Hirnprotektion unter besonderer Berücksichtigung von Etomidate (Hypnomidate). Notfallmed 8:83–95
 6. Lorenz R (1978) Dringliche Diagnostik bei Schädelhirnverletzungen. Notfallmed 4:93–102
 7. Neumann J (1979) Neurochirurgische Sofortbehandlung akuter Schädel-Hirn-Traumen. Notfallmed 5:255–257
 8. Pfenninger E, Kilian J, Ahnefeld W, Lindner K (1983) Gerinnungsstörungen beim akuten Schädel-Hirn-Trauma. Anästh Intensivther Notfallmed 18:129–134
 9. Pfenninger J (1982) Invasive Neurointensivpflege beim Kind. Schweiz Med Wochenschr 112:973–974
10. Reinhardt HF (1979) Notfallmaßnahmen bei Schädel-Hirn-Verletzungen. Ther Umsch 36:1055–1058
11. Schulte am Esch J (1982) Klinische Erstbehandlung und Anästhesie beim schweren Schädel-Hirn-Trauma. Notfallmed 8:780–789
12. Schüttler J, Stoeckel H, Wilms M, Schwilden H, Lauven PM (1980) Ein pharmakokinetisch begründetes Infusionsmodell für Etomidate zur Aufrechterhaltung von Steady State-Plasmaspiegeln. Anaesthesist 29:662–666
13. Schüttler J, Wioms M, Lauven PM, Stoeckel H, Koenig A (1980) Pharmakokinetische Untersuchungen über Etomidate beim Menschen. Anaesthesist 29:658–661
14. Steinbereithner K, Sporn P (1982) Schädel-Hirn-Verletzte; Verschiedene Behandlungsformen werden propagiert – welche ist sicher? Notfallmed 8:447–458
15. Teasdale G, Jennett B (1976) Assessment and prognosis of coma after head injury. Acta Neurochir 34:45–55
16. Tönnis W, Frowein RA (1968) Organisation und Behandlung schwerer Schädelhirnverletzungen. Arb Gesund 79

Wasser-Elektrolyt-Haushalt
nach schwerem Schädel-Hirn-Trauma

U. Finsterer, U. Jensen, A. Beyer, K. Unertl und W. Kellermann

Störungen des Wasser-Elektrolyt-Haushalts (WELH), dessen entscheidende Funktion die Konstanthaltung von Volumen und Tonizität des Körperwassers ist, treten beim schweren Schädel-Hirn-Trauma nahezu regelmäßig auf.

Primäre Störungen des WELH führen nicht selten zu einer sekundären Verschlechterung der Hirnfunktion usw. Wir wollen hier einige Daten von eigenen Langzeituntersuchungen nach schwerem SHT vorlegen.

Wir haben von März 1980 bis Mai 1982, soweit die Vorbedingungen erfüllt waren, prospektiv alle Patienten unserer Intensivpflegestation nach schwerem Trauma bezüglich des WELH, der Nierenfunktion und des Proteinstoffwechsels über mindestens 3 Wochen nach dem Unfall sehr sorgfältig untersucht. Aus diesen ließ sich ein Kollektiv von 20 Patienten herausschälen, bei dem das schwere SHT die führende Diagnose und das zentrale therapeutische Problem war. Bei diesen Patienten handelte es sich um 18 Männer und 2 Frauen mit einem Durchschnittsalter von 27 Jahren und einer mittleren Beobachtungszeit von 27 Tagen. Es sei besonders darauf verwiesen, daß Diuretika bei uns äußerst zurückhaltend verwendet werden, so daß die vorgelegten Daten praktisch der spontanen Reaktion der Niere auf die posttraumatische Situation entsprechen. Ohne daraus allzu weitreichende Schlüsse ableiten zu wollen, haben wir diesem sog. Untersuchungskollektiv ein Kontrollkollektiv von 12 Patienten an die Seite gestellt, die während der gleichen Zeit ebenfalls wegen schwerer Verletzungen nach den gleichen allgemeinen Regeln behandelt und untersucht wurden, bei denen aber nicht das schwere SHT im Mittelpunkt stand.

In den folgenden Abbildungen sind die Daten des „Untersuchungskollektivs" für den 1. bis 21. Tag nach dem Unfall als Mediane (durchgezogene Linien) mit den zugehörigen Maxima und Minima (gestrichelte Linien) dargestellt. Die Daten des Vergleichskollektivs werden als kleine Rechtecke mitgeführt. Signifikante Unterschiede, ermittelt mit dem Wilcoxon-Test für unverbundene Stichproben (Signifikanzniveau 5%), sind mit Sternchen kenntlich gemacht. Die Abb. 1 zeigt 2 Parameter, die als Grundgrößen für den WELH primäre Bedeutung haben, nämlich einerseits die Wasserzufuhr, die von diesen Patienten nicht mehr selbständig bewerkstelligt werden kann, und andererseits die osmolare Exkretion oder das osmolare Load. Darunter darf man diejenige Menge an osmotisch aktiven Substanzen verstehen, die täglich renal eliminiert werden müssen, damit die Konstanz von Volumen und Tonizität des Körperwassers und ebenso konstante Konzentrationen der wichtigsten extra- und intrazellulären Elektrolyte gewährleistet bleiben. Die wichtigsten Komponenten des osmolaren Loads sind Harnstoff, Natrium und Kalium, und im Rahmen der Intensivtherapie bei SHT kann u. U. auch Mannitol eine Rolle spielen, das z. B. bei einer typischen Dosierung von 6mal 150 ml einer 20%igen Lösung ein zusätzliches osmolares Load von 1000 mOsm/Tag ergäbe, mehr als die gesamte osmolare Exkretion einer Normalperson.

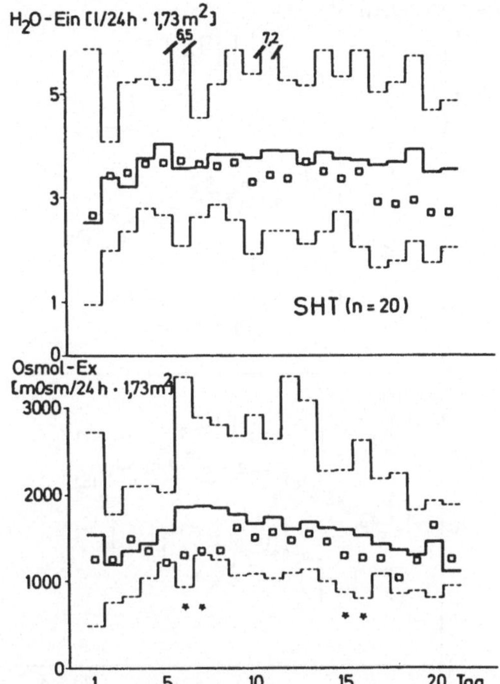

Abb. 1. Verlauf von Wasserzufuhr und osmolarer Exkretion über 21 Tage nach schwerem SHT. Dargestellt ist der Median (———) mit zugehörigen Minima und Maxima (– – –). Die Tagesmediane des Vergleichskollektivs sind als Rechtecke mitgeführt. Signifikante Unterschiede zwischen beiden Kollektiven sind mit Sternchen gekennzeichnet

Aus Abb. 1 wird deutlich, daß unsere Patienten im Mittel etwa 3,5 l exogenes Wasser pro Tag erhielten und daß die osmolare Exkretion am 6.–8. Tag ein Punctum maximum knapp unter 2000 mOsm/Tag erreichte, das etwa dem Doppelten einer Normalperson entspricht. Hier zeigte das Vergleichskollektiv ab etwa dem 5. Tag temporär signifikant niedrigere Werte, obwohl sich beide Gruppen bezüglich der Zufuhr von Natrium, Kalium und Stickstoff nicht sicher unterschieden.

Wie Abb. 2 verdeutlicht, war die hohe osmolare Exkretion im wesentlichen auf eine enorm hohe renale Harnstoffexkretion bis im Mittel maximal 60 g/Tag zurückzuführen, die als Ausdruck der posttraumatischen Eiweißkatabolie gewertet werden darf. In der Harnstoffelimination bestand temporär, so wie in der osmolaren Exkretion, ebenfalls ein signifikanter Unterschied zwischen den beiden Kollektiven, so daß etwa zwischen 5. und 9. Tag im Vergleichskollektiv die Harnstoffexkretion deutlich niedriger lag als im Kollektiv mit schwerem SHT und ihr Maximum erst nach dem 10. Tag erreichte. Das heißt, bei dem Vergleichskollektiv trat bei vergleichbaren Stickstoffzufuhren die maximalen Eiweißkatabolie erst einige Tage später auf, erreichte aber nach 3 Wochen das gleiche Ausmaß wie im Kontrollkollektiv, ausgedrückt als kumuliert negative Stickstoffbilanz von 215 g/21 Tage. Wie aus Abb. 2 ersichtlich ist, stieg bei beiden Kollektiven aber gleichermaßen der Harnstoffanteil an der gesamten osmolaren Exkretion von etwa 40 auf etwa 55% an und blieb dann bis zum Ende der Beobachtungszeit auf diesem Niveau.

Bei vorgegebener Wasserzufuhr und vorgegebenem osmolarem Load muß nun die Niere Harnvolumen und Urinosmolarität so aneinander anpassen, daß Volumen und Tonizität des Körperwassers stabil bleibt. Entsprechend dem oberen Teil von Abb. 3 wurde in beiden Gruppen ein Harnzeitvolumen von etwa 3 l/Tag produziert, und die mittlere Urinosmolari-

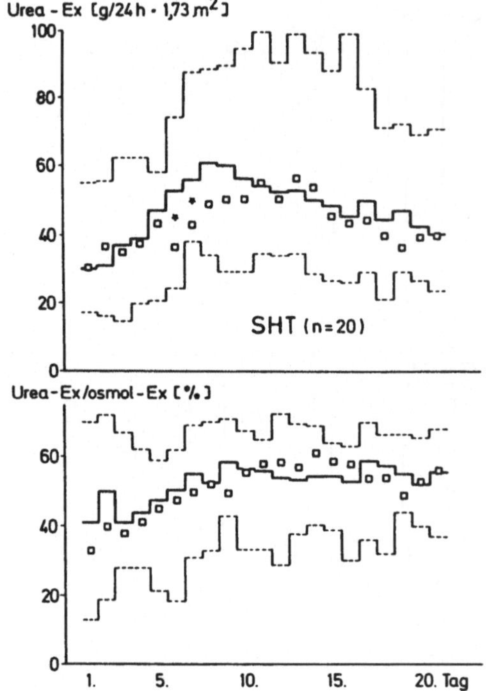

Abb. 2. Verlauf der renalen Harnstoffexkretion und des prozentualen Anteils der Harnstoffexkretion an der gesamten osmolaren Exkretion. (Symbole wie in Abb. 1)

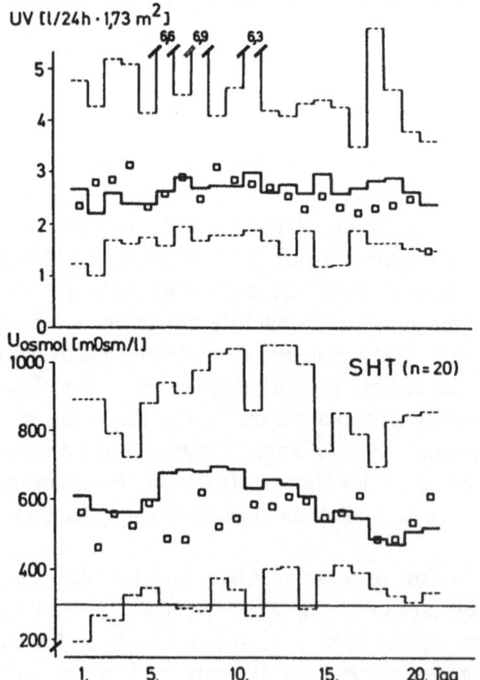

Abb. 3. Verlauf des Harnzeitvolumens und der Urinosmolarität. (Symbole wie in Abb. 1)

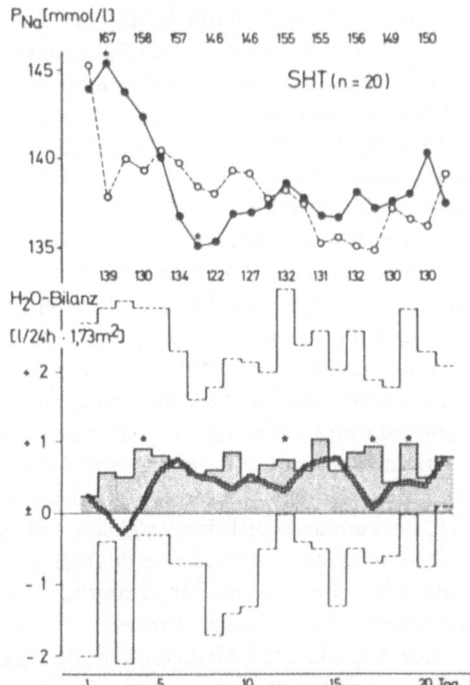

Abb. 4. Verlauf des Plasmanatriumspiegels bei dem Kollektiv mit schwerem SHT (——, ●) im Vergleich zum Kontrollkollektiv (– – –, ○) und der exogenen Wasserbilanz. Der Verlauf der Tagesmediane des Untersuchungskollektivs wird durch die schraffierte Fläche verdeutlicht

tät (in Abb. 3 unten) lag im Untersuchungskollektiv mit schwerem SHT zwischen 6. und 10. Tag, also während der Zeit der höchsten osmolaren Exkretion, im Mittel bei 700 mOsm/l. Die Maxima erreichten 1000 mOsm/l und die Minima unterschritten nur an wenigen Tagen den Wert der Plasmaosmolarität, der in Abb. 3 unten als gestrichelte Linie mitgeführt wird. Das heißt, daß sich fast alle untersuchten Patienten auf der Basis von 24-h-Sammelurinen praktisch über die gesamte Beobachtungszeit in Antidiurese befanden. Episoden eines Diabetes insipidus wurden in diesem Kollektiv nicht beobachtet und Pharmaka mit ADH-Wirkung kamen nicht zur Anwendung. Die relativ hohen Harnzeitvolumina entsprachen mit anderen Worten einer Art von Osmodiurese mit Harnstoff. Im Vergleichskollektiv mit temporär niedrigerem osmolarem Load aufgrund einer geringeren Harnstoffproduktion wurden bei nahezu gleichen Wasserzufuhren wie im Untersuchungskollektiv vergleichbare Harnzeitvolumina, allerdings mit temporär deutlich niedrigerer Urinosmolarität, produziert. Aus diesen Beobachtungen kann man den Schluß ziehen, daß bei dieser Art von Intensivpflegepatienten die Niere im allgemeinen die Konstanterhaltung von Volumen und Tonizität des Körperwassers wie auch beim Gesunden erfüllt, indem sie einerseits das Harnzeitvolumen nach der Wasserzufuhr ausrichtet, womit sich eine mehr oder weniger ausgeglichene Wasserbilanz ergibt, und indem sie andererseits den Variationen im osmolaren Load durch entsprechende Änderungen der Urinosmolarität gerecht wird.

War nun die Konstanz der Tonizität des Körperwassers bei unseren Patienten gewährleistet? Die Abb. 4 zeigt im oberen Teil den Verlauf des Plasmanatriumspiegels, der nach unserer Erfahrung eher besser noch als die Plasmaosmolarität Aufschlüsse über den relativen Wasserbestand beim Intensivpflegepatienten erlaubt, da Schwankungen im Plasmaharnstoff- und Plasmaglucosespiegel eine korrekte Interpretation der Plasmaosmolarität gelegentlich erschweren. Es wird deutlich, daß bei dem Untersuchungskollektiv mit schwerem SHT vom 2. bis 7. Tag der Median des Plasmanatriumspiegels von 145 auf 135 mmol/l und damit gerade eben vom oberen auf den unteren Grenzwert des Normbereiches abfiel. Anschließend erfolgte ein langsamer Wiederanstieg auf etwa 138 mmol/l. Die Extreme sind hier der besseren Übersicht halber als Absolutzahlen nur für jeden 2. Tag angegeben. Die Minima lagen nur selten knapp unter 130 mmol/l und die Maxima im Bereich zwischen 150 und 160 mmol/l. Beim Vergleichskollektiv lag, insbesondere in den ersten Tagen, der mittlere Plasmanatriumspiegel recht stabil zwischen 138 und 140 mmol/l. Signifikante Unterschiede ergaben sich am 2. Tag, an dem die Patienten mit schwerem SHT deutlich höher, und am 7. Tag, an dem sie deutlich niedriger lagen. Die Ursachen der Tendenz zum relativen Wassermangel mit eher hohen Plasmanatriumspiegeln am Beginn der Beobachtungszeit in beiden Untersuchungskollektiven sind aus unseren Daten nicht befriedigend erklärbar und wären möglicherweise früher zu finden, nämlich am Unfalltag mit seinen großen Volumenverschiebungen und seiner besonders aggresiven und vielfältigen Infusionstherapie, man denke nur an die Gabe von Mannitol und Natriumbikarbonat, die wir jedoch praktisch nie exakt genug erfassen konnten. Der drastische Abfall des Plasmanatriumspiegels bei den Patienten mit schwerem SHT zwischen 2. und 7. Tag, insbesondere auch im Vergleich zum Kontrollkollektiv, hat offenbar mindestens 2 Ursachen, nämlich einerseits eine deutlich positivere exogene Wasserbilanz und andererseits die vermehrte „Rücknahme von osmotisch freiem Wasser in der Niere" (TcH_2O), auf die wir noch kurz zurückkommen werden.

Aus Abb. 4 unten wird deutlich, daß die exogene Wasserbilanz zwar enorme individuelle Schwankungen zwischen +3 und −2l/Tag zeigte, die zentrale Tendenz spricht jedoch eindeutig dafür, daß über den gesamten Beobachtungszeitraum die Wasserbilanz, wie sie sich als Differenz von Wasserzufuhr und Harnvolumen ergibt, mit 500−1000 ml/Tag positiv blieb, was in etwa der Perspiratio insensibilis entsprechen dürfte. Am 2.−4. Tag war die Wasserbilanz im Untersuchungskollektiv deutlich stärker positiv als im Kontrollkollektiv, und dies dürfte den initialen Abfall des Plasmanatriumspiegels ausgelöst haben.

Die „Rücknahme von osmotisch freiem Wasser" im distalen Nephron (TcH_2O) errechnet sich als Differenz von osmolarer Clearance, die praktisch mit der osmolaren Exkretion identisch ist, und Harnzeitvolumen:

$$TcH_2O = CosmOl - UV \ (ml/min).$$

TcH_2O ist eine sehr abstrakte Größe, beeinflußt aber ganz ohne Zweifel das Verhältnis von Wasser zu den osmotisch aktiven Substanzen im extrazellulären Raum. TcH_2O erreichte bei den Patienten mit schwerem SHT vom 5.−10. Tag deutlich höhere Werte als in der Kontrollgruppe. Anhand der bisher dargestellten Fakten kann man sich eine Erhöhung von TcH_2O vielleicht besser im Sinne einer relativ vermehrten Elimination von osmotisch werksamen Teilchen im Verhältnis zu Wasser vorstellen. So hatten wir weiter oben dargestellt, daß zwischen 5. und 8. Tag das Untersuchungskollektiv bei gleichem Harnzeitvolumen eine größere osmolare Exkretion hatte, d. h., dem extrazellulären Raum wurden relativ mehr osmotisch aktive Teilchen entzogen und relativ mehr Wasser wurde konserviert und konnte zur Dilution des Körperwassers verwendet werden. Die Ursachen dieser Tendenz zur milden Hyponatriämie etwa um den 7. Tag nach schwerem SHT liegen nicht auf der Hand. Eine inadäquate ADH-Sekretion könnte aber diskutiert werden, insbesondere, wenn man Normovolämie unterstellen will.

Zusammenfassung

Nach unserer Erfahrung ist der WELH nach schwerem SHT gekennzeichnet durch eine hohe osmolare Exkretion mit Punctum maximum um den 6. bis 8. Tag. Dies ist verursacht durch eine vermehrte renale Harnstoffexkretion im Rahmen der posttraumatischen Eiweißkatabolie. Eine osmolare Exkretion von 2000 mOsm/Tag mit einem Harnzeitvolumen von 3 l/Tag und einer Urinosmolarität von 700 mOsm/l scheinen typische Werte zu sein. Die Patienten befinden sich praktisch immer in Antidiurese, und ein posttraumatischer Diabetes insipidus ist offenbar sehr selten. Unmittelbar nach dem Trauma besteht eher eine Tendenz zur *Hypernatriämie*, dagegen um den 7. Tag eher *Hyponatriämie*, die stärker ausgeprägt ist als in einer Kontrollgruppe traumatisierter Patienten ohne schweres SHT. Der rasche Abfall des Plasmanatriumspiegels nach SHT hatte in unseren Untersuchungen mindestens 2 Ursachen, nämlich einerseits eine stärker positive exogene Wasserbilanz und andererseits eine vermehrte Rücknahme von osmotisch freiem Wasser in der Niere (TcH_2O).

Möglichkeiten zur Hirnprotektion

D. Heuser und H. Guggenberger

Einleitung

Der Schutz des Gehirns vor den Folgen eines Mangels an Sauerstoff bzw. Substraten durch zeitlich begrenzte therapeutische Maßnahmen hat während der letzten Jahre im Rahmen anästhesiologischen bzw. intensivtherapeutischen Managements zunehmend an Bedeutung gewonnen.

Als Begründung dafür lassen sich u. a. folgende Tatsachen anführen:

1. Der heutige hohe Standard kardiopulmonaler Reanimationstechniken hat dazu geführt, daß das klinische Ergebnis von Wiederbelebungsmaßnahmen jetzt weitestgehend vom Ausmaß des bleibenden Funktionsverlustes zentralnervöser Strukturen bestimmt wird.
2. Im operativen Bereich wird die Anästhesie zunehmend mit Zuständen möglicher zerebraler Minderperfusion konfrontiert, die sowohl durch die erhebliche Weiterentwicklung chirurgischer Techniken bedingt sind (z. B. kardiochirurgischen Eingriffen unter Anwendung der extrakorporalen Zirkulation), als auch als intermittierend auftretendes Begleitphänomen bestimmter anästhesiologischer Techniken (z. B. bei kontrollierter Hypotension) beobachtet werden können.
3. Die Ausweitung der Therapie zerebralischämischer Störungen unter Einbeziehung von kontrollierter Beatmung, des Einsatzes hochpotenter Pharmaka sowie von operativen Eingriffen (z. B. extra-/intrakranielle Bypassoperationen, Rekonstruktionen hirnversorgender Arterien etc.) hat zwangsläufig zur Erweiterung auch des anästhesiologischen Aufgabenbereichs im Rahmen eines derartigen Behandlungskonzeptes geführt.

Die Ziele, die mit „zerebroprotektiv" wirksamen Maßnahmen angestrebt werden, lassen sich folgendermaßen definieren:

— Stabilisierung membranärer Strukturen des ZNS, und somit Versuch der Blockierung bereits aktivierter Mechanismen der Zellschädigung.
— Modifikation der momentan herrschenden pathophysiologischen Bedingungen durch geeignete Präventivmaßnahmen im Sinne einer Verhinderung weiterer Aktivierung strukturzerstörender Prozesse als Folge membranären Funktionsverlustes.

Das beinhaltet sowohl Bemühungen zur Normalisierung der intrakraniellen Druck- und Volumenverhältnisse, als auch zur Etablierung ausreichender zerebraler Perfusionsbedingungen bei möglichst physiologischen arteriellen Systemdruckverhältnissen.

Die Realisierung derartiger Zielvorstellungen ist allerdings an 2 wesentliche Voraussetzungen gebunden:

1. Die das klinische Bild des Patienten prägenden, akut auftretenden Veränderungen der zerebralen Pathophysiologie und Pathobiochemie sind bekannt, insbesondere die Mechanismen der zerebralen Zellschädigung in ihrem beinahe gesetzmäßigen Ablauf und deren therapeutische Beeinflussungsmöglichkeiten.
2. Die spezifischen Maßnahmen zur zerebralen Protektion sollten mit der begleitenden Therapie zur Verbesserung der pathophysiologischen Gesamtsituation zusätzlich betroffener Organsysteme (z. B. beim polytraumatisierten Patienten mit assoziiertem Schädel-Hirn-Trauma) kompatibel sein, d. h. daß bei jeder zu treffenden therapeutischen Maßnahme die Priorität in Kooperation mit dem chirurgischen Partner neu definiert werden müssen.

Trotz intensivster wissenschaftlicher Arbeit in den vergangenen Jahren, die sich in einer fast unübersehbaren Anzahl von Publikationen widerspiegelt, ist der erhoffte große therapeutische Durchbruch nicht gelungen, insbesondere hinsichtlich der Entwicklung eines Behandlungskonzeptes, das allen denkbaren Bedingungen verminderter zerebraler Verfügbarkeit von O_2- und Substraten in gleicher Weise gerecht wird. Ob ein derartiges Therapieregime überhaupt denkbar ist, erscheint aus 2 Gründen fraglich:

Pathophysiologie und Pathobiochemie der Syndrome relativ oder absolut verminderter zerebraler O_2- und Substratverfügbarkeit sind jeweils verschieden, je nachdem, ob es sich um regionale oder globale Veränderungen handelt, ob sie komplett oder nur inkomplett ausgeprägt sind und ob es sich um ischämische oder hypoxische Hypoxie handelt.

Klinisch äußerst bedeutsam, von der Pathophysiologie aber noch komplexer, präsentiert sich die Situation beim Schädel-Hirn-Trauma, wo wir regional unterschiedliche Gebiete mit kritischer Perfusion von Arealen mit stark erhöhtem Blutfluß differenzieren können [26], und zwar mit jeweils differenter Ausprägung der Störung der Blut-Hirn-Schranke, der zerebralen Autoregulation sowie der physiologischen Gefäßreagibilität auf Konzentrationsänderungen von Ionen, Transmittern und Metaboliten.

Der Zeitpunkt der therapeutischen Intervention bestimmt oft den Erfolg unserer Bemühungen, je nachdem, ob hirnschützende Maßnahmen präventiv ergriffen werden (z. B. bei geplantem intraoperativem Kreislaufstillstand, vor Abklemmen hirnversorgender Gefäße bei rekonstruktiven Operationen), ob sie innerhalb der Wiederbelebungszeit [19] zentralnervöser Strukturen initiiert werden (z. B. während sehr tiefer kontrollierter Hypotension oder bei plötzlichen kritischen intraoperativen Blutverlusten), oder ob sie nach Überschreiten dieser Zeitspanne erst eingeleitet werden konnten (z. B. nach längeren Kreislaufstillständen).

Pathophysiologie und Pathobiochemie der Syndrome verminderter zerebraler O_2- und Substratverfügbarkeit sind in neueren Übersichtsarbeiten umfassend dargestellt [23, 44, 45]; es sollen daher nur einige Aspekte diskutiert werden, die für die Erreichung der angangs definierten therapeutischen Ziele besondere Bedeutung besitzen.

Pathophysiologische Aspekte

Schlüsselparameter für die zerebrale O_2-Versorgung ist die O_2-Verfügbarkeit, die sich entsprechend Gl. 1 aus der Blutmenge errechnet, die pro Zeiteinheit durch die Kapillaren strömt (CBF), sowie aus deren O_2-Gehalt:

Gl. 1: O_2-Verfügbarkeit = CBF $\cdot$ SO_2/100 $\cdot$ Hb $\cdot$ 1,39 (ml/100 g/min)

Analog gilt das für die Glucose als Hauptsubstrat des zerebralen Energiestoffwechsels. Betrachtet man die zerebralen Verbrauchsraten (CMR) von Sauerstoff und Glucose (3–3,5 ml O_2/100 g/min; 4,5 mg Glucose/100 g/min), die sich aus dem Produkt von Hirndurchblutung und arteriovenösen Differenzen von Sauerstoff bzw. Glucose errechnen, so wird klar, daß unter physiologischen Bedingungen das nutritive Angebot den aktuellen Verbrauch beträchtlich überwiegt, d. h. daß das Gehirn infolge seines Mangels an Speicherkapazitäten auf diese Art über eine gewisse Ausschöpfungsreserve verfügt, die es erlaubt, unter physiologischen Bedingungen allen nutritiven Bedürfnissen bei wechselnden Funktionszuständen gerecht zu werden. Tritt akut ein Mißverhältnis zwischen Bedarf und Angebot auf, so können anhand von Gl. 1 folgende pathophysiologische Bedingungen differenziert werden:

Bedingungen mit Reduktion des Angebots an O_2 und Substraten
1. Zerebrale Ischämie
   – global (z. B. bei Kreislaufstillstand, extremem Anstieg des intrakraniellen Drucks)
   – regional bzw. fokal (z. B. bei Gefäßverschlüssen, Gefäßtraumen)
Beide Formen differenziert man noch hinsichtlich des Ausprägungsgrades, d. h. ob es sich um eine komplette oder inkomplette Ischämie handelt.
2. Zerebrale Hypoxie
   – hypoxisch (z. B. bei ARDS, neurogenem Lungenödem, pulmonaler Minderperfusion)
   – anämisch (z. B. bei starkem Blutverlust)
3. Hypoglykämie (z. B. bei Insulinüberdosierung)

Bedingungen mit gesteigertem Bedarf an O_2 und Substraten
1. Hypermetabolismus
   – postischämisch
   – Convulsionen
   – Reye-Syndrom
2. Hyperthermie
   – Infektionen
   – zentrale Regulationsstörungen

Für alle Zustände relativen oder absoluten O_2-Mangels sind Schwellenwerte der zerebralen Oxygenierung bzw. Perfusion definiert worden, und zwar hinsichtlich des Auftretens von Veränderungen der elektrischen Hirnaktivität als Indikator der synaptischen Transmission, sowie der zellulären Depolarisation als Ausdruck der Membranintegrität [5, 17] (Abb. 1). Daraus wird deutlich, daß alle Bedingungen mit kritischer O_2-Versorgung im ZNS über einen Abfall der zellulären Energiereserven letztlich im „Membranfunktionsverlust" enden, ein Ereignis, dem offensichtlich eine Schlüsselstellung im weiteren Ablauf des pathophysiologischen Geschehens zukommt [4]. Im tierexperimentellen Modell ist dies u. a. durch Abfall des energetischen Zellpotentials [28, 29], Versagen der Ionenpumpen mit nachfolgender

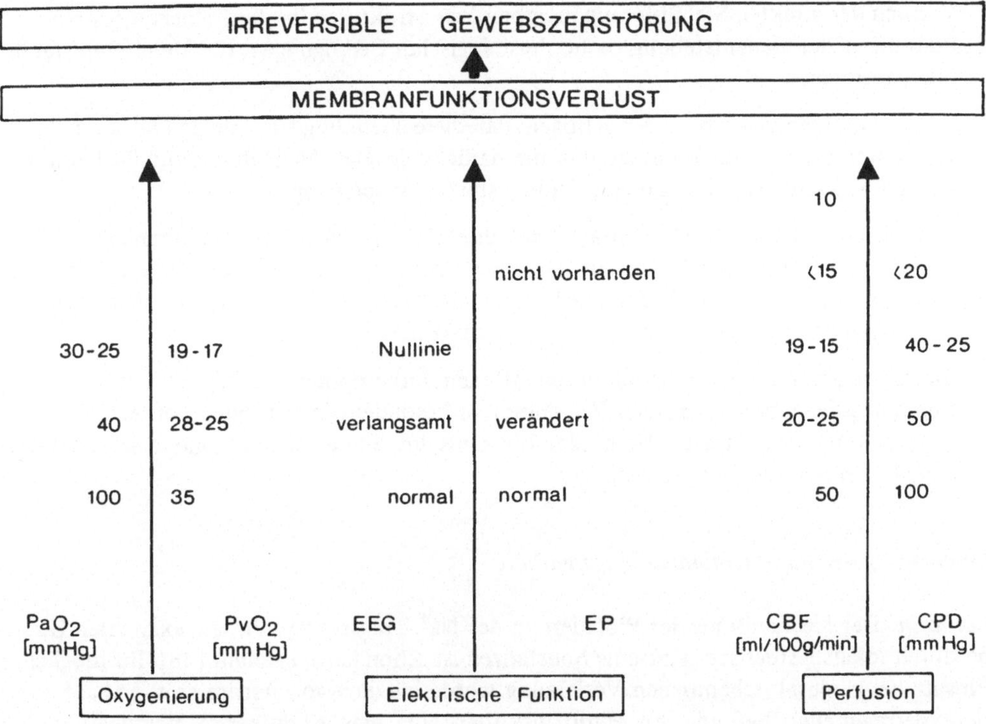

Abb. 1. Schwellenwerte der zerebralen Durchblutung und Oxygenierung für das Erlöschen der elektrischen Spontanaktivität, sowie den Verlust membranärer Funktionen (anoxische Depolarisation)

Azidose, K_e^+-Anstieg, sowie Na_e^+- und Ca_e^{2+}-Verminderung sowie durch Wasser- und Chloridverschiebungen charakterisiert [21, 25]. Die kortikale Polarität verschwindet und der Gewebswiderstand steigt als Ausdruck der Schrumpfung des Extrazellulärraumes. Die membranäre „anoxische Depolarisation" wird gefolgt von Strukturzerstörungsprozessen [7], erkennbar an der Liberierung von Arachidonsäure und anderen freien Fettsäuren aus der Plasmamembran ins Cytosol. Dieser Anstieg der freien Fettsäuren ist Folge der durch Ca^{2+}-Influx erfolgten Aktivierung des Enzyms Phospholipase A_2; Arachidonsäure wiederum ist das Substrat für die Cycloxygenase und Lipoxygenase, die ihrerseits die Produktion von Prostaglandinen, Thromboxanen, Leukotrienen und Endoperoxiden triggern, die alle zur Zellschädigung beitragen können [16, 45]. Es erscheint daher sinnvoll, den Anstieg freier Fettsäuren als sensiblen Indikator für das Ausmaß morphologischer Schädigung zentralnervöser Strukturen unter Bedingungen von Ischämie/Anoxie zu diskutieren [36, 42].

Therapeutische Möglichkeiten

Möglichkeiten zur Therapie von Zuständen relativ oder absolut verminderter zerebralen O_2- bzw. Substratverfügbarkeit ergeben sich zwanglos aus den bisherigen Ausführungen und beinhalten im wesentlichen 2 Ansatzpunkte:

1. Versuch der direkten Stabilisierung membranärer Strukturen im Zentralnervensystem.
2. Prävention der Neuentstehung pathophysiologischer Bedingungen, die Membraninstabilitäten auslösen.

Dabei ist einschränkend zu berücksichtigen, daß diese Trennung aus Gründen besserer Transparenz gewählt wurde; in Wahrheit sind die dafür geeigneten Maßnahmen oft für beide Bedingungen wirksam, jedoch in unterschiedlich starker Ausprägung.

ad 1: Effiziente therapeutische Ansätze mit direktem Nachweis des membranären Stabilisierungseffektes resultieren bisher aus den Ergebnissen tierexperimenteller Studien, ergänzt durch klinische Verlaufsbeobachtungen. Drei therapeutische Ansätze mit dem Ziel der membranären Strukturstabilisierung lassen sich diskutieren:

— Blockierung von transmembranären Ionenfluxen, insbesondere von K^+ und Ca^{2+}.
— Hemmung der Liberierung freier Fettsäuren, insbesondere der Arachidonsäure.
— Verbesserung des intrazellulären Metabolismus im Sinne einer Ökonomisierung mitochondrialer Stoffwechselprozesse.

Blockierung der transmembranären Ionenfluxe

Lidocain. Der Mechanismus der Blockierung des Na^+-Transportsystem am exzitablen Gewebe durch lokalanästhetisch wirksame Substanzen ist schon lange bekannt [48]. Ihr möglicher Einsatz bei zerebral ischämischen Verletzung wurde kürzlich von Astrup et al. [6] aufgrund tierexperimenteller Befunde am Hund diskutiert, die eine signifikative Verzögerung des ischämischen K^+-Ausstroms im zerebralen Kortex zeigen konnten, der additiv zum membranstabilierenden Effekt von Hypothermie war. Ob die von den genannten Autoren verwendeten hohen Dosen (160 mg/kg) für die klinische Anwendung von praktischer Relevanz sind, konnte bisher nicht schlüssig beantwortet werden. Die Begründung dafür ist wohl in der bei niedrigen Dosen krampfauslösenden Wirkung zu suchen, wobei die zerebralen Energiereserven besser erhalten bleiben als z. B. bei Bicucullin-induzierten Konvulsionen [31]. Für die klinische Anwendung ist daher Zurückhaltung geboten.

Phenytoin. Die benefizielle Wirkung von Diphenylhydantoin auf die klinische Erholung von Patienten und Tieren mit ischämisch-anoxischer Verletzung ist schon oft beschrieben worden [2, 11] und hat dazu geführt, daß diese Substanz einen festen Platz bei der Behandlung zerebral-ischämischer bzw. anoxischer Zustände einnimmt. Aufgrund der tierexperimentellen Ergebnisse von Artru u. Michenfelder [3] ist klar geworden, daß die protektive Wirkung von Phenytoin eng mit seinem Stabilisierungseffekt auf die Zellmembranen verknüpft ist. Die durch die Substanz ausgelöste Hemmung der intrazellulären K^+-Freisetzung bei kritischen Perfusionsbedingungen könnte erklärt werden z. B. durch erhöhte Funktion der ATP- abhängigen Na-K-Pumpe [13], durch einen energie-unabhängigen-Membran-Stabilisierungsprozeß [10] oder einen anderen bisher nicht bekannten Mechanismus. Die empfohlene Dosierung [52] beträgt: Loadingdose ~11 mg/kg i.v., danach 13 mg/kg i.m. bis 8,8 mg/kg i.m.; dabei sollten Plasmaspiegel von 10–20 ng/ml erreicht werden. Die Wirksamkeit von Phenytoin bei der Prophylaxe von Krämpfen nach Schädel-Hirn-Trauma wird jedoch angezweifelt [52].

Kalziumantagonisten. Während der letzten 10 Jahre ist die Schlüsselrolle von Ca^{2+}-Ionen für eine ganze Anzahl pathophysiologischer Prozesse neu definiert worden, u. a. bei Schock,

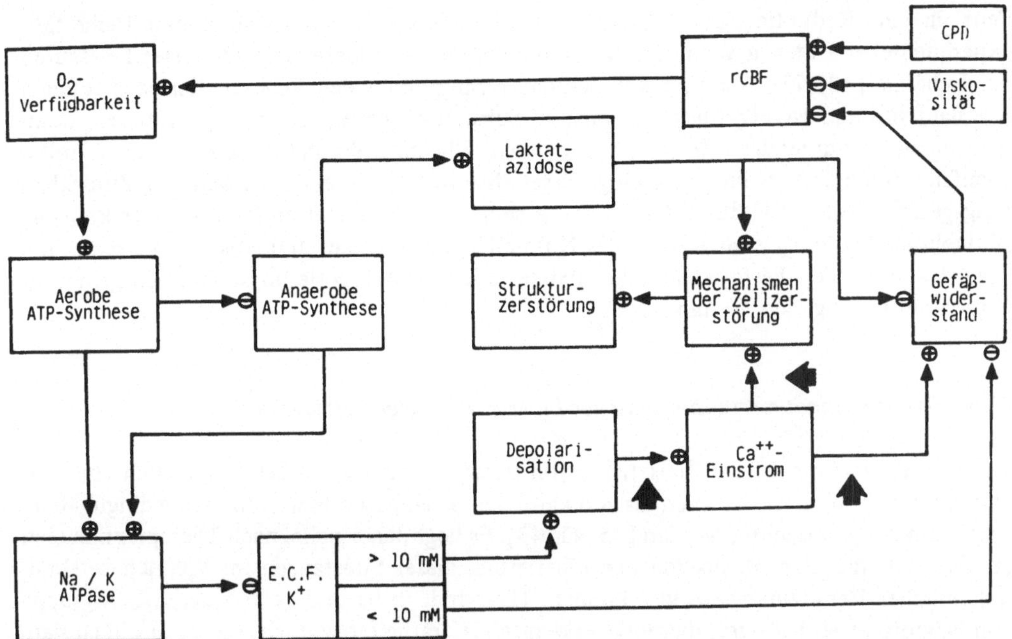

Abb. 2. Die Rolle von Änderungen lokaler Ionenaktivitäten für die Gefäßwiderstandsregelung bei regionaler Ischämie. Die mit ↑ bezeichneten Reaktionen sind durch Applikation von Kalziumantagonisten modifizierbar

Sepsis, Trauma und Anoxie unterschiedlicher Organsysteme [39]. Die kalziuminduzierten Änderungen im Metabolismus, bei der intrazellulären Freisetzung freier Fettsäuren, bei der Produktion oxidativer freier Radikale und beim No-reflow-Phänomen nach Kreislaufstillstand haben herausragende Bedeutung auch für das Gehirn, da sie dem Prozeß des neuronalen Zelluntergangs bei Ischämie/Anoxie entscheidend involviert sind. Das pathophysiologische Geschehen bei regionaler Ischämie unter besonderer Berücksichtigung der Bedeutung von Ca^{2+}-Ionen läßt sich folgendermaßen skizzieren (Abb. 2): Bei kritischer zerebraler O_2-Verfügbarkeit diffundiert Ca^{2+}, was über die Zellmembran hinweg einen Gradienten von 10^4 aufweist, depolarisationsgetriggert (bei einem extrazellulären K^+-Wert um 10–15 mMol/l [17]) in das Zellinnere bzw. in die Mitochondrien und löst dort die eingangs geschilderten Reaktionen aus, die letztlich entscheidend für die Irreversibilität der Strukturzerstörung sein können [16, 45]. Zusätzlich vermindert ein Ca^{2+}-Einstrom in die glatte Gefäßmuskulatur mit nachfolgender Vasokonstriktion die Durchblutung im minderversorgten Bezirk und kann so einen Circulus vitiosus auslösen, der zur weiteren Verschlechterung der Ernährungsbedingungen im betroffenen Gewebebezirk führt.

Es erscheint daher konsequent, sog. Ca^{2+}-Entry Blocker auch im Rahmen zerebroprotektiver Maßnahmen einzusetzen, um den von vielen Autoren [18, 45] als kritisch erachteten Ca^{2+}-Influx zu stoppen. Im Gegensatz zu dem Phänomen der „delayed hypoperfusion period" nach zerebraler Ischämie mit nachfolgender Hyperämie [14, 24] die durch die Kalziumantagonisten offensichtlich günstig beeinflußt werden kann [47, 51], ist es bisher jedoch nicht gelungen, einen direkten Nachweis der Reduktion des ischämischen Ca^{2+}-Influxes durch kontinuierliche Messung des CSF- bzw. ECF-Ca^{2+} zu beweisen. Indirekte Evidenz für eine Reduktion des ischämischen Ca^{2+}-Influxes ist jedoch durch eine Reihe tierexperimenteller Daten gegeben (z. B. Verminderung der Liberierungsrate freier Fettsäuren bei Ischämie [42, 45]. Auch im Rahmen der kardiopulmonalen Reanimation nach totalem Kreislaufstillstand ist der Einsatz derartiger Substanzen heute schon zu diskutieren, wenn man sie auch zum jetzigen Zeitpunkt noch nicht allgemein empfehlen kann. Bei SHT sollte ebenfalls, zumindestens bis gegenteilige Ergebnisse vorliegen, bei der Anwendung Zurückhaltung geübt werden: Die durch Ca^{2+}-Entzug bedingte Vasodilatation kann via intrakranielle Blutvolumenerhöhung zum Anstieg des ICP und somit u. U. zur dramatischen Verschlechterung des zerebralen Perfusionsdruckes führen [15, 30]. Als Dosierungsrichtlinien gelten für Nimodipin $1-2\ \mu g \cdot kg^{-1} \cdot min$.

Pharmakologisch induzierte Blockade der Liberierung freier Fettsäuren

Wie bereits erwähnt, ist die Freisetzung von freien Fettsäuren, insbesondere auch von Arachidonsäure, von vielen Autoren als Indikator für ischämische bzw. anoxischbedingte Membranschädigung betrachtet worden [35, 41, 43]. Es liegt daher nahe, nach Therapieprinzipien zu fahnden, die eine Reduktion der Liberierung dieser Substanzen im Rahmen zerebralischämischer Verletzung bewirken können. Hier sind, insbesondere von der Arbeitsgruppe von Nemoto et al. [36] grundlegende Erkenntnisse erarbeitet worden, die daraus hinauslaufen, daß offensichtlich unterschiedliche Stoffgruppen in der Lage sind, eine Fettsäureliberierung nach ischämischer Verletzung abzuschwächen: Barbiturate, Phenytoin und Kalziumantagonisten.

Insbesondere Pentobarbital zeichnet sich durch eine beträchtliche Wirksamkeit aus, die interessanterweise schon bei Dosierungen nachweisbar ist, die weit unter den gängigen Dosen zur Erreichung eines Burst suppression-Musters im EEG ist, und im subanästhetischen Bereich liegt, im Gegensatz zu Phenytoin, wo der optimale Hemmeffekt im therapeutischen Spiegelbereich beobachtet werden kann [41]. Das ist insofern von großer Bedeutung, als bei der hochdosierten Applikation von Barbituraten immer bedacht werden sollte, daß der Patient der neurologischen Begutachtung entzogen wird, daß man durch zerebrale Stoffwechseldepression auch die Reparationsvorgänge im ZNS nach Ischämie blockiert [20] sowie ein potentiell leberschädigendes Agens anwendet. Für die praktisch klinische Anwendung empfiehlt sich daher der gezielte Einsatz von Barbituraten heute, — neben der erwähnten Low-dose-Dosierung — nur hinsichtlich einer gleichzeitig vorliegenden intrakraniellen Drucksteigerung, sowie zur Bekämpfung hypermetaboler Zustände.

Eine bis zum Burst suppression-Muster im EEG reichende „zerebroprotektive Therapie" erscheint nicht mehr angezeigt.

„Antianoxisch" wirksame Substanzen

Dies Therapieprinzip, das den Einsatz sog. anoxisch wirksamer Pharmaka vorsieht, ist trotz vereinzelt dargestellter Erfolge noch umstritten. Die dabei aufgeführten Stoffe (z. B. Midafenon, Chloropromazin, Pentoxyfillin etc.) sollten ihre Wirksamkeit bezüglich einer Verbesserung der mitochondrialen Effektivität und somit zur persistenten Energiebereitstellung auch bei kritischer O_2-Verfügbarkeit erst noch beweisen.

Der zerebroprotektive Effekt von Hypothermie auf den ischämischen K^+-Ausstrom [6] sowie auf die Liberierungsrate freier Fettsäuren [35] ist sicher nicht als spezifisch anzusehen, sondern ein Effekt, der allein über die O_2-Verbrauchsreduktion bzw. Reaktionsgeschwindigkeitsabnahme via RGT-Regel wirksam ist. In der Klinik läßt sich dieses Verfahren am effektivsten in der Kardiochirurgie anwenden, ansonsten ist seine Nutzung auf lokale bzw. regionale Applikation limitiert, sobald die Körpertemperatur unter 33 °C absinkt und kardiale Komplikationen drohen. Abkühlende Maßnahmen (physikalisch und pharmakologisch) sind jedoch wichtiger Bestandteil der Therapie hyperthermer Zustände, die mit hohen zerebralen O_2-Verbrauchsraten einhergehen und u. U. eine Situation bestehender kritischer O_2-Verfügbarkeit dramatisch verschlechtern können.

Zusammenfassend läßt sich zu den Möglichkeiten der Membranstabilisierung bei zerebralanoxischen Prozessen feststellen, daß uns einige Maßnahmen zur Verfügung stehen, die im besprochenen Sinne Anwendung finden können:

1. Phenytoin,
2. Barbiturate (in subanästhetischen Dosen, z. B. Pentobarbital),
3. Kalziumantagonisten (Verapamil, Nimodipin, Flunarizin); (cave: Anwendung bei SHT),
4. Mäßige Hypothermie (bis ca. 34 °C).

Die Dosierung dieser Medikamente sollte sich an klinischen Kriterien richten und unbedingt durch entsprechendes Monitoring ergänzt werden.

ad 2: Prävention der Neuentstehung pathophysiologischer Bedingungen, die Membranstabilitäten auslösen.

Alle Maßnahmen mit dem Ziel der Prävention einer Neuentstehung kritischer zerebraler O_2- und Substratverfügbarkeit müssen Bestrebungen zur Normalisierung der intrakraniellen Druck- und Volumenverhältnisse bei physiologischen arteriellen Systemdrucken beinhalten. Diese Voraussetzungen für eine physiologische zerebrale Perfusion sollten parallel mit einer optimalen Oxygenierung des Blutes einhergehen. Dies ist erfahrungsgemäß nur durch eine Kombination unterschiedlicher — physikalischer und pharmakologischer — Maßnahmen erreichbar, deren individuelle Wertigkeit jeweils durch das momentane pathophysiologische Geschehen bestimmt wird:

Zur Normalisierung der intrakraniellen Druck- und Volumenverhältnisse bieten sich heute folgende Möglichkeiten an, die in ihren jeweiligen Einzelheiten hier nicht besprochen werden können (Abb. 3):

1. Einsatz von kontrollierter Beatmung mit pO_2-Werten $> 13{,}3$ kPa und pCO_2-Werten zwischen 4,0 und 4,7 kPa [46]. Eine extreme Hyperventilation sollte wegen der Gefahr einer Laktatazidose infolge zerebraler Mangeldurchblutung unbedingt vermieden werden.
2. Lagerung mit erhöhtem Oberkörper (30°) zur Verbesserung der venösen Abstrombedingungen [1].
3. Entwässernde Maßnahmen [32, 34]
4. Stoffwechseldepressiv wirksame Pharmaka zur Senkung des intrakraniellen Blutvolumens, zur Bekämpfung hypermetaboler Zustände sowie zur Reduktion der Liquorproduktion [34, 40]; z. B. Barbiturate Althesin, Etomidate, aber auch Lidocain (1,5 mg/kg i.v. [8])
5. Der Einsatz von Steroiden wird noch immer kontrovers beurteilt. Neben der Ödemreduktion bei Hirntumoren, was eine gesicherte Indikation darstellt, wird der Einsatz z. B. bei SHT sowohl befürwortet [12], als auch als ineffektiv bewertet [9].

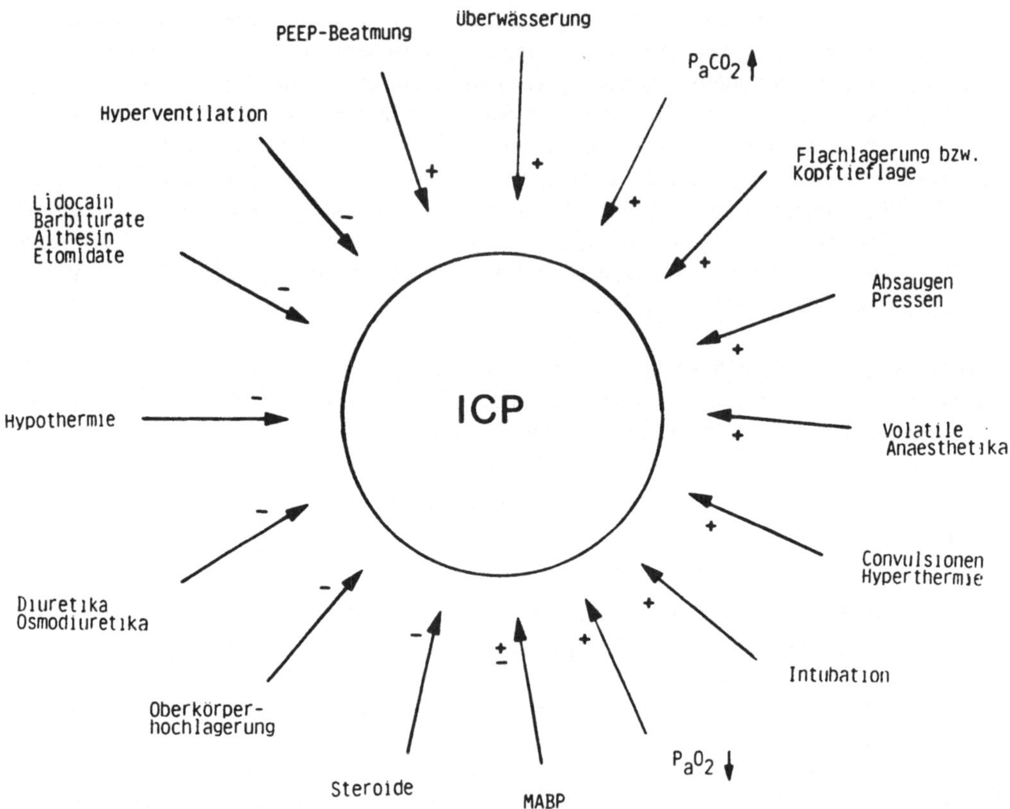

Abb. 3. Anästhesiologische Beeinflussungsmöglichkeiten des intrakraniellen Drucks (ICP) bei eingeschränkter intrakranieller Compliance

6. Externe Liquordrainage und weitere chirurgische Maßnahmen runden die Palette zur Etablierung normaler intrakranieller Druck- und Volumenverhältnisse ab.

Ergänzt werden kann diese Therapie im Sinne eines verbesserten O_2-Angebotes wie folgt:

— Katecholamine, mit dem Ziel der Optimierung des zerebralen Perfusionsdruckes.
— Rheologisch wirksame Maßnahmen bei Vorliegen bzw. des Verdachts auf beginnende Hyperkoagibilität [38]. Dabei sollte ein Hämatokritwert um 30—35 Vol.-% angestrebt werden, jede weitere Verminderung führt offensichtlich zu keiner Verbesserung der zerebralen O_2-Verfügbarkeit.
— Kalziumantagonisten werden heute insbesondere im Rahmen der Vasospasmustherapie bzw. als Prophylaxe bei Patienten mit Subarachnoidalblutung eingesetzt. Trotz der bisher vorliegenden Erfolge bei dieser spezifischen Indikation sollte bei stark eingeschränkter intrakranieller Compliance die Möglichkeit der akuten Einklemmung infolge der durch diese Substanz bewirkten intrakraniellen Volumenzunahme in Betracht gezogen werden und ihr Einsatz nur bei geeignetem Monitoring erfolgen [15, 30]. Als therapeutische Alternativen zu den Kalziumantagonisten bei der geschilderten Indikation sind beschrie-

ben worden: Aminophylline + Nitroprussid + Dopamin [27], Nitroprussid intraarteriell [22], sowie Angiotensin II + Nitroprussid [50]. Der Einsatz dieser Substanzkombinationen kann aber nicht generell empfohlen werden.

Zusätzlich weisen Ergebnisse neuerer Arbeiten auf die erfolgversprechende Beeinflussung der durch Anoxie ausgelösten Interaktion zwischen Gefäßwand und Blutbestandteilen durch Gabe von Prostacyclin hin [33]. Hier scheint sich, zunächst vorwiegend im experimentellen Sektor, eine neue Therapiemöglichkeit anzubahnen, die auf der Hemmung von denjenigen Prozessen basiert, die durch die Freisetzung von Arachidonsäure ausgelöst werden. Für die Anwendung in der klinischen Routine ist ein solches Therapiekonzept noch nicht angezeigt.

Vor pflegerischen und krankengymnastischen Maßnahmen müssen, vor allen Dingen in der Akutphase, durch Gabe kurz wirksamer stoffwechseldepressiver Pharmaka (z. B. Etomidate, Althesin etc.) kritische Anstiege des ICP verhindert werden. Beatmung mit PEEP sollte dann erfolgen, wenn anders eine ausreichende Oxygenierung nicht möglich ist und die dadurch evtl. ausgelöste Steigerung des intrakraniellen Druckes individuell gegen das Risiko eines sonst erniedrigten pO_2 abgewogen wurde. Auch erhöhte Atemfrequenzen sollten wegen ihrer negativen Auswirkungen auf die intrakraniellen Druck- und Volumenverhältnisse vermieden werden, wo hingegen Hochfrequenzbeatmung offensichtlich günstige Auswirkungen auf den intrakraniellen Druck besitzen [49]. Ein Hypertonus sollte primär mit stoffwechselsenkenden Pharmaka behandelt werden, da dieser oft bei eingeschränkter intrakranieller Compliance zu finden ist, wobei dann die Anwendung antihypertensiv wirksamer Pharmaka verheerende Folgen auf den zerebralen Perfusionsdruck haben könnte. Als hirnprotektive Maßnahme im echten Sinne hat sich die Gabe stoffwechseldepressiv wirksamer Pharmaka bisher nur in solchen Situationen bewährt, in denen vor Erreichen der kritischen Situation eine funktionelle Depression des ZNS initiiert wurde, z. B. bei geplantem Kreislaufstillstand, bei Abklemmung hirnversorgender Gefäße, bei sehr ausgeprägter Hypotension. Im Rahmen derartiger Maßnahmen sollte aber sehr genau darauf geachtet werden, daß der pharmakologisch induzierte Schutz möglichst genau bis zur Phase der Reperfusion reicht, um einmal die für die komplette Erholung des Gehirns absolut notwendige Hyperfusion nicht zu blockieren [20], zum anderen aber auch auszuschließen, daß eine postischämische Stoffwechselaktivierung bereits erfolgt, wenn die Perfusionsbedingungen dafür noch nicht adäquat sind. Ob in diesem Rahmen das bei uns neu zugelassene Isofluran wegen seiner ausgeprägten stoffwechseldepressiven Wirkung eine zusätzliche Indikation besitzt, sollte weiteren Untersuchungen vorbehalten bleiben. Die bisher vorliegenden Daten [37] sind erfolgversprechend.

Monitoring

Ohne genaueste klinische Verlaufsbeobachtung, die zu mit den Neurochirurgen festgelegten Zeiträumen erfolgen sollte, ist eine effiziente Therapie von Patienten mit zerebral-ischämischer Verletzung nicht möglich. Ein solches Monitoring sollte eine Messung des zerebralen Perfusionsdruckes (d. h. ICP, MABP und ZVD) beinhalten, ebenso die kontinuierliche Registrierung der Körpertemperatur, des endexspiratorischen CO_2-Gehalts sowie der inspiratorischen O_2-Konzentration. Blutgasanalyse, minutöse Kontrolle von Entgleisungen im arteriellen Glucosespiegel mit ihren potentiell deletären Auswirkungen bei Ischämie, intermittierende Registrierung des zentralen Venendrucks sowie der mechanischen Beatmungsparameter ergänzen die Überwachungsmaßnahmen. Es muß nicht besonders betont werden, daß alle genannten Parameter bei Entgleisung zu oft vermeidbarer dramatischer Verschlechterung der Gesamtsituation führen können, insbesondere bei Patienten mit eingeschränkter intrakranieller Compliance. Registrierung der elektrischen Hirnaktivität in Form von EEG, SEP u. a., sorgfältige Pupillenkontrolle und periphere neurologische Diagnostik (bzgl. Muskeltonus, Eigen- und Fremdreflexe, Paresen etc.) sollten regelmäßig durchgeführt und sorgfältig protokolliert werden, eine der gängigen Komaskalen dient zur Beurteilung der Bewußtseinslage.

Erst wenn derart gestaltete Überwachungsmöglichkeiten vorhanden sind, erscheint es sinnvoll, ein differenziertes Gesamtkonzept für die spezifischen Belange des einzelnen Patienten mit zerebralischämischer Verletzung auszuarbeiten, unter Einbeziehung der erwähnten therapeutischen Maßnahmen. Der Einsatz hochwirksamer Pharmaka ohne die Möglichkeiten eines ausreichenden Monitorings erscheint nicht sinnvoll und beinhaltet nicht unerhebliche zusätzliche Gefahren.

Zusammenfassung

Das Problem eines optimalen Hirnschutzes für alle Bedingungen mangelnder zerebraler O_2- und Substratversorgung ist bisher nicht gelöst. Die noch vor kurzer Zeit gemeldeten Erfolge einer Therapie mit höchstdosierten stoffwechseldepressiven Pharmaka (z. B. Barbiturate, Althesin, Etomidate) haben sich in der Klinik und im tierexperimentellen Modell nicht bestätigt. Die Indikation zum Einsatz derartiger Substanzen sollte daher wieder eingeschränkt werden, und zwar zugunsten von Bedingungen mit stark erhöhtem intrakraniellen Druck, als prophylaktische Maßnahme vor kritischen zerebralen Perfusionsbedingungen, als Low-dose-Medikation im membranstabilisierenden Sinn sowie zur Bekämpfung hypermetaboler Zustände. Besondere Betonung bei der Therapie zerebral-ischämischer Verletzung liegt jedoch bei allgemeinen Maßnahmen zur Normalisierung der intrakraniellen Druck- und Volumenverhältnisse in Kombination mit Versuchen zur Verbesserung der zerebralen O_2-Verfügbarkeit. Dabei erscheint ein umfangreiches Monitoring vitaler Parameter sowie die regelmäßige klinische Verlaufskontrolle, ergänzt durch blutchemische Daten, unverzichtbar. Ob durch den Einsatz von Kalziumantagonisten ein entscheidender Durchbruch auf diesem Gebiet erreichbar ist, muß weiteren Untersuchungen vorbehalten bleiben. Erfolgversprechende Therapieansätze sind ebenfalls aus den Möglichkeiten zur Beeinflussung der Interaktion zwischen Gefäßwand und Blutbestandteilen zu erwarten.

Literatur

1. Abbushi W, Herkt G, Speckner E, Birk M (1980) Beeinflussung des Hirndrucks bei Patienten mit Schädel-Hirn-Trauma durch PEEP-Beatmung und Oberkörperhochlagerung. Anaesthesist 29:521−524
2. Aldrete JA, Romo-Salass R, Mazzin VDB, Tan SL (1981) Phenytoin for brain resuscitation after cardiac arrest: An uncontrolled clinical trial. Crit Care Med 6:474−477
3. Artru AA, Michenfelder JD (1981) Anoxic cerebral potassium accumulation reduced by phenytoin: Mechanism of cerebral protection? Anesth Analg 60:41−45

4. Astrup J (1982) Energy – requiring cell functions in the ischemic brain. J Neurosurg 56:482–497
5. Astrup J, Symon L, Branston NM, Lassen NA (1977) Cortical evoked potential and extracellular K^+ and H^+ at critical levels of brain ischaemia. Stroke 8:51–57
6. Astrup J, Skovsted P, Gjerris F, Sørensen HR (1981) Increase in extracellular potassium in the brain during circulatory arrest: Effects of hypothermia, lidocaine, and thiopental. Anesthesiology 55: 256–262
7. Aveldano MJ, Bezan NG (1975) Rapid production of diacylglycerols enriched in arachidonate and stearate during early brain ischemia. J Neurochem 25:919–920
8. Bedford RF, Persing JA, Pobereskin L, Butler A (1980) Lidocain or thiopental for rapid control of intracranial hypertension? Anesth Analg 59:435–437
9. Cooper PR, Moody S, Clark WK, Kirkpatrick J, Maravilla K, Gould AL, Drane W (1979) Dexamethasone and severe head injury. J Neurosurg 51:307–316
10. Crane P, Swanson P (1970) Diphenylhydantoin and the cations and phosphates of electrically stimulated brain slices. Neurology (NY) 20:1119–1123
11. Cullen JP, Aldrete JA, Jankovsky L, Romo-Salas F (1979) Protective action of phenytoin in cerebral ischemia. Anesth Analg 58:165–169
12. Faupel G, Reulen HJ, Müller D, Schürmann K (1979) Dexamethason in severe head injuries. Neurosurg Rev 2:105–111
13. Fertziger AP, Liuzzi SE, Dunham PB (1971) Diphenylhydantoin: Stimulation of potassium influx in lobster axons. Brain Res 33:592–596
14. Ginsberg MD, Budd WW, Welsh FA (1978) Diffuse cerebral ischemia in the cat: I. Local blood flow during severe ischemia and recirculation. Ann Neurol 3:482–492
15. Guggiari M, Guillaume A, Dagreou F, Philippon J, Viars P (1983) Intracranial pressure (ICP) and hemodynamical effects of a new calcium blocking agent: Nimodipine. Anesthesiology 59:A357
16. Happel RD, Smith KP, Banik NL (1981) Ca^{++} accumulation in experimental spinal cord trauma. Brain Res 211:476–479
17. Harris RJ, Symon L, Branston NM, Bayhan M (1981) Changes in extracellular calcium activity in cerebral ischaemia. J Cereb Blood Flow Metab 1:203–209
18. Hass W (1981) Beyond cerebral blood flow, metabolism and ischemic thresholds: An examination of the role of Ca^{++} in the initiation of cerebral infarction. In: Medyer JS, Lechner H, Reivich M, Ott EO, Arabinar A (eds) Cerebral vascular disease, vol 3. Excerpta Medica, Amsterdam, pp 3–17
19. Heuser D (1982) Möglichkeiten und Grenzen cerebraler Protektion: Versuch einer Bestandsaufnahme. Anaesth Intensivmed 23:315–324
20. Heuser D, Guggenberger H (1983) Recovery from disturbed cerebral ion homeostasis following severe incomplete ischemia and modification by the metabolic depressant drug etomidate. In: Wiedemann K, Hoyer S (eds) Brain protection. Springer, Berlin Heidelberg New York Tokyo, pp 38–44
21. Heuser D, Morris PJ, McDowall DG (1981) Ionic changes in the brain with ischemia. In: Zindler M, Rügheimer E (eds) Anaesthesiology. Proc. 7th World Congress of Anaesthesiologists. Excerpta Medica, Amsterdam Oxford Princeton, pp 821–824
22. Hirsh LF (1980) Intra-arterial nitroprusside treatment of acute experimental vasospasm. Stroke 11: 601–605
23. Hossmann KA (1982) Treatment of experimental cerebral ischemia. J Cereb Blood Flow Metab 2: 275–294
24. Hossmann K-A, Lechtape-Grüter H, Hossmann V (1973) The role of cerebral blood flow for the recovery of the brain after prolonged ischemia. Z Neurol 204:281–299
25. Hossmann KA, Sakaki S, Zimmermann V (1977) Cation activities in reversible ischemia of the cat-brain. Stroke 8:77–81
26. Langfitt TW, Obrist WD (1981) Cerebral blood flow and metabolism after incranial trauma. In: Krayenbühl H, Maspes PE, Sweet WH (eds) Craniocerebral trauma, vol 10. Prog neurol Surg, pp 14–48. Karger, Basel
27. Levy WJ, Bay JW, Sawhny B, Tank T (1982) Aminophylline plus nitroprusside and dopamine for treatment of cerebral vasospasm. J Neurosurg 56:646–649
28. Ljunggren B, Schutz H, Siesjö BK (1974) Changes in energy state and acid – base parameters of the rat brain during complete compression ischemia. Brain Res 73:277–289
29. Lowry OH, Passonneau JV, Hasselberger FK (1964) Effect of ischemia on known substrates and cofactors of the glycolytic pathway in brain. J Biol Chem 239:18–30

30. Lynch III C, Bedford RF (1983) Adverse effect of verapamil on ICP in patients with brain tumors. Anesthesiology 59:A392
31. Maekawa T, Oshibuchi T, Takeshita H, Imamura A (1981) Cerebral energy state and glycolytic metabolism during lidocaine infusion in the rat. Anesthesiology 54:278–283
32. Marshall WK, Page RB, Milchak MA (1982) Furosemide reduce brain water in cerebral injury in dogs. Anaesthesiology [Suppl A308] 57:3
33. Moncada S (1983) Biology and therapeutic potential of prostacyclin. Stroke 14:157–168
34. Moss E, Gibson JS, McDowall DG, Gibson RM (1983) Intensive management of severe head injuries. Anaesthesia 38:214–225
35. Nemoto EM, Shiu GK, Bleyaert AL (1981) Efficacy of therapies and attenuation of brain free fatty acid liberation during global ischemia. Crit Care Med 9:397–398
36. Nemoto EM, Shiu GK, Nemmer JP, Bleyaert AL (1982) Attenuation of brain free fatty acid liberation during global ischemia: A model for screening potential therapies for efficacy? J Cereb Blood Flow Metab 2:475–480
37. Newberg LA, Michenfelder JD (1982) Cerebral protection by isoflurane during hypoxemia or ischemia. Anesthesiology 57:A335
38. Pfenninger E, Kilian J, Ahnefeld FW, Lindner K (1983) Gerinnungsstörungen beim akuten Schädel-Hirn-Trauma. Anaesth Intensivther Notfallmed 18:129–134
39. Schanne FAX, Kane AB, Young EE, Farber J (1979) Calcium dependence of toxic cell death: A final common pathway. Science 206:700–702
40. Schulte am Esch J, Thiemig I, Entzian W (1980) Wirkungen von Etomidat und Thiopental auf den Stickoxydulbedingten intrakraniellen Druckanstieg. Anaesthesist 29:525–529
41. Shiu GK, Nemoto EM (1981) Barbiturate dose – related attenuation of brain free fatty acid liberation during global ischemia. Anaesthesiology 55 [Suppl A2]
42. Shiu GK, Nemoto EM (1981) Barbiturate attenuation of brain free fatty acid liberation during global ischemia. J Neurochem 37:1448–1456
43. Shiu GK, Nemoto EM, Nemmer JP, Winter PM (1983) Comparative evaluation of barbiturate and Ca^{++} antagonist attenuation of brain free fatty acid liberation during global brain ischemia. In: Wiedemann K, Hoyer S (eds) Brain protection. Springer, Berlin Heidelberg New York Tokyo, pp 45–54
44. Siesjö BK (1978) Brain energy metabolism. Wiley & Sons, Chichester New York
45. Siesjö BK (1981) Cell damage in the brain: A speculative synthesis. J Cereb Blood Flow Metab 1: 155–185
46. Singbartl G, Cunitz G, Hamrouni H (1983) Die qualitative Wirkung der Beatmungstherapie/kontrollierten Hyperventilation beim zerebralen Trauma. Anaesthesist 32:382–391
47. Steen PA, Newberg LA, Milde JH, Michenfelder JD (1983) Nimodipine improves cerebral blood flow and neurologic recovery after complete cerebral ischemia in the dog. J Cereb Blood Flow Metab 3: 38–43
48. Strickartz G (1976) Molecular mechanisms of nerve block by local anesthetics. Anesthesiology 45: 421–441
49. Todd MM, Toutant SM, Shapiro HM, Smith NT (1980) Intracranial pressure effects of low and high frequency ventilation. Anesthesiology 53:196
50. Volkman PH, Miletich DJ, Polk SL, Albrecht RF (1980) Treatment of subarachnoid hemorrhage – induced vasospasm: Increase in cerebral blood flow (CBF) by the simultaneous infusion of angiotensin II and sodium nitroprusside. Anesthesiology 53:192
51. White BC, Gadzinski DS, Hochner PJ, Krome C, Hochner T, White JD, Trombley JH Jr (1982) Effect of flunarizine on canine cerebral cortical blood flow and vascular resistance post cardiac arrest. Ann Emerg Med 11:119–126
52. Young B, Rapp RP, Norton JA, Haack D, Tibbs PA, Bean JR (1983) Failure of prophylactically administered phenytoin to prevent early posttraumatic seizures. J Neurosurg 58:231–235

Rundtischgespräch

Cunitz: Neben den allgemeinen Therapie Schemata haben Sie in dem Einleitungsvortrag eine Publikation von Ledingham aus dem Lancet zitiert, nach der Etomidat auf der Intensivstation — bei Polytraumatisierten verabreicht — zu einer höheren Mortalität führen soll. Wie schätzen Sie diese Aussagen ein? Womit korrelieren Ihrer Ansicht nach diese abgesunkenen Kortisolspiegel?

Schulte am Esch: Ich darf nochmals wiederholen, daß in der zitierten Studie keine Dauersedierung ausschließlich mit Etomidat durchgeführt wurde, sondern daß gleichzeitig hochdosiert Morphin verabreicht worden ist. Dies macht die Bewertung der Ergebnisse problematisch. Dennoch bleibt festzuhalten, daß die genannte wie eine Reihe von Folgepublikationen Anstoß dazu gegeben haben, die Sedierungs Schemata, die wir auf der Intensivstation auch für Schädel-Hirn-Traumata benutzen, nochmals zu überdenken und uns über die Folgen einiger Maßnahmen, die wir täglich durchführen, Rechenschaft abzulegen, z. B. über die Beeinflussung des Hypophysennebennierenrindensystems. Hierzu kann Herr Kochs vielleicht noch einige Ergebnisse aus unseren Untersuchungen zeigen.

Kochs: Nach dem in der eingangs zitierten Arbeit gegebenen Hinweis auf eine vermutete medikamentös induzierte Nebennierenrindeninsuffizienz nach Etomidatapplikation untersuchten wir an zunächst 5 beatmeten Patienten (Risikogruppen nach ASA III-IV) die Wirkungen von Etomidat per infusionem auf Hormone des Hypophysen-NNR-Systems im Plasma und Urin, auf den Kreislauf sowie den Stoffwechsel. Bei den untersuchten Hormonen handelt es sich im einzelnen um ACTH, Kortisol, Prolaktin, 17-α-OH-Progesteron, Progesteron im Plasma sowie um freies Kortisol und 17-OH-Kortikosteroide im Urin.

Schon vor Beginn einer Sedierung mit Etomidat standen die Patienten unter einer Fentanylmedikation und erhielten teilweise Katecholamine zur Kreislaufunterstützung. Kein Patient erhielt eine Kortikoidsubstitution. An 3 festgesetzten Zeitpunkten (7, 13, 19 Uhr) wurden an 5 aufeinanderfolgenden Tagen Blutentnahmen zur Hormonabstimmung bzw. zur entsprechenden Etomidatspiegelbestimmung vorgenommen. 17-OH-Kortikosteroide und freies Kortisol wurden aus dem jeweiligen 24-h-Sammelurin bestimmt.

Die Werte zweier Patienten werden in den beiden Abb. 1 und 2 gezeigt. Es sind dargestellt die Plasmawerte von ACTH, Kortisol und Prolaktin, weiterhin die zu den identischen Zeitpunkten gemessenen Plasmaetomidatspiegel und das angewandte Infusionsschema sowie die zusätzliche Fentanylmedikation. Es zeigt sich, daß Etomidat — möglicherweise dosisabhängig — den Kortisolplasmaspiegel bei noch weitgehend normaler Urinausscheidung von 17-OH-Kortikosteroiden und verringerter Ausscheidung von freiem Kortisol vermindert. Dabei werden hohe ACTH-Spiegel nicht von einem Kortisolplasmaanstieg beantwortet. Streßreaktionen auf Operationen oder Verbandwechsel (Abb. 1) gehen mit einem überschießenden Plasmakor-

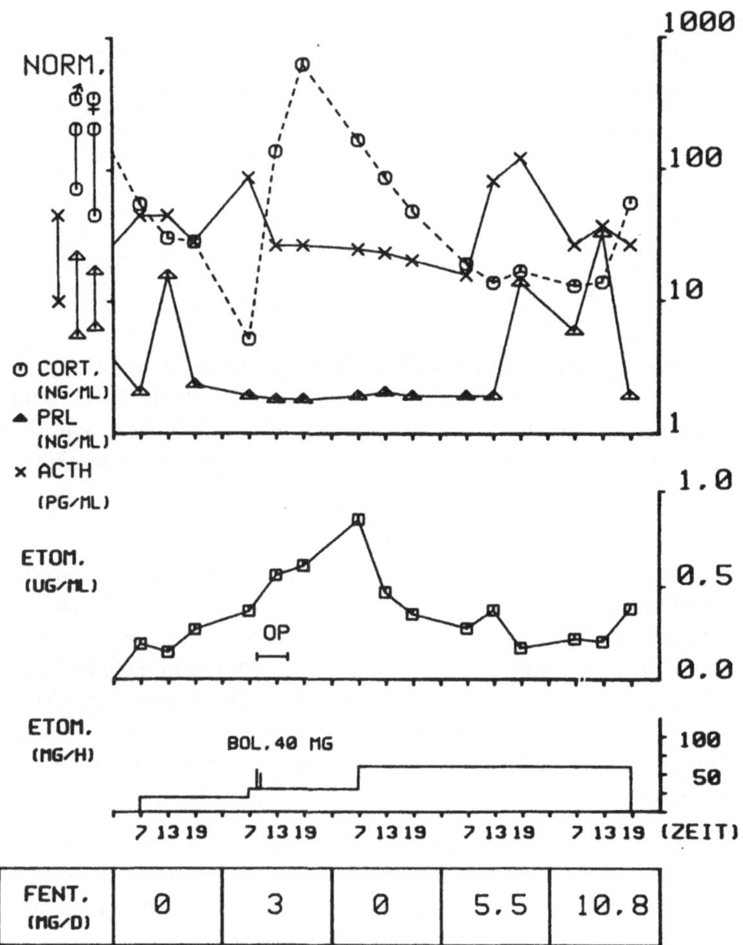

Abb. 1. Patient mit Gasbrand. Es sind dargestellt die ACTH-, Kortisol- und Prolaktinplasmaspiegel (*linker Rand:* Normbereiche). *Untere Bildhälfte:* Fentanyldosierungen und Etomidatinfusionsschemas mit korrespondierenden Etomidatplasmaspiegeln

tisolanstieg einher. Prolaktin zeigt v. a. nach Gabe von Fentanyl einen deutlichen Anstieg selbst bei hohen Etomidatspiegeln. 17-α-Progesteron und Progesteron finden sich vermindert bei Etomidatspiegeln $> 1{,}0$ μg/ml, im Bereich 300–600 ng/ml besteht allerdings keine lineare Abhängigkeit. Die physiologischen zirkardianen Schwankungen der Plasmahormone ließen sich unter der Sedierung nicht nachweisen. Es fand sich weiterhin keine relevante Beeinflussung des Glucosestoffwechsels und der Katecholaminbedürftigkeit des Kreislaufs. Da bislang kontrollierte Untersuchungen über andere Sedierungsschemata z. B. Analgetika alleine bzw. kombiniert mit Benzodiazepine oder Barbituraten nicht vorliegen, fällt es schwer die mögliche Nebennierenrindensuppression durch Etomidat abschließend einzuordnen.

Cunitz: Es erscheint begrüßenswert, weitere Grundlagenforschung zu betreiben, bevor man zu endgültigen Entscheidungen kommt, wie man mit der Substanz umzugehen hat. Insofern

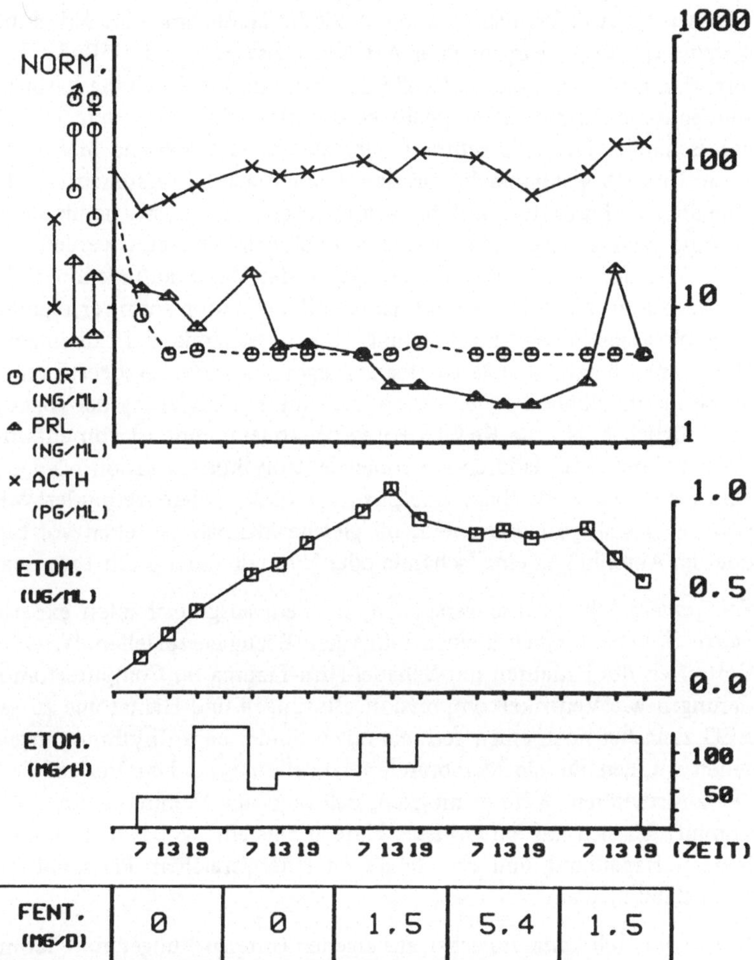

Abb. 2. Patient mit Alkoholdelir und Lungenversagen. Es sind dargestellt die ACTH-, Kortisol- und Prolaktinplasmaspiegel (*linker Rand:* Normbereiche). *Untere Bildhälfte:* Fentanyldosierungen und Etomidatinfusionsschema mit korrespondierenden Etomidatplasmaspiegeln

fassen wir das Ganze auch als eine Anregung auf, alle Sedierungsmaßnahmen, die wir auf der Intensivstation durchführen, in diesem Zusammenhang zu überprüfen und im Vergleich die besten Verfahren herauszustellen.

Auditorium: Von Wiedemann wurden Befunde veröffentlicht, daß unter hochdosierter Barbiturattherapie grundsätzlich die Komplikationsrate auf den Intensivstationen bei den entsprechend behandelten Patienten ansteigt. Wie ist grundsätzlich der Erfolg der hirnprotektiven Maßnahmen einzuschätzen?

Hossmann: Kann ich vielleicht zu der Frage der metabolischen Maßnahmen etwas Grundsätzliches sagen? Es wurde gesagt, es sollte Grundlagenforschung getrieben werden. Es ist Grundlagenforschung getrieben worden und alle, z. T. sehr guten Daten, die heute verfügbar sind, sprechen nicht dafür, daß eine metabolische Maßnahme eine Erholung nach einer Ischämie/ Anoxie des Hirns in irgendeiner Art und Weise positiv beeinflußt. Es gibt umfangreiche Untersuchungen, daß etwa die Größe des Hirninfarkts durch die Barbiturattherapie vermindert werden kann. Es gibt keine positiven Resultate, die gezeigt haben, daß die Erholung nach einer Ischämie durch Barbiturate oder andere metabolische Maßnahmen verbessert werden kann. Und ich glaube auch, daß das ganz einfach zu verstehen ist. Man muß 2 Dinge unterscheiden, die Prävention und die postanoxische bzw. postischämische Behandlung. Wenn Barbiturate oder andere metabolische Maßnahmen eingesetzt werden vor Einsetzen einer Ischämie, verlängern diese die Überlebenszeit der Membranfunktion z. T. erheblich. Wird z. B. die Teperatur auf 26°C gesenkt, ist jede Reanimation sofort erfolgreich. Wird aber die Stoffwechselmaßnahme erst im Anschluß an eine Ischämie, d. h. zu einem Zeitpunkt, zu dem die Membranen bereits depolarisiert sind, begonnen, dann verzögert sich die Repolarisation, weil durch die metabolische Depression auch die Reaktivierung der Ionenpumpe verzögert wird. Die möglichst schnelle Reaktivierung der Ionenpumpe ist von entscheidener Bedeutung für die Erholung, weil dadurch die Ionenelektrolytkonzentration wieder normal aufgebaut und damit erst das postischämische/posthypoxische Ödem verhindert wird. Hierauf begründet sich der gewaltige Unterschied, ob gleiche Maßnahmen eben vor Einsetzen einer Ischämie oder im Anschluß an eine Ischämie oder Hypoxie durchgeführt werden.

Schöppner: Ich möchte versuchen, zu dem ausgezeichneten experimentellen Beitrag von Herrn Hossmann einen kleinen klinischen Bezug herzustellen. Wir sehen oft, daß initial nach Eintreffen des Patienten mit Schädel-Hirn-Trauma im Computertomogramm massive Veränderungen wie Ventrikelkompression, Blutungen und Hämatome zu sehen sind, während das EEG zunächst noch einen geringgradig veränderten α-Rhythmus anzeigt und erst 24 h später sehen wir den für die Membrandepolarisation typischen Verlauf der generalisierten Theta-Delta-Aktivitäten. Wäre es möglich, daß hier eine Hemmung des GABA-Abbaus zum Tragen kommt, der sich auf ein gewisses Plateau einstellt, wobei trotz sinkender Perfusionsrate die Sauerstoffspannung und der Gehalt an ernergiereichem Phosphat im Hirngewebe zunächst noch stabil bleiben.

Hossmann: Ich kann zunächst aus eigenen Untersuchungen und der mir bekannten Literatur sagen, daß diese Annahme nicht weiter untersucht worden ist.

Gürtner: Herr Hossmann, Sie haben ausgezeichnete Untersuchungen hinsichtlich der Hypoxie und Ischämie des Gehirns durchgeführt und festgestellt, daß die Lösung des Problems immer noch offen ist. Haben Sie Erfahrungen mit der hyperbaren Sauerstoffbehandlung, ich könnte mir vorstellen, wenn man hyperbaren Sauerstoff einsetzt, könnte es durch arterielle Vasokonstriktionen zu einer Senkung des intrakraniellen Drucks kommen. Kann bei entsprechend hohen Sauerstoffkonzentrationen vielleicht auch das Problem der Revaskularisierung nach der postischämischen Phase beeinflußt werden? Holbach (Bonn) hat über seine praktischen Erfahrungen hiermit mehrfach berichtet. Ich selbst habe die hyperbare Sauerstoffbehandlung bei Schädel-Hirn-Verletzten auch schon seit etwa 12 Jahren eingesetzt und finde die klinischen Ergebnisse relativ ermutigend und möchte nun fragen, ob Sie experimentelle Erfahrungen haben.

Hossmann: Wir haben keine eigenen Erfahrungen, doch auch ich halte optimale Oxygenierung des arteriellen Blutes für eine Grundvoraussetzung in der Behandlung ischämischer Zustände. Deswegen sind ja auch die Auswirkungen pulmonaler Störungen von so entscheidender Bedeutung für die Reanimation. Ob eine hyperbare Oxygenierung die Sauerstoffverfügbarkeit für das Gehirn in der kritischen Phase der postischämischen Hyperperfusion tatsächlich verbessert, müßte noch gezeigt werden. Es ist nämlich durchaus denkbar, daß es — wie Sie sagen — zu Gefäßkontraktionen kommt und damit natürlich auch zu einer Abnahme der Durchblutung. Zumindest während der postischämischen Hyperperfusion ist nicht der intrakranielle Druck das entscheidende, da dieser in der Regel normal ist. Jedoch ist die Durchblutung in einem Grad vermindert, daß eine weitere Durchblutungsabnahme zu einer weiteren Verminderung der Sauerstoffverfügbarkeit selbst unter den Bedingungen einer hyperbaren Oxygenierung des Blutes führen müßte. Das müßte experimentell noch geprüft werden.

Schulte am Esch: Zur Behandlung des Schädel-Hirn-Traumas mit einer hyperbaren Oxygenierung möchte ich noch anfügen, daß wir Anästhesisten in Bonn die hyperbare Oxygenierungsmaßnahme mit Herrn Holbach durchgeführt haben. Ich selbst überblicke ca. 180 Patienten mit schwerem Schädel-Hirn-Trauma, die z. T. unter Beatmung in dieser Weise therapiert worden sind und habe keine Verbesserung im Outcome gegenüber den unbehandelten sehen können. Ich halte die hyperbare Oxygenierung bei Patienten mit schwerem Schädel-Hirn-Trauma für keine praktikable und erfolgversprechende Maßnahme. Eine Indikation für die hyperbare Oxygenierung wurd lediglich noch bei zerebralen Gefäßerkrankungen mit regionalen Ischämien gesehen.

Gaab: Ich möchte nochmal zurückkommen auf die Diskussionsbemerkung von Herrn Hossmann bezüglich der stoffwechselwirksamen Maßnahmen. In dieser Woche ist die Safar-Studie über den Einsatz von Barbituraten nach Reanimation veröffentlicht worden. Es ist bei dieser multizentrischen, breit gefächerten Studie herausgekommen, daß es keine Verbesserung des Ergebnisses durch hochdosierte Barbiturattherapie gibt. Auch tierexperimentell im Zusammenhang mit einer kompletten Ischämie kommt es zu keiner Verbesserung im Outcome, weil sich z. B. die Membrandepolarisation verzögert, aber nicht aufheben läßt und umgekehrt die Mikrozirkulation durch langdauernde Barbituratanwendung eher verschlechtert wird. Jedoch kann man durchaus bei rechtzeitiger Gabe von Barbiturat im Zusammenhang mit temporärer Ischämie, z. B. bei temporärer Abklemmung der A. cerebri media, im Rahmen der Karotischirurgie beim Menschen eine deutliche Besserung des Outcome erreichen.

Noch eine grundsätzliche Anmerkung zu der Diskussion. Die Untersuchungen von Herrn Hossmann sind sehr beeindruckend und sie finden auch sicher berechtigt direkte Anwendung in der Klinik, auch mit Erfolg. Sicher ist auch ein Großteil der Folgen nach Schädel-Hirn-Trauma wirklich ischämie- und hypoxiebedingt. Ein Teil der Schädel-Hirn-Verletzten jedoch liegt bewußtlos am Unfallort ohne Spontanatmung nach Aspiration und wird sekundär hypoxisch.

Die primäre traumatische Schädigung des Gehirns bewirkt eine primäre mechanische Schädigung durch Kontusion oder frühe Hirnschwellung und ist prinzipiell zu unterscheiden von einer Ischämie und Hypoxie. In eigenen Untersuchungen haben wir sowohl experimentell wie auch klinisch finden können, daß im direkten traumatischen Kontusionsherd sehr früh nach dem Trauma — bevor noch der Hirndruck ansteigt und sich der Perfusionsdruck verschlechtert — hohe Sauerstoffspannungen im Kontusionsbereich und Steigerung der Shuntdurchblutung zu finden waren. Offenbar kann das Gehirn den ausreichend zur Verfügung stehenden Sauerstoff und die Glucose in dieser frühen Phase nach Trauma nicht verwerten. Dies steht im Gegensatz zu einer posthypoxischen Schädigung. Es ist ganz interessant, z. B. für den Einsatz von Barbiturat, daß wir fanden, daß offenbar eine primäre Schädigung der aeroben Verwertbarkeit von Glucose besteht und daß merkwürdigerweise in solchen experimentellen Kontusionsherden Barbiturat nicht den Stoffwechsel und den Sauerstoffverbrauch senkt, sondern sogar im Vergleich zum Kontrolltier den Sauerstoffverbrauch erhöht und den

Stoffwechsel steigert, so daß es möglich wäre, daß Barbiturat hier den aeroben Stoffwechsel schützt.

Hossmann: Danke für den Kommentar. Es muß festgehalten werden, daß die Prävention ischämischer Störungen, z. B. die Vorbehandlung vor Abbindung eines zerebralen Gefäßes, selbstverständlich ein Ischämieschutz ist. Es geht bloß darum, daß die Inhibition des Stoffwechsels als postischämische Maßnahme nicht geeignet ist.

Cunitz: Meine letzte Frage zu diesem Themenkomplex ist, stirbt jetzt vielleicht überhaupt kein Organ mehr, wenn man nur in geeigneter Weise die Protektion weitertreibt? Gibt es nicht auch eine Auflösung des Gewebes, ein histologisches Absterben? Glauben Sie, daß die Ischämietoleranz sich immer noch verlängern läßt mit verbesserter Grundlagenforschung oder gibt es da noch eine Grenze?

Hossmann: Selbstverständlich stirbt das Organ. Bloß nicht während der ersten Stunde unter einer normalen Körpertemperatur. Wenn Sie während der ersten Stunde unterkühlen, dann werden Sie ein Organ wahrscheinlich beliebig lange konservieren können, dafür gibt es auch Beispiele. Schwere histologische Veränderungen treten dann auf, wenn die Vorbedingungen für die Wiederbelebung nicht erfüllt werden können. Das ist das große Problem der Rezirkulation eines ischämischen Organs. Wird dieses Problem gelöst, werden Sie auch diese morphologischen Veränderungen verhindern können.

Auditorium: Zum Beitrag „Cerebral function-monitoring, EEG und spektrale Parameter unter zerebraler Hypoxie und Ischämie" der Herren Schwilden und Stoeckel möchte ich fragen, welche diagnostische Aussage man sich vom EEG nach Reanimation, also nach kompletter Ischämie, verspricht?

Schwilden: Im Klartext: Statistisch belegte Untersuchungen liegen mir nicht vor, so daß ich eigentlich zu diesen Fragen nicht Stellung nehmen kann.

Schöppner: Ich möchte zu diesem Komplex hinzufügen, daß der Nachweis evozierter Potentiale als Ergänzung zum EEG in diesem Bereich außerordentlich wichtig ist. Die Erkenntnis der Funktionstüchtigkeit der zentralen Großhirnrinde gewinnt angesichts der Nachbarschaft von Strukturen der aszendierenden Retikulärformation für die Voraussage der Reaktivierbarkeit der Großhirnrinde keine besondere zusätzliche Bedeutung.

Schwilden: Ich kann dem zustimmen und weise darauf hin, daß auf dem Erwin-Riesch-Symposium vor 2 Jahren in Tübingen auch apostrophiert worden ist, daß man bei Vorliegen eines Nullinien-EEGs zu der Ableitung evozierter Potentiale übergehen sollte und Herr Gaab ist ja auch darauf eingegangen.

Cunitz: Ganz im Zusammenhang mit diesem Thema steht auch die Wertigkeit der Überwachungskriterien beim Schädel-Hirn-Trauma. Eine Frage aus dem Auditorium betrifft die Therapie des Schädel-Hirn-Traumas: Sollte mit Etomidat oder mit Barbituraten das Supressions-EEG möglichst vermieden werden?

Gaab: Ich glaube nein. Die Indikation dieser Behandlungsmaßnahmen muß noch getrennt diskutiert werden. Der Einsatz von Barbituraten ist bei uns keineswegs Standard und orientiert sich an dem klinischen Verlauf, am CT, am intrakraniellen Druck und am EEG. Wir setzen Barbiturate, jedoch kein Etomidat, ein, obwohl das sicherlich genau so möglich ist; es wird so viel Barbiturat verabreicht, bis der intrakranielle Druck normalisiert ist, also bis zum Grenzbereich einer Dosierung, die der Minimaldosierung entspricht. Das Supressions-EEG unter

Barbiturattherapie ist somit die Grenzlinie, die wir maximal akzeptieren. Über diese Grenzlinie geht das therapiebedingte isoelektrische EEG, wie es teilweise empfohlen wird, hinaus. Wenn unter barbituratbedingter EEG-Suppression der intrakranielle Druck nicht zu senken ist, bringt eine Dosissteigerung nach unserer Erfahrung auch keine Verbesserung des intrakraniellen Druckniveaus.

Schwilden: Anläßlich eines EEG-Workshops vor 2 Jahren in Berlin hat Herr Kubicki eine instruktive Erläuterung der Burst suppression im neurophysiologischen Sinne gegeben. Er hat gesagt, die Burst suppression lasse sich interpretieren als Rinde im Eigenrhythmus; d. h., wenn man ein Stück Hirnrinde funktionell oder anatomisch von den unterliegenden Strukturen abkoppelt, die Ernährung aber beibehält, ist der Eigenrhythmus dieser Rinde Burst suppression und man hat den Eindruck, z. B. wie beim Etomidat, daß bei der Dosierung bis zum Burst suppression hier eine funktionelle reversible Abkoppelung der Hirnrinde von den unterliegenden Strukturen vorgenommen wird.

Auditorium: Können Sie nochmal den Stellenwert der intrakraniellen Druckmessung für die Behandlung des Schädel-Hirn-Traumas zusammenfassen?

Gaab: Man kann sagen, daß die intrakranielle Druckmessung im Gegensatz zu der Messung evozierter Potentiale im EEG durchaus schon in vielen Kliniken Bestandteil der Routineüberwachung für ausgewählt schwer hirnverletzte Patienten, z. T. mit anhaltendem Koma, ist. Zum Methodischen ist zu sagen, daß sehr viele Methoden zum Erfolg führen können, vorausgesetzt, daß derjenige, der sie anwendet, die Methode beherrscht. Es ist sicherlich schwieriger, eine Ventrikeldruckmessung sauber anzulegen und die Messung aufrechtzuerhalten, als eine epidurale Druckmessung mit einem direkten Druckaufnehmer zu realisieren. Dies ergibt sich allein aus der Schwierigkeit, diese operative Maßnahme beim Schädel-HirnVerletzten mit Massenverschiebung und Ventrikelkompression durchzuführen, weil der Ventrikel so leicht nicht zu finden ist. Mehrfaches Punktieren des Frontalhirns und das damit verbundene erhebliche Infektrisiko von ca. 3%, das eigentlich von keinem der Untersucher geleugnet wird, gibt der epiduralen Druckmessung für die klinische Routine mit Direktdruckwandlern unter der Voraussetzung einer technisch sauber durchgeführten Maßnahme den Vorrang. Die Signalübertragung ist auch bei Ventrikelkollaps noch sicher durchzuführen.

Walder: Wie soll man sich beim Schädel-Hirn-Traumatiker beim Auftreten von rein hirnelektrisch sichtbaren epileptischen Entladungen verhalten? Dieses Ereignis ist relativ häufig, begnügen Sie sich mit einer reinen Phenytoinbehandlung?

Gaab: Bei diesen Patienten wird zunächst ein mehrkanaliges EEG abgeleitet, um den Fokus zu suchen. Nach Beratung mit den Neurophysiologen wird dann die Behandlung festgelegt, z. B. mit Tegretal oder Phenytoin.

Mit den epileptischen Entladungen sistieren auch die intrakraniellen Drucksteigerungen, wenn sonst keine Raumforderung vorliegt.

Auditorium: Wenn eine hochdosierte Barbiturattherapie betrieben wird, muß dann unbedingt der intrakranielle Druck gemessen werden bzw. muß man unbedingt das EEG kontrollieren? Wenn ja, dann ist doch praktisch in peripheren Krankenhäusern eine Behandlung des hirntraumatisierten Patienten nicht mehr möglich.

Gaab: Ja, unter der Voraussetzung, daß die Behandlung mit hochdosiertem Barbiturat beim Schädel-Hirn-Trauma wirklich auch für das periphere Krankenhaus schon Standard ist, das ist sie jedoch nicht. Die Komplikationsrate unter hochdosiertem Barbiturat ist hoch.

Auditorium: Ich möchte doch noch eine Lanze für die intraventrikuläre Druckmessung brechen. Es ist für uns die einzige Möglichkeit, die biochemische Liquoranalyse ohne zusätzliche Gefahr für den Patienten durchzuführen. Die biochemische Gasanalyse im Liquor mit Laktatbestimmungen gibt uns ein wesentliches Maß für den Grad der Entkoppelung von Perfusion und Stoffwechsel.

Schüttler: Eine Frage an Herrn Spahn zu Etomidat in Anästhesie und Intensivmedizin. Bei der Abschätzung des therapeutischen Bereichs ist für mich die Frage offengeblieben, was Sie nun als therapeutisches Ziel für Etomidat definieren. Geht es Ihnen nur um den hypnotischen Effekt, den Sie von 300–500 ng/l sehen oder ist dabei die Senkung des Hirndrucks im Vordergrund der Therapie, bzw. wonach richten sich diese therapeutischen Maßnahmen. Haben Sie darüber hinaus keine Probleme bei hohen Bolusinjektionen von z. B. 80 mg Etomidat?

Spahn: Im Normalfall haben wir mit diesen hohen Etomidatbolusinjektionen keine Probleme. Darüber hinaus richten wir unsere Therapie nach Blutdruck und zerebralem Perfusionsdruck. Gerade der zerebrale Perfusionsdruck zeigte ja besonders günstige Entwicklungen unter der Etomidatbehandlung.

Schüttler: Noch ein Zusatz zur Kumulation. Die Überprüfung von Therapie-Schemata ist nur anhand von das gesamte Therapieschema abdeckenden Blutspiegelmessungen möglich.

Spahn: Das ist sicherlich richtig, aber das war nicht das Ziel der Untersuchung. Es war nicht die Frage, ob Etomidat mit 1 mg/kg KG kumuliert, sondern es war die Frage, wo wir nach 60 min Infusion mit den Plasmaspiegeln stehen.

Schulte am Esch: Eine Frage an Herrn Cunitz: Ab welchen Blutdruckwerten ist bei Patienten mit Schädel-Hirn-Trauma eine Senkung des Blutdrucks zu fordern, wo ist hier das Limit gesetzt? Können Sie dazu etwas sagen?

Cunitz: Dies ist eine schwere Frage. Genau wissen wir es natürlich nur, wenn wir den Hirndruck messen. Aber auch bei Bestimmungen dieser Globalgröße gibt es bei normalem zerebralem Perfusionsdruck immer noch regionale Unterschiede. Zudem wissen wir nicht, welche Ausgangsdrücke die Patienten hatten. Ich persönlich würde ab Drücken von systolisch größer als 150 mmHg eine moderierte Blutdrucksenkung einleiten, um auf Blutdruckmittelwerte von ca. 90 mmHg zu kommen.

Auditorium: Bei Kleinkindern und Säuglingen mit Schädel-Hirn-Trauma sind mitunter längere diagnostische und therapeutische Maßnahmen notwendig, ich denke hier besonders an die Anlage von zentralvenösen Kathetern oder CT-Untersuchungen. Welches Narkosemittel würden Sie in diesem Zusammenhang favorisieren? Halten Sie z. B. die Gabe von Ketamine i. v. oder i. m. für absolut kontraindiziert oder würden Sie dieses Medikament für anwendbar erklären?

Cunitz: Nach meiner Meinung ist hier Ketamine nicht indiziert und auch nicht notwendig, da die verschiedensten intravenösen Narkoseverfahren mit günstigeren Effekten bei Hirnschädigungen zu Verfügung stehen.

Auditorium: Etomidat und Barbiturate senken den intrakraniellen Druck und senken Krampfpotentiale. Bezüglich des Outcome sind die Meinungen für die Barbiturate kontrovers, gibt es für Etomidat Hinweise, ob der Gesamtausgang für die Patienten verbessert wird?

Cunitz: Es wird sicherlich in der Klinik nicht einfach sein, die komplexen Bilder bei den Patienten mit Schädel-Hirn-Trauma bezüglich der stattgefundenen sedierenden Maßnahme einerseits und der zerebral-protektiven Maßnahme andererseits zu unterscheiden. Es ist aber ohne Zweifel, daß auch eine Immobilisation durch geeignete Sedierungsmaßnahmen schon eine wesentliche Voraussetzung zur Senkung des intrakraniellen Drucks und zur Stabilisierung der intrakraniellen Verhältnisse darstellt. Es bleibt zweifelhaft, ob Etomidat wie auch andere Substanzen über Immobilisation, Stoffwechseleinflüsse und intrakranielle Drucksenkung hinaus noch Wirkungen haben. Dies ist nach dem Beitrag von Herrn Heuser aus dessen tierexperimentellen Studien heraus fraglich.

Schulte am Esch: Im Rahmen der Therapie des Schädel-Hirn-Traumas ist Spironolactone immer wieder unter der Vorstellung gegeben worden, daß damit eine Ödementwicklung verhinder werden kann. Gibt es eine generelle Indikation für Spironolactone beim Schädel-Hirn-Traumatisierten?

Heuser: Ich halte es nicht für sinnvoll, prophylaktisch mit Spironolactone-Therapie beim Schädel-Hirn-Traumatisierten zu beginnen. Es muß auch auf die nachteiligen Wirkungen einer niedrigen extrazellulären Natriumkonzentration hingewiesen werden, die z. B. zu Herzrhythmusstörungen führen kann, so daß ich primär vor der unkritischen Anwendung von Spironolactone warnen möchte. Darüber hinaus können Störungen des Elektrolyt- und des Wasserhaushalts nicht auseinandergehalten werden. In der Klinik sind Zustände mit relativem Wasserverlust bei weitem häufiger als die mit einer unverhältnismäßig starken Zunahme der Natriummenge im extrazellulären Raum.

Schulte am Esch: Eine Frage noch zum neurogenen Lungenversagen. Pulmonale Veränderungen im Sinne eines ARDS finden wir nach den unterschiedlichsten Schädigungen, z. B. durch Sauerstoffintoxikation, Aspiration, Hypoxie, Ischämie, Vergiftung etc. Diese Veränderungen lassen sich durch eine Denervierung der Lunge vermindern bzw. auch verhindern. Können Sie nochmal zusammenfassend hervorheben, welche Argumente speziell für ein neurogenes Lungenversagen sprechen bzw. wie ein solcher pathophysiologischer Ablauf von einem allgemeinen posttraumatischen Streßgeschehen mit Lungenversagen abgegrenzt werden kann?

Singbartl: Dafür sprechen zunächst sicher Tierexperimente, in denen die Tiere nach einem isolierten, reproduzierbaren mechanischen Schädel-Hirn-Trauma innerhalb weniger Minuten gestorben sind. Die Lunge ergab histologisch die gleichen morphologischen Veränderungen wie bei Lungenbelastungen aus anderer Ursache. Auch im Tierexperiment finden sich zunächst funktionelle Veränderungen der Compliance und anderer Lungenfunktionsparameter; sehr aussagekräftig ist die Bestimmung des totalen Lungenwassers, dies ist jedoch ein sicherlich sehr diffizil zu bestimmender Parameter. Es gibt eine Fülle tierexperimenteller Befunde, die z. T. widersprüchlich und speziesabhängig sind, in denen Zunahmen, aber auch unveränderte Mengen des extravaskulären Lungenwassers gefunden worden sind. In unserer Arbeitsgruppe sind wir gerade dabei, Messungen zu machen, in denen sich bei einem Teil der Patienten — wie bei posttraumatischen Lungeninsuffizienzen bei anderen Erkrankungen auch — hochgradig pathologisch veränderte Werte finden.

Schulte am Esch: Ich möchte doch die Frage nochmals stellen: Wie beurteilen Sie die Denervierung der Lunge, die experimentell gemacht worden ist?

Singbartl: Zwischen dem durch andere Ursachen hervorgerufenen allgemeinen ARDS und den Lungenveränderungen, die speziell durch Schädel-Hirn-Trauma hervorgerufen worden sind, möchte ich keine grundlegende Unterschiede machen. Die Auslösung kann über vergleichbare, wenn nicht sogar identische Mechanismen ablaufen. Experimentell wurde in Untersuchungen von Metz in Freiburg eine Ischiadikusstimulation im Tierexperiment durchgeführt, die zu vergleichbaren Veränderungen der Lungen führte. Neurogenes ARDS ist ein Ausdruck, der sich in der amerikanischen Literatur eingebürgert hat. Vielleicht wäre der Ausdruck neurohumoral besser und käme beiden Möglichkeiten, nämlich einer zerebral ausgelösten sowie der nach sonstigen peripheren Traumata hervorgerufenen, entgegen.

Schulte am Esch: Im Zusammenhang mit dem Beitrag über Möglichkeiten zur Hirnprotektion möchte ich nochmals darauf zurückkommen, daß Sie über die Hypothermie und ihre Wirkung im Zusammenhang gesprochen haben. Sie kennen vermutlich die Publikation aus der Gruppe von Berntman und Mitarbeitern (1982), in der beschrieben wird, daß eine leichte Hypothermie mit einer Temperaturreduktion um 3°C durchaus eine Indikation darstellen kann, um das Energiepotential des ischämisch belasteten Gehirns zu schonen.

Heuser: Dazu möchte ich sagen, daß wir unter normalen Bedingungen selbstverständlich versuchen, eine leichte Hypothermie für den Patienten zu realisieren. Dies tun wir konsequent ausschließlich in der Kardiochirurgie, wobei wir die Erfahrung gemacht haben, daß selbst absolute zerebrale Kreislaufstillstände von über 45 min vom Patienten vertragen werden mit einem postischämisch völlig normalen EEG. Hierzu konnten wir einige Fälle sammeln. Wir haben das noch kombiniert entsprechend den Untersuchungen von Siesjö und Mitarbeitern bezüglich des Schutzes der Membran durch eine gleichzeitige oder präischämische Gabe von Barbituraten und konnten somit einen echten Schutz erreichen. Hierbei waren wir uns natürlich darüber im klaren, daß die Barbituratwirkung eigentlich nur einen Schutz darstellen konnte, so lange wir noch keine tiefe Hypothermie erreicht hatten und die zerebrale Funktion ebenso wie der Sauerstoffverbrauch dadurch unterdrückt werden konnte. Wir sind der Auffassung, daß bei erloschenem EEG weitere zusätzlich Gabe von Barbituraten keinen weiteren hirnschützenden Effekt mehr erreichen kann.

Schulte am Esch: In diesem Zusammenhang möchte ich noch fragen, ob die Maßnahme „Wir sedieren ein bißchen" berechtigt ist und schon eine Wirkung hervorruft. Bitte fassen Sie noch einmal zusammen, ob es Ihrer Ansicht nach überhaupt eine zerebrale Protektion gibt, ob man hierzu hohe Dosen, z. B. von Barbituraten, braucht und ob es einen Schutz bei globalen oder nur bei regionalen Ischämien gibt.

Heuser: Ob es eine wirkliche zerebrale Protektion gibt, muß man heute eigentlich eher mit nein als mit ja beantworten. Was wir mit unseren therapeutischen Maßnahmen erreichen, ist, daß wir gestörte Einzelfunktionen therapieren. Jedoch eine echte Protektion mit der Bedeutung, daß alles, was bislang geschehen ist am Gehirn dieses Patienten, durch hochdosierte Gabe stoffwechseldepressiver Pharmaka wieder in Ordnung gebracht werden könnte, erscheint nicht möglich. Es können Prozesse blockiert werden, die zur ischämischen Nekrose letztendlich führen; dies ist kaum vertretbar, da einmal manifest gewordene zerebrale Schäden nicht mehr reversibel sind.

Schulte am Esch: Darf ich dazu Herrn Hossmann ganz kurz um seine Meinung fragen, ob er hiermit konform geht.

Hossmann: Ich kann mich nur wiederholen: Es gibt eine Protektion, wenn die Pharmakagabe eingeleitet worden ist, bevor die Zirkulation unterbrochen wird.

Gaab: In dieser Sitzung geht es nicht speziell um Hypoxie oder Ischämie, sondern um das Schädel-Hirn-Trauma ganz allgemein. Hierzu wäre nochmal festzuhalten, daß über 50% unserer schwer Schädel-Hirn-Verletzten niemals intrakranielle Druckanstiege oder grenzwertige zerebrale Perfusionsdrücke hat; in diesen Fällen ist demnach auch keine hochdosierte Barbiturattherapie, vermutlich auch keine Etomidatgabe, notwendig. Ich bin der Ansicht, daß die einzige Indikation zum Einsatz von Barbituraten, Etomidat oder anderen sog. zerebroprotektiven Pharmaka beim Schädel-Hirn-Trauma darin besteht, sekundär bedrohliche Belastungen, die das Gehirn akut gefährden, abzuwenden.

Schulte am Esch: Abschließend möchte ich festhalten, daß vor dem Einsatz derartiger sog. hirnprotektiver Pharmaka für die Stabilisierung des Kreislaufs und einen suffizienten Gasaustausch gesorgt werden muß, um eine ausreichende Oxygenierung und damit Sauerstoffverfügbarkeit für das Gehirn sicherzustellen. Erst dann haben alle Maßnahmen, die wir heute referiert und diskutiert haben, überhaupt einen Sinn.

IV Adult Respiratory Distress Syndrome (ARDS) – Neuere Aspekte

Leitung: G. Wolff und K. Peter

Pulmonary Pressure Gradients and Hemodynamics

B. Juhl

Because the hilus of the lung does not anchor it very securely, the lung is largely supported by the pleural surfaces and ist therefore subjected to the combined forces of subatmospheric (negative) pleural pressures and the effects of gravity on the lung structure itself. As a result of these combined forces, intrapleural pressure is lower [15] and pulmonary alveoli are larger in size at the apex than at the base of the upright lung [20]. The lower regions of the lung are thus relatively compressed, while the upper parts are relatively overexpanded [37].

In discussing pulmonary circulation, it is necessary to distinguish three different pressures.

The intravascular pressure is the pressure in a particular vessel relative to atmosphere, with a reference point at the level of the right atrium. The intravascular pressure consists of the algebraic sum of a dynamic pressure produced by the contraction of the heart and the "gravitational pressure" [5] i.e., the action of gravity.

The transmural pressure is the difference in pressure between the intravascular pressure and the pressure in the tissue surrounding the vessel. The pressure exerted on the larger pulmonary vessels by the surrounding tissue is the intrathoracic pressure: in the case of the capillaries, however, the extravascular pressure is difficult to determine, though it is probably close to the alveolar pressure and markedly influenced by it. Intra- and extravascular changes in gravitational pressure are a function of the densities of blood and lung tissue, which are $1 \, \mathrm{g \, ml}^{-1}$ and $0.25 \, \mathrm{g \, ml}^{-1}$ respectively (Fig. 1) [37]. This means the *intra*vascular gravitational pressure decreases more markedly than the *extra*vascular pressure towards the apex of the upright lung and shows a more pronounced increase than the extravascular gravitational pressure towards the base. In other words, transmural pressure decreases in the apex

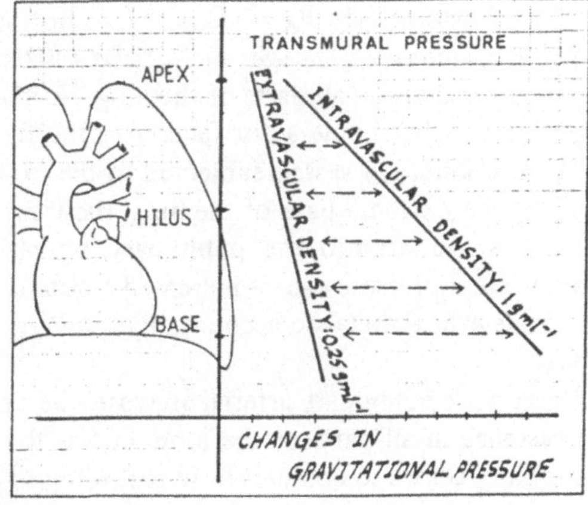

Fig. 1. The effects of intra- and extravascular density on transmural pressure at the apex and base of the lung

and *increases* at the base of the lung. Vascular diameter and length depend on the net sum of the transmural pressure and the in vivo compliance of the vessels in question. Assuming in vivo compliance of the pulmonary capillary is uniform throughout the lung, the changes, in transmural pressure mentioned above lead to proportionate changes in *vascular resistance, with high resistance at the apex and decreasing resistance toward the base of the upright lung.*

The driving pressure is the difference in pressure between one point of the circulation and another point downstream. In the pulmonary circulation, the driving pressure is the difference between the average pressure in the pulmonary artery (P_{AP}) and that of the left atrium (P_{LA}) and represents the pressure used in calculating total pulmonary vasculary resistance (R_{Pulm}). The driving pressure is uniform for all parts of the lung.

The relationship between the driving pressure ($P_{AP} - P_{LA}$) and flow (cardiac output, or CO ist taken as an expression of R_{Pulm}). In physics, the concept of resistance is able to account for both laminar as well as turbulent flows through rigid tubes. Applying this notion to the circulatory system is more complex because blood vessels are not rigid tubes, but rather, expand as flow increases. Furthermore, blood is a non-Newtonian fluid. Because of the corpuscles it contains, viscosity varies with shear rate. Nevertheless, it is generally accepted that vascular resistance can be expressed as if the vessels were noncompliant and Poiseuille's law obeyed. The formula $R_{Pulm} = (P_{AP}) - P_{LA})/CO$ is a direct analogy to Ohm's law on the resistance to an electric current. In the clinical situation, the wedge pressure (PCWP), which can be measured by means of a right cardiac catherization, is considered to be representative of the pressure in the left atrium.

Regional Blood Flow Distribution

Having the same driving pressure for all parts of the lung, the blood flow is regionally distributed according to the principle of the regional distribution of resistance mentioned above. In this universally accepted account of blood flow distribution in the lung, pulmonary arterial pressure (P_{AP}), alveolar pressure (P_A), and pulmonary venous pressure (P_{VP}) are related to one another and to the pulmonary capillary, depicted as a Starling resistor [32, 38]. P_{AP} is the inflow pressure; P_A is the pressure surrounding the resistor, and P_{VP} is the outflow pressure. The various pressures interact to create zone 1 (zone of no flow) when $P_A > P_{AP} > P_{VP}$, and zone 2 (zone of waterfall) when $P_{AP} > P_A > P_{VP}$, and zone 3 (zone of distension) when $P_{AP} > P_{VP} > P_A$. In this way, blood flow distribution can be described as *a continuum of changes in vascular resistance* that are a function of gravity and *uniform driving pressure* in all parts of the lung. Furthermore, this description makes clear that gravity per se "neither hinders nor facilitates the flow of blood in the U or inverted-U arrangement of the pulmonary vessels subjected to the siphon principle" [5].

At the extreme base of the lung, the transmural pressure may increase to the point where fluid transudes into the pulmonary interstitial compartment [39]. The resulting drop in transmural pressure causes increased resistance and diminished blood flow in this region. This is zone 4 in the classic account: $P_{AP} > P_{ISF} > P_{VP} > P_A$, where P_{ISF} is the interstitial pressure.

At peak pulmonary arterial pressure, the driving pressure will momentarily exceed vascular resistance in all parts of the lung, but as the pressure starts to fall to diastolic pressure, the capillary ceases to conduct flow according to regional vascular resistance. "Thus, regional lung perfusion varies with time throughout the cardiac cycle in a tidal manner" [26]. The blood flow in the pulmonary capillary is pulsatile. In contrast to the systemic circulation, the greatest pressure drop occurs in the pulmonary capillaries, not in the pulmonary arterioles. On the other hand, the arterioles possess functional structures capable of active vasomotion.

The pulmonary circulation is able to increase blood flow with only a moderate elevation in pulmonary arterial pressure either by recruitment of previously un- or underperfused vessels or by distension of previously perfused vessels. As a reflection of this, regional lung perfusion becomes more uniform when exercise increases cardiac output.

Cardiac Output and Lung Perfusion

A four- or five-fold increase in cardiac output is accompanied by only a two-fold increase in mean pulmonary artery pressure. This relationship is expressed as follows: P_{AP} = 10 + 0.6 x CO [16, 25]. The calculated vascular resistance decreases slightly or remains constant, amounting to about 1 mmHg/l min^{-1} or less.

It is difficult to distinguish between passive changes occurring in pulmonary vessels that reflect altered intravascular pressure and active vasomotion in the pulmonary circulation. In laboratory models, perfusion pressure is often held constant, and any changes in flow are then an expression of vasomotion. In the clinical situation, cardiac output can be altered through natural causes or manipulated by therapy. If the concomitant changes in driving pressure coincide with the relations mentioned above, no safe conclusion can be drawn concerning active vasomotion. It is of course possible to establish whether the relationship between calculated pulmonary vascular resistance and cardiac output is pathologic. This is often the case in Adult Respiratory Distress Syndrome (ARDS) [41]. If on the other hand changes in cardiac output occur without changes in driving pressure or changes in driving pressure in the opposite direction of the changes in cardiac output, active vasomotion has probably taken place. The combination of decreased cardiac output and unchanged or increased driving pressure indicates active vasocontriction. An increased cardiac output together with unchanged or decreased driving pressure indicates active vasodilatation.

Pulmonary Vascular Impedance

It is obvious that the analogy drawn between pulmonary vascular resistance and Ohm's law of the resistance of direct current is only a pale description of the dynamic events actually related to the contraction of the heart. By means of sophisticated equipment, it is possible to make an almost completely undistorted, synchronous registration of instantaneous blood flow and pressure throughout the cardiac cycle and to establish the impedance spectrum of the pulmonary vascular system [28], where impedance is defined as the combination of the resistance to steady flow and the reactance to alternating flow. In this manner, a detailed picture of the pulmonary vascular resistance can be formulated, thereby making it possible to investigate arterial and venous impedance and their respective effects on blood flow in the lung capillaries.

The systolic storage volume of the pulmonary arterial system, that is, the volume of blood taken up in the pulmonary arterial system during systole, amounts to 66% of the stroke volume at normal heart rate, decreasing as the heart rate increases [26]. The distensibility (compliance) of the pulmonary artery stands in a hyperbolic relation to pulmonary artery resistance. When pulmonary artery resistance (R_{PA}) goes up, the pulmonary artery compliance (C_{PA}) goes down, and the time constant of the system ($C_{PA} \times R_{PA}$) remains constant over a wide range of pulmonary arterial pressure [26]. This means the transmission time for pressure and flow events moving from the right to the left side of the system remains unchanged, independent of the pressure in the pulmonary artery. At the same time, decreasing compliance is not a passive effect of vasular distension alone. The media of the larger pulmonary arteries are also influenced by the sympathetic nervous system at centers localized in the hypothalamus [23, 29].

The pulmonary arterial input impedance is markedly increased by hypoxia, serotonin infusion, and sympathetic nerve stimulation. Besides the vasoconstrictive effect of hypoxia, hypercapnia, and pressor amines on the arterioles and venoles of the lung, increased stiffness of the larger, more proximal pulmonary arteries is also an integral part of the response.

Both pulmonary arteries and veins have an extremely nonlinear compliance [26], being highly distensible at low pressures, but becoming rapidly indistensible as pressure rises. The pulmonary circulation is largely unable to function as a capacitative volume. Pulmonary veins attain the limits of their distensibility at pressures exceeding 10–15 mmHg. Therefore, pressure events occurring in the left atrium retrogress easily to the venular end of the capillary system, especially in conditions of high pulmonary venous pressure. Even at normal pressures, PCWP measurements demonstrate pressure events in the left atrium, despite the fact that the oscillations are dampened.

The Pulmonary Blood Volume

The pulmonary blood volume, or central blood volume is about 500 ml. The pulmonary circulation is capable of coping with a great increase in blood flow (e.g., during exercise), showing almost no change in pulmonary blood volume. Although the autonomic reflexes of the pulmonary vessels are important for maintaining homeostasis during physiologic changes, their effects are quantitatively small compared to those exerted on the systemic circulation. This means that changes in the peripheral blood volume affect the pulmonary blood volume. Sympathetic ganglion blockade and spinal analgesia decrease the pulmonary blood volume while vasoactive drugs and G-suit increase it. The drop in pulmonary blood volume observed when moving from a supine to an erect position is probably due to the pooling of blood into the lower extremities.

The pulmonary circulation adapts to the cardiac output imposed upon it by the body's metabolic requirement and sympathic activity in the systemic circulation, but ist does not function merely as a passive conduit connecting the right and left sides of the heart. The primary function of the lungs is to insure effective oxygen uptake and carbon dioxide elimination. This is accomplished through *lung-inherent autoregulation of vascular resistance* based on ventilatory status, as determined by lung volume and alveolar oxygen and carbon dioxide tensions.

Lung Volume and Regional Blood Flow

Changes in lung vulume affect resistance in the larger pulmonary vessels and the pulmonary capillaries in different ways. Deep inspiration expands the larger vessels, creating an increasingly subatmospheric pressure around them. At the same time, the pulmonary capillaries are stretched and compressed by the distended alveoli. A deep expiration has the opposite effect, increasing resistance in the larger vessels and decreasing resistance in the capillaries [40].

Holding one's breath for 20 s at residual volume (RV) or total lung capacity (TLC) does not lead to any significant changes in cardiac output when compared with the effect of arresting respiration for 20 s at at functional residual capacity (FRC). This maneuver increases P_{AP} at RV and even more markedly so at TLC [4]. The total pulmonary vascular resistance is minimum at FRC but increases at both RV and TLC. In a supine position, the effect of gravity on regional vascular resistance is small, and the regional blood flow distribution is uniform, showing practically no differences between apex and base. Lung volume changes occuring between FRC and RV or between FRC and TLC do not have much influence on this blood flow distribution in a supine position. In an erect postition, apical perfusion increases at RV and decreases at TLC [27]. In other words, the regional blood flow distribution as related to the effect of gravity is more uniform at RV but varies at TLC. The regional perfusion is a function of the regional lung volume.

Oxygen and Carbon Dioxide Tensions and Regional Blood Flow

Hypoxia depresses metabolic activity and reduces tonus in peripheral vascular beds. In the pulmonary vascular system, metabolic activity in the smooth muscles is stimulated by hypoxia, leading to vasoconstriction [18]. This effect is limited primarily to the pulmonary arterioles, which are about 200 μm in diameter. These vessels, closely connected to the respiratory bronchioles and alveoli, contract as a result of airborn or bloodborn hypoxia. This phenomenon, called hypoxic pulmonary vasoconstriction (HPV), is a local reaction demonstrable both in vivo and in vitro. It can involve both lungs, as in exposure to high altitudes, or it may be restricted to one lung, as in single-lung anesthesia, or even to a lobe or lobule (e.g., atelectasis). HPV reaction diverts blood flow away from areas of the lungs which least favor oxygen uptake. The ventilation-perfusion ratio is thus adjusted so as to preserve arterial oxygen tension. Even the HPV reaction observable in individuals living at high altitudes can be accounted for in terms of arterial oxygenation. The pulmonary vasoconstriction characterizing this condition elevates the pulmonary artery pressure, which brings about better perfusion of the apical parts of the lungs. Obviously, this pulmonary hypertension places a burden on the right ventricle, which is much better adapted for dealing with an increased kinetic load. These are the underlying conditions of mountain sickness, *cor pulmonale* [19], and in the case of ARDS, disturbances in the interdependence of right and left ventricular function [25].

HPV is a strong enough reaction to compete with vertical gravitational pressure gradients in the lung. However, intravascular pressures greatly influence the magnitude of HPV as well [10]. The decreased blood flow in an atelectatic lobe is entirely due to HPV for both open and closed chest and for positive pressure and spontaneous ventilation [8, 33].

HPV redistributes 40%–50% of blood flow away from a hypoxic, ventilated lung or lobe to the normoxic parts of the lungs. HPV manifests considerable interspecies [17] and intraspecies [1] variability; and even nonresponders have been reported in some species [1]. The time course of HPV and its efficiency are challenged by repeated episodes of hypoxia [9]. Intermittent hypoxia increases lobar HPV from 37.8% to 54.5%, and by the third episode, this figure reaches 63.3%. In addition, the response time to stable reaction diminishes from 26.4 min to 16.6 min. As stated by Benumof [9], this observation has important implications for the interpretation of HPV experiments as far as analyzing the many different factors having inhibitory effects on HPV.

Regional HPV is inhibited by many inhalation anesthetics [11] (e.g., N_2O, halothane, isoflurane, and fluroxene), whereas intravenous anesthetics and adjuvant drugs seem to have no influence on HPV. All drugs having a vasodilatory effect on the systemic circulation probably inhibit HPV [7] (e.g., intravenous sodium nitroprusside, nitroglycerin, isoproterenol, and aminophylline).

Alveolar and arterial hypercapnia and metabolic acidemia cause vasoconstriction in the pulmonary circulation. The determining factor is probably the increase concentration of intracellular hydrogen ions [6, 14, 35]. Acidemia exerts an additive or synergestic effect on HPV.

A decrease in intracellular concentration of hydrogen ions (metabolic alkalemia or alveolar hypocapnia) causes pulmonary vasodilatation and inhibits HPV. This explains both the biphasic response to universal hypoxia (5% O_2 in N_2) in spontaneously breathing dogs [30] and the cyclic hypoxic pulmonary vasoconstriction in a lobe selectively ventilated with a constant minute volume of nitrogen [12]. Respiratory alkalosis develops in spontaneously breathing dogs during acute hypoxia, and the constant minute ventilation of a hypoxic area of the lung decreases the regional alveolar P_{CO_2}.

The Pharmakokinetic and Endocrine Functions of the Lungs and Pulmonary Circulation

Initial obervations of the metabolic function of the lungs were made more than half a century ago [24, 34]. The growing fund of information on this subject comes from research carried out in the last 10–15 years. The lung inactivates, removes, activates, synthesizes, and releases many vasoactive substances.

Serotonin (5-hydroxytryptamine), norepinephrine, and prostaglandins (PGE_1, PGE_2, and PGF_2) are taken up by the endothelium of the pulmonary circulation and metabolized by intracellular enzymes. The uptake process is important, enabling the lung to exercise selective control of vasoactive substances. Epinephrine, dopamine, oxytocin, and vasopressin are allowed free passage. Other compounds are inactivated (bradykinin), activated (angiotensin I, angiotensin II), or metabolized (adenine nucleotides) on the endothelial surface of the pulmonary circulation.

Closely connected with these pharmacokinetic actions is the endocrine function of the lung. Biologically active compounds are generated in the pulmonary vascular system and released into the systemic circulation (histamine, vasoactive peptides, and prostaglandins).

All these vasoactive and biologically active substances are capable of influencing both systemic and pulmonary hemodynamics in nearly every way (vasoconstriction, vasodilatation, platelet aggregation, increased microvascular permeability, and bradycardia) [34]. Our understanding of the physiologic and pathophysiologic significance of the lung's metabolic and endocrine functions in regulating the pulmonary circulation is, however, incomplete.

It is known that an infusion of angiotensin I or angiotensin II causes a threefold increase in HPV reaction [3]. Adenosine triphosphate (ATP) and diphosphate (ADP) are also pulmonary vasoconstrictors, whereas the monophosphate (AMP) and adenosine decrease R_{Pulm}. Acute alveolar hypoxia provokes a rapid increase in adenosine and its metabolites (inosine and hypoxanthine). Adenosine may moderate the HPV reaction [31].

The effect of prostaglandin (PG) on the pulmonary circulation is perhaps of greater interest [34]. PG and PG synthetase are distributed throughout the tissues in the body, and the lung is well-provided with PG synthetase. PG synthesis may be initiated by many different chemical (e.g., seretonin, tryptamine) or traumatic stimuli, including hyperventilation. PGE_1 and PGE_2 are vasodilatators, while $PGF_{2\alpha}$ causes pulmonary vasoconstriction. Normal pulmonary circulation may depend on maintaining the proper balance between them [34]. Patients with ARDS who were treated with a PG synthetase inhibitor (indometacin) have been reported to experience a beneficial, though transient, reduction in P_{AP} (J. B. Andersen 1982, personal communication). The same drug is capable of converting "HPV-nonresponders" among ewes to partially "HPV-normal responders" [1].

Positive Pressure Ventilation and Pulmonary Circulation

Positive pressure ventilation (PPV) increases the average pressure in the thoracic cavity while decreasing venous return and cardiac output. This effect is accentuated with positive end-expiratory pressure (PEEP). If the lung volume is below FRC, the application of PEEP to regain normal FRC is likely to decrease PVR, as previously mentioned. Excessive expansion of the lung by PEEP greatly increases PVR, mainly by increasing resistance in the capillaries. At the same time, the extraalveolar vessels may become stretched to the point where fluid leaks, creating pulmonary interstitial edema [2, 21].

The usefulness of PPV and PEEP for patients with ARDS is limited by these undesirable effects on pulmonary circulation. The lesions in ARDS might be scattered throughout the lung in a uniform manner, but more often, an area of low or noncompliance in the lung is adjacent to a region of normal compliance. Obviously, the "optimum PEEP" for pulmonary circulation is an arbitrary figure under these conditions [13]. However, this is not to detract from the usefulness of the conception of "optimum PEEP" in relation to oxygen delivery [36].

References

1. Ahmed T, Oliver W Jr, Wanner A (1983) Variability of hypoxic pulmonary vasoconstriction in sheep. Am Rev Respir Dis 127:59–62
2. Albert RK, Lakshminarayan S, Wayne K, Butler J (1980) Lung inflation can cause pulmonary edema in zone I of in situ dog lungs. J Appl Physiol 49/5:815–819
3. Alexander JM, Nyby MD, Jasberg KA (1976) Effekt of angiotensin on hypoxic pulmonary vasoconstriction in isolated dog lung. J Appl Physiol 41/1:84–88
4. Arborelius M Jr, Bo L (1972) Haemodynamic changes at different lung volumes. J Clin Lab Invest 29:359–369

5. Badeer HS (1982) Gravitational effects on the distribution of pulmonary blood flow: Hemodynamic misconceptions. Respiration 43:408–413
6. Barer GR, Howard P, Mc Currie JR (1967) The effect of carbon dioxide and changes in blood pH on pulmonary vascular resistance in cats. Clin Sci 32:361–376
7. Benumof JL (1979) Hypoxic pulmonary vasoconstriction and sodium nitroprusside infusion (editorial). Anesthesiology 50:481–483
8. Benumof JL (1979) Mechanism of decreased blood flow to atelectatic lung. J Appl Physiol 46:1047–1048
9. Benumof JL (1983) Intermittent hypoxia increases lobar hypoxic pulmonary vasoconstriction. Anesthesiology 58:399–404
10. Benumof JL, Wahrenbrock EA (1975) Blunted hypoxic pulmonary vasoconstriction by increased lung vascular pressures. J Appl Physiol 38:846–850
11. Benumof JL, Wahrenbrock EA (1975) Local effects of anaesthetics on regional hypoxic pulmonary vasoconstriction. Anesthesiology 43:525–532
12. Benumof JL, Mathers JM, Wahrenbrock EA (1976) Cyclic hyoxic pulmonary vasoconstriction induced by concomitant carbon dioxide changes. J Appl Physiol 41:466–469
13. Benumof JL, Rogers SN, Moyce PR, Berryhill RE, Wahrenbrock EA, Saidman LJ (1979) Hypoxic pulmonary vasoconstriction and regional and whole-lung PEEP in the dog. Anesthesiology 51:503–507
14. Bergofsky EH, Lehr DE, Fishman AP (1962) The effect of changes in hydrogen ion concentration on the pulmonary circulation. J Clin Invest 41:1492–1501
15. Coulam CM, Wood EH (1971) Regional differences in pleural and esophageal pressures in head-up and head-down positions. J Physiol 31:277–287
16. Ekelund LC, Holmgreen A (1967) Central hemodynamics during exercise. Circ Res [Suppl] 20/21:133–143
17. Emery CJ, Sloan PJM, Mohamed FH, Barer GR (1977) The action of hypercapnia during hypoxia on pulmonary vessels. Bull Eur Physiopathol Respir 13:763–776
18. Fishman AP (1976) Hypoxia on the pulmonary circulation: How and when it acts. Circ Res 38:221–231
19. Fishman AP (1976) State of the art. Chronic cor pulmonale. Am Rev Respir Dis 114:775–794
20. Glazier JB, Hughes JMB, Maloney JE, Pain MCF, Webb JB (1966) Decreasing alveolar size from apex to base in the upright lung. Lancet II:203–204
21. Hopewell PC (1979) Failure of positive endexpiratory pressure to decrease lung water content in alloxan-induced pulmonary edema. Am Rev Respir Dis 120:813–819
22. Hyman AL, Spannhake EW, Kadowitz PJ (1977) Prostaglandins and the lung. Am Rev Respir Dis 117:111–136
23. Ingram RH Jr, Sziden JP, Fishman AP (1970) Response of the main pulmonary artery of the dogs to neuronally released versus blood-borne norepinephrine. Circ Res 26:249
24. Junod AF (1975) Metabolism, production and release of hormones and mediators in the lung. Am Rev Respir Dis 112:93–107
25. Laver MB, Pohost GM, Strauss HW (1980) Hemodynamic adjustments in acute respiratory failure: The role of the right ventricle. In: Peter K (Hrsg) Akute respiratorische Insuffizienz. Springer, Berlin Heidelberg New York (Anaesthesiologie und Intensivmedizin, Bd 131, S 104–121)
26. Lee G de J (1971) Regulation of the pulmonary circulation. Br Hearth J [Suppl] 33:15–26
27. Lilja B (1972) Pulmonary blood flow distribution at different lung volumes and body positions. Scand J Clin Lab Invest 29:351–358
28. Lucas CL, Wilcox Benson R, Coulter NA Jr (1975) Pulmonary vascular response to atrial septal defect closure in children. J Surg Res 18:571–586
29. Malik AB (1977) Pulmonary vascular response to increase in intracranial pressure: Role of sympathetic mechanisms. J Appl Physiol 42/3:335–343
30. Malik AB, Kidd BSL (1973) Time course of pulmonary vascular response to hypoxia in dogs. Am J Physiol 224/1:1–6
31. Mentzer RM Jr, Rubio R, Berne RM (1975) Release of adenosine by hypoxic canine lung tissue and its possible role in pulmonary circulation. Am J Physiol 229/6:1625–1631
32. Permutt S, Bronberger-Barnea B, Bane HN (1962) Alveolar pressure, pulmonary venous pressure and the vascular waterfall. Med Thorac 19:239–266

33. Pirlo AF, Benumof JL, Trousdale FR (1981) Atelectatic lobe blood flow: Open vs. closed chest, positive pressure vs. spontaneous ventilation. J Appl Physiol 50/5:1022–1026
34. Said SI (1982) Metabolic functions of the pulmonary circulation. Circ Res 50:325–333
35. Shapiro BJ, Simmons DH, Linde LM (1966) Pulmonary hemodynamics during acute acid-base changes in the intact dog. Am J Physiol 210/5:1026–1032
36. Suter PM, Fairley B, Isenberg MD (1975) Optimum end-expiratory pressure in patients with pulmonary failure. N Engl J Med 292:284
37. West JB, Matthews FL (1972) Stresses, strains, and surface pressures in the lung caused by its weight. J Appl Physiol 32:332–345
38. West JB, Dollory CT, Noimark A (1964) Distribution of blood flow in isolated lung, relation to vascular and alveolar pressures. J Appl Physiol 19:713–724
39. West JB, Dollery CT, Heard BE (1965) Increased pulmonary vascular resistance in the dependent zone of the isolated dog lung caused by perivascular edema. Circ Res 17:191–206
40. Wittenberger JL, McGreyor M, Berglund E et al (1960) Influence of state of inflation of the lung on pulmonary vascular resistance. J Appl Physiol 15:878
41. Zapol WM, Snider MT (1977) Pulmonary hypertension in severe acute respiratory failure. N Engl J Med 296:476–480

Granulozytäre Proteinasen als Mediatoren
der unspezifischen Proteolyse in der Entzündung *

M. Jochum, K.-H. Duswald, H. Dittmer, H. Kortmann und H. Fritz

Mechanismus der Aktivierung und des Verbrauchs von Plasmafaktoren

Im Verlauf schwerer entzündlicher Reaktionen, z. B. nach großen abdominalchirurgischen Eingriffen, multiplem Trauma oder pankreatogenem Schock, wird eine Reihe von Blut- und Gewebszellen einschließlich der polymorphkernigen (PMN-) Granulozyten stimuliert bzw. desintegriert, wobei deren lysosomale Inhaltsstoffe extrazellulär und damit v. a. in die Zirkulation freigesetzt werden. Insbesondere lysosomale Proteinasen, aber auch oxidierende Agenzien wie O_2-Radikale oder Wasserstoffperoxid und Myeloperoxidase, die normalerweise der intrazellulären Phagozytose dienen [8], können Entzündungsreaktionen des Organismus durch proteolytische Degradierung oder oxidative Denaturierung von Bindegewebestrukturen, Zellmembranbestandteilen und löslichen nativen (Plasma-) Proteinen beträchtlich verstärken. Dies soll im folgenden am Verbrauch von Plasmafaktoren näher erläutert werden (Abb. 1).

Der klassische Verbrauch im Sinne einer disseminierten intravaskulären Gerinnung nach ausgedehnten Endothelläsionen — sei es durch Endotoxineinwirkung bei der Sepsis oder nach

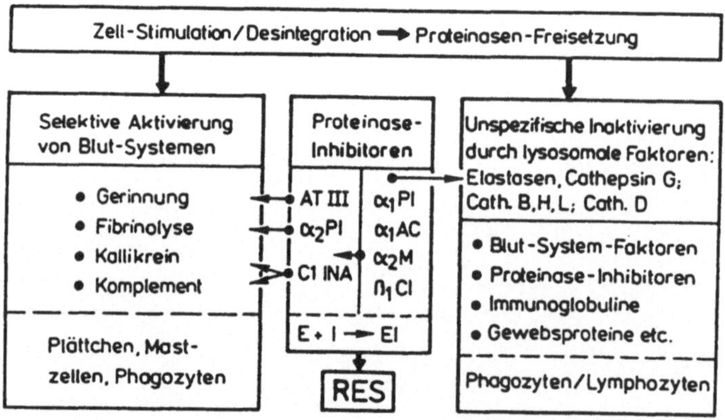

Abb. 1. Aktivierungs- und Verbrauchsreaktionen. Spezifische Aktivierung von Blutsystemen durch systemspezifische Proteinasen (linker Teil), unspezifischer Abbau von Plasmafaktoren durch lysosomale Proteinasen (rechter Teil). Komplexbildung mit Proteinaseinhibitoren und Eliminierung der Enzym-Inhibitor-Komplexe [EI] durch Phagozyten des retikuloendothelialen Systems (RES), (mittlerer Teil)

---

* Die vorliegende Thematik ist ausführlich dargestellt in: Fritz H et al (1984) Lysosomale Proteinasen als Mediatoren der unspezifischen Proteolyse. In: Lang H, Greiling H (Hrsg) Pathobiochemie der Entzündung. Springer, Berlin Heidelberg New York

Tabelle 1. Biologische Substrate lysosomaler neutraler Proteinasen aus polymorphkernigen Granulozyten. Die Umsatzrate der neutralen Proteinasen im menschlichen Organismus beträgt mehr als 1 g/Tag. *AT III* Antithrombin III, α_2-*PI* α_2-Plasmininhibitor, *Cl INA* C1-Inaktivator, *ITI* Inter-α-Trypsininhibitor

Proteinase	Biologische Substrate
Elastase	• Elastin, Kollagen III und IV, Proteoglykane, Fibronektin • Gerinnungs-, Fibrinolyse-, Kallikreinsystemfaktoren • Komplementfaktoren (C3, C5), Immunglobuline • Proteinaseninhibitoren (AT III, α_2-PI, C1 INA; ITI) • Transportproteine (Transferrin, Präalbumin)
Kathepsin G	• Kollagen II und I, Proteoglykane, Fibronectin • Gerinnungs- und Komplementfaktoren
Kollagenase	• Kollagen I, II und III

Gefäß- und Gewebeverletzungen infolge eines Polytraumas — wird durch Einschwemmung gerinnungsaktiver Substanzen ausgelöst und führt zur Aktivierung der humoralen Blutsysteme (Gerinnung, Fibrinolyse, Komplement-, Kallikrein-Kinin-System) vorwiegend durch sog. systemspezifische Proteinasen, wie z. B. Plasminogenaktivatoren und Thrombokinasen. Da alle hierbei ablaufenden Reaktionsschritte hinsichtlich der beteiligten Enzyme und Substrate hochspezifisch sind, sprechen wir von einer spezifischen Aktivierung. Im wesentlichen handelt es sich um die Spaltung jeweils einer oder nur weniger Peptidbindungen in einem vergleichsweise riesigen Proteinmolekül, wodurch aus Proenzymen aktive Enzyme (z. B. Prothrombin → Thrombin) und aus inaktiven Kofaktoren Akzeleratoren (z. B. Faktor V → F Va) entstehen. Die wichtigsten Hemmstoffe, die normalerweise ein Überschießen der enzymatischen Aktivitäten verhindern, sind das Antithrombin III (AT III) für die Gerinnung, der α_2-Plasmininhibitor (α_2-PI) für die Fibrinolyse und der C1-Inaktivator (C1-INA) für das Komplement- und das Kallikrein-Kinin-System.

Werden außer den spezifischen Aktivatoren auch lysosomale Proteinasen aus PMN-Granulozyten, Makrophagen, Endothelzellen, Mastzellen oder Fibroblasten freigesetzt, so können diese Enzyme eine Vielzahl von Faktoren der Blutsysteme [4] als unspezifische Substrate proteolytisch zerstören (Tabelle 1). Auf die gleiche Weise werden auch Transportproteine oder Immunglobuline und selbst die Proteinaseinhibitoren der Blutsysteme, AT III [6], C1-INA [3] und α_2-PI [3], durch die lysosomale Granulozytenproteinase Elastase inaktiviert. Unter physiologischen Bedingungen stehen jedoch den extrazellulär freigesetzten lysosomalen Proteinasen im α_1-Proteinaseinhibitor (α_1-PI, ehemals α_1-Antitrypsin), α_2-Makroglobulin (α_2-M) und α_1-Antichymotrypsin (α_1-AC) sehr potente Antagonisten gegenüber [11].

Kommt es nun im Verlauf von massiven Entzündungsvorgängen zur vermehrten Bildung bzw. Freisetzung von systemspezifischen und lysosomalen Proteinasen, so werden die betreffenden Inhibitoren ebenfalls vermehrt verbraucht durch Komplexierung ihrer Zielenzyme bzw. durch Inaktivierungsprozesse. In bezug auf letztere scheint es besonders bemerkenswert, daß selbst der α_1-PI, der Hauptantagonist der granulozytären Elastase, durch ein lysosomales Metalloenzym aus Makrophagen proteolytisch zerstört und damit entscheidend in seiner Hemmfunktion beeinträchtigt werden kann [1]. Darüber hinaus wird auch eine oxidative Denaturierung von Inhibitoren diskutiert. So können — wie eingangs bereits erwähnt — aus phagozytierenden Granulozyten oder Makrophagen neben lysosomalen Proteinasen oxidierende

Agenzien freigesetzt werden [8]. Diese Substanzen, wie O_2-Radikale und Wasserstoffperoxid, sind unter Vermittlung von Chloridionen und lysosomaler Myeloperoxidase in der Lage, den Methioninrest im reaktiven Zentrum des α_1-PI zum Sulphoxid zu oxidieren [9]. Hierdurch wird die normalerweise extrem rasche irreversible Inhibierung der granulozytären Elastase durch α_1-PI so erheblich verzögert [2], daß ein unspezifischer Abbau von Plasmaproteinen durch Elastase trotz hoher endogener α_1-PI-Hemmstoffkonzentration (immunologisch oder über die Trypsinhemmung gemessen) auch in vivo möglich erscheint.

Granulozytäre Elastase als diagnostische Markersubstanz

Von den bisher bekannten lysosomalen Proteinasen verdienen die im neutralen pH-Bereich wirksame Elastase und das Kathepsin G aus polymorphkernigen Granulozyten besonderes Interesse. Ähnlich den sauren Thiol- und Aspartatproteinasen — den Kathepsinen im engeren Sinne — sind sie in den Lysosomen bereits in voll aktiver Form gespeichert.

Neutrale (pH 6–9) | *Saure (pH 3–7)*

- Elastasen
- Kathepsin G
- ○ Kollagenasen
- ○ Kininogenasen (Kallikreine)

- spalten unspezifisch,

Saure (pH 3–7)

- Kathepsin B
- Kathepsine H. L
- Kathepsine A, C
- Kathepsin D (Leukokininogenase)

- ○ spalten spezifisch

Abgesehen von ihrem großen mengenmäßigen Vorkommen ist v. a. eine nahezu unbegrenzte Spaltungsspezifität der Elastase und des chymotrypsinähnlichen Kathepsin G bemerkenswert [5].

Von herausragender Bedeutung sind zweifelslos diejenigen Mechanismen, die zu einer mehr oder weniger dramatischen extrazellulären Freisetzung lysosomaler Enzyme führen [8]. Während nur geringe Mengen durch normale Phagozytose aus der Zelle entkommen sollten, werden relativ große Enzymkonzentrationen durch die frustrane Phagozytose von Strukturelementen wie Membranbruchstücken oder Knorpelteilen liberiert. Zellzerstörungsprozesse, ausgelöst durch endogene oder exogene Endotoxine — evtl. in Verbindung mit komplement-induzierter Lyse —, stellen äußerst dramatische Vorgänge dar, die letztlich die Freisetzung der gesamten lysosomalen Inhaltsstoffe bewirken.

Nachweis der freigesetzten Elastase

Die während eines Entzündungsprozesses aus PMN-Granulozyten liberierte Elastase reagiert (außer mit diversen Proteinen) letztendlich mit dem α_1-Proteinaseninhibitor zu einem stabilen inaktiven Enzym-Inhibitor-Komplex (E-α_1-PI), der mit einer Halbwertszeit von ca. 1h über das Retikuloendotheliale System (RES) aus der Zirkulation eliminiert wird (Abb. 2).

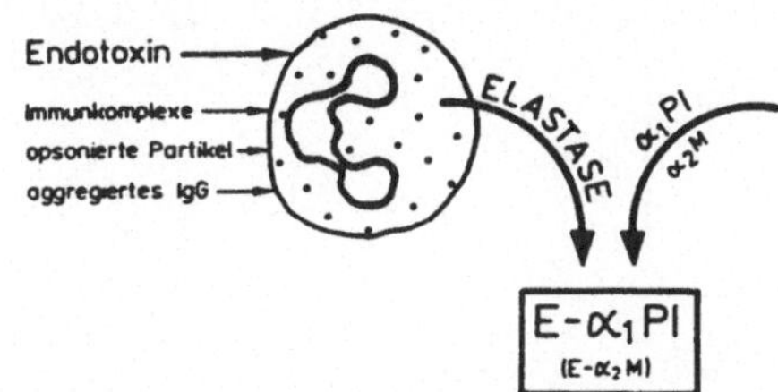

Abb. 2. Durch Stimulierung von PMN-Granulozyten in die Zirkulation freigesetzte lysosomale Elastase. Sie wird dort primär vom α_1-Proteinaseinhibitor (ca. 90%) sowie in wesentlich geringerem Ausmaß von α_2-Makroglobulin (ca. 10%) komplexiert. Im Komplex mit α_1-PI sind alle katalytischen Funktionen der Elastase blockiert; im Komplex mit α_2M vermag die Elastase niedermolekulare synthetische Substrate noch zu hydrolysieren. Freie aktive Elastase hingegen kann im zirkulierenden Blut nicht nachgewiesen werden

Ein geringer Teil (ca. 10%) kann auch an α_2-Makroglobulin gebunden (E-α_2M) auftreten. Im Gegensatz zum E-α_1-PI-Komplex wird der E-α_2M-Komplex jedoch sehr viel rascher aus der Zirkulation entfernt ($t_{1/2}$ etwa 10 min), so daß die Bestimmung des E-α_2M-Komplexes im Plasma besondere Nachweismethoden von extremer Sensitivität erfordert. Freie, aktive Elastase kann mit den z. Z. zur Verfügung stehenden Meßmethoden im zirkulierenden Blut überhaupt nicht erfaßt werden. Ein kürzlich entwickelter Enzymimmunoassay [10] erlaubt hingegen eine sehr genaue Bestimmung des an den α_1-PI gebundenen Enzyms (= E-α_1-PI) (Abb. 3).

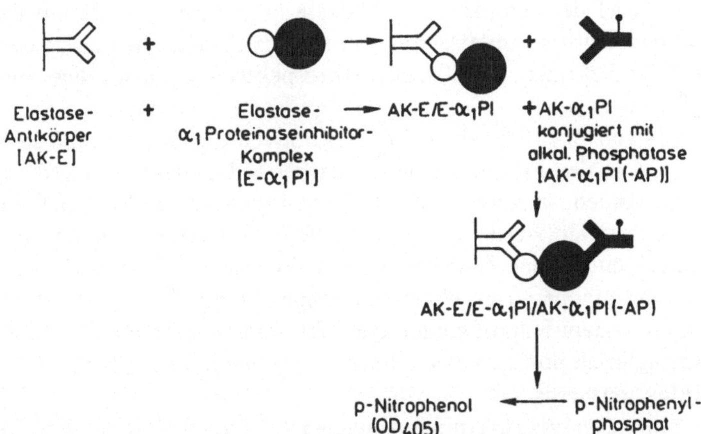

Abb. 3. Prinzip des Enzymimmunoassays für die Bestimmung des Elastase-α_1-Proteinaseinhibitor-Komplexes (E-α_1-PI). Der E-α_1-PI-Komplex aus Plasmaproben oder anderen Körperflüssigkeiten wird an festphasengebundene Antikörper gegen humane granulozytäre Elastase (AK-E) gekoppelt. Nach mehreren Waschschritten wird mit einem Antikörper gegen α_1-Proteinaseinhibitor inkubiert, der seinerseits mit alkalischer Phosphatase markiert ist [AK-α_1-PI (−AP)]. Die Aktivität der auf diese Weise an den E-α_1-PI-Komplex gebundenen alkalischen Phosphatase gegen p-Nitrophenylphosphat ist proportional der Konzentration der komplexierten Elastase in der Probe. (Absolute Mengenangaben in ng/ml beziehen sich immer auf den Anteil der komplexierten Elastase, nicht auf den Gesamtkomplex.)

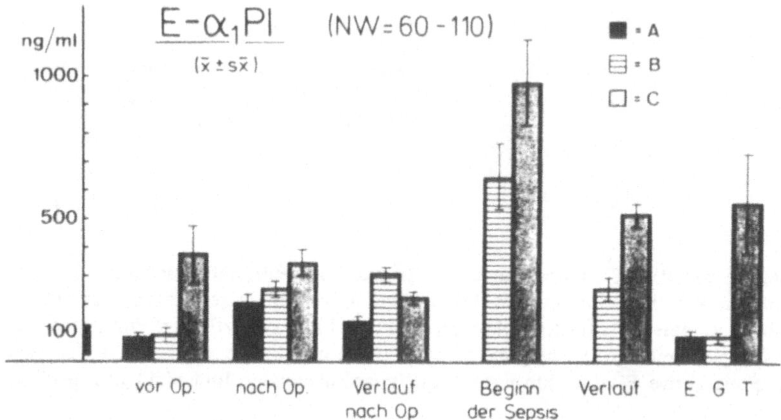

Abb. 4. Plasmaspiegel der mit α_1-Proteinaseinhibitor komplexierten Elastase (E-α_1-PI) von Patienten nach abdominalchirurgischen Operationen: *A* Patienten ohne postoperative Infektion (n = 11), *B* Patienten, die die postoperative Infektion überlebten (n = 14), *C* Patienten, die an der postoperativen Infektion starben (n = 16)

Die E-α_1-PI-Konzentrationen sind angegeben als Mittelwerte (x̄) für den Tag vor der Operation, den Tag nach der Operation, den Zeitraum vor Beginn einer Sepsis und dem Eintritt der Sepsis sowie für den Verlauf der Septikämie. Die letzte Bestimmung erfolgte am Tag der Entlassung (E) in der Gruppe A, am Tag der Genesung (G) in Gruppe B und vor Eintritt des Todes (T) in Gruppe C. (Normalbereich (NW) von E-α_1-PI: 60–110 ng/ml)

Freisetzung granulozytärer Elastase nach schweren abdominalen Operationen

In unserer ersten prospektiven klinischen Studie wurden bei mehr als 120 Patienten die Plasmaspiegel der komplexierten Elastase in geeigneten Zeitintervallen nach abdominalchirurgischen Eingriffen untersucht. Von allen Patienten, die infolge der Operation eine schwere Infektion bekamen, erfüllten nur 30 prospektiv festgelegte, allgemein anerkannte Sepsiskriterien [7].

14 von ihnen überlebten die Infektion (Gruppe B), während die übrigen 16 Patienten (Gruppe C) an den Folgen der Sepsis starben. 11 Patienten , die die Operation komplikationslos überstanden, dienten als Kontrolle (Gruppe A). Im Vergleich zu gesunden Probanden bzw. präoperativen Werten (unterhalb 110 ng/ml) verursachte das operative Trauma in den Gruppen A und B eine Zunahme des E-α_1-PI-Spiegels bis zum 3fachen der Norm (Abb. 4). Die erhöhten präoperativen Werte in Gruppe C hingegen wurden durch 6 Patienten erzielt, die bereits vor dem Eingriff eindeutige Infektionsanzeichen (z. B. eitrige Peritonitis) aufwiesen. Die geringfügige postoperative Abnahme lag wahrscheinlich an der chirurgischen Entfernung des Infektionsherds.

Im Gegensatz zur Gruppe A blieben die E-α_1-PI-Werte in den Gruppen B und C über mehrere Tage nach der Operation deutlich erhöht. Zum Zeitpunkt der Diagnose der Sepsis wurden jedoch hochsignifikant gestiegene Spiegel der komplexierten Elastase gemessen, entsprechend einer im Durchschnitt bis zur 6- bzw. 10fachen Erhöhung in den Gruppen B und C. Individuelle Spitzenwerte lagen über 2500 ng/ml in beiden Patientenkollektiven. Interessanterweise blieben bei Patienten mit persistierender Sepsis (Gruppe C) die E-α_1-PI-Spiegel bis zum letalen Ausgang stark erhöht, während eine Erholung von der Infektion (Gruppe B) durch eine Abnahme der komplexgebundenen Elastase bis zum Normalbereich begleitet war.

Tabelle 2. Plasmafaktoren mit hochsignifikanter Korrelation zum Schweregrad einer postoperativen Infektion. Es wurden hochpathologische Werte zu Beginn der Sepsis und präfinal sowie normale Spiegel (= n) bei Überwinden der Infektion gemessen. *E-α_1-PI* Elastase im Komplex mit α_1-Proteinaseinhibitor, $\alpha_2 M$ α_2-Makroglobulin

Parameter		Sepsis	Genesung	Präfinal
E-α_1-PI-Komplex		↑↑	n	↑↑
Antithrombin III		↓↓	n	↓↓
Faktor XIII		↓↓	n	↓↓
$\alpha_2 M$	Konzentration	↓↓	n	↓↓
	Aktivität	↓↓	n − ↓	↓↓

Parallel zu den E-α_1-PI-Werten wurden auch die Plasmaspiegel anderer Faktoren gemessen, von denen wir erwarteten, daß sie ein typisches Bild des entzündlichen Stimulus widerspiegelten (Tabelle 2). Die für die Homoöstase der Gerinnung lebenswichtigen Faktoren AT III und F XIII − in vitro sehr sensitive Substrate der granulozytären Elastase − zeigten im Vergleich zur komplexierten Elastase ein inverses Muster. Besonderes beim Auftreten einer Sepsis und während des nachfolgenden Sepsisverlaufs wurden Aktivitätsverminderungen dieser Gerinnungsfaktoren nachgewiesen, die neben dem spezifischen Verbrauch auch eine unspezifische Proteolyse durch Elastase und andere granulozytäre Proteinasen wahrscheinlich machen. Für eine exzessive Freisetzung dieser Proteinasen spricht auch die signifikante Verminderung der Hemmaktivität und damit der Verbrauch des $\alpha_2 M$ durch Inhibierung der proteolytischen Enzyme im Plasma parallel zur Erhöhung der komplexierten Elastase. Die gemessenen Plasmafaktoren normalisierten sich hingegen wieder bei all denjenigen Patienten, die die Folgen der Infektion schließlich überwanden.

Freisetzung granulozytärer Elastase nach Polytrauma

Die Freisetzung granulozytärer Elastase in 27 polytraumatisierten Patienten wurde über einen Zeitraum von 100h nach dem Unfallgeschehen verfolgt (Abb. 5). Die Zunahme der komplexierten Elastase bis zur 12. Stunde entsprach erstaunlich genau dem Schweregrad der zugrundeliegenden Verletzungen. Die Schweregradeinteilung in 3 Gruppen erfolgte nach einem klinikinternen Bewertungsschema und berücksichtigte v. a. das Ausmaß des Gewebetraumas und den zu erwartenden Blutverlust. Patienten der Gruppe 1 (leicht verletzt) zeigten im Durchschnitt eine Erhöhung des E-α_1-PI-Komplexes auf das 5fache des Normalbereichs, die Patienten der Gruppe 2 (mittelschwer verletzt) bis auf das 10fache. In der Gruppe 3, bei den Schwerstverletzten also, wurden Spitzenwerte bis zum 20- bis 30fachen der Norm gemessen. Während der weiteren Beobachtungsperiode war eine signifikante Abnahme der Elastasespiegel in Richtung Normalwerte bei allen Patienten zu verzeichnen.

Überraschenderweise konnte keine Korrelation zwischen der Menge an komplexierter Elastase und anderen Plasmafaktoren (wie z. B. AT III, F XIII, $\alpha_2 M$ etc.) festgestellt werden. Dieses im Vergleich zur Sepsis so unterschiedliche Verhalten mag an den z. T. sehr hohen Mengen an transfundiertem Blut bei Polytraumapatienten liegen.

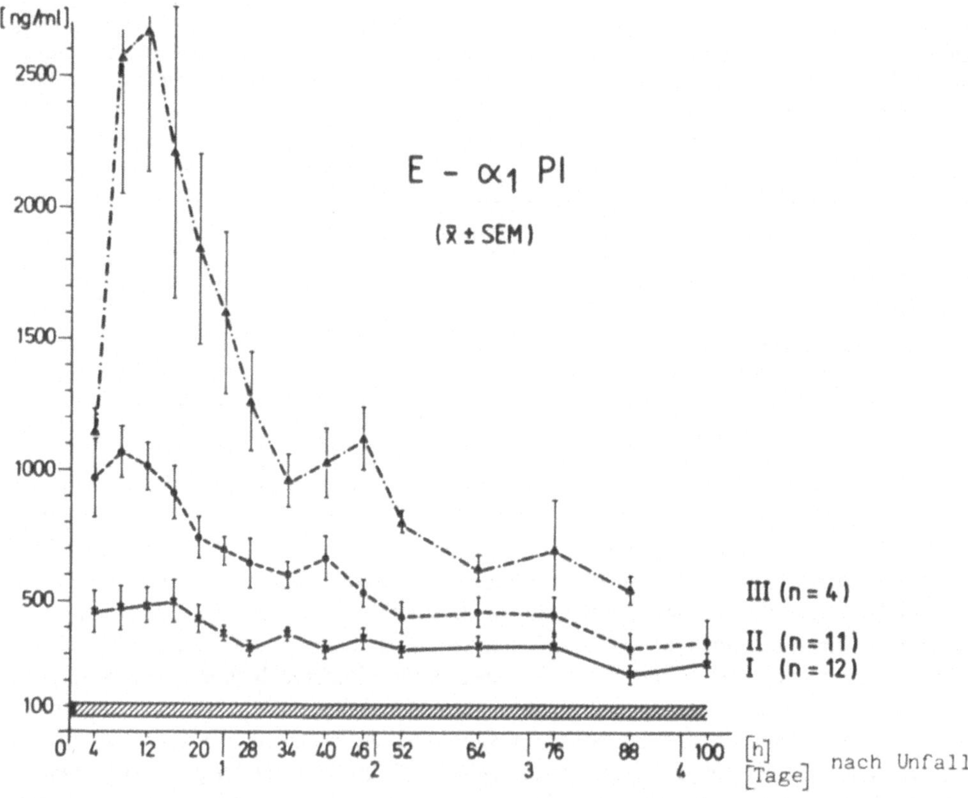

Abb. 5. Plasmaspiegel der mit α_1-Proteinaseinhibitor komplexierten Elastase (E-α_1-PI) bei Patienten nach Polytrauma. Das Gesamtkollektiv (n = 27) wurde anhand einer klinikinternen Verletzungsskala in 3 Schweregrade eingeteilt (1 = leicht verletzt; 2 = mittelschwer verletzt; 3 = schwerst verletzt). (Normalbereich von E-α_1-PI: 60–110 ng/ml)

Die Bestimmung der Plasmaaktivitäten AT III, α_2M etc. in Abhängigkeit von der Lagerungsdauer der Blutkonserven ergab nämlich Normalwerte bzw. nur unwesentlich erniedrigte Konzentrationen über einen Zeitraum von 35 Tagen. Aufgrund massiver Bluttransfusionen und relativ langer Halbwertszeiten der untersuchten Blutproteine auch in der Zirkulation dürften die Konzentrationen dieser Faktoren in den Patientenplasmen daher nahezu unbeeinflußt bleiben von der frühen endogenen Freisetzung granulozytärer Proteinasen nach Polytrauma. Da jedoch andererseits der Gehalt an komplexierter Elastase infolge des Zerfalls von Granulozyten während der Lagerung von Blutkonserven beträchtlich ansteigt, könnte eine Zunahme des E-α_1-PI-Komplexes in der frühen Phase nach Polytrauma auch durch Bluttransfusionen verursacht sein. Um dies auszuschließen, haben wir bei 3 mit großen Blutmengen substituierten Patienten die tatsächlich gemessene E-α_1-PI-Konzentration mit einem hypothetischen Spiegel verglichen, der unter Einbeziehung der transfundierten Menge und der bekannten Eliminierungshalbwertszeit des Komplexes (ca. 1h) berechnet wurde. Die mit den Blutkonserven applizierten E-α_1-PI-Mengen zeigten jedoch in keinem Fall einen signifikanten Einfluß auf den Kurvenverlauf des E-α_1-PI-Spiegels im Patientenplasma, so daß davon ausgegangen werden kann, daß die gemessene komplexierte Elastase in vivo freigesetzt wurde. Es ist jedoch nicht auszuschließen, daß neben der Freisetzung aus körpereigenen Leukozyten auch eine erhebli-

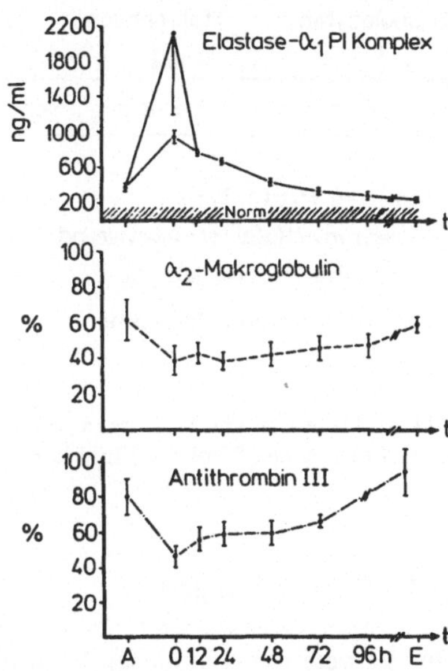

Abb. 6. Plasmaspiegel der mit α_1-Proteinaseinhibitor komplexierten Elastase (E-α_1-PI) sowie von α_2-Makroglobulin und Antithrombin III bei 9 Patienten mit pankreatogenem Schock. Im Mittelwert der unteren E-α_1-PI-Kurve ist 1 Patient mit einer 60fachen Erhöhung des E-α_1-PI-Komplexes zu Beginn der Schockphase nicht miteingeschlossen. *A* Diagnose der akuten Pankreatitis, *O* Pankreatogener Schock, gefolgt von einer Erholungsphase, *E* Entlassung aus der Intensivstation. (Normalbereich von E-α_1-PI: 60—110 ng/ml)

che Menge aus transfundierten Granulozyten in die Zirkulation liberiert wurde. Obwohl bei Polytraumapatienten aus den genannten Gründen ein Verbrauch von humoralen Faktoren systemisch kaum zu belgen ist, haben erste Untersuchungen zum Nachweis von Proteolyseinduzierten Spaltprodukten wie z. B. den Fibrinogenspaltprodukten klar die aktive Beteiligung eines offenbar überschießenden proteolytischen Potentials auch bei diesem Patientenkollektiv bestätigt.

Freisetzung granulozytärer Elastase im pankreatogenen Schock

In einer weiteren, vorläufigen klinischen Studie wurde der Plasmaspiegel der komplexierten Elastase bei Patienten mit akuter oder akut rezidivierender Pankreatitis untersucht. Bei 9 Patienten, die während des Klinikaufenthalts einen pankreatogenen Schock erlitten, waren die E-α_1-PI-Plasmawerte bereits zum Zeitpunkt der Aufnahme in die Klinik signifikant erhöht. Sie zeigten bei 8 Patienten während der Manifestierung des Schockgeschehens einen weiteren ausgeprägten Anstieg — im Durchschnitt auf das 10fache der Norm. Bei 1 Patient war zu diesem Zeitpunkt sogar eine Erhöhung auf das 60fache festzustellen, was eine Zunahme im Gesamtkollektiv (n = 9) auf das über 20fache des Normalbereichs (Abb. 6) bewirkte. Ähnlich wie bei der Sepsis korrelierte der E-α_1-PI-Spiegel invers mit den Hemmaktivitäten von AT III und α_2M, d. h. die Freisetzung der granulozytären Elastase war auch hier von einem beträchtlichen Verbrauch an Proteinaseinhibitoren begleitet, der das Resultat einer Dysfunktion der Blutsystemkaskaden ist.

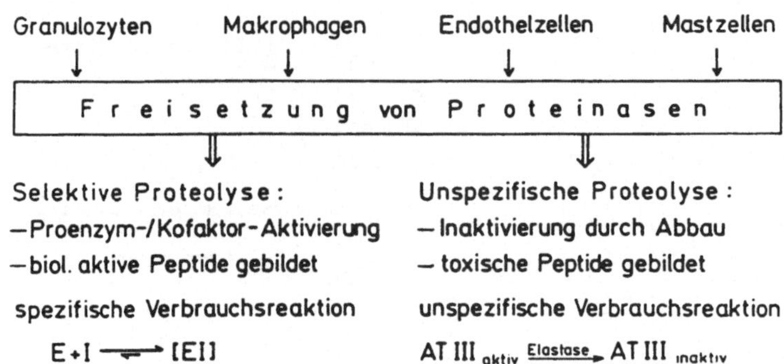

Abb. 7. Proteolytische Prozesse, ausgelöst durch die Freisetzung lysosomaler Proteinasen aus verschiedenen Körperzellen (*E* Enzym, *I* Inhbitor, [*EI*] Enzym-Inhibitor-Komplex, *AT III* Antithrombin III)

Schlußbemerkungen

Bei schweren entzündlichen Prozessen wird eine Reihe verschiedener Zellarten (Granulozyten, Makrophagen, Endothelzellen, Mastzellen etc.) stimuliert oder desintegriert. Hierdruch kommt es zur Freisetzung hochwirksamer lysosomaler Enzyme, wobei den Proteinasen eine ganz besondere pathogenetische Bedeutung zugemessen werden muß (Abb. 7). Studien aus unserem Arbeitskreis und auch von anderen Autoren [4] weisen deutlich daraufhin, daß eine substrat*unspzifische Proteolyse* durch *lysosomale Proteinasen,* durch granulozytäre Elastase, beträchtlich zum Verbrauch von extrazellulären Proteinen beiträgt. Die Menge an komplexierter Elastase (E-α_1PI) gibt offensichtlich sowohl die Intensität des entzündlichen Stimulus wie auch die Reaktionsfähigkeit der Granulozyten wieder. In den meisten Fällen repräsentiert jedoch die Zunahme des E-α_1-PI in der Zirkulation nur das systemische Signal eines lokalen Entzündungsvorganges, wehalb für eine diagnostische Interpretation des E-α_1-PI-Gehaltes im Plasma die klinische Situation des Patienten besonders sorgfältig berücksichtigt werden muß. Dessen ungeachtet müßte zur Vermeidung eines deletären endogenen Proteinase/Proteinaseinhibitor-Ungleichgewichtes die frühzeitige Applikation eines geeigneten, exogenen Inhibitors gegen lysosomale Enzyme dringend empfohlen werden.

Literatur

1. Banda MJ, Clark EJ, Werb Z (1980) Limited proteolysis by macrophage elastase inactivated human α_1-proteinase inhibitor. J Exp Med 152:1563–1570
2. Beatty K, Bieth J, Travis J (1980) Kinetics of association of serine proteinases with native and oxidized α_1-proteinase inhibitor and α_1-antichymotrypsin. J Biol Chem 255:3931–3934
3. Brower MS, Harpel PC (1982) Proteolytic cleavage and inactivation of α_2-plasmin inhibitor and C1-inactivator by human polymorphonuclear leukocyte elastase. J Biol Chem 257:9849–9854
4. Egbring R, Schmidt W, Fuchs G, Havemann K (1977) Demonstration of granulocytic proteases in plasma of patients with acute leukemia and septicemia with coagulation defects. Blood 49:219–231
5. Havemann K, Janoff A (eds) (1978) Neutral proteases of human polymorphonuclear leukocytes. Urban & Schwarzenberg, München Wien Baltimore
6. Jochum M, Lander S, Heimburger N, Fritz H (1981) Effect of human granulocytic elastase on isolated human antithrombin III. Hoppe Seylers Z Physiol Chem 362:103–112

7. Jochum M, Duswald KH, Hiller E, Fritz H (1983) Plasma levels of human granulocytic elastase-α_1-proteinase inhibitor complex (E-α_1PI) in patients with septicemia and acute leukemia. In: Goldberg DM, Werner M (eds) Selected topics in clinical enzymology. De Gruyter, Berlin, pp 85–100
8. Klebanoff SJ, Clark RA (1978) The neutrophil. Function and clinical disorder. North-Holland Publishing, Amsterdam New York Oxford
9. Matheson NR, Janoff A, Travis J (1982) Enzymatic oxidation of α_1-proteinase inhibitor in abnormal tissue turnover. Mol Cell Biochem 45:65–71
10. Neumann S, Hennrich N, Gunzer G, Lang H (1983) Enzyme-linked immunoassay for human granulocyte elastase/α_1-proteinase inhibitor complex. In: Goldberg DM, Werner M (eds) Progress in clinical enzymology II. Masson, New York, pp 293–298
11. Travis J, Salvesen GS (1983) Human plasma proteinase inhibitors. Ann Rev Biochem 52:655–709

Intermediär- und Endprodukte der klassischen Kaskadensysteme und des Arachidonsäuresystems als potentielle Mediatoren beim akuten Lungenversagen (ARDS)

H. Neuhof und W. Seeger

Bei allen ein akutes Lungenversagen auslösenden Affektionen sind immer, wenn auch mit unterschiedlicher Akzentuierung, die klassischen Kaskadensysteme (das Kallikrein-Kinin-System, das Komplementsystem und das Gerinnungssystem) aktiviert [23, 24, 29, 39, 41, 53]. Alle 3 Systeme liefern Intermediär- und Endprodukte, die einerseits eigene direkte Gefäßwirkungen ausüben und andererseits den Arachidonsäuremetabolismus stimulieren und zur Bildung von vasoaktiven Eicosanoiden (Metabolite der Arachidonsäure) anregen.

Folgen der Aktivierung des Gerinnungssystems

Die Folgen einer Gerinnungsaktivierung kann man heute nicht mehr ausschließlich in der mechanischen Verlegung der Lungenstrombahn durch Mikrothromben aus Fibrin und aggregierten Thrombozyten sowie in der Behinderung des Gasaustauschs durch hyaline Membranen sehen [40]. In der Regel findet nämlich der Pathologe Endprodukte der Gerinnung nicht in einer ausreichenden Menge und Verteilung, um damit die Schwere der bestandenen Störung des Gasaustauschs und der pulmonalen Durchblutung erklären zu können [50]. Eine weit größere pathophysiologische Bedeutung für Gefäßtonus und Permeabilität scheint nach neueren Untersuchungen Intermediär- und Abbauprodukten zuzukommen, die im Ablauf der Gerinnungskaskade entstehen (Abb. 1).

Thrombin, polymerisiertes Fibrin und Fibrin(ogen)spaltprodukte können direkt das Endothel schädigen und die Gefäßwände funktionell und morphologisch verändern. Der Endothelzellverband wird aufgelockert und permeabler und das Gefäßlumen kann sich durch Zellproliferation einengen [4, 10, 27, 31].

Durch humanes Fibrinopeptid A und bovines Fibrinopeptid B läßt sich tierexperimentell eine pulmonale Vasokonstriktion hervorrufen [6]. Fibrinmonomere verursachen bei i.v.-Applikation eine akute Vasokonstriktion in der Lungenstrombahn von Kaninchen [42]. Parallel zur hämodynamischen Reaktion kommt es zu einer Freisetzung von Thromboxan in die Zirkulation. Während dieser Phase wird der pulmonale Gasaustausch stark beeinträchtigt, der P_aO_2 und die O_2-Sättigung fallen kritisch ab. Die gleiche hämodynamische Reaktion ist auch an einer isoliert beatmeten Kaninchenlunge, die zellfrei perfundiert wird, auslösbar. Auch hier verursacht der Zusatz von Fibrinmonomer zum Perfusionsmedium die Freisetzung von Thromboxan, das direkt in der Lungenstrombahn gebildet werden muß, da Granulozyten und Thrombozyten nicht im Perfusat vorhanden sind. Durch Blockierung der Thromboxansysthese kann die pulmonale Vasokonstriktion verhindert werden. Dies beweist, daß Thromboxan für die fibrinmonomerinduzierten pulmonale Vasokonstriktion verantwortlich ist.

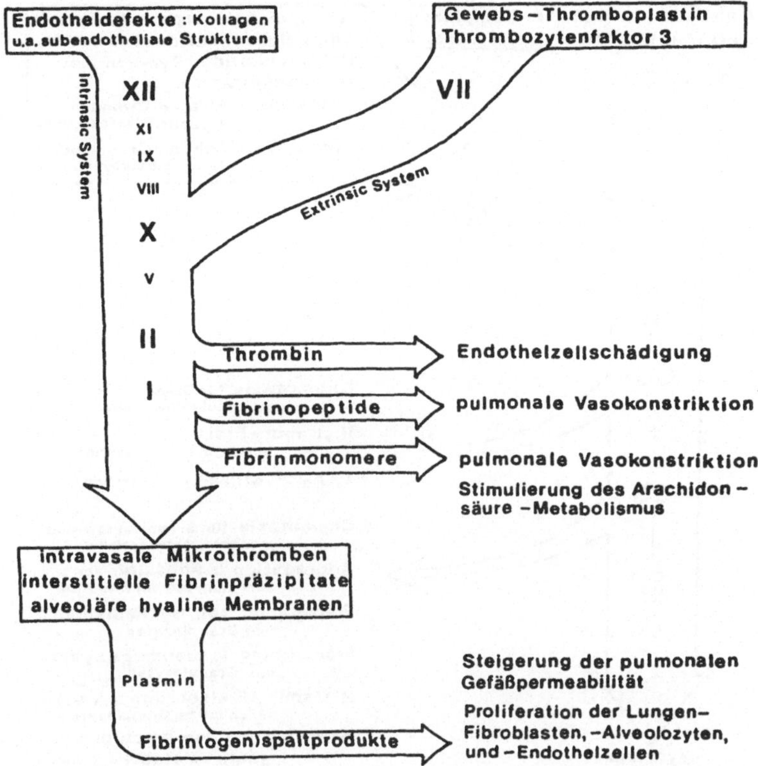

Abb. 1. Schematische Darstellung des Gerinnungssystems mit den aktivierenden Stimuli des Intrinsic- und Extrinsicsystems und der Wirkung von Intermediär- und Abbauprodukten auf Gefäßtonus, Gefäßpermeabilität und Zellwachstum in der Lunge

An der isolierten Lunge ist unter Fibrinmonomerwirkung eine Zunahme der pulmonalen Gefäßpermeabilität zu beobachten.

Neben ihrer Wirkung auf Gefäßtonus und Permeabilität bewirken die Fibrinmonomere auch eine Leukostase (Sequestration) von Granulozyten in der Lungenstrombahn.

Fibrinogenspaltprodukte erhöhen bei experimentellen Studien vorwiegend die Gefäßpermeabilität im Lungenparenchym und in der Haut [19, 51]. Am wirkungsvollsten erwiesen sich dabei die Fragmente 6A:1 und 6D [8]. Neben ihrem permeabilitätssteigernden Effekt verursachen die niedermolekularen Spaltprodukte auch eine Sequestration von Thrombozyten und neutrophilen Granulozyten in der Lungenstrombahn [32, 33]. Die Fibrinogenspaltprodukte wie auch die Fibrinopeptide scheinen nach experimentellen Befunden ihre Gefäßwirkung nicht direkt, sondern über Plättchen und Granulozyten auszuüben.

Fibrinspaltprodukte, die aus interstitiellen Fibrinpräzipitaten durch Einwirkung von Plasmin und Gewebsproteasen entstehen und bei schlechten Abflußbedingungen längere Zeit im Lungenparenchym verweilen können, stimulieren Lungenfibroblasten, Alveolozyten und Endothelzellen zur Proliferation [47, 50]. Es spricht vieles dafür, in ihnen die Initiatoren des fibrosierenden Umbaus der Lunge in der 2. Phase des Lungenversagens zu sehen.

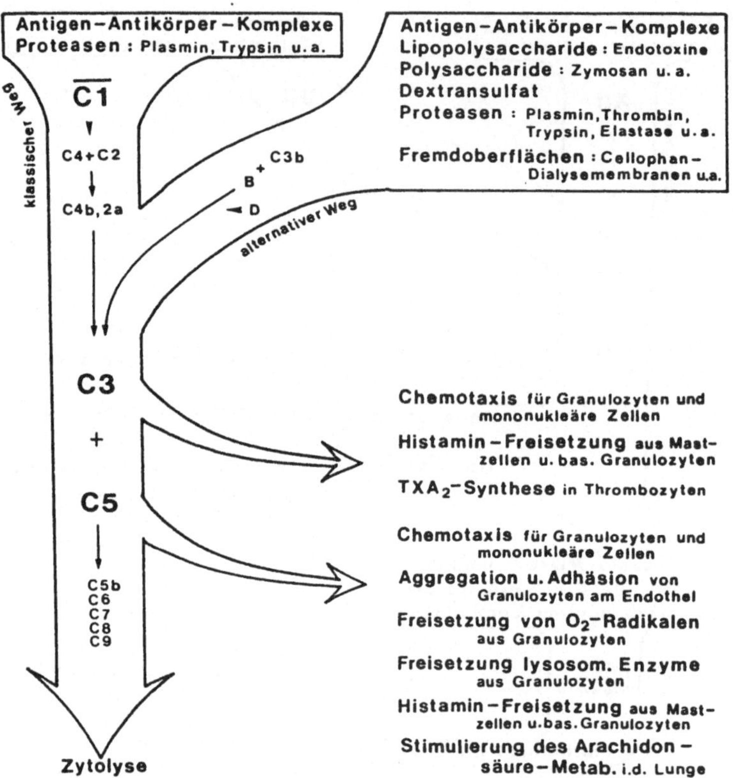

Abb. 2. Schematische Darstellung des Komplementsystems mit den aktivierenden Stimuli des klassischen und alternativen Wegs und der direkten Wirkung der aktivierten Komplementfaktoren C3a und C5a

Folgen der Aktivierung des Komplementsystems

Das Komplementsystem kann über den alternativen Weg durch eine Reihe unspezifischer Stimuli, z. B. durch Endotoxin im Rahmen einer Sepsis, durch Proteasen aus traumatisiertem Gewebe oder durch Fremdoberflächen in extrakorporalen Kreislaufsystemen, aktiviert werden [12, 23, 42] (Abb. 2). Beim Ablauf der Komplementkaskade entstehen 2 hochwirksame Intermediärprodukte: die aktivierten Komplementfaktoren C3a und C5a. Neben einer Histaminfreisetzung aus Mastzellen und basophilen Granulozyten und neben der Stimulierung des Arachidonsäuremetabolismus in der Lunge wirken beide Faktoren v. a. chemotaktisch und stimulierend auf Granulozyten und mononukleäre Zellen [13, 15, 18, 26, 46, 59].

Die komplementaktivierten Leukozyten aggregieren und adhärieren am Gefäßendothel und bewirken (wie auch Fibrinmonomere und Fibrin(ogen)spaltprodukte) eine Leukostase in der Lungenstrombahn [54, 62]. Am Gefäßendothel haftend liberieren sie ihre Proteasen (Kollagenase, Elastase, Kathepsin u. a.) [7, 16, 35], die das Fibronectin, die Kitt- und Haftsubstanz der Endothelzellen, abbauen und Strukturen der Basalmembran und des interstitiellen Gewebs freilegen [4, 34, 48]. Daneben spalten solche Proteasen auch Komponenten der erwähnten Kaskadensysteme, wodurch wiederum Peptide mit vasoaktiver Wirkung enstehen können. Die aktivierten Leukozyten setzen weiterhin endothelschädigende O_2-Radikale u. a. toxische

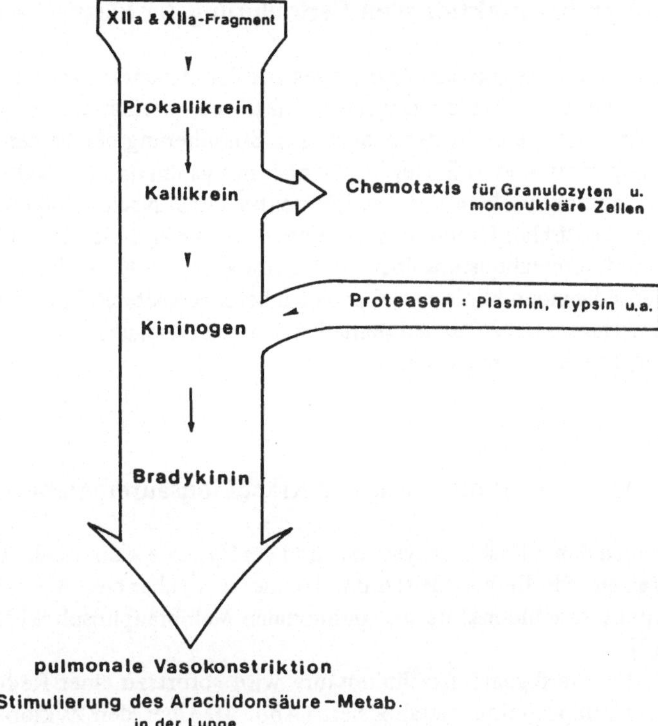

Abb. 3. Schematische Darstellung des Kallikrein-Kinin-Systems mit aktivierenden Stimuli und der Wirkung von Bradykinin auf die Lungenstrombahn und den pulmonalen Arachidonsäuremetabolismus

O_2-Produkte frei [21,49] und liberieren ihre Arachidonsäuremetabolite, die Leukotriene u. a. [9, 28]. An den entstehenden Endotheldefekten können nun auch Thrombozyten adhärieren und aggregieren und ihrerseits Inhaltstoffe abgeben, von denen der Arachidonsäuremetabolit Thromboxan (TXA_2) die stärkste Gefäßwirkung besitzt [5, 58]. Aus dem Zusammenwirken all dieser Faktoren resultiert eine Schädigung der Endothelbarriere mit Zunahme der Gefäßpermeabilität [22, 61].

Folgen der Aktivierung des Kallikrein-Kinin-Systems

Der wesentliche Endeffekt bei der Aktivierung des Kallikrein-Kinin-Systems ist die Bildung von Bradykinin [37], das auf die Lungengefäße vasokonstriktorisch wirkt [20] und einen wichtigen physiologischen Stimulator des Arachidonsäuresystems darstellt [25, 38, 56] (Abb. 3).

Folgen der funktionellen Verknüpfung der klassischen Kaskadensysteme

Unter dem Aspekt ihres Einflusses auf den Arachidonsäuremetabolismus ist zu berücksichtigen, daß alle 3 Kaskadensysteme funktionell miteinander verknüpft sind und daß die Aktivierung eines dieser Systeme auch zur Stimulierung der beiden anderen führt. Medikamentös blockierbar sind z. Z. nur das Gerinnungssystem und das Kallikrein-Kinin-System, nicht aber der alternative Weg des Komplementsystems. Nach erfolgter Aktivierung kann daher trotz therapeutischer Unterbrechung eines oder zweier dieser Systeme die Stimulierung des Arachidonsäuremetabolismus über die nichtblockierten Kaskaden fortbestehen. Dieses mag die unbefriedigenden klinischen Ergebnisse beim verspäteten Einsatz solcher Therapien mit erklären (im Gegensatz zu experimentellen Untersuchungen, bei denen eine echte prophylaktische Blockierung möglich ist).

Folgen der Stimulierung des Arachidonsäuremetabolismus

Neben den 3 Kaskadensystemen und der Hypoxie kann noch eine Vielzahl von unspezifischen Reizen, wie Emboli, Histamin, Toxine, u. a., über eine Aktivierung von Phospholipasen oder direkt Arachidonsäure aus pulmonalen Membranphospholipiden liberieren [25, 38, 44, 45, 60].

Frei verfügbare Arachidonsäure wird sofort zu einer Reihe hochwirksamer Intermediär- und Endprodukte metabolisiert (Abb. 4). Über den Zyklooxygenaseweg entstehen Prostaglandine mit Wirkung auf Gefäße und Thrombozyten [36], die eine starke Plättchenaggrega-

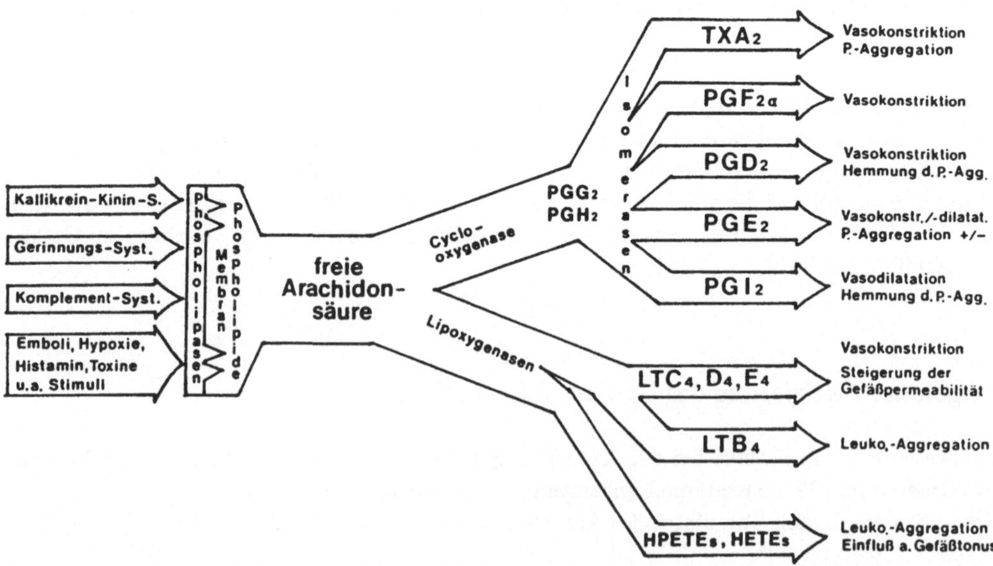

Abb. 4. Schematische Darstellung der Stimulationsmechanismen und der Stoffwechselwege des Arachidonsäuremetabolismus und der Wirkung der gebildeten Metabolite auf die Lungenstrombahn und auf Thrombozyten und Leukozyten

tion [wie das Thromboxan (TXA_2)] und eine pulmonale Vasokonstriktion (wie auch das PGF_{2a}) auslösen können oder die die Plättchenaggregation hemmen [wie das Prostazyklin (PGI_2)] und die Gefäße dilatieren. Für die Zunahme des pulmonalen Strömungswiderstands in den Frühphasen mancher Schockzustände macht man heute die vasokonstriktiven Prostaglandine (wie TXA_2 und PGF_{2a}) wesentlich mitverantwortlich [1, 17, 43, 55]. Diese werden beim Endotoxinschock, beim traumatischen Schock und anaphylaktischen Schock vermehrt in der Lunge und anderen Organen gebildet. Außerdem wird Thromboxan aus aggregierenden Thrombozyten frei [2, 3, 11, 30].

Die Metabolisierung der Arachidonsäure über den Lipoxygenaseweg führt zu den Leukotrienen und zu den Hydroperoxy-Eicosatetraensäuren (HPETE) aus denen die stabileren Hydroxy-Eicosatetraensäuren (HETE) entstehen [36, 52]. Die Wirkung dieser nichtzyklischen Arachidonsäuremetabolite ist bisher noch nicht so gut untersucht wie die der zyklischen Prostaglandine. Die Leukotriene C4, D4 und E4 repräsentieren die „Slow-Reacting-Substance in Anaphylaxis". Bei lokaler Applikation in die Backentaschen und Haut kleiner Nager verursachen sie nach einer initialen arteriolären Konstriktion eine starke Steigerung der Gefäßpermeabilität [14]. Leukotrien B4 verursacht die Adhäsion von Leukozyten am Endothel postkapillärer Venolen [14]. Einige HPETE und HETE wirken im gleichen Sinne und verändern den Gefäßtonus.

Aus pathogenetischer Sicht verdienen die permeabilitätssteigernden Lipoxygenaseprodukte der Arachidonsäure eine besondere Aufmerksamkeit als mögliche Induktoren der initialen Störung der kapillären und alveolären Schrankenfunktion beim ARDS. Bei Stimulierung des pulmonalen Arachidonsäuremetabolismus entstehen − zumindest im Tierexperiment − vorwiegend Prostanoide mit vasokonstriktorischer Wirkung. In den Granulozyten erfolgt hingegen die Metabolisierung der Arachidonsäure bevorzugt über den Lipoxygenaseweg. Das mag erklären, warum Permeabilitätsstörungen besonders ausgeprägt sind, wenn Granulozyten in den Krankheitsprozeß einbezogen sind.

Das Arachidonsäuresystem kann an vielen Stellen gehemmt werden, wobei dann allerdings die verfügbare Arachidonsäure vermehrt über die freien Stoffwechselwege metabolisert wird [43, 57]. Die Folgen einer Stimulierung des Arachidonsäuresystems hinsichtlich der Bildung tonus- oder permeabilitätsändernder Metabolite ist damit weitgehend abhängig vom aktuellen Zustand des Systems und vom Vorhandensein endogener oder exogener Faktoren, wie Pharmaka, welche die unterschiedlichen Stoffwechselwege beeinflussen.

Literatur

1. Anderson FL, Tsagaris TJ, Jubiz W, Kuida H (1975) Prostaglandin F and E levels during endotoxin-induced pulmonary hypertension in calves. Am J Physiol 228:1479−1482
2. Anderson FL, Jubiz W, Tsagaris TJ, Kuida H (1975) Endotoxin-induced prostaglandin E und F release in dogs. Am J Physiol 228:410−414
3. Anhut H, Peskar BA, Bernauer W (1978) Release of 15-keto-13,14-dihydrothromboxan B_2 and prostaglandin D_2 during anaphylaxis as measured by radioimmunoassay. Naunyn Schmiedebergs Arch Pharmacol 305:247−252
4. Barnhart MI, Chen S (1978) Platelet − vessel wall dynamics. Thromb Haemost [Suppl] 63:301−317
5. Baumgartner HR, Muggli R, Tschopp TB, Turito VT (1976) Platelet adhesion, release and aggregation in flowing blood: Effects of surface properties and platelet function. Thromb Haemost 35: 124−138
6. Bayley T, Clements JA, Osbahr AJ (1967) Pulmonary and circulatory effects of fibrinopeptides. Circ Res 21:469−485

7. Becker EL, Showell HJ, Henson PM, Hsu LS (1974) The ability of chemotactic factors to induce lysosomal enzyme release. J Immunol 112:2047–2054

8. Belew M, Gerdin B, Porath J, Saldeen J, Saldeen T (1978) Isolation of vasoactive peptides from human fibrin and fibrinogen degradated by plasmin. Thromb Res 13:983–994

9. Borgeat P, Samuelsson B (1979) Metabolism of arachidonic acid in polymorphonuclear leukocytes. Structural analysis of novel hydroxylated compounds. J Biol Chem 254:7865–7869

10. Busch C, Gerdin B (1981) Effect of low molecular weight fibrin degradation products on endothelial cells in culture. Thromb Res 22:33–39

11. Cook JA, Wise WC, Halushka PV (1980) Elevated thromboxane levels in rat during endotoxic shock. J Clin Invest 65:227–230

12. Craddock PR, Fehr J, Brigham KL et al (1977) Complement and leukocyte-mediated pulmonary dysfunction in hemodialysis. T N Engl J Med 296:769–774

13. Craddock PR, Hammerschmidt D, White JG, Dalmasso AP, Jacob HS (1977) Complement (C5a)-Induced granulocyte aggregation in vitro. J Clin Invest 60:260–264

14. Dahlén S-E, Björk J, Hedqvist P et al (1981) Leukotrienes promote plasma leakage and leukocyte adhesion in postcapillary venules: In vivo effects with relevance to the acute inflammatory response. Proc Natl Acad Sci 78:3887–3891

15. Eisen V, Walker DI, Binysh SG, Tedder RS (1977) Prostaglandins and complement changes in some conditions related to inflamation. Agents Actions 2:99–108

16. Fritz H, Duswald KH, Dittmer H, Kortmann H, Neumann S, Lang H, Jochum M (1984) Granulocyte proteinases as mediators of unspecific proteolysis in inflammation. In: Goldberg DM, Werner M (eds) Selectic topics in clinical enzymology, vol. II. de Gruyter, Berlin New York

17. Fröhlich JC, Ogletree M, Peskar BA, Brigham KL (1980) Pulmonary hypertension correlated to pulmonary thromboxane synthesis. In: Samuelsson B, Ramwell PW, Paoletti R (eds) Advances in prostaglandin and thromboxane research, vol 7. Raven, New York, p 745

18. Gallin JI (1976) The role of chemotaxis in the inflammatory-immune response of the lung. In: Kirkpatrik CH, Reynolds HY (eds) Immunologic and infections in the lung. Dekker, New York Basel, pp 161–178

19. Gerdin B, Belew M, Lindquist O, Saldeen T (1979) Effect of a fibrin-derived peptide on pulmonary microvascular permeability. In: Saldeen T (ed) The microembolism syndrom. Almquist & Wiksell, Stockholm, pp 233–239

20. Gersmeyer EF, Spitzbarth H (1961) Über Kreislaufwirkungen von synthetischem Bradykinin beim Menschen und beim wachen Hund. Klin Wochenschr 39:1227–1233

21. Goldstein IM, Roos D, Kaplan HB, Weissmann G (1975) Complement and immunoglobins stimulate superoxide production by human leukocytes independently of phagocytosis. J Clin Invest 56:1155–1163

22. Heflin AC, Brigham LK (1981) Prevention by granulocyte depletion of increased vascular permeability of sheep lung following endotoxemia. J Clin Invest 68:1253–1260

23. Heideman M, Kaijser B, Gelin L-E (1978) Complement activation and hematologic, hemodynamic, and respiratory reactions early after soft-tissue injury. J Trauma 18:696–700

24. Heideman M, Kaijser B, Gelin L-E (1979) Complement activation early in endotoxin shock. J Surg Res 26:74–78

25. Hong SL, Levine L (1976) Stimulation of prostaglandin synthesis by bradykinin and thrombin and their mechanism of action on MCS-fibroblasts. J Biol Chem 251:5814–5816

26. Jacob HS, Craddock PR, Hammerschmidt DE, Moldow CF (1980) Complement-induced granulocyte aggregation. N Engl J Med 302:789–794

27. Kadish JL, Butterfield CE, Folkman J (1979) The effect of fibrin on cultured vascular endothelial cells. Tissue Cell 11:99–108

28. König W, Bohn A, Bremm KD, Müller P, Szperalski B, Pfeiffer P (1982) Leukotrienes and lipoxygenase-factors: Mediators and modulators of the allergic reaction. Allergol Immunopathol (Madr) 10/5:385–394

29. Lasch HG, Heene DL, Huth K, Sandritter W (1967) Pathophysiology, clinical manifestations and therapy of consumption-coagulopathy (,,Verbrauchskoagulopathie"). Am J Cardiol 20:381

30. Lefer AM (1982) Vascular mediators in ischemia and shock. In: Cowley RA, Trump BF (eds) Pathophysiology of shock, anoxia and ischemia. Williams & Wilkins, Baltimore London, pp 165–181

31. Lough J, Moore S (1975) Endothelial injury induced by thrombin or thrombi. Lab Invest 33: 130–135
32. Manwarning D, Curreri PW (1982) Platelet and neutrophil sequestration after fragment D-induced respiratory distress. Circ Shock 9:75–80
33. Manwarning D, Thorning D, Curreri PW (1978) Mechanisms of acute pulmonary dysfunction induced by fibrinogen degradation product D. Surgery 84:45–54
34. McDonald JA, Baum BJ, Rosenberg DM et al (1979) Destruction of a major extracellular adhesive glycoprotein (fibronectin) of human fibroblasts by neutral proteases from polymorphonuclear leukocyte granules. Lab Invest 40:350–357
35. McGuire WW, Spragg RG, Cohen AB, Cochrane CG (1982) Studies of the pathogenesis of the adult respiratory distress syndrome. J Clin Invest 69:543–553
36. Moncada S, Vane JR (1978) Unstable metabolites of arachidonic acid and their role in haemostasis and thrombosis. Br Med Bull 34:129–135
37. Müller-Esterl W, Rauth G, Fritz H, Lottspeich F, Henschen A (1983) Human kininogens. In: Haberland GL, Rohen JW, Fritz H, Huber P (eds) Kininogenases. Schattauer, Stuttgart New York, pp 3–28
38. Mullane KM, Moncada S (1980) Prostacyclin release and the modulation of some vasoactive hormones. Prostaglandins 20:25–49
39. Neuhof H (1981) Blood coagulation in hemorrhagic shock. In: Rügheimer E, Zindler M (eds) Anaesthesiology. Excerpta Medica, Amsterdam Princeton, p 538
40. Neuhof H, Lasch HG (im Druck) Interaction between intravascular coagulation and tissue perfusion. Clin Hemorheology
41. Neuhof H, Sablofski I, Wilhelmi J, Hey D, Lasch HG (1977) Activation of intravascular coagulation by bromocarbamide. Int J Clin Pharmacol 15:176–180
42. Neuhof H, Seeger W, Wolf HRD, Hall J, Neumann C, Srampical B (im Druck) Acute increase in pulmonary vascular resistance induced by circulating fibrin monomers, mediated by pulmonary thromboxane A_2 generation. Eur J Respir Dis
43. Ogletree M, Brigham KL (1979) Indomethacin augments endotoxin induced increased lung vascular permeability in sheep. Rev Respir Dis 119:383
44. Palmer MA, Piper PJ, Vane JR (1973) Release of rabbit aorta contracting substance (RCS) and prostaglandins induced by chemical or mechanical stimulation of guinea-pig lungs. Br J Pharmacol 49:226–242
45. Platshon LF, Kaliner M (1978) The effects of the immunologic release of histamine upon human lung cyclic nucleotide levels and prostaglandin generation. J Clin Invest 62:1113–1121
46. Polley MJ, Nachman RL, Weksler BB (1981) Human complement in the arachidonic acid transformation pathway in platelets. J Exp Med 153:257–268
47. Riede UN, Mittermayer C, Rohrbach R, Joh K, Vogel W, Fringes B (1982) Mikrothrombosierung der Endstrombahn als Ursache schockbedingter Organkomplikationen (unter besonderer Berücksichtigung der Schocklunge). Haemostasiologie 2:3–24
48. Saba TM, Jaffe E (1980) Plasma fibronectin (Opsonic glycoprotein): Its synthesis by vascular endothelial cells and role in cardiopulmonary integrity after trauma as related to reticuloendothelial function. Am J Med 68:577–594
49. Sacks T, Moldow CF, Craddock PR et al (1978) Oxygen radicals mediate endothelial cell damage by complement-stimulated granulocytes. J Clin Invest 61:1161–1167
50. Saldeen T (1979) Blood coagulation and shock. Pathol Res Pract 165:221–252
51. Saldeen T (1980) Fibrin derived peptides as mediators of increased vascular permeability. Acta Chir Scand [Suppl] 499:67–72
52. Samuelsson B, Borgeat P, Hammarström S, Murphy RC (1980) Leucotrienes: A new group of biologically active compounds. In: Samuelsson B, Ramwell P, Paoletti R (eds) Advances in prostaglandin and thromboxane research, vol 6. Raven, New York, pp 1–18
53. Saugstad OD, Aasen AO, Guldvog I et al (1980) Activation of the kallikreinkinin system during experimental lung insufficiency in dogs. Acta Chir Scand [Suppl] 499:123–129
54. Schlag G, Redl H (1980) Die Leukostase in der Lunge beim hypovolämisch-traumatischen Schock. Anaesthesist 29:606–612
55. Schrör K (1982) Bedeutung von Prostaglandinen und anderen Eicosanoiden für das Verhalten der Mikrozirkulation beim Schock. Hamostasiologie 2:73–81

56. Seeger W, Neuhof H, Graubert E, Wolf H, Róka L: Comparative influence of the Ca-ionophore A 23187, bradykinin, kallidin and eledoisin an the rabbit pulmonary vasculature with special reference to arachidonate metabolism. In: Kinins III. Plenum Publishing Corporation
57. Seeger W, Wolf H, Stähler G, Neuhof H, Róka L (1982) Increased pulmonary vascular resistance and permeability due to arachidonate metabolism in isolated rabbit lungs. Prostaglandins 23:157–173
58. Sheppard BL, French JE (1974) Platelet adhesion in the rabbit abdominal aorta following the removal of the endothelium: A scanning and transmission electron microscopical study. Proc R Soc Lond [Biol] 176:427–423
59. Stimler NP, Brocklehurst WE, Bloor CM, Hugli TE (1980) Complement anaphylatoxin C5a stimulates release of SRS-A-like activity from guinea-pig lung fragments. J Pharm Pharmacol 32:804
60. Tucker A, Weir EK, Reeves JT, Grover RF (1976) Pulmonary microembolism: Attenuated vasoconstriction with prostaglandin inhibitors and antihistamines. Prostaglandins 11:31–41
61. Williams TJ, Jose PJ (1981) Mediation of increased vascular permeability after complement activation. J Exp Med 153:136–153
62. Wilson JW (1972) Leukocyte sequestration and morphologic augmentation in the pulmonary network following hemorrhagic shock and related forms of stress. Adv Microcirc 4:197–232

ARDS:Klinisches Bild und Diagnose

U. Jensen, W. Kellermann und E. Strohmeier

Definition

Das „adult respiratory distress syndrome" – kurz ARDS genannt – nimmt eine Sonderstellung unter den ganz verschiedenen Krankheitsbildern ein, die klinisch mit den Symptomen einer akuten respiratorischen Insuffizienz einhergehen. Diese wird diagnostiziert aus den arteriellen Blutgaswerten, und zwar bei akutem Abfall des arteriellen Sauerstoffpartialdrucks unter altersentsprechende Normwerte und/oder bei akuter Erhöhung des Kohlensäurepartialdrucks auf über 50 mm Hg. Diese Symptome der akuten respiratorischen Insuffizienz sind unspezifisch.

Eine Klassifizierung der verschiedenen Ursachen einer akuten respiratorischen Insuffizienz ist nach Rie u. Wilson [15] möglich, anhand der pulmovaskulären Veränderungen und der intrathorakalen Gasvolumina mit der funktionellen Residualkapazität als repräsentativer Größe. In der Übersicht sind die Formen der akuten respiratorischen Insuffizienz, die mit erniedrigter funktioneller Residualkapazität einhergehen, zusammengestellt. Sie gliedern sich in 2 große Gruppen, deren Unterscheidungskriterium der pulmovaskuläre Widerstand ist [24, 25].

Klassifikation der akuten respiratorischen Insuffizienz
(Normales oder vermindertes Lungenvolumen)

1. verminderte FRC *ohne* Dysfunktion des pulmonalen Gefäßsystems, z. B. postop. Atelektase)
2. verminderte FRC *mit* Dysfunktion des pulmonalen Gefäßsystems
   - pulmonalvenöse Hypertension mit normalem Gefäßwiderstand (z. B. Linksherzversagen),
   - pulmonalarterielle Hypertension mit erhöhtem Gefäßwiderstand (z. B. ARDS).

(nach Rie u. Wilson [15])

Zur 1. Gruppe gehören neben den Atelektasen auch neuromuskuläre Erkrankungen und lokal begrenzte Pneumonien. Die Erkrankungsform der Gruppe 2a tritt in Zusammenhang mit Linksherzerkrankungen oder Hypervolämie auf. Die Gruppen 1 und 2a lassen sich auch als sog. klassische respiratorische Komplikationen zusammenfassen und insgesamt dem speziellen Syndrom des ARDS gegenüberstellen, dessen pathologisch-morphologisches Substrat ein diffuser Schaden im mikrozirkulatorischen Bereich ist.

Ätiologie

Die Ätiologie des ARDS ist ausgesprochen vielfältig [14, 25]. Einige der bekannteren Ursachen sind folgende: Schock, Sepsis, Trauma, Verbrauchskoagulopathie, Massivtransfusionen, Aspiration, bakterielle oder virale Pneumonie, Fettembolie, CNS-Hypoxie, Intoxikationen, Pankreatitis. Diese Ursachen können jede für sich oder in Kombination ein ARDS induzieren. Dies muß jedoch nicht zwangsläufig sein, denn es läßt sich nicht sicher vorhersagen, in welchen Fällen ein ARDS als Komplikation auftritt, da der eigentliche pathophysiologische Mechanismus, der zu den typischen morphologischen Veränderungen des Lungenparenchyms führt, nicht bekannt ist. Nicht alle induzierenden Ereignisse haben den gleichen Stellenwert. Sepsis und Trauma sind die häufigsten Ursachen. In jeweils 1/3 der Fälle im eigenen Patientengut [1] und nach Pontoppidan et al. [14] sind Trauma, Sepsis, Aspiration und Pneumonien zusammen für 90% der Fälle von ARDS verantwortlich.

Veränderungen der Lungenfunktion

Man nimmt an, daß allen Formen des ARDS eine Schädigung der alveolokapillären Membran mit einer Zusahme der Permeabilität des Kapillarendothels für Eiweiß und Zellen zugrunde liegt [1, 12, 18]. Diese diffuse Erkrankung des Lungenparenchyms hat durch zahlreiche Untersuchungen belegte charakteristische Veränderungen der Lungenfunktion zur Folge, und zwar in bezug auf die Mechanik, Ventilation, den Gasaustausch und die Perfusion [4, 7, 8, 14, 17, 21]. Die wesentlichen Parameter sind in folgender Übersicht dargestellt.

Lungenveränderungen bei ARDS

1. morphologisch: Schädigung der alveolokapillären Membran,
2. funktionell: P_aO_2 ↓, AF ↑, V_T ↓
                    FRC ↓ ≙ VC ↓
                    $\dot{V}_A/\dot{Q}$ ↓
                    PVR ↑
                    Shunt ↑
                    Compliance ↓
                    Totraumventilation ↑.

Die Abnahme der funtionellen Residualkapazität (FRC) und des Ventilationsperfusionsquotienten ($\dot{V}_A/\dot{Q}$) sind unter klinischen Bedingungen schwer zu messen. Jedoch sind die Hypoxämie, der Anstieg der Atemfrequenz (AF), die Abnahme des Hubvolumens (V_T) und der Vitalkapazität (VC) − letztere als indirekter Parameter für die FRC − klinisch leicht zu erkennen und zu objektivieren. Im Verlauf des ARDS, nach Intubation und während der Beatmung, gewinnen Parameter zur Beurteilung des Shunts, die Compliance und Totraumventilation an Bedeutung. Zur Einschätzung des pulmovaskulären Widerstands (PVR) dient häufig der Pulmonalarteriendruck. Von Herzog [7] wurden Veränderungen der Lungenfunktionswerte bei 12 Patienten mit ARDS im Verlauf ihrer Erkrankung erfaßt. Die arteriellen Sauerstoffpartialdrücke waren von Anfang an erniedrigt und fielen im weiteren Verlauf der Krankheit auf extrem niedrige Werte bis zu etwa 1/8 des Normalwerts ab. Der Kohlensäurepartialdruck war zu Beginn unter Beatmung normal, stieg jedoch später trotz Beatmung an und der Totraumquotient nahm entsprechend zu. Die anfängliche Verminderung der gemeinsamen Compliance von Lunge und Thorax, als Folge der Verminderung der funktionellen Residualkapazität, ließ sich zunächst durch Beatmung verbessern. In den späteren Stadien der Erkrankung ließ sich die ausgeprägte Complianceverminderung durch Beatmung nicht mehr beeinflussen, da sie wahrscheinlich durch die fibrotischen Veränderungen im Interstitium der Lunge bedingt war.

Klinische Stadieneinteilung und Verlaufsformen

Der Krankheitsverlauf eines ARDS läßt sich im großen und ganzen in bestimmte Phasen gliedern, deren Einteilung und Benennung bei verschiedenen Autoren nur gering variiert [7, 23, 25].

Klinische Entwicklung des ARDS

Initial:	leichte Dyspnoe, Hypokapnie, schwacher Hustenstoß, Rö: keine sichtbaren Veränderungen.
Frühes Stadium:	Hypoxämie, Hyponormokapnie, Tachypnoe, schwere Beeinträchtigung der Atemmechanik, Rö: interstit. Lungenödem o. fleckige Verschattung.
Spätes Stadium:	schwere Hypoxämie, Hyperkapnie, „steife Lunge", Rö: Lungenfibrose.

Im Initialstadium, das mit Hypoxämie und Hypokapnie einhergeht, sollte zumindest die Verdachtsdiagnose gestellt werden. Da häufig noch keine auskultatorischen und röntgenologischen Veränderungen vorliegen, wird es auch als Latenzstadium bezeichnet. Eine Ausnahme bilden Aspiration und Lungenkontusion, die sofort einen Befund im Thoraxröntgenbild aufweisen. Der Übergang zur sog. frühen Phase ist fließend, klinisch nicht eindeutig auszumachen, da die Patienten größtenteils beatmet sind. Es wird auch als exsudatives Stadium bezeichnet mit entsprechendem Befund im Thoraxröntgenbild. Das sog. späte Stadium ist wahrscheinlich nicht obligat und tritt zu sehr unterschiedlichen Zeitpunkten im Verlauf der

Krankheit auf. Führende Symptome sind die sog. steife Lunge mit hohen Beatmungsdrücken, meist Hyperkapnie trotz Beatmung mit hohen Atemminutenvolumina. Im Röntgenbild lassen sich meist interstitielle Veränderungen im Sinne einer Lungenfibrose erkennen. Jedoch laufen diese Phasen eines ARDS nicht gesetzmäßig ab, sondern werden im Einzelfall hauptsächlich durch folgende Faktoren modifiziert: die Grunderkrankung des Patienten, das ARDS selbst mit den verschiedenen Phasen, die Therapie und die Komplikationen, unter denen wiederum Sepsis und Pneumonie die größte Bedeutung haben. Im folgenden sei auf einige Nebenwirkungen der therapeutischen Maßnahmen hingewiesen, die in Kauf genommen werden müssen, da die Therapie unerläßlich ist.

Nebenwirkungen der Therapie:

1. durch Beatmung:	Intubation,
	Atemwegsdruck,
	F_IO_2,
2. durch vasoaktive Substanzen:	Vasokonstriktion,
	Vasodilatation,
	Inotropie,
	(HZV und Shunt).

Die Intubation und Beatmung begünstigen pulmonale Infektionen [20, 22], erzeugen erhöhte Atemwegsdrücke. Hohe inspiratorische O_2-Konzentrationen schädigen zusätzlich das Lungenparenchym [5, 12, 14]. Mit den vasoaktiven Substanzen — bei Anwendung im Rahmen der allgemeinen Kreislauftherapie — wird oft in unerwünschter Weise die Lungenperfusion und damit der Anteil des intrapulmonalen Shuntvolumens am Herzminutenvolumen verändert [2, 9–11]. Durch die beschriebenen Einflüsse wird der klinische Verlauf eines ARDS bestimmt, und es entstehen sehr unterschiedliche, teilweise unberechenbare Krankheitsverläufe. Nach klinischen Gesichtspunkten lassen sich 3 typische Verlaufsformen herauskristallisieren:

- schnelle Besserung (wenige Tage)
- primärprogredient — Exitus (Tage)
- protrahiert, chronisch
  - mit sekundärer Progression — Exitus
  - oder Besserung (Wochen — Monate)

Diese Verlaufsformen sollen nun an 3 Beispielen verdeutlicht werden.

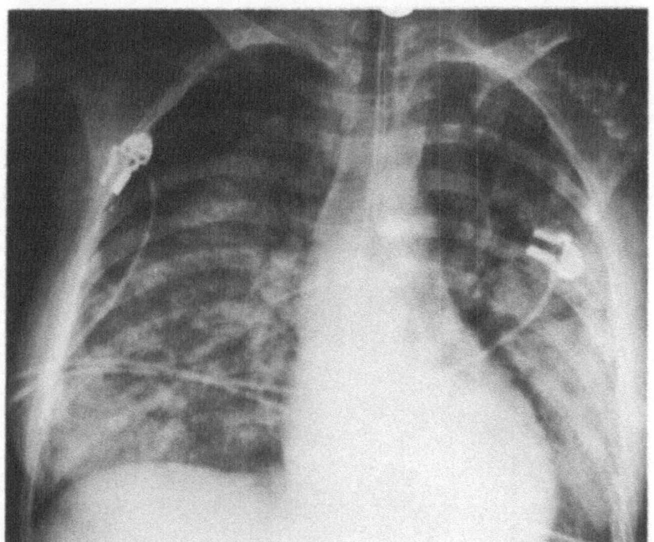

Abb. 1. Thoraxröntgenbild im septischen Schock, 12 h nach Punktion einer infizierten Niere; Beatmung mit PEEP von 14 cm mWS. Der Herzindex betrug zum Zeitpunkt der Röntgenaufnahme 4,22 l/min/qm, der pulmokapilläre Verschlußdruck 13 mmHg. (*TTA* transtracheale Absaugung)

Kasuistik

Fall 1: Die 31jährige Patientin erlitt im Anschluß an die Punktion einer infizierten Niere einen septischen Schock, der mit einer schweren akuten respiratorischen Insuffizienz einherging. Das Thoraxröntgenbild[1] (Abb. 1) zeigte auf beiden Seiten massive Infiltrationen ohne gestaute Hili. Der kolloidosmotische Druck in der Ödemflüssigkeit betrug knapp 70% des kolloidosmotischen Drucks im Plasma, der pulmokapilläre Verschlußdruck 13 mmHg. Klinisch bestand der Verdacht auf ein Permeabilitätslungenödem bei Sepsis. Nachdem durch eine einseitige Nephrektomie der Sepsisherd beseitigt worden war, bildete sich das ARDS in wenigen Tagen komplikationslos zurück. Dies läßt sich anhand der in Abb. 2 dargestellten Parameter verfolgen. Zur Beurteilung der O_2-Aufnahme in der Lunge wurde der O_2-Austauschquotient A-aDO_2/P_AO_2 nach Siegel [19] gewählt, um den O_2-Austausch in der Lunge auch bei inspiratorischen O_2-Konzentrationen unter 100% beurteilen zu können. Der Normalbereich für diesen Quotienten liegt unter 0,6. Der Verlauf des P_aO_2 und des O_2-Austauschquotienten zeigen deutlich die schnelle Verbesserung des Gasaustauschs in der Lunge während der ersten Stunden unter der Anwendung von PEEP von 15 cm Wassersäule. Anschließend, etwa am 2. Tag, trat eine stabile Phase mit ganz allmählich fortschreitender Besserung der Lungenfunktion ein, die an der Normalisierung der abgebildeten respiratorischen Parameter bei gleichzeitiger kontinuierlicher Reduktion der F_IO_2 und des PEEP erkennbar war. Der Pulmonalarterienmitteldruck bleibt zunächst deutlich erhöht und normalisiert sich erst am 5. Tag, an dem auch die Extubation erfolgte bei einem P_aO_2 von 60 mmHg bei Raumluft.

---

1 Röntgenaufnahmen: Radiologische Klinik, Universität München, Klinikum Großhadern (Direktor Prof. Dr. J. Lissner)

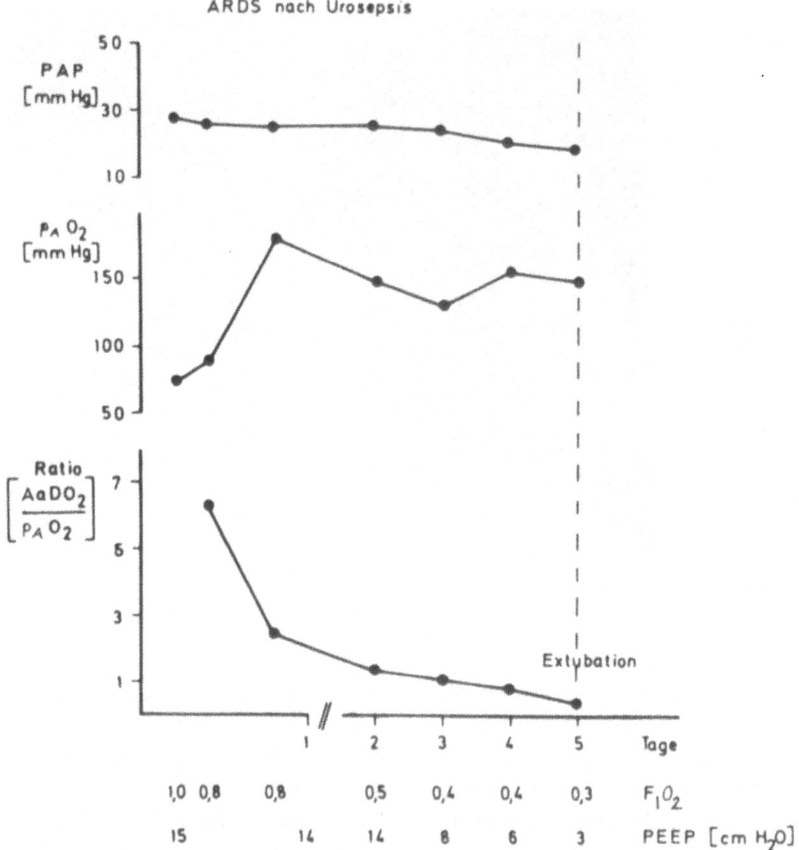

Abb. 2. Veränderungen des O_2-Austauschquotienten ($A\text{-}aDO_2/P_AO_2$), des arteriellen O_2-Partialdrucks (P_aO_2) und des Pulmonalarterienmitteldrucks (PAP) während der 5tägigen Beatmungsphase

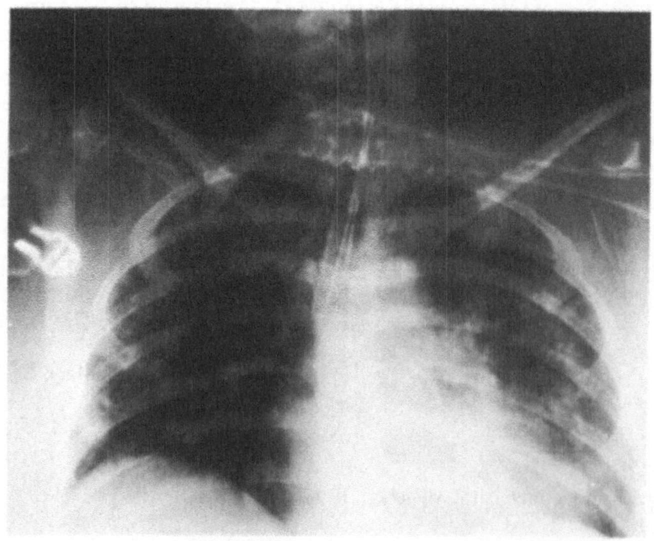

Abb. 3. Thoraxröntgenaufnahme 4 Tage nach Polytrauma und Schock, Verdacht auf Lungenkontusion

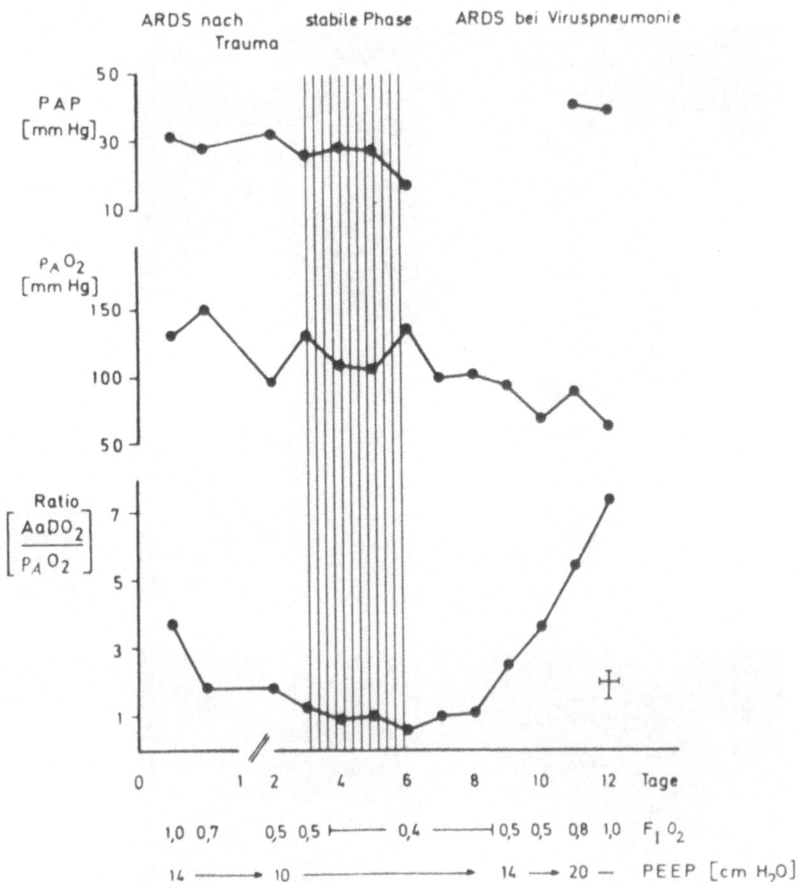

Abb. 4. Veränderungen des O_2-Austauschquotienten (A-$aDO_2/P_A O_2$), des arteriellen Sauerstoffpartial-druckes ($P_a O_2$) und des Pulmonalarterienmitteldruckes (PAP) während der 12tägigen Intensivtherapie bis zum Tode der Patientin

Fall 2: Die 45jährige Patientin wurde 3 Tage nach einem schweren Unfall mit stumpfem Bauchtrauma, Schädel-Hirn-Trauma, Schock und Verdacht auf Lungenkontusion zu uns überwiesen. Das Thoraxröntgenbild (Abb. 3) bei Aufnahme zeigte unregelmäßige, fleckige Verschattungen in beiden Lungen. Es bestand eine schwere pulmonale Insuffizienz, die eine Beatmung mit PEEP bis zu 14 cm Wassersäule erforderlich machte. Abb. 4 zeigt die glei-chen Parameter in der gleichen Anordnung wie bei der Darstellung des 1. Falls. Die Lungen-funktion besserte sich auch hier sehr schnell in den ersten Stunden nach Beginn der Thera-pie, erkennbar am Absinken des O_2-Austauschquotienten. Der Pulmonalarterienmitteldruck blieb wieder zunächst erhöht. In den nächsten Tagen wurde auch in diesem Fall eine stabile Phase erreicht, unter Beatmung mit einem PEEP von 10 cm Wassersäule und einer $F_I O_2$ von 0,4. Der Pulmonalarterienmitteldruck normalisierte sich während der stabilen Phase, und das Röntgenbild — aufgenommen am 4. Tag — zeigte gegenüber dem Anfangsbefund eine deut-liche Besserung. Am 6. Tag wurde eine beginnende diffuse Infiltration im rechten Unterfeld diagnostiziert. Die respiratorischen Parameter waren zu diesem Zeitpunkt noch unverändert

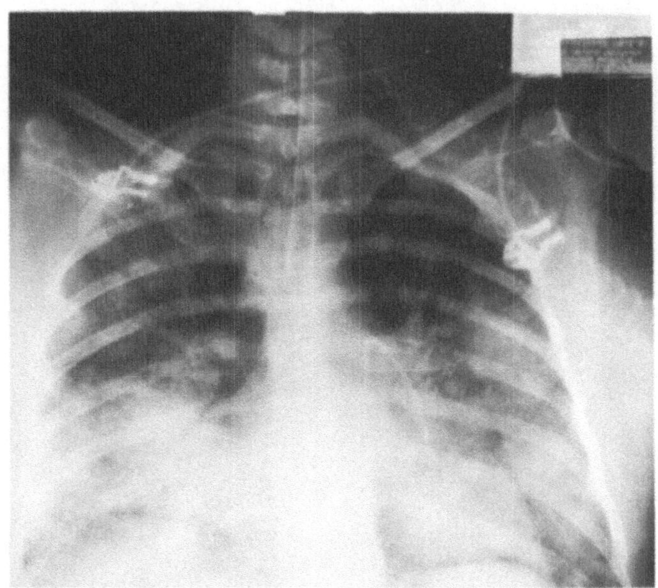

Abb. 5. Thoraxröntgenaufnahme am 9. Behandlungstag, ausgedehnte pneumonische Infiltrationen (s. Text)

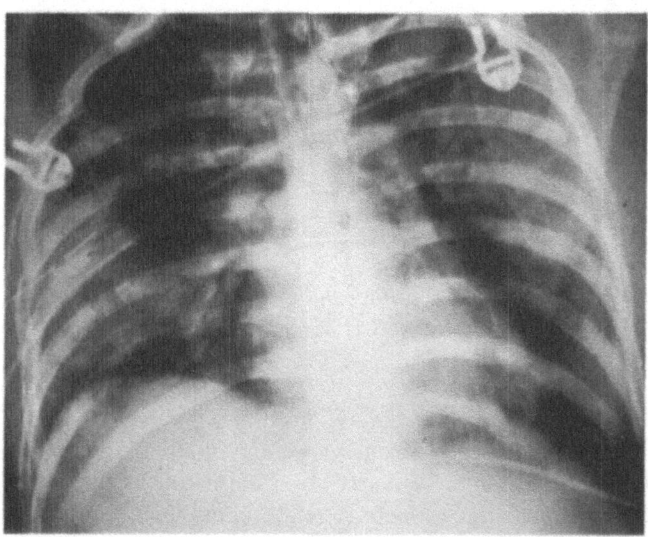

Abb. 6. Thoraxröntgenbild bei Aufnahme. Zustand nach Hämatopneumothorax rechts, ausgedehnte konfluierende Verschattungen beiderseits, Verdacht auf Lungenkontusion und Pneumomediastinum

(vgl. Abb. 4), obwohl sich klinisch bereits ein septisches Krankheitsbild mit hohen Temperaturen, Leukozytose und hyperdynamer Schockform entwickelte. Am 9. Behandlungstag waren in beiden Lungen ausgeprägte pneumonische Infiltrationen radiologisch nachweisbar. Der O_2-Austauschquotient stieg deutlich an, der arterielle Sauerstoffpartialdruck fiel, die F_IO_2 mußte erhöht werden, ebenso der PEEP. Trotzdem verschlechterte sich der pulmonale Gasaustausch kontinuierlich weiter, die Pulmonalarterienmitteldrücke waren wesentlich höher als in der 1. Krankheitsphase. Das Thoraxröntgenbild am 9. Behandlungstag (Abb. 5) demonstrierte die pulmonale Verschlechterung. Die Patientin starb 1 Tag später an einem progressiven, therapeutisch nicht beeinflußbaren ARDS bei Pneumonie und Sepsis. Post

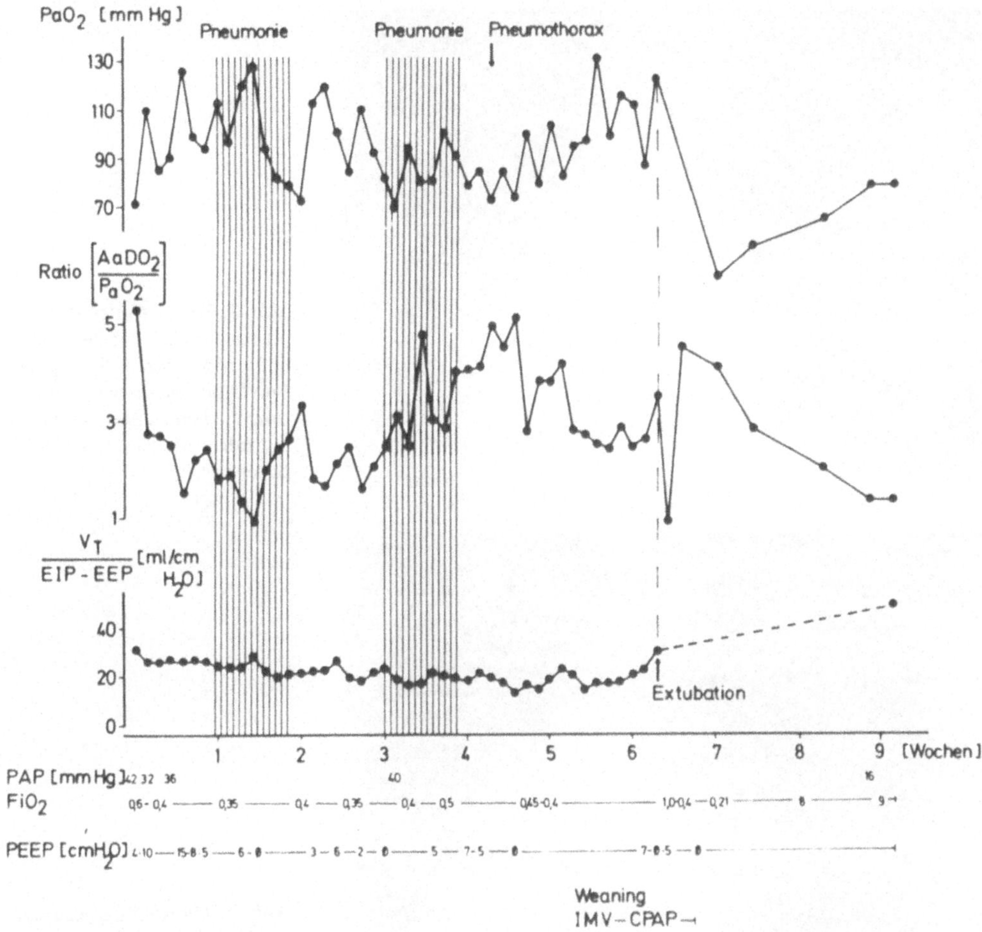

Abb. 7. Veränderungen der effektiven Compliance (V_T/EIP-EEP), des O_2-Austauschquotienten (A-aDO_2/P_AO_2) und des arteriellen O_2-Partialdrucks (P_aO_2) während 9wöchiger Intensivtherapie, *PAP* Pulmonalarterienmitteldruck

mortem wurden elektronenoptisch Adenoviren in den Zellkernen von Alveolardeckzellen nachgewiesen (Prof. G. Hübner, Pathologisches Institut der Ludwig-Maximilians-Universität München).

Fall 3: Die 36jährige Patientin wurde 2 Tage nach einem schweren Unfall mit Thoraxtrauma, Bauchtrauma, Leberruptur und Schock übernommen. Das Thoraxröntgenbild bei Aufnahme (Abb. 6) ergab folgenden Befund: Zustand nach Hämatopneumothorax rechts, ausgedehnte konfluierende Verschattungen beiderseits und Verdacht auf Pneumomediastinum und Lungenkontusion. In der Verlaufsdarstellung (Abb. 7) zeigt die Zeitachse im Gegensatz zu den beiden vorherigen Fällen nicht Tage sondern Wochen an. Die Werte wurden täglich errechnet. Außer dem P_aO_2 und O_2-Austauschquotienten wurde als 3. Parameter ein Maß für die Compliance des respiratorischen Systems herangezogen. Insgesamt entspricht der Quotient aus dem Atemzugvolumen (VT) und der Differenz aus endinspiratorischem (EIP) und

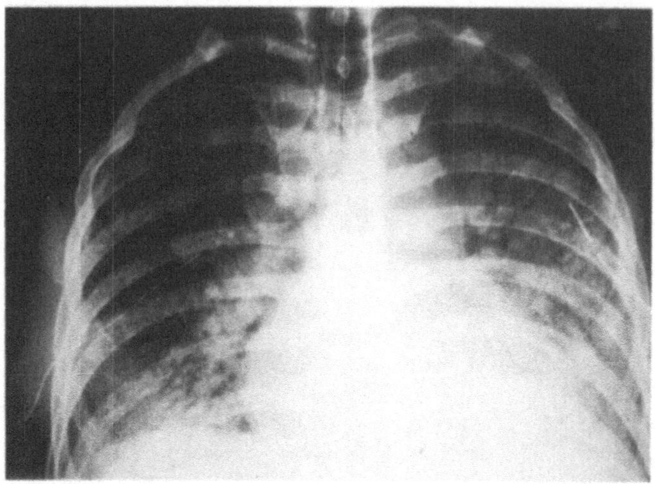

Abb. 8. Thoraxröntgenaufnahme nach 5wöchiger Beatmung und rezidivierender Pneumonie. Deutliche Zeichnungsvermehrung in allen Lungenabschnitten mit interstitiellalveolären Infiltraten

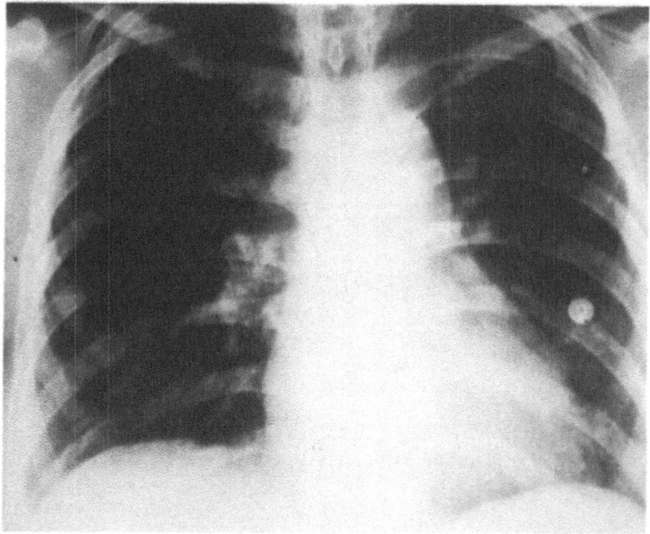

Abb. 9. Thoraxröntgenaufnahme 9 Wochen nach dem Unfall, 3 Wochen nach Extubation, deutliche retikulärinterstitielle Zeichnungsvermehrung über allen Lungenabschnitten

endexspiratorischem Druck (EEP) etwa der effektiven Compliance, obwohl die 3 in der Formel enthaltenen Parameter nicht immer unter streng definierten Bedingungen in bezug auf die No-flow-Phase und die Muskelrelaxation erhoben wurden. Trotz einer gewissen Störanfälligkeit handelt es sich um eine brauchbare Größe für die Beurteilung des Verlaufs eines länger dauernden ARDS. Auch in diesem Fall wird wieder die Verbesserung des Gasaustauschs deutlich: Abfall des O_2-Austauschquotienten, Verbesserung des P_aO_2 bei sinkender F_IO_2. Intermittierend läßt sich eine Verschlechterung aller 3 Parameter nachweisen in den beiden Phasen, denen klinisch eine Pneumonie zugeordnet werden konnte mit septischen Temperaturen. Im Gefolge der 2. Pneumonie weitere Verschlechterung aller Parameter durch Erguß und Pneumothorax beidseitig in der 5. Woche. In dieser Phase ist im Thoraxröntgenbild (Abb. 8) eine Zeichnungsvermehrung über allen Lungenabschnitten mit interstitiellalveolären Infiltraten nachweisbar. Die Herzkontur deutet auf eine Rechtsherzbelastung. In der

5. und 6. Woche gewinnt klinisch die Hyperkapnie neben der Hypoxämie an Bedeutung (vgl. Abb. 7). Trotzdem wurde nach Besserung der O_2-Austauschparameter, etwa ab der 6. Woche, vorsichtig mit dem Weaning vom Respirator begonnen. Die Extubation erfolgte in der 7. Woche. Am Ende der 9. Woche konnte die Patientin auf eine Normalstation verlegt werden. Zu diesem Zeitpunkt ist im Thoraxröntgenbild noch eine deutliche retikuläre interstitielle Zeichnungsvermehrung über allen Lungenabschnitten zu sehen (Abb. 9). Die Lungenfunktionsprüfung zu diesem Zeitpunkt im Bodyplethysmographen zeigte eine ausgeprägte restriktive Ventilationsstörung mit einer Vitalkapazität von 29% des Normwerts, einen P_aO_2 von 66 mmHg bei normaler Kohlensäurespannung im Blut. Die Compliance des respiratorischen Systems und der Pulmonalarteriendruck waren wieder im Normbereich. Der PAP war in den akuten Phasen im Durchschnitt auf 40 mmHg angestiegen.

Inzidenz und Letalität

Die generelle Häufigkeit des ARDS ist nicht genau bekannt. Von Murray [12] wurde 1977 eine Studie veröffentlich, die eine Inzidenz von 7% bei allen Aufnahmen der respiratorischen und chirurgischen Intensivstation des General Hospital von San Franzisko angab. Im eigenen Patientengut haben wir alle Fälle mit akuter respiratorischer Insuffizienz anhand von Beatmungsparametern in Schweregrade eingeteilt. Die schwerste Form der respiratorischen Insuffizienz, nach unserer Definition Schweregrad III, war gegeben, wenn ein PEEP höher als 10 cm mWS erforderlich war und eine F_IO_2 von 0,50 oder mehr, um eine ausreichende Oxygenation sicherzustellen. Nach diesen Bewertungskriterien hatten von 202 Patienten (Zeitraum: 1. Januar 1982 bis 30. Juni 1983) mit schwerer akuter respiratorischer Insuffizienz 45 (= 23,3%) eine pulmonale Insuffizienz mit Schweregrad III

Von insgesamt 202 Patienten mit ARI haben

ARI III
n = 45 (23,3%)

	„Klassische" respiratorische Komplikationen (n = 27)	ARDS (n = 18)
Letalität: — insgesamt	n = 11 (40,7%)	n = 10 (55,5%)
— an Lungenversagen	n = 5 (18,5%)	n = 7 (38,8%)

---

21 Patienten aus dieser Gruppe starben (46,6%). Für die Hälfte dieser Patienten war das Lungenversagen die direkte Todesursache. Jedoch hatten nicht alle 45 Patienten ein ARDS. Trennt man die Patienten mit sog. klassischen respiratorischen Komplikationen von den Patienten mit typischem ARDS nach klinischen Gesichtspunkten, so ergibt sich noch eine

Inzidenz von 18 auf 202 Patienten mit akuter respiratorischer Insuffizienz. Das entspricht knapp 10%. Die Letalität der Patienten mit ARDS war etwas höher (55,5% gegenüber 40,7%) und das Lungenversagen als direkte Todesursache etwas häufiger. Jedoch war beides nicht signifikant.

Die Angaben über die Letalität bei ARDS schwanken in der Literatur erheblich [6, 12, 13, 25]. Im Durchschnitt bewegen sie sich um 50%. Die große Schwankungsbreite der Angaben (40–70%) erklärt sich aus den diagnostischen Schwierigkeiten bei ARDS und den unterschiedlichen Einteilungskriterien in den einzelnen Studien verschiedener Autoren.

Zusammenfassung

Die klinischen Beispiele demonstrierten im 1. Fall einen schnellen unkomplizierten Verlauf des ARDS nach einer einmaligen Schädigung des Lungenparenchyms durch die Urosepsis. In der 2. Fallbeschreibung wurde verdeutlicht, wie ein zunächst gut therapierbares ARDS nach Trauma durch eine Viruspneumonie sekundär progredient wurde und tödlich verlief, möglicherweise als Folge der wiederholten Schädigung des Lungenparenchyms. Das 3. Beispiel zeigte einen komplizierten, protrahierten Verlauf mit endgültiger Besserung nach etwa 8 Wochen.

Das ARDS kann nur in klinischen Begriffen definiert werden, da der genaue pathophysiologische Mechanismus unbekannt ist. Es wird klinisch manifest mit den Zeichen einer akuten respiratorischen Insuffizienz. Das ist der Zeitpunkt für die erste Verdachtsdiagnose. In Kombination mit den anamnestischen Daten wird im weiteren Verlauf der Erkrankung in den meisten Fällen eine Diagnose möglich, wenn auch ausschließlich auf klinischer Basis. Die Bewertung der Atemmechanik, des pulmonalen Gasaustauschs, des pulmovaskulären Widerstands, des Thoraxröntgenbilds und evtl. des kolloidosmotischen Drucks im Trachealsekret stützen die klinische Diagnose.

Literatur

1. Anderson RR, Sibbald WJ, Holliday RL et al (1979) Documentation of pulmonary capillary permeability in human adult respiratory distress syndrome (ARDS) secondary to sepsis. Am Rev Respir Dis 119:869–877
2. Berk JL, Hagen JF, Tong RK, Levy ML, Martin PJ (1977) The role of adrenergic stimulation in the pathogenesis of pulmonary insufficiency. Surgery 108:44–49
3. Beyer A, Jensen U (1982) Sepsis and ARDS. In: Lawin P, Peter K, Hartenauer U (Hrsg) Infektion – Sepsis – Peritonitis. Thieme, Stuttgart (Intensivmedizin, Notfallmedizin, Anesthesiologie, Bd 37, S 66)
4. Dantzker DR, Brook CJ, Dehart P, Lynch JP, Weg JG (1979) Ventilation-perfusion distributions in the adult respiratory distress syndrome. Am Rev Respir Dis 120:1039–1052
5. Deneke SM, Fanburg BL (1980) Normobasic oxygen toxicity of the lung. N Engl J Med 303:76–86
6. Fowler AA, Baird M, Eberle D, Petty TL, Myers TM (1982) Attack rates and mortality of ARDS patients with known predisposition. Am Rev Respir Dis 125:77
7. Herzog H (1978) Klinik und Pathophysiologie der Schocklunge. Verh Dtsch Ges Pathol 62:12–23
8. Lamy M, Fallat RJ, Koeninger E et al (1976) Pathologie features and mechanisms of hypoxemia in adult respiratory distress syndrome. Am Rev Respir Dis 114:267–284

9. Lemaire F, Gastine H, Regnier B, Teisseire B, Rapin M (1978) Perfusion changes modify intrapulmonary shunting (Qs/Qt) in patients with adult respiratory distress syndrome (ARDS). Am Rev Respir Dis [Suppl] 117:144

10. Lynch JP, Mhyre JG, Dantzker DR (1979) Influence of cardiac output on intrapulmonary shunt. J Appl Physiol 46:315–321

11. Mentzer RM, Alegre CA, Nolan SP (1976) The effect of dopamine and isoproterenol on the pulmonary circulation. J Thorac Cardiovasc Surg 71:807–814

12. Murray JF (1977) Conference report. Mechanisms of acute respiratory failure. Am Rev Respir Dis 115:1071–1078

13. Petty TL, Newman JH (1978) Adult respiratory distress syndrome. West J Med 128:399

14. Pontoppidan H, Wilson RS, Rie M, Schneider RC (1977) Respiratory intensive care. Anesthesiology 47:96–116

15. Rie MA, Wilson RS (1983) Acute respiratory failure. In: Tinker J, Rapin M (eds) Care of the critically ill patient. Springer, Berlin Heidelberg New York, p 311

16. Robin ED, Carey LC, Grevik A, Glauzer F, Gaudio R (1972) Capillary leak syndrome with pulmonary edema. Arch Intern Med 130:66–71

17. Shimada Y, Yoshiya, Tanaka K, Sore S, Sakurai M (1979) Evaluation of the progress and prognosis of adult respiratory distress syndrome. Chest 76:180–186

18. Sibbald W, Anderson RR, Holliday RL (1979) Pulmonary edema associated with the adult respiratory distress syndrome (ARDS). Pathogenesis. Can Med Assoc J 120:445–450

19. Siegel H (1973) Cardiorespiratory interactions as determinants of survival and the need for respiratory support in human shock states. J Trauma 13:602–619

20. Stevens RM, Teres D, Skillman JJ, Feingold DS (1974) Pneumonia in an intensive care unit. Arch Intern Med 134:106–111

21. Suter PM (1980) Atemmechanische Veränderungen beim ARDS. In: Wolff G, Keller R, Suter PM (Hrsg) Akutes Atemnotsyndrom des Erwachsenen. Springer, Berlin Heidelberg New York, S 66

22. Unertl K, Ruckdeschel G, Kellermann W, Jensen U, Beyer A (1983) Epidermiologie und Pathogenese bakterieller bronchopulmonaler Infektionen. In: Rügheimer E (Hrsg) Intubation, Tracheotomie und bronchopulmonale Infektion. Springer, Berlin Heidelberg New York, S 323

23. Wolff G (1980) Was ist die akute respiratorische Insuffizienz? In: Peter K (Hrsg) Akute respiratorische Insuffizienz. Springer, Berlin Heidelberg New York (Anaesthesiologie und Intensivmedizin, Bd 131, S 21)

24. Zapol WM, Snider MT (1977) Pulmonary hypertension in severe acute respiratory failure. N Engl J Med 296:476–480

25. Zapol WM, Trelstad RL, Snider MT, Pontoppidan H, Lemaire F (1983) Pathophysiologic pathways of the adult respiratory distress syndrome. In: Tinker J, Rapin M (eds) Care of the critically ill patient. Springer, Berlin Heidelberg New York, p 359

Neuere Aspekte der Beatmungstherapie bei ARDS

K. Geiger

In der täglichen Praxis neigt man allzuleicht dazu, die geschilderten pathologisch-anatomischen Veränderungen (s. Jensen, ARDS: Klinisches Bild und Diagnose) auf die gesamte Lunge zu projezieren, und dies auch noch in der Annahme einer homogenen Verteilung. In Wirklichkeit aber handelt es sich beim ARDS um eine (zitiert nach Bachofen) „akute, diffuse Lungenparenchymerkrankung". Dies bedeutet, daß es regionale Unterschiede in der Schwere der Gewebsveränderungen gibt. Normal erscheinende Lungenstrukturen liegen in nächster Nachbarschaft zu pathologisch veränderten Lungenbezirken. Was sich auf mikroskopisch kleinem Raum abspielt, kann sich auch auf größere anatomische Bezirke, wie z. B. auf einen ganzen Lungenlappen oder sogar auf eine Lungenhälfte, ausdehnen.

Folgen für die Ventilation

Welche Folgen sich aus einer diffusen Anordnung pathologisch-anatomischer Parenchymveränderungen für den Gasaustausch unter positiver Druckbeatmung und PEEP ergeben können, möchte ich anhand folgender Untersuchungen illustrieren.

Wir haben bei Patienten mit einseitiger oder vorwiegend einseitiger Lungenkontusion die Compliance getrennt für beide Lungen bestimmt und dabei herausgefunden, daß die totale statische Compliance in der kontusionierten Lunge nur ein Drittel der nichtkontusionierten Lunge beträgt.

Mißt man die Verteilung des Atemzugsvolumens in beiden Lungen, so stellt man fest, daß zwei Drittel des Atemzugvolumens in die gesunde oder zumindest in die bessere Lunge gehen, aber nur ein Drittel in die kontusionierte Lunge strömt, also in jene Lunge mit dem bereits verminderten Ventilations-Perfusions-Verhältnis.

Erhöht man den endexspiratorischen Druck (in diesem Falle auf 12 cm H_2O), so ist ein ganz ähnliches Verhalten zu beobachten. Der PEEP setzt sich bevorzugt in die gesunde Lunge mit den besseren elastischen Eigenschaften fort, während die kontusionierte Lunge mit ihrem verminderten Ventilations-Perfusions-Verhältnis, welcher eigentlich der PEEP in Form einer Vergrößerung der funktionellen Residualkapazität zugute kommen sollte, einen erheblich geringeren Anteil erhält. Vergleicht man die Totraumventilation in der gesunden Lunge vor und nach PEPP-Erhöhung, so fällt auf, daß das Verhältnis von Totraumventilation zu Gesamtventilation in der gesunden Lunge von 0,35 auf 0,55 zugenommen hat. Dabei handelt es sich v. a. um die Erhöhung der alveolären Totraumventilation. Dieser Anstieg ist auf eine Abnahme der Perfusion in dieser Lunge zurückzuführen. Betrachtet man schließlich, welchen Effekt 12 cm H_2O PEEP auf die Oxygenierung haben, so läßt sich nur geringe Verbesserung registrieren. Bei drei der acht untersuchten Patienten hat die arterielle Sauerstoffspannung unter PEEP sogar abgenommen.

Bei inhomogenen Lungenparenchymerkrankungen kommt es also unter konventioneller Beatmung zu einer ungleichmäßigen Verteilung des Atemzugvolumens und des PEEP. Dadurch werden bestehende Ventilations-Perfusions-Störungen ungenügend korrigiert, und neue Ventilations-Perfusions-Störungen können bei Erhöhung des endexspiratorischen Drucks auftreten. Der Effekt von PEEP auf die Oxygenierung ist variabel.

Welche Ursachen liegen einem solchen Verhalten zugrunde? Die Verteilung der Ventilation wird durch drei Faktoren bestimmt:

1. Compliance,
2. Atemwegwiderstand,
3. Trägheit.

Vernachlässigt man die Trägheit, da ihr Beitrag gering ist, so sind es die Compliance und der Atemwegwiderstand, die die intrapulmonale Verteilung der Ventilation beeinflussen. Das inspiratorische Gasvolumen folgt dem Druckgefälle, das zwischen Atemwegeingang und Alveole besteht. Bei gleichem Beatmungsdruck strömt die Luft bevorzugt in jene Alveolen, die sich am leichtesten aufblasen lassen und/oder den geringsten Atemwegwiderstand haben. Im Gegensatz dazu erhalten Lungenareale mit einer niedrigeren Compliance und/oder einem höheren Atemwegwiderstand einen geringeren Anteil des Atemzugvolumens.

Ein gleichartiges Verhalten ist nach Erhöhung des endexspiratorischen Drucks zu beobachten. Der endexspiratorische Druck setzt sich bevorzugt in offene, leicht dehnbare Alveolen oder solche mit geringerem Atemwegwiderstand fort, während die funktionelle Residualkapazität in Lungenarealen mit verminderter Elastizität oder erhöhtem Atemwegwiderstand geringfügiger zunimmt. Dies bedeutet, daß gesunde Lungenareale mit vorteilhafteren mechanischen Eigenschaften besser ventiliert werden, aber erkrankte Bezirke mit einem in der Regel ohnehin reduzierten Ventilations-Perfusions-Verhältnis eine schlechtere Belüftung erfahren. So wird nicht nur das eigentliche Therapieziel — eine Verbesserung der Ventilation in der erkrankten Lunge — nicht erreicht, sondern es kommt, wie aus der Zunahme der Totraumventilation zu ersehen ist, zu einer zusätzlichen Ventilationsstörung in der gesunden Lunge. Die Ventilation ist im Verhältnis zur Perfusion zu groß. Die potentielle Gefahr liegt in einer unnötigen mechanischen Beanspruchung der gesunden Lunge. Gesunde Lungenareale werden überbläht und normale Alveolen überdehnt.

Die Folgen, die sich daraus ergeben können sind:

1. Strukturelle Veränderungen in Form eines Emphysems, einer interstitiellen Fibrosierung und einer obliterativen Bronchiolytis mit squamöser Metaplasie. Die Schwere dieser Veränderungen scheint mit der Höhe der Beatmungsdrücke zu korrelieren.
2. Eine Abnahme der oberflächenaktiven Eigenschaften der Lunge.

Es ist somit denkbar, daß eine therapeutische Intervention mit dem Ziel, der Lunge die zeitliche Gelegenheit zur Heilung zu geben, selbst zur Noxe wird und schließlich den Krankheitsprozeßes perpetuiert. Wir müssen uns dessen bewußt sein, daß das Bild des menschlichen ARDS eine Mischung von Sekundärfolgen aus Primärerkrankung und Behandlung darstellt.

Folgen für die Perfusion

Juhl hat in seinem Beitrag (Adult Respiratory Distress Syndrome [ARDS] – Neuere Aspekte) auf die Bedeutung der hypoxischen Vasokonstriktion hingewiesen. Dieser Mechanismus trägt durch eine Abnahme der Durchblutung im erkrankten Gebiet zu einer Reduzierung des intrapulmonalen Rechts-links-Shunt bei. PEEP kann nun diesen günstigen Effekt zunichte machen. Kommt es nämlich durch die PEEP-Erhöhung zu einer Überblähung der Alveolen gesunder oder weniger stark befallener Lungenabschnitte mit konsekutiver Kompression der dazugehörigen Kapillargefäße, so steigt der regionale Widerstand an. Die Folge davon ist eine Rückverteilung des pulmonalen Blutflusses von der gesunden Lunge in erkrankte Lungenbezirke mit niedrigerem pulmonalvaskulären Widerstand. Da sich der transpulmonale Druck nur über offene Alveolen und nicht über kollabierte bzw. flüssigkeitsgefüllte Alveolen auf die Kapillaren übertragen kann, ist der Widerstand in konsolidierten Lungenbezirken geringer.

Die Arbeitsgruppe um Wood in Kanada hat an Hunden den Effekt von PEEP auf den Rechts-links-Shunt, die arterielle Sauerstoffspannung und die lobäre Perfusion untersucht, indem bei den Tieren durch Einbringen von Pneumokokken in den linken Unterlappen eine Lobärpneumonie erzeugt wurde.

Vor Erhöhung des endexspiratorischen Drucks betrug die durchschnittliche Durchblutung im von Pneumonie befallenen Unterlappen ungefähr 22% des Cardiac output. Nach Anheben des PEEP auf 12 cm H_2O stieg die Durchblutung in diesem Lungenlappen im Durchschnitt auf 37% des Herzzeitminutenvolumens an und stellt eine Zunahme von 70% des Ausgangswerts dar. Dieser Anstieg ging auf Kosten einer Perfusionsminderung im rechten Ober- und Mittellappen. Im rechten Unterlappen änderte sich die Durchblutung unter PEEP nicht (Abb. 1).

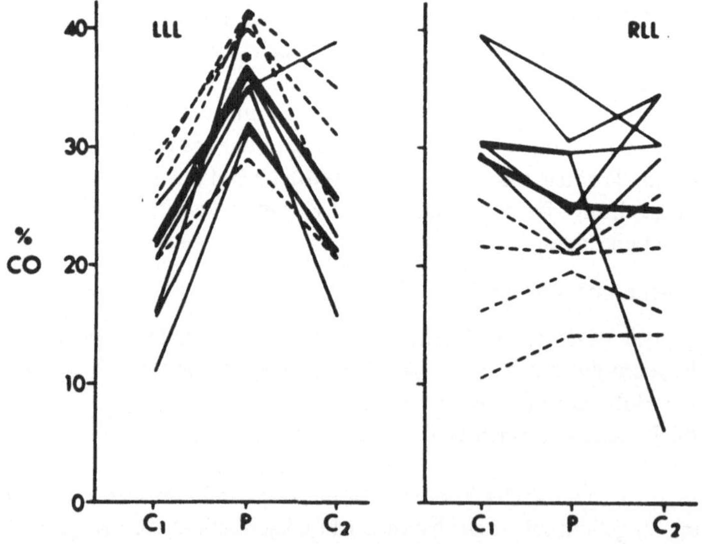

Abb. 1. Perfusion des linken und rechten Lungenunterlappen vor PEEP (C_1) unter 12 cm H_2O PEEP (P) und nach PEEP (C_2). Die Perfusion (Ordinate) ist dargestellt als Prozent des Cardiac output ($C.O.$) (*LLL* linker Lungenunterlappen, *RLL* rechter Lungenunterlappen). Die einzelnen Linien stellen die Einzelversuche dar, die *dicke Linie* den Mittelwert. *Durchgezogene Linien:* Versuche bei geschlossenem Thorax; *unterbrochene Linien:* Versuche bei offenem Thorax. (Aus: Mink et al)

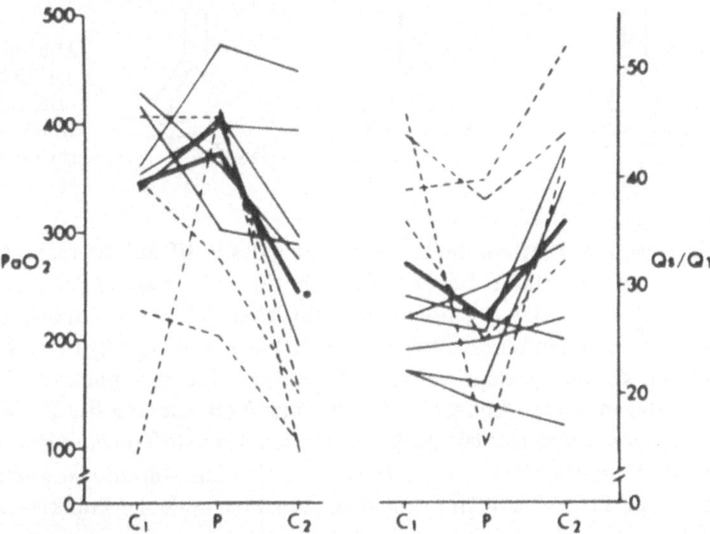

Abb. 2. (*Links*): Das Verhalten der arteriellen Sauerstoffspannung (PaO$_2$) in mmHg (Ordinate) vor PEEP (*C$_1$*), unter 12 cm H$_2$O PEEP (*P*) und nach PEEP (*C$_2$*). (*Rechts*): Das Verhalten des intrapulmonalen Rechts-links-Shunt (*Qs/Qt*) in Prozent des Cardiac output vor PEEP (*C$_1$*) unter 12 cm H$_2$O PEEP (*P*) und nach PEEP (*C$_2$*). Die einzelnen Linien stellen die Einzelversuche dar, die *dicke Linie* den Mittelwert. *Durchgezogene Linien:* Versuche bei geschlossenem Thorax; *unterbrochene Linien:* Versuche bei offenem Thorax.
Beachte: Bei einzelnen Versuchen hat das PaO$_2$ unter PEEP abgenommen und der Rechts-links-Shunt zugenommen.
(Aus: Mink et al)

Abb. 3. (*Links*): Änderung der Perfusion (Ordinate) in Prozent des Cardiac output (*C.O.*) im linken Lungenunterlappen (*LLL*) vor PEEP (*C*) und unter 12 cm H$_2$O PEEP (*P*). (*Rechts*): Änderung des lobären Rechts-links-Shunt (*QSL/QL*) in Prozent des Cardiac output im linken Lungenunterlappen (*LLL*) und rechten Lungenunterlappen (*RLL*) vor PEEP (*C*) und unter 12 cm H$_2$O PEEP (*P*). Mittelwerte ± SD. (Aus: Mink et al)

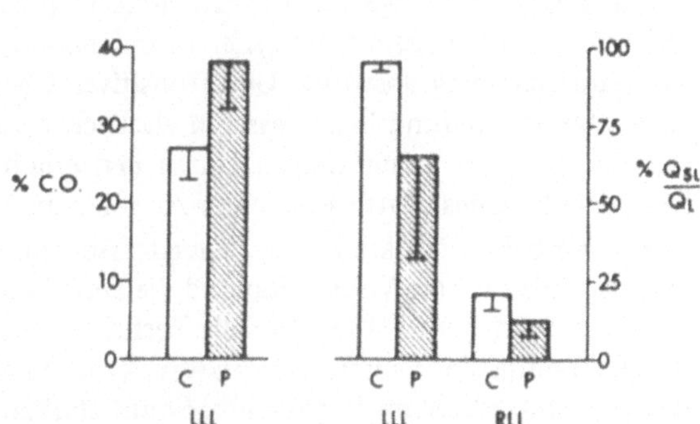

Die Erhöhung des PEEP führte zu keiner signifikanten Verbesserung der Oxygenierung. Der mittlere Ausgangswert des PaO$_2$ lag vor PEEP bei 338 Torr und stieg unter PEEP nur geringfügig auf 378 Torr an. Bei Hunden fiel die arterielle Sauerstoffspannung nach Erhöhung des PEEP sogar ab. Der intrapulmonale Rechts-links-Shunt besserte sich unter PEEP von 31% des Cardiac output auf 27% und stieg nach Wegnahme des PEEP wieder auf 35% an (Abb. 2).

Diese unbedeutende Änderung des PaO$_2$ und des Rechts-links-Shunt überraschte zunächst, hatte man doch bei einer Zunahme der Perfusion im erkrankten Lungenbezirk eine Verschlechterung der Oxygenierung erwartet. Dieser scheinbare Widerspruch kann durch die Abb. 3 er-

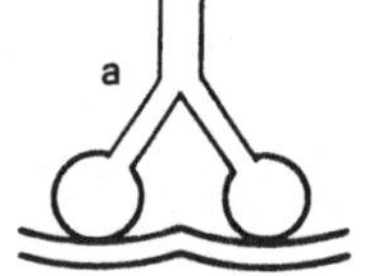 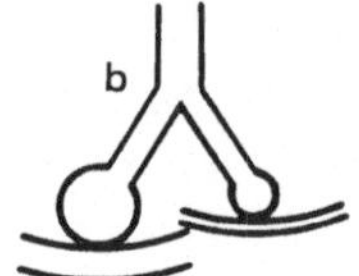 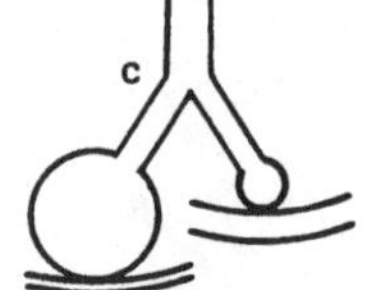

Abb. 4a–c. Schematische Darstellung der Änderung des Ventilations-Perfusions-Verhältnisses unter positiver Druckbeatmung mit PEEP (Erläuterung s. Text)

klärt werden. Hier wurde die Auswirkung des PEEP auf die regionale Perfusion und den Gasaustausch untersucht. Dabei stellte man fest, daß zwar die Perfusion in dem erkrankten Lungenlappen deutlich zugenommen hatte, aber der Rechts-links-Shunt von 94% auf 64% des Cardiac output unter PEEP abgenommen hatte. Gleichzeitig hatte sich der Rechts-links-Shunt in dem kontralateralen, weitgehend gesunden Lungenlappen von 19% auf 11% verringert. Es war also in beiden Lungenlappen zu einer Verbesserung des Gasaustauschs gekommen, wo- durch eine Verschlechterung der arteriellen Sauerstoffspannung verhindert wurde. Die günstige Wirkung des PEEP auf den lobären Rechts-links-Shunt war größer als eine nachteilige Wirkung auf die Perfusion in Form einer Zunahme in dem erkrankten Lungenlappen.

Zusammenfassung

Was ich hier anhand anatomisch-lokalisierter Krankheitsprozesse vorgestellt habe, trifft im Prinzip für alle diffusen Parenchymerkrankungen zu, die mit regional unterschiedlichen volumenelastischen und flowresistiven Eigenschaften des Lungengewebes einhergehen. Dies soll die Abb. 4 noch einmal schematisch veranschaulichen. Bei **a** kommen 2 normale alveoläre kapilläre Einheiten zur Darstellung; bei **b** findet sich neben einer normalen Alveole eine mit einem geringeren Luftgehalt. Die Durchblutung dieser Alveole ist zugunsten der besser ventilierten Alveole reduziert, was sich vorteilhaft auf die venöse Beimischung und die arterielle Sauerstoffspannung auswirkt. Unter positiver Überdruckbeatmung mit PEEP wird die normale Alveole aufgrund ihrer besseren elastischen Eigenschaften überdehnt (**c**) und die dazugehörige Kapillare komprimiert. Durch den erhöhten Gefäßwiderstand kommt es zu einer Rückverteilung des Blutflusses zu der Alveole mit eingeschränkter Ventilation.

Das Verhalten der arteriellen Sauerstoffspannung hängt ab von dem Einfluß und dem Effekt des PEEP auf die Ventilation und die Perfusion. Verbessert PEEP den regionalen Gasaustausch in stärkerem Maße als er die Perfusion in Gebiete mit erhöhtem Rechts-links-Shunt fördert, nimmt der Sauerstoffpartialdruck zu. Nimmt auf der anderen Seite die Perfusion in Bezirken mit erhöhtem Rechts-links-Shunt stärker zu, als PEEP den Gasaustausch zu verbessern vermag, kommt es zur Verschlechterung der Oxygenierung.

Literatur

Mink SN, Light RB, Cooligan T, Wood LDH (1981) Effect of PEEP on gas exchange and pulmonary perfusion in canine lobar pneumonia. J Appl Physiol 50:517–523

Rundtischgespräch

Wolff: Herr Juhl, um Mißverständnisse zu verhindern, muß betont werden, daß Sie sozusagen eine eigene Nomenklatur verwenden, indem Sie die Differenz zwischen dem lungenarteriellen Druck und dem Linksvorhofdruck als „pulmonary driving pressure" bezeichnen. Sie gehen damit nämlich nicht auf regionale Differenzen ein. Sie sprechen also bewußt nicht von einem regionalen „pulmonary driving pressure". Ist das richtig?

Juhl: Yes, I am quite aware of that. I use this definition of driving pressure because in the clinical situation driving pressure is measured in this way. You can try to define different pressures along the line of pulmonary circulation. But then comes up the difficult combination of dynamic pressure events created by the heart and by gravitation. By gravitation pressure is changing when moving along the lung.

Versprille[1]*:* Wir unterscheiden 3 Zonen in der Lunge mit 3 verschiedenen Regulationen von Blutfluß. Zone 1 hat keinen Blutfluß. Der „driving pressure" ist „gehemmt" infolge eines hohen Widerstands im Zone-1-Gebiet, die Gefäße sind kollabiert. In Zone 2 ist der Blutfluß intermittierend. Das Prinzip von Druck und Widerstand entspricht hier demjenigen des Wasserfalls. Der Pulmonalarteriendruck muß höher sein als der interstitielle Druck, sonst „fließt das Wasser nicht über den Wasserfall". Da der Druckgradient (pulmonal arteriell − interstitiell) regional verschieden ist, hat dieser Gradient nichts zu tun mit dem „driving pressure", wie Herr Juhl ihn definiert. Der für den Blutfluß entscheidende „driving pressure" ist somit nicht für die ganze Lunge gleich. Die zusätzliche Schwierigkeit mit dem Widerstand ist, daß der Widerstand keine Größe ist, die man direkt messen kann, man kann sie nur berechnen. Der Widerstand wird berechnet als Quotient von Druckdifferenz und Blutfluß. In einem Strömungsgebiet, das nach dem Wasserfallprinzip reguliert, hat der so berechnete Widerstand aber keine Bedeutung, keinen Sinn.

Peter: Das war eine wichtige Bemerkung, denn wir verstehen Probleme der Mikrozirkulation in den verschiedenen Organen nur, wenn auch regionale Drücke und regionaler Fluß beschrieben werden.

Wolff: Sollen wir daraus schließen, daß wir aufhören sollen, den Quotienten (Druckdifferenz/ Fluß) zu bilden?

Juhl: Resistance, of course, is a combination of two measurable figures, it is a calculation as you say but it is a way to try to combine them. And, of course, under normal conditions (as

---

1 Prof. Dr. A. Versprille, Dept. of pulmonary diseases, Pathophysiological Laboratory, Erasmus University, P.O. Box 17 38, NL-3000 Rotterdam, Netherlands

in the laboratory) you would try to hold one of them fixed. You usually try to fix the flow, and if pressure changes it tells you that resistance changes.

Wolff: 1. Wir wissen, daß regional große Perfusions- und Druckdifferenzen bestehen. 2. Ein Vergleich von 2 berechneten Werten des pulmonalvaskulären Widerstands ist nur zulässig, wenn das Herzzeitvolumen sich nicht geändert hat. In allen anderen Situationen gibt die Quotientenbildung von Druckdifferenzen über der Lunge und Herzzeitvolumen ein falsches Bild, und wir sind eher aufgerufen, sowohl den pulmonalarteriellen Druck als auch das Herzzeitvolumen zu messen, aber beide Werte einzeln zu interpretieren, und wir dürfen sie nicht dividieren. Ärzte, die Mathematik betreiben, sollten eine Lizenz haben.

Peter: Das ist richtig, denn die berechneten Widerstandswerte erlauben keine Aussage über die regionale Situation.

Wolff: Frau Bachofen, Ihre differenzierten Feststellungen haben evtl. kausale Bedeutung. Was weiß man heute über die entzündliche Komponente des ARDS? Könnte sie den Verlauf entscheidend beeinflussen? Welche Entzündungen spielen eine Rolle? Zeigt dieser Entzündungsaspekt therapeutische Möglichkeiten?

Bachofen: Wir wissen, daß Entzündungen vorhanden sind, und wir nehmen an, daß die Menge der Entzündungszellen und ihr Aktivitätszustand eine Wirkung auf die Fortdauer der Entzündung und auf das Ausmaß der Zerstörung haben. Mehr wissen wir heute noch nicht. Viel mehr können wir aus der Morphologie auch gar nicht herausholen. Wir hoffen, Enzymstudien machen zu können und Faktoren zu bestimmen (wie Elastasen) und vielleicht wird dann das Bild klarer. Schon heute wissen wir, daß Proteasen und Antiproteasen eine Rolle spielen und daß ihr Verhältnis wichtig ist. Aber warum bei der einen Entzündung eben eine große Destruktion erfolgt und bei einer anderen nicht, das wissen wir heute noch nicht.

Wolff: Bisher war das die Auskunft der Morphologin. Was sagt die Klinikerin? In welchem Moment von Verlauf und Therapie sollte an Entzündungen gedacht werden und wie wird das in Bern gehandhabt?

Bachofen: Wenn wir die kritischen Entzündungszeichen feststellen, und das ist das hohe Fieber und die Leukozytose, möglicherweise Zeichen der Bakteriämie, also die beginnende Sepsis, dann tue ich etwas gegen diese Entzündung.

Neuhoff: Frau Bachofen, es gibt Hinweise, daß Fibrinogenspaltprodukte verantwortlich sind für die Proliferation (z. B. von Myelozyten, Histiazyten). Wenn das richtig ist, müßte die Therapie eigentlich (wie heute in der Unfallversorgung) ganz früh einsetzen, d. h. bevor es zu Präzipitaten kommt. Ich glaube, gefährlich wird es dann, wenn durch Perfusionsstörungen Spaltprodukte lange verweilen.

Bachofen: Ja, wir kennen aber nur eine symptomatische Therapie. Diese symptomatische Therapie führen wir auch immer durch. Wir bekämpfen den Schock, und wir antikoagulieren initial. Aber es gibt ja so viele Faktoren, die wir gar nicht kennen, so daß wir auch bei frühem punktuellen Eingreifen möglicherweise den ganzen ARDS-Verlauf kaum oder überhaupt nicht beeinflussen können.

Peter: Es gibt den einheitlichen Triggerfaktor also nicht?

Bachofen: Noch nicht.

Peter: Wissen wir nicht längst genug, um zu sagen, ein solcher Triggerfaktor ist gar nicht denkbar.

Bachofen: Wir kennen heute sicher die initialen Faktoren nicht. Wir sehen nach einer gewissen Zeit klinisch die uns bekannten Symptome, und wir sehen morphologisch die Gerinnungsstörung, die Leukozytenaggregationen etc., aber die initiale Phase, die sehen wir morphologisch nicht, weil initial die Diagnose ARDS gar nicht gestellt werden kann. Deshalb kann ich aus der Sicht des Morphologen nur antworten, daß es möglicherweise einen einheitlichen initialen Triggerfaktor gibt, daß wir ihn aber noch nicht kennen.

Jensen: Für mich ist das ARDS nichts anderes als ein Aspekt der Grunderkrankung: Peritonitis, Pneumonie oder Polytrauma. Im Rahmen dieser Erkrankung kommt es zu Komplikationen mit den Symptomen Fieber, Nierenversagen, Leberversagen und auch Lungenversagen. Deshalb suche ich nicht nach einem einheitlichen Triggerfaktor. Vielleicht führt aber ein gemeinsamer pathogenetischer Vorgang zu diesen Veränderungen.

Wolff: Das Bild der Lawine ist meiner Meinung nach klinisch brauchbar und nützlich. Irgendwo und irgendwann fängt eine Hand voll Schnee einmal an zu rollen und wächst; ist eine eindrückliche Masse von Schnee und eine eindrückliche Geschwindigkeit erreicht, so nennen wir das Lawine. Deshalb scheint es wichtig, die ersten kleinen sich bewegenden Schneekugeln kennenzulernen, auch wenn wir sie heute offensichtlich noch nicht auf einen einzigen „auslösenden Fehltritt" zurückführen können. Jedoch an diesen ersten kleinen rollenden Schneekugeln können wir vielleicht die Lawine noch aufhalten. Und das ist der therapeutische Aspekt.

Peter: Herr Fritz, ein Bündel von Faktoren wurde von Ihrer Arbeitsgruppe erarbeitet und hier teilweise vorgestellt. Welche Bedeutung geben Sie der Elastase? Ist sie wichtig erst im Vollbild oder schon im Anfangsstadium des ARDS? Welche Relevanz hat es, daß Ihre Untersuchungen nicht nur bei ARDS erhoben worden sind, sondern auch bei vielen septischen Patienten ohne ARDS?

Fritz: Möglichweise gibt es einen einzigen Triggerfaktor. Wir können ihn im Organismus aber nicht erfassen. Die verschiedenen Systeme (Gerinnungskaskade, Komplementkaskade, zelluläre Systeme) hängen miteinander zusammen. Das eine System triggert das andere, und physiologischerweise sind sie im Gleichgewicht. Wenn ich einen Schaden annehme, sei es Polytrauma oder bakterielle Infektion, kommt z. B. das Proteasensystem ein bißchen aus dem Gleichgewicht. Es werden aus den Lysosomen Proteasen frei. Angenommen, Elastase sei nur ein Marker, so zeigt der Marker, daß das System etwas aus dem Gleichgewicht gekommen ist. Die natürlichen Hemmstoffe aber schieben den Zustand wieder ins Gleichgewicht zurück, und vielleicht ist nichts Wesentliches passiert. Wird aber irgendwo, z. B. in der Lunge, der Schaden größer, so könnte lokal jetzt der Hemmstoff evtl. nicht mehr ausreichen, und Proteasen werden frei und damit C3A, C5A sowie Fibrinogenfibrinspaltprodukte, die Herr Neuhoff angesprochen hat. Nun folgen lokale Reaktionen mit Ödembildung, mit Prostaglandinsynthese usw. So weitet sich das Geschehen aus, und wenn die Phagozytose stark stimuliert wird, werden auch Sauerstoffradikale frei. Diese zerstören wiederum andere Faktoren, und das System kommt noch mehr aus dem Gleichgewicht. Werden nun lokal diese Gleichgewichte zu sehr gestört, so wirken lokal viele Systeme zusammen. Dann werden Zellen angelockt usw.

Peter: Sie stellten in Ihrem Referat fast beiläufig fest, Elastase kündige ein ARDS an, und wiesen auf eine Therapie mit Aprotinin in höchster Dosierung hin. Ist das eine „Reanimation" oder müssen wir jetzt in der Diskussion etwas richtigstellen.

Fritz: Es können 2 Faktoren festgestellt werden. Erstens findet sich in Lungen von ARDS-Patienten lokal freie Elastase, aber auch Plasmin u. a. lysosomale Enzyme, d. h. die Proteaseinhibitorschranke ist durchbrochen. Jetzt kann sich alles abspielen: Ödemeinschwemmung, Prostaglandinsynthese usw. Zweitens: Es ist sicher, daß gerade in der Anfangsphase Plasmin aktiv wird. Plasmin zerstört aber Faktor 5 und Faktor 8. Es entstehen die „teuflischen" Spaltprodukte. Wenn nun in der Anfangsphase Aprotinin so hoch dosiert wird, daß im Plasma eine ausreichende Konzentration herrscht, so werden diese Produkte nicht mehr gebildet, und der Organismus kann sich erholen.

Peter: Herr Fritz, Sie nannten die Fibrinfibrinogenspaltprodukte „teuflische Fermente". Wir akzeptieren, daß diese Spaltprodukte auftauchen. Wo ist denn der Beweis, daß sie „teuflisch" sind und mit dem beginnenden ARDS etwas zu tun haben? Sind das mehr als verführerische Konzepte?

Fritz: Ja, sie sind wirklich „teuflisch", und ich bin überzeugt, daß die fibrosierende Lunge ganz wesentlich davon stimuliert wird.

Jensen: Zeigt dieser Parameter nicht viel eher die Grundkrankheit wie Pankreatitis oder Sepsis und nicht spezifisch das ARDS?

Fritz: Da haben Sie recht. Wenn wir im Plasma messen, erfaßt man, was sich in der Lunge abspielt, oder in der Leber oder in der Niere. Ich kann nicht sagen: „Diese hohe Elastase kommt aus der Lunge und der Patient hat folglich ein ARDS."

Peter: Könnte die Elastase nicht sogar aus der Lunge kommen, und es ist dennoch kein ARDS?

Fritz: Ja aber dann ist die Gefahr groß, daß sich ein ARDS entwickeln wird. Stellen Sie sich nur vor, wieviel Makrophagen die Lunge hat, wieviel Mastzellen. Die Elastase ist ein Marker und zeigt, daß die Zellschranke durchbrochen ist. Dann wird einfach alles abgebaut. Da wird alles verhackt, denn die Lysosomen sind voll von diesen zerhackenden Enzymen, die einfach alles zerhacken, was an Elastin und Kollagen da ist. Dann ist das ARDS nicht mehr aufzuhalten.

Wolff: Aber die Formulierung müßte doch heißen „könnte zerhackt werden".

Fritz: „Wird zerhackt!"

Gürtner[2]*:* Eine ganz andere Frage: Wie sind ARDS-Patienten mit Defektheilung zu begutachten? Wird eine Rente zugesprochen, wie beim Verlust eines Gliedes?

Jensen: Bei den Nachuntersuchungen stellt sich das gleiche Problem wie bei der Diagnosestellung. Man findet noch nach Jahren eine vergrößerte D_{AaO_2} und – v. a. unter Belastung – restriktive Veränderungen.

Bachofen: Auch wir sehen in erster Linie schwere restriktive Lungenfunktionsstörungen, aber etwa in $^1/_3$ der Fälle auch obstruktive Störungen. Dabei handelt es sich möglicherweise um latente Asthmatiker, die zu manifesten geworden sind. Die stärksten Funktionsstörungen sieht man unter Belastung, wie schon Frau Jensen gesagt hat. Je nach Arbeit und Beschäftigung kann sich jemand symptomlos fühlen und merkt nichts mehr von seiner Behinderung,

---

2   Prof. Gürtner, Chefarzt BG-Klinik, D-6000 Frankfurt/Main

im Belastungstest aber zeigen sich massive Gasaustauschstörungen. Wir haben festgestellt, daß es nach einem Jahr nur selten zu einer weiteren Verbesserung kommt.

Peter: Herr Neuhoff, ich hatte bei der Einführung zu Ihrem Referat die pulmonale Hypertension betont. Welche Rolle spielen die verschiedenen Substanzen bei der Entstehung der pulmonalen Hypertension?

Neuhoff: Die Diskussion ist kontrovers, und zwar experimentell bedingt. Mit physiologischen Modellen bei denen dearterialisiertes Blut zur Lunge geleitet wird, welches in der Lunge arterialisiert wird, beobachtet man die Freisetzung von Thromboxan und folglich eine pulmonale Hypertension. Im Modellversuch kann diese Vasokonstriktion blockiert werden, z. B. durch Indometazol. Am Patienten würde ich das um Gottes Willen nicht versuchen, weil dann, wie beim Aspirinasthma eine Bronchokonstriktion, d. h. ein Bronchospasmus, auftreten könnte.

Wolff: Also ein interessantes Konzept, das heute therapeutisch noch nicht benützt werden kann?

Neuhoff: Ja, aber sicher ungefährlich ist, die glatte Gefäßmuskulatur direkt zu dilatieren mit Sympathikolytika oder β-Stimulatoren, die sowohl die Aktivierung dieses Systems hemmen als auch direkt dilatierend wirken.

Wolff: Frau Jensen, zwischen ARI und ARDS ist eine große Grauzone. Viele Verläufe können erst im Nachhinein beurteilt werden. Beurteilen Sie im Akutstadium, oder sind Sie tatsächlich zurückhaltend und klassieren erst retrospektiv?

Jensen: Es gibt Einzelfälle, wo man es sogleich weiß. Im allgemeinen ergibt sich aber die Diagnose wirklich erst aus dem Verlauf, und es gibt Fälle, wo erst der Pathologe die Diagnose stellt, weil man klinisch durch die vielen überlagernden Faktoren verwirrt war.

Wolff: Wie lautet die Differentialdiagnose des Klinikers bei den Fällen, bei welchen erst der Pathologe das ARDS diagnostiziert?

Jensen: Die Differentialdiagnose ist ARI ohne den entsprechenden pathologischen Lungenbefund. Das sind Patienten, die häufig lange Verläufe haben, inkurable septische Verläufe, wo man manchmal nicht unterscheiden kann zwischen Sepsis und Pneumonie gegenüber septischen Schüben, wo auch die Lunge selbst innerhalb des Krankheitsverlaufs enorme Veränderungen durchmacht, die man wegen der Überlagerung mit septischen Symptomen nicht erfassen kann. Da kann dann erst der Pathologe den endgültigen Aufschluß geben.

Wolff: Da wir uns anfangs darauf geeinigt haben, daß das ARDS ein klinisches Syndrom ist, könnte hier ein Widerspruch entstehen. Darf ich Frau Bachofen bitten, noch einmal zu dieser Frage Stellung zu nehmen.

Bachofen: Ich glaube nicht, daß der Pathologe die Diagnose stellen kann, denn was er sieht, ist unspezifisch. Aber wenn das Lungenödem sehr eiweißreich und nicht hämodynamisch verursacht ist, kann man mit großer Wahrscheinlichkeit sagen, daß dieses Lungenödem durch eine Schädigung der alveolokapillären Membran bedingt ist und daß eine diffuse Lungenparenchymerkrankung vorliegt.

Jensen: Wir kommen jetzt zu dem Punkt, auf den ich immer schon gewartet habe. Warum lassen wir den Begriff ARDS nicht weg und sprechen einfach von einem akuten Lungenversagen bei einem Patienten mit Peritonitis, der eine Sepsis hat, und forschen dann worin sich dieses akute Lungenversagen vom demjenigen eines Asthmatikers und von demjenigen, der nur eine Peritonitis hat, unterscheidet?

Wolff: Klinisch wie auch morphologisch bleiben schon gemeinsame Züge und rechtfertigen den Begriff des ARDS. Das hat Frau Bachofen gezeigt. Gemeinsame Züge bleiben aber auch in der Skepsis unseren therapeutischen Möglichkeiten gegenüber. Das hat Herr Geiger gezeigt. Herr Geiger, Sie haben fast nur über die Nachteile der Beatmung gesprochen. Sollen wir überhaupt noch beatmen?

Geiger: Ich wollte vermitteln, daß nach dem Enthusiasmus über PEEP, der teilweise sogar prophylaktisch eingesetzt wurde, die neuen Erkenntnisse über Nebenwirkungen auf die Lunge, auf die Zirkulation, aber auch auf periphere Organe, verlangen, daß die Indikation zur Überdruckbeatmung viel kritischer gestellt wird.

Außerdem wollte ich darauf hinweisen, daß wir die Lagerung, die wir ja im Rahmen der Physiotherapie routinemäßig durchführen, auch ausnützen sollten für eine gewisse Korrektur der Ventilations- bzw. Perfusionsstörung. Wir sehen gar nicht selten Patienten, die z. B. in Linksseitenlage einen höheren P_aO_2 haben als in Rechtsseitenlage.

Peter: Herr Geiger, Sie warnten vor prophylaktischem PEEP, und ich glaube aber fast, hier wäre eine gute Möglichkeit, den PEEP einzusetzen. Solange nämlich homogene Veränderungen vorliegen, kann PEEP durchaus wirksam und sinnvoll sein. Wenn die Veränderungen inhomogen werden, dann kommt es zu den beschriebenen ungünstigen Folgen.

Auditorium: Frau Bachofen sagte, daß PEEP möglicherweise das ARDS begünstige. Andererseits wird empfohlen, daß z. B. nach Polytrauma bei entsprechendem Röntgenbefund mit PEEP-Beatmung begonnen werden soll, ehe sich Gasaustauschstörungen manifestieren. Daher meine Frage: Ist eine prophylaktische PEEP-Beatmung erlaubt und günstig?

Peter: PEEP prophylaktisch anzuwenden, ist da völlig richtig, wo die mechanischen Eigenschaften noch homogen sind. Aber es ist auch in Rechnung zu stellen, wie hoch der PEEP gewählt werden soll. Ein PEEP von 5 cm H_2O ist sicher weniger schädlich als eine PEEP-Erhöhung auf 10 oder 15 cm H_2O.

Bachofen: Darf ich fragen was „prophylaktische PEEP-Anwendung" heißt? Ich meine, wenn PEEP dort angewendet wird, wo es nicht nötig ist, dann haben Sie 100%igen Erfolg. Wir können ja nur den PEEP anhand von Blutgasanalysen dosieren; wenn in den Blutgasen der Effekt positiv ist, dann wenden wir PEEP eben an und wenn er nicht positiv ist, oder wenn der Gewinn sehr klein ist, dann beatmen wir eben ohne PEEP oder beatmen überhaupt nicht.

Wolff: Eine sehr vernünftige und maßvolle Antwort.

Benzer[3]*:* In der Behandlung sollten wir immer an 2 Dinge denken: die Oxygenierung und die CO_2-Elimination. Die Oxygenierung erzielen wir durch die Wiederherstellung einer normalen FRC oder durch eine Erhöhung der FRC und die CO_2-Elimination durch Beatmung. Es ist also möglich, isoliert eine entsprechende Oxygenierung zu erreichen durch Spontanatmung bei erhöhtem, endexspiratorischem Druck. Damit frühzeitig zu beginnen, könnte meines Erachtens eine Prophylaxe sein.

---

3 Prof. Dr. H. Benzer, Abteilung für Intensivmedizin, Allgemeines Krankenhaus der Stadt Wien, A-1090 Wien

Und zum PEEP: wenn ein akutes Lungenversagen zu behandeln ist, dann müssen wir etwas tun, selbst wenn die Lunge noch so inhomogen verändert ist. Und wir haben heute eben nichts Besseres, als mit Erhöhung des endexspiratorischen Drucks die FRC wieder so zu verbessern, daß noch ein Gasaustausch stattfinden kann. Und wir müssen eben die Nachteile in Kauf nehmen. Man kann aber den negativen Effekt des generalisierten PEEP klein halten, beispielsweise durch Manipulation der Zeitverhältnisse. Ob allerdings die Hochfrequenzbeatmung hier erfolgreich ist, bezweifle ich sehr.

Eine letzte Frage an Frau Jensen. In Ihrem Verlaufsbild Nr. 3 sahen wir 2mal eine Verschlechterung. Habe ich richtig beobachtet, daß dieser Verschlechterung jeweils ein Erniedrigen des PEEP unmittelbar vorangegangen ist? Sie haben einmal den PEEP sogar auf Null gesenkt. Ich wollte Sie fragen, ob Sie sich getrauen, im Verlauf einer so schweren Lungenerkrankung den PEEP auf Null zu senken, also auf einen Wert, der unter dem sog. „Inflection point" liegt?

Jensen: Ja, das kann ich kurz beantworten. Das waren die Phasen, in denen die Patienten mit „inversed ratio" beatmet wurden.

Wolff: Wir stellen zusammenfassend fest, daß die wenig veränderten Gebiete mit normaler Compliance mit PEEP-Beatmung überbläht werden, also ungünstig beeinflußt werden, daß die FRC auch in den pathologisch veränderten Gebieten mit reduziertem Volumen durch PEEP vergrößert werden kann. Auf jeden Fall und überall wird aber mit PEEP die Durchblutung reduziert. Am Krankenbett ist deshalb ein Entscheid im Sinne eines Kompromisses zu treffen, und wir müssen individuell und zu jedem Zeitpunkt neu abwägen.

Ich möchte zum Schluß auf einen Hoffnungsschimmer hinweisen, den Herr Geiger, allerdings nicht explizit, gezeigt hat: unter PEEP mit schlechter Indikation sinkt der Quotient V_D/V_T. Es sollte deshalb auf einen Anstieg der alveolären Totraumventilation als einem Indikator eines zu hohen PEEP (und nicht nur zur Beschreibung des Stadiums der Krankheit) vermehrt geachtet werden. Hier haben wir — so glaube ich — in der Zukunft eine Möglichkeit zur Verbesserung des respiratorischen Monitoring.

V Hochfrequenzbeatmung

Leitung: E. R. Schmid und K. Rehder

Einleitung

E. R. Schmid

Hochfrequenzbeatmung (HFV, High-frequency ventilation), d. h. Beatmung mit höheren Frequenzen (60–2400/min oder 1–40 Hz) und kleineren Atemzugvolumina, ist ein Sammelbegriff für verschiedene Beatmungsmodalitäten, die sich in bezug auf Frequenzbereiche, Größe des Atemzugvolumens in Relation zum anatomischen Totraumvolumen und Technologie differenzieren lassen. Daraus ergeben sich Unterschiede bezüglich Gastransportmechanismen, Gasverteilung, Druckverhältnisse und Gasströmung in den Atemwegen, sowie, zum Teil wenigstens, in bezug auf klinische Anwendungsbereiche. Hauptziel aller Hochfrequenzbeatmungsverfahren ist, mit unterschiedlichen Schwerpunkten, die Senkung der Spitzendrucke und Druckamplituden in den Luftwegen, die Verbesserung der intrapulmonalen Gasverteilung durch Änderung ihrer Determinanten, die Förderung der Sekretolyse und (bei Anwendung sehr hoher Beatmungsfrequenzen) die Ruhigstellung der Lunge.

Sjöstrand [12] hat 1967 erstmals Beatmung mit höheren Frequenzen und kleineren Atemzugvolumina als Möglichkeit zur Senkung der intratrachealen Drücke angewendet, um das Risiko des pulmonalen Barotraumas und die kardiozirkulatorische Interferenz künstlicher Beatmung zu vermindern. Mit Hilfe eines Respirators mit minimalem apparativem Totraumvolumen und niedriger interner Compliance konnte bei Frequenzen von 60–110/min das Atemzugvolumen auf 2/3 bis 1/2 reduziert werden. Die gleiche Arbeitsgruppe führte diese sog. hochfrequente positive Druckbeatmung (HFPPV, High-frequency positive-pressure ventilation) 1971 in die Klinik ein.

Eine Modifikation der HFPPV, die hochfrequente Jetventilation (HFJV, High-frequency jet ventilation) wurde 1977 von Klain u. Smith [6] entwickelt. Das Beatmungssystem besteht im wesentlichen aus einem Magnetventil, das den Gasfluß einer Hochdruckgasquelle intermittierend unterbricht. Das Gasbolus wird über eine englumige Kanüle in die Lunge getrieben. Die Exspiration erfolgt passiv über das offene obere Ende des Endotrachealtubus bzw. (bei HFJV durch einen direkt nasotracheal oder transtracheal eingelegten Katheter) über die offene Glottis. Mit diesem System ist normaler Gasaustausch bei Frequenzen bis 400/min möglich, das Atemzugvolumen ist annähernd gleich, bei höheren Frequenzen kleiner als das anatomische Totraumvolumen.

Die hochfrequente Oszillationsbeatmung (HFO, High-frequency oscillation) ermöglicht unter Anregung sinusoidaler Druckschwingungen in den zuführenden Luftwegen mit Hilfe von Kolbenpumpen oder Membranschwingern adäquaten Gasaustausch bei Frequenzen von 300–2400/min (5–40 Hz) und minimalen Volumenverschiebungen. Im Gegensatz zu den beiden erstgenannten Techniken (HFPPV und HFJV) ist hier die Exspiration ein aktiver Vorgang. Lunkenheimer et al. [10] beschrieb diese Methode erstmals 1972. Eine kanadische Arbeitsgruppe [3] hat 1979 die HFO weltweitem Interesse zugeführt und gleichzeitig eine In-

tensivierung der Forschung auf dem Gebiet anderer Hochfrequenzbeatmungsverfahren eingeleitet.

Die sog. forcierte Diffusionsventilation (FDV, Forced diffusion ventilation) [1] ist eine
Modifikation der hochfrequenten Jetventilation. Durch Injektion des Frischgasbolus direkt
oberhalb der Tracheabifurkation über eine mittelständige oder 2 laterale Jetdüsen kann normaler Gasaustausch bei Frequenzen bis 1500/min (25 Hz) aufrechterhalten werden. Bei der
hochfrequenten Jetoszillation (HFJO, High-frequency jet oscillation) [2, 14] wird durch einen zweiten, dem Injektionsimpuls gegenläufigen und um $180°$ phasenversetzten Impuls die
Exspiration aktiv unterstützt. Dies ermöglicht, im Vergleich zur HFJV mit passiver Exspiration, eine wirksame CO_2-Elimination auch bei Anwendung höherer Frequenzen (500–
700/min). Eine weitere Modifikation ist die Superposition hochfrequenter Druckschwingungen auf ein konventionelles Beatmungsmuster bzw. die Kombination von HFV mit Spontanatmung (sog. *augmentierte* oder *akzelerierte HFV*).

Trotz intensiver Bemühungen um die Schaffung der theoretischen und experimentellen
Grundlagen [1–10, 11–13] und die Objektivierung des klinischen Potentials sind viele postu-
lierte Vorteile der Hochfrequenzbeatmungsverfahren bisher unbewiesen. Zur klinischen Anwendung bei diagnostischen und operativen Eingriffen an Stimmbändern und Luftröhre, in
der Lungenchirurgie und bei bronchopleuraler Fistel, sowie zur Respiratorentwöhnung kann
die Hochfrequenzbeatmung v. a. die HFJV, als echte Alternative zu konventionellen Beatmungstechniken diskutiert werden. Beim akuten schweren Lungenversagen (ARDS) ist der
klinische Stellenwert der Hochfrequenzbeatmung jedoch noch weitgehend spekulativ. Eine
Reduktion der Gefahr des pulmonalen Barotraumas durch geringere phasische Volumenverschiebungen und eine weniger von der regionalen Compliance abhängige intrapulmonale Gasverteilung [11] ist denkbar. Andererseits läßt sich vorläufig das Risiko eines nicht kalkulierba-
ren Traumas als Folge der zunehmenden Gasströmungsgeschwindigkeiten und der Scherkräf-
te durch phasenverschobene Schwingungsphänomene nicht sicher ausschließen. Ziel der Anwendung sehr hoher Frequenzen (HFO, FDV, HFJO) ist die Ruhigstellung der Gesamtlunge
oder, als Arbeitshypothese (Lunkenheimer 1983, persönliche Mitteilung), die gezielte Ruhigstellung einzelner erkrankter Lungenbezirke unter Ausnutzung inhomogener lokaler Reso-
nanzfrequenzen. Verbesserte Gasdurchmischung [9, 11], Sekretolyse und die Möglichkeit,
den endexpiratorischen Druck (PEEP) zu erhöhen und trotzdem die maximale Lungendeh-
nung niedrig zu halten [8] sind Faktoren, die eine Verbesserung des Gasaustausches postulie-
ren lassen. Ein Vergleich der vorliegenden Untersuchungsergebnisse ist jedoch erschwert durch
die Existenz fast ebenso vieler Beatmungssysteme und Systemspezifikationen wie Arbeitsgruppen und erhebliche Abweichungen bezüglich Untersuchungs- und Meßmethodik. Klinische Einzelbeobachtungen lassen häufig einen günstigen Spontanverlauf vom effektiven Potential der Hochfrequenzbeatmung nicht differenzieren. Das Fehlen geeigneter Überwachungsverfahren und meßtechnisch schwer zugängliche physikalische Phänomene bringen
Verständnisprobleme.

Ziel dieses Symposiums ist eine kritische Standortbestimmung der Hochfrequenzbeatmung
in bezug auf theoretische Grundlagen und experimentelle Evaluation (Beiträge 1–3), sowie
klinische Anwendbarkeit (Beiträge 4–6) verschiedener Hochfrequenzbeatmungsverfahren.

Literatur

1. Baum M, Benzer H, Geyer A, Mutz N (1980) Forcierte Diffusionsventilation (FDV). Grundlagen und Anwendung. Anaesthesist 29:586
2. Baum M, Benzer H, Goldschmied W, Mutz N (1983) Pressure flow pattern and gas transport using various types of high frequency ventilation. In: Scheck PA, Sjöstrand UH, Smith RB (eds) Perspectives in high frequency ventilation. Nijhoff, Boston The Hague Dordrecht Lancaster, p 51
3. Bohn DJ, Miyasaka K, Marchak BE, Thompson WK, Froese AB, Bryan AC (1980) Ventilation by high-frequency oscillation. J Appl Physiol 48/4:710
4. Fredberg JJ (1980) Augmented diffusion can support pulmonary gas exchange. J Appl Physiol 49/2:232
5. Haselton FR, Scherer PW (1980) Bronchial bifurcation and respiratory mass transport. Science 208:69
6. Klain M, Smith RB (1977) High frequency percutaneous transtracheal jet ventilation. Crit Care Med 5:280
7. Knopp TJ, Kaethner T, Meyer M, Rehder K, Scheid P (1983) Gas mixing in the airways of dog lungs during high-frequency ventilation. J Appl Physiol 55/4:1141
8. Kolton M, Cattran CB, Kent G, Volgyesi G, Froese AB, Bryan AC (1982) Oxygenation during high-frequency ventilation compared to conventional mechanical ventilation in two models of lung injury. Anesth Analg 61:323
9. Lehr J (1980) Circulating currents during high frequency ventilation (abstract). Fed Proc 39:576
10. Lunkenheimer PP, Rafflenbeul W, Keller H, Frank I, Dickhut HH, Fuhrmann C (1972) Application of transtracheal pressure oscillations as a modification of „diffusion respiration". Br J Anaesth 44:672
11. Schmid ER, Knopp TJ, Rehder K (1981) Intrapulmonary gas transport and perfusion during high-frequency oscillation. J Appl Physiol 51/6:1507
12. Sjöstrand U (1980) High-frequency positive-pressure ventilation (HFPPV). A review. Crit Care Med 8/3:345
13. Slutsky AS, Drazen JM, Ingram RH Jr et al (1980) Effective pulmonary ventilation with small-volume oscillations at high frequency. Science 209:609
14. Wendt M, Freitag L, Dankwart F (1983) Digital ventilation. In: Scheck PA, Sjöstrand UH, Smith RB (eds) Perspectives in high frequency ventilation. Nijhoff, Boston The Hague Dordrecht Lancaster, p 172

Mechanismen des Gastransportes bei hochfrequenter Oszillationsbeatmung

P. Scheid

Bei der normalen Atmung wird mit jeder Inspiration ein Frischgasvolumen in die Lunge eingesogen, welches über die luftleitenden Atemwege in den Alveolarraum gelangt. Das Alveolargas steht in Kontakt mit dem Lungenkapillarblut, und die Aufnahme von Sauerstoff (O_2) wie die Abgabe von Kohlendioxyd (CO_2) erfolgen durch Diffusion über die alveolokapilläre Gewebsmembran.

Um einen effektiven Gasaustausch zu gewährleisten, muß also Frischgas den Alveolarraum erreichen. Dies wird bei normaler Atmung dadurch gewährleistet, daß das normale Zugvolumen (V_T) das Volumen der luftleitenden Wege, also das (anatomische) Totraumvolumen (V_D), deutlich übersteigt. Das alveoläre Zugvolumen, $V_{TA} = V_T - V_D$, steht somit als effektive Frischgasbelüftung des Alveolarraums bei jedem Atemzug zur Verfügung.

Die Abb. 1a stellt ein einfaches Modell dar für die alveoläre Ventilation. Totraum und Alveolarraum sind hier als zwei getrennte Kompartimente dargestellt. Während der Totraum am Ende der Inspiration Frischluft enthält, wird die Alveolarfraktion des Zugvolumens (V_{TA}) mit dem Residualgas zur Alveolarluft gemischt. Ausatmung aus diesem Modell ergäbe einen an den Lippen gemessenen Konzentrationsverlauf (Exspirogramm) für CO_2, der schematisch in Abb. 1a dargestellt ist: Der Partialdruck des CO_2 (pCO_2) ist zunächst dem inspiratorischen Wert (P_I) gleich (Exspiration aus V_D) und nimmt dann den alveolären Wert (P_A) an.

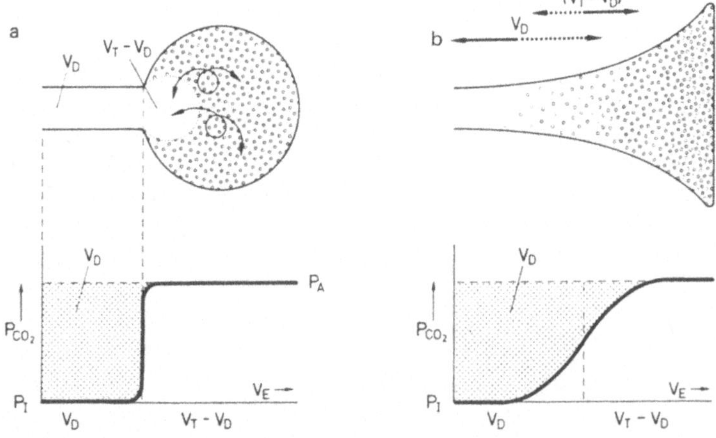

Abb. 1a, b. Vereinfachte Modelle intrapulmonaler Gasmischung bei normaler Atmung. **a** Serielles Zwei-Kompartiment-Modell; **b** Kontinuierliches „Trompeten"-Modell

Tatsächlich gemessene Exspirogramme zeigen einen allmählichen Übergang von der Totraumphase (Phase 1) zur alveolären Phase (Phase 3). Diese Übergangsphase (Phase 2) beruht auf einer teilweisen Durchmischung der Totraum- mit der Alveolarluft, wie dies in dem realistischeren Trompetenmodell (Abb. 1b) tatsächlich zu erwarten ist. Dieses Modell trägt der Tatsache Rechnung, daß sich der Bronchialbaum kontinuierlich verzweigt, wodurch das Gesamtvolumen aller Bronchialäste einer Generation zur Peripherie hin stark zunimmt, und daß ein scharfer Übergang zwischen Totraum und Alveolarraum nicht möglich ist.

Die Frage nach der Vollständigkeit der Durchmischung des Gases im Alveolarraum und nach dem Ausmaß der Mischung zwischen Alveolargas und Totraumgas ist heute nicht vollständig geklärt (s. [6]). Es herrscht jedoch Übereinstimmung darüber, daß der Gastransport entlang der oberen Luftwege, also entlang dem wesentlichen Teil des anatomischen Totraumes, durch Konvektion (= Massenfluß) erfolgt; Mischung in den tieferen Atemwegen, im Bereich der Azini, wird bewirkt durch ein Zusammenspiel von konvektivem und diffusivem Gastransport (s. [6]). Daher war es für viele Atmungsphysiologen überraschend, daß ein effektiver alveolärer Gasaustausch bei Beatmung mit hochfrequenter Oszillation (HFV) unterhalten werden kann [1, 2, 5], bei welcher Zugvolumina verwendet werden, die in aller Regel kleiner sind als das anatomische Totraumvolumen.

Die Tatsache, daß auch bei HFV Gasaustausch möglich ist, beweist, daß es auch bei dieser Beatmungsform zu einer effektiven Durchmischung zwischen Frischgas und Alveolarluft kommt; sie erlaubt jedoch keine Aussage über die Mechanismen dieser Durchmischung, insbesondere über die Beteiligung von Diffusion und Konvektion. Einen Anhalt über die Mechanismen des Gastransportes könnte man erhalten, wenn man den Konzentrationsverlauf eines Gases entlang der Atemwege bei HFV messen könnte. Bei normaler Beatmung gibt ein Exspirogramm, wie man es bei jedem Atemzug, insbesondere aber bei vertiefter Ausatmung messen kann, Aufschluß über dieses axiale Konzentrationsprofil in der Lunge (s. Abb. 1). Bei HFV ist ein Exspirogramm nicht einfach zu messen, da das ausgeatmete Volumen zu klein ist.

Kaethner et al. [3] haben eine spezielle Methodik verwendet, um bei HFV Exspirogramme zu messen. Beim narkotisierten Hund wurde die Lunge mit unlöslichen inerten Testgasen (He und SF_6) äquilibriert, und anschließend wurden diese Testgase mit Frischluft teilweise ausgewaschen. Zu einem vorher gewählten Zeitpunkt wurde die HFV angehalten und das Lungengas mit langsamer Stromstärke aus der Lunge bis nahe zum Residualvolumen abgesaugt. In dem so gewonnenen Exspirogramm konnten die Testgaskonzentrationen gemessen werden. Die nach HFV erhaltenen Exspirogramme wurden mit solchen verglichen, die nach Pumpenbeatmung (CMV) gemessen wurden.

Die aus den Exspirogrammen errechneten Mittelwerte für den Fowler-Totraum sind in Tabelle 1 zusammengestellt. Hierbei fallen 3 Ergebnisse besonders auf:

1. Während bei CMV der He-Totraum signifikant über dem SF_6-Totraum liegt, ist ein Totraumunterschied für beide Testgase bei HFV nicht vorhanden.
2. Das Verhältnis V_D/V_T, das bei CMV einen üblichen Wert von etwa 0,35 hat, ist bei HFV nahe 1,0 und kann in Einzelfällen diesen Wert auch übersteigen.
3. V_D für HFV ist nur etwa die Hälfte von V_D bei CMV.

Im folgenden soll eine Deutung dieser Befunde versucht werden.

Tabelle 1. Fowler-Totraum, V_D, bei Hochfrequenzbeatmung (HFV) und normaler Überdruckbeatmung (CMV). Mittelwerte. ΔV_D (He–SF$_6$) ist der Unterschied der Totraumwerte für die beiden Testgase He und SF$_6$

	V_D (ml)	V_D(He–SF$_6$) (ml)	V_D/V_T
CMV	78	8	0.35
HFV	46	2	0.95

Zu 1.: He und SF$_6$ unterscheiden sich in ihrer Molekülmasse und daher in ihrer Diffusivität, die für He etwa 6mal so groß ist wie für SF$_6$ [6]. Daß bei CMV V_D(He) kleiner ist als V_D(SF$_6$) deutet darauf hin, daß Diffusion ein begrenzender Mechanismus ist bei der Gasmischung zwischen Totraum und Alveolarluft (Abb. 1).

Da ein solcher Unterschied für HFV nicht erkennbar ist, ist umgekehrt zu folgern, daß Diffusion für den Gastransport entlang den luftleitenden Wegen bei HFV keine begrenzende Rolle spielt. Zu ähnlichem Ergebnis sind Knopp et al. [4] in Auswaschexperimenten am Hund gelangt: Die Auswaschkinetik aus dem Lungengas zeigte bei HFV keine Unterschiede zwischen He und SF$_6$.

Zu 2.: Gewöhnlich werden Exspirogramme als Konzentration gegen exspiriertes Volumen dargestellt. Benutzt man die Beziehung zwischen Atemwegsvolumen und axialer Distanz des Bronchialbaums [7], so kann man das axiale Konzentrationsprofil, so wie es vor der Ausatmung entlang den Atemwegen bestand, aufzeichnen. Die Abb. 2 zeigt ein derartiges axiales Profil für CMV und HFV, jeweils für He und SF$_6$. Wieder wird deutlich, daß es für HFV keine nennenswerten Unterschiede zwischen beiden Testgasen gibt.

In Abb. 2 ist die ungefähre Ausdehnung des (apparativen und anatomischen) Totraumes dargestellt. Während bei CMV am Ende der Inspiration testgasfreie Luft im Bronchialtubus und den ersten (etwa) zehn Generationen des Bronchialbaums steht (Totraum), sieht man bei HFV einen nahezu linearen Konzentrationsanstieg entlang den gesamten luftleitenden Wegen.

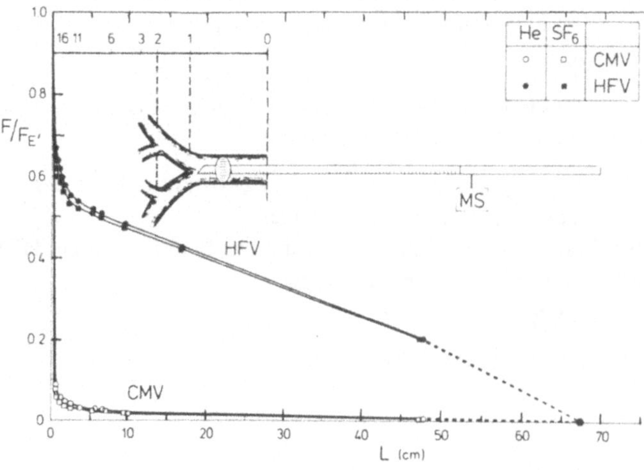

Abb. 2. Axialer Konzentrationsverlauf in den luftleitenden Atemwegen bei normaler (CMV) und Hochfrequenzbeatmung (HFV). Ordinate: Konzentration, F, der Testgase (He und SF$_6$) bezogen auf den endexspiratorischen Wert, F'_E. Abszisse: Axiale Distanz entlang dem Bronchialtubus und den Bronchialgenerationen, deren Ausdehnung links oben angegeben ist. MS, Meßstelle des Massenspektrometers

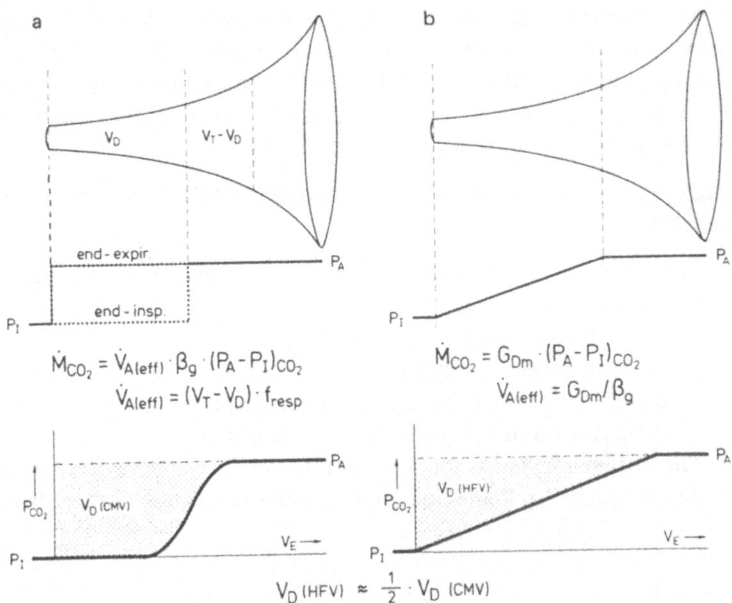

Abb. 3a, b. Modell zum Gastransport bei CMV (a) und HFV (b)

Aus diesem experimentellen Befund ergibt sich das Modell in Abb. 3. In Abb. 3a sind wiederum die Verhältnisse bei CMV dargestellt (s. Abb. 1) Trotz teilweiser Durchmischung an Totraum/Alveolarluft-Grenze hat der Totraum eine klare Bedeutung als (effektiver) Raum, der endinspiratorisch mit Frischluft gefüllt ist. Dieser Totraum läßt sich nach der Fowler-Methode aus der gepunkteten Fläche in Abb. 3a bestimmen. Die Gastransportrate im Steady state (z. B. für CO_2, $\dot{M}_{CO_2}$) ist somit proportional der effektiven alveolären Ventilation, $\dot{V}_{A(eff)}$, und der Partialdruckdifferenz, $(p_A - p_I)_{CO_2}$. Die Größe $\dot{V}_{A(eff)}$ ist ihrerseits, wie oben ausgeführt, zu berechnen als Produkt aus dem alveolären Zugvolumen $V_{TA} = V_T - V_D$ und der Atemfrequenz f.

Der nahezu lineare Konzentrationsverlauf, der in Abb. 2 dargestellt ist, zeigt, daß bei HFV die Gasdurchmischung entlang allen luftleitenden Wegen erfolgt (Abb. 3B). Das Exspirogramm läßt also bei HFV eine klare Bestimmung einer Totraumphase (Phase 1) vermissen, stellt vielmehr eine ausgedehnte Übergangsphase (Phase 2) dar. Wird dennoch die Fowler-Methode zur formalen Bestimmung eines Totraumwertes herangezogen (gepunktete Fläche in Abb. 3b), so ergibt sich in diesem Modell ein Wert von V_D, der der Hälfte des tatsächlichen Totraums entspricht. Tatsächlich war V_D(HFV) nur wenig größer als 1/2 V_D(CMV) (s. Tabelle 1).

Zu 3.: Der nahezu lineare Konzentrationsverlauf bei HFV läßt sich erklären mit der Annahme, daß die Leitfähigkeit des Gastransportes gleichmäßig verteilt ist über die luftleitenden Wege. Es erfolgt also ein Gastransport entlang den oberen Atemwegen nicht durch konvektiven „Stempelfluß" wie bei CMV, sondern durch eine dispersive Durchmischung, deren Ausmaß als „Leitfähigkeit der dispersiven Durchmischung", G_{Dm}, beschrieben werden kann. $\dot{V}_{A(eff)}$ bei CMV ist damit bei HFV durch G_{Dm} zu ersetzen (s. Abb. 3).

Der Mechanismus, der der dispersiven Durchmischung zugrunde liegt, ist nicht geklärt. Sicher ist, daß die Größe von G_{Dm}, und damit die Effektivität des Gastransportes bei HFV, abhängt von V_T und f. Jedoch kann ein ausreichendes G_{Dm} offenbar auch mit Werten von V_T erzeugt werden, die unterhalb von V_D liegen. Daher kann das Verhältnis V_D/V_T bei HFV durchaus größer sein als 1 (s. Tabelle 1).

Diese Ergebnisse führen zu den folgenden Schlußfolgerungen über den Atemgastransport bei HFV:

1. Der Gastransport in den luftleitenden Atemwegen erfolgt durch Dispersion, also durch axiale Durchmischung.
2. Diese Dispersion hängt u. a. ab von
   − der Geometrie der Luftwege;
   − den rheologischen Eigenschaften der Gase;
   − Amplitude und Frequenz der HFV-Beatmung.
3. Die Dispersion hängt jedoch nicht ab von der Diffusivität der transportierten Gase. Diffusion spielt also keine limitierende Rolle beim Gastransport bei HFV.

Literatur

1. Bohn DK, Miyasaka K, Marchak BE, Thomson WK, Froese AB, Bryan AC (1980) Ventilation by high-frequency oscillation. J Appl Physiol 48:710−716
2. Butler WJ, Bohn DJ, Bryan AC, Froese AB (1980) Ventilation by high-frequency oscillation in humans. Anesth Analg 59:577−584
3. Kaethner T, Kohl J, Scheid P (im Druck) Gas concentration profiles along the airways of dog lungs during high-frequency ventilation. J Appl Physiol
4. Knopp TJ, Kaethner T, Meyer M, Rehder K, Scheid P (1983) Gas mixing in the airways of dog lungs during high-frequency ventilation. J Appl Physiol 55/4:1141
5. Lunkenheimer P, Rafflenbeul W, Keller H, Frank I, Dickhut HH, Fuhrmann C (1972) Application of transtracheal pressure oscillation as a modification of "diffusion respiration". Br J Anaesth 44:627
6. Scheid P, Piiper J (1980) Intrapulmonary gas mixing and stratification. In: West JB (ed) Pulmonary gas exchange, vol I. Academic Press, London New York, pp 87−130
7. Weibel ER (1963) Morphometry of the human lung. Springer, Berlin Göttingen Heidelberg

Experimentelle Evaluierung verschiedener Hochfrequenzbeatmungsverfahren

M. Baum, H. Benzer, A. Geyer und N. Mutz

Die klinischen Erfahrungen mit Hochfrequenzbeatmung sind zum Teil sehr widersprüchlich. Die mangelhafte Kenntnis der Auswirkungen von Änderungen der eingestellten Beatmungsparameter bzw. veränderter Lungenmechanik erschweren die optimale Anpassung der HF-Beatmung. Zusätzlich fehlen Ansatzpunkte für ein valides Monitoring von Druck, Volumen und Strömung wie es im Rahmen einer konventionellen Beatmung heute zum Stand der Technik gehört. Einen besseren Überblick erhält man durch die Verwendung eines Lungenmodells, da Meßaufnehmer an sonst nicht zugänglichen Positionen installiert werden können. Die Druck- und Strömungsverhältnisse einiger Hochfrequenzbeatmungssysteme wurden an dem im folgenden beschriebenen physikalischen Lungenmodell gemessen (Abb. 1). Es besteht aus einer Glasflasche mit 50 bzw. 25 Liter Volumen mit mehreren Durchführungen ins Flascheninnere. Die zentrale Durchführung, die eine Intubation mit gängigen Endotrachealtuben erlaubt, hat im Abstand von ca. 15 cm von der Tubusspitze ein Hitzdrahtanemometer zur Strömungs- und Volumenmessung. Verschiedene Resistances können am Anemometer

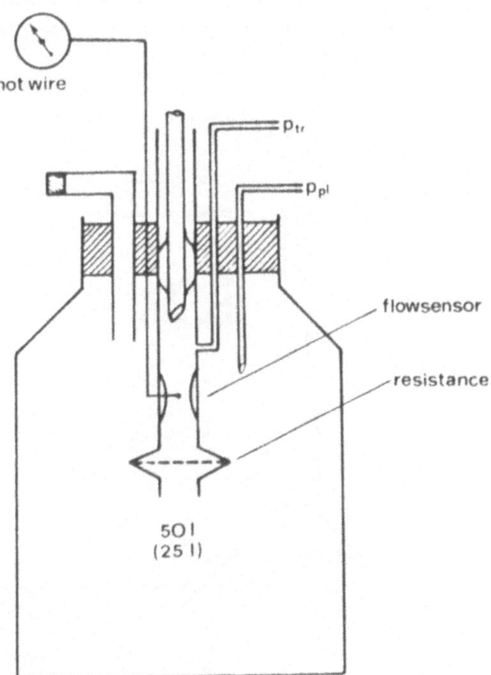

Abb. 1. Mechanisches Lungenmodell und Position der Meßstellen für die vergleichende Untersuchung

ausgangsseitig angeschlossen werden. Drucke aus dem „Trachealbereich" und aus dem Inneren der Flasche (Pleuradruck) können abgeleitet werden. Ein zusätzliches Lumen erlaubt den Anschluß einer Sinuspumpe zur Überlagerung einer „Spontanatmung". Die aus der Umgebung angesaugte Luft (Entrainment), wie sie bei einigen der getesteten Verfahren auftritt, wurde pneumotachographisch mit Hilfe eines Fleischrohres erfaßt.

Für die FDV-Messung wurde ein Latexmodell der ersten 3 Generationen des Bronchialbaumes auf die Intubationsöffnung aufgebunden. Damit war eine Tubuspositionierung in bezug auf die Carina möglich. Die Messung von intratrachealen Druck- und Strömungsverhältnissen mußte an diesem Modell aus methodischen Gründen entfallen. Es wurde lediglich der Alveolardruck und die Strömung am proximalen Tubusende erfaßt.

High frequency pulsation (HFP) (Abb. 2)

Generierte Hochdruckgasimpulse mit einstellbarem Druck (pJet) Frequenz (f), Impulspauseverhältnis (I:E) und F_IO_2 werden einer Düse zugeleitet. Diese Düse (Durchmesser 1,4 mm) ist in das Dach eines T-Stückes implementiert, welches am oberen Ende eines konventionellen Endotrachealtubus aufsitzt. Im T-Stück befindet sich eine Venturi-Taille von ca. 8 mm Durchmesser, in die sich der Gasjet entspannt. Durch die Geometrie von Düse und Taille kann die angesaugte Zusatzluft (Eintrainment) und die maximal erzielbare Höhe der Druckimpulse festgelegt werden. In den seitlichen Schenkel des T-Stückes wird zusätzlich Atemgas gleicher O_2-Konzentration, wie für den Jet mit hohem Gasfluß (ca. 15 l/min) geleitet. Durch diesen Bias-Flow wird einerseits die Konstanz des gewählten F_IO_2 trotz Entrainment gewährleistet und andererseits die Rückatmung verbrauchten Atemgases zum größten Teil verhindert. Diese spezielle Anordnung erlaubt Beatmungsfrequenzen beim erwachsenen Patienten von etwa 250–450/min, wobei die Einzelgasportionen (VT) etwa

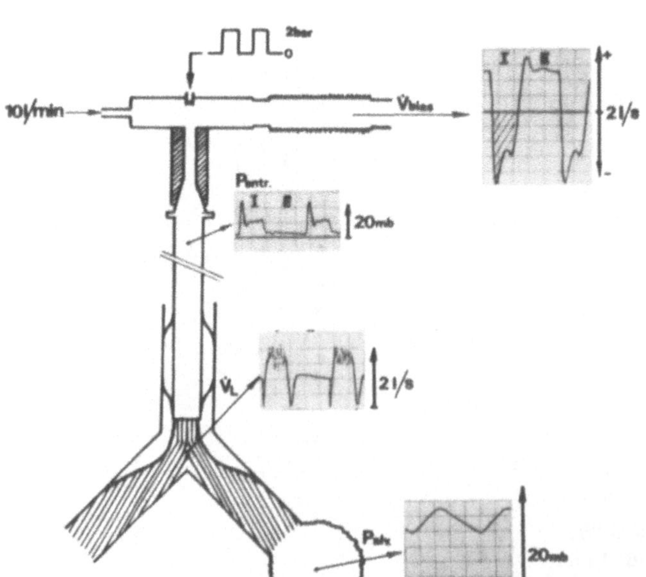

Abb. 2. High frequency pulsation. Schematische Darstellung des Verfahrens und der sich am Lungenmodell einstellenden Druckströmungsverhältnisse; am Tubus (*Penter*) in der Trachea ($\dot{V}L$) und in der Alveole (*Palv*) ist zusätzlich der Verlauf der Strömung des Bias-Flows dargestellt

80–150 ml betragen. Zusätzlich bietet dieses System den Vorteil einer unbehinderten Durchatembarkeit.

Lediglich ein sehr geringer Anteil der auf Trachealebene gemessenen Druckschwankungen wird tatsächlich in den Alveolarbereich übertragen. Allerdings ist der mittlere Alveolardruck hoch, da es wegen der kurzen Exspirationszeit zu „Airtrapping"-artigen Mechanismen kommt. Dementsprechend steigt der mittlere Alveolardruck mit der Verlängerung des Impulspausenverhältnisses (I:E) zugunsten der Inspiration an. Ein hoher Prozentsatz (ca. 60–70%) des in die Lunge eingebrachten Volumens stammt aus dem Rückatmungsschlauch (Entrainment). Die dabei erreichten Strömungsgeschwindigkeiten sind wesentlich höher als die des Bias-Flows, so daß ein gewisses Maß an Rückatmung bei dieser Methode immer vorhanden ist.

Forcierte Diffusionsventilation (Abb. 3)

Dieses System besteht aus 2 Hochdruckimpulsquellen – ähnlich der für HFP – und einem Spezialtubus, der die Hochdruckimpulse der Lunge zuleitet. Dieser Jettubus weist abgesehen von der Schlauchleitung für den Cuff 2 Hochdruckleitungen auf, welche in die Tubuswand eingearbeitet sind. Sie münden unmittelbar an der Spitze des Endotrachealtubus und weisen an ihren Austrittsstellen Metalldüsen (Durchmesser 0,5–0,8 mm) auf. Die exakte Plazierung des Jettubus ist dann erreicht, wenn die Jetdüsen ca. 2 cm oberhalb der Carina in Frontalebene angeordnet zu liegen kommen. Während der Beatmung ist der Endotrachealtubus nach kranial offen. Die spezielle Düsenanordnung verhindert eine Okklusion des Tubuslumens durch den Gasstrahl, die Jets werden entlang der Innenseite der Bronchien in periphere Lungenabschnitte eingebracht. Auf diese Weise kann eine kontinuierliche Exhalation unbehindert durch das einströmende Frischgas erfolgen. Ein Entrainment tritt dabei nicht auf.

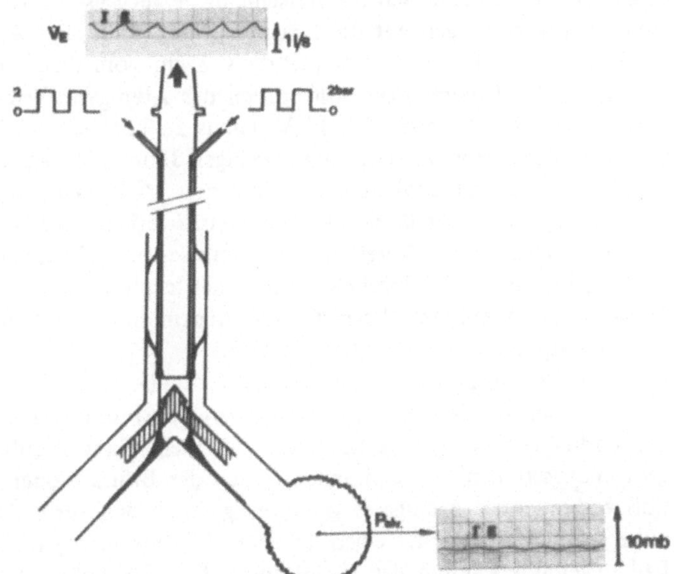

Abb. 3. Forcierte Diffusionsventilation: Schematische Darstellung des Verfahrens und der sich am Lungenmodell einstellenden Ausatemströmung und Alveolardruckverlauf

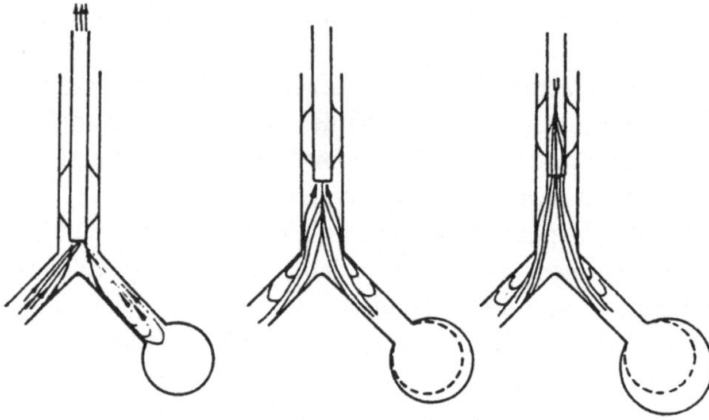

Abb. 4. Einfluß der Düsen- und Tubusposition auf die Strömungsverteilung im Bereich der Carina unter Jetbedingungen

Die damit erzielbaren Frequenzen reichen beim erwachsenen Patienten bis zu 1500/min, wobei die Einzelgasportionen äußerst gering sind (10–30 ml). Die auf den Alveolarbereich übertragenen Drucke sowohl Mitteldruck als auch Druckamplitude sind bei diesem Verfahren äußerst gering. Dies ist einerseits durch die wesentlich geringeren Volumina und andererseits durch das kontinuierliche Abströmen von Gas aus der Lunge durch das Hauptlumen des FDV-Tubus möglich. Die am kranialen Tubusende gemessene Strömung ist stets nach außen gerichtet und lediglich im Atemrhythmus moduliert. Aus diesem Grund benötigt dieses Verfahren keinen Bias-Flow. Bei entsprechender Düsenkonfiguration und optimaler Plazierung in bezug auf die Carina kann eine Rückatmung vollständig verhindert werden.

Einfluß der Tubusposition (Abb. 4)

In Abb. 4 sind schematisch 3 unterschiedliche Jet-Düsen Positionen und die daraus resultierenden Rückwirkungen auf die Beatmung dargestellt. Bei Anordnung der Jetaustrittsstelle im Inneren des Trachealtubus mehr als 2 cm vom distalen Tubusende entfernt (Abb. 4 rechts) ist durch vorzeitiges Aufspreizen des Atemgases während des Jetimpulses eine Okklusion des Hauptlumens des FDV Tubus zu beobachten. Daher ist die Ausatmung verbrauchten Gases nur in der, dem jeweiligen Jetimpuls folgenden Pause möglich, der alveoläre Mitteldruck ist ähnlich hoch wie unter HFP. Günstigere Verhältnisse erreicht man, wenn die Jetaustrittsstelle an die Tubusspitze verlegt wird (Abb. 4 Mitte). Diese Anordnung verhindert zwar das Aufspreizen des Atemgases im Tubus, verursacht aber noch immer eine teilweise Okklusion der Trachea während der Inspiration. Dadurch kann auch während dieser Phase in beschränktem Ausmaß eine Ausatmung verbrauchten Atemgases erfolgen, der alveoläre Mitteldruck ist deutlich niedriger.

Bei einer Konfiguration der Jetaustrittsstelle, welche für die FDV typisch ist (Abb. 4 links) werden die Jets aus kurzer Distanz (2 cm) unter flachem Winkel an die Innenwände der Carina geblasen. Ausgehend von der Stelle ihrer Wandberührung bilden sich schmale „Strömungsstraßen" an den Innenwinden der Bifurkationen aus. Dadurch kann der Rückfluß verbrauchten Atemgases gleichzeitig durch den verbleibenden Querschnitt der Atemwege schon während der eigentlichen Inspiration erfolgen. Der Abstrom erfolgt in jedem Fall ungehindert durch das Hauptlumen des FDV-Tubus. Diese Form der Beatmung führt

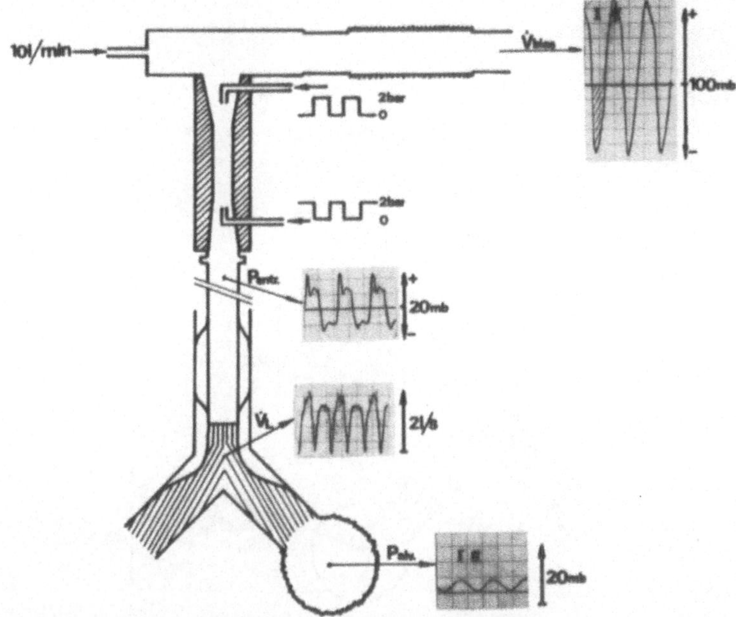

Abb. 5. High frequency jet oscillation. Schematische Darstellung des Verfahrens und der sich am Lungenmodell sich einstellenden Druckströmungsverhältnisse. Durch die zweite Düse wird eine Sogphase bewirkt,
die das Airtrapping der HFP verhindert

zu einem mehr oder minder kontinuierlichen Spülprozeß ohne besondere phasische Ein-
wirkungen. Aus diesem Grund stellen sich unter diesen Bedingungen äußerst geringe Druckamplituden und Mitteldruckwerte des Alveolardruckes ein.

High frequency jet oscillation (HFJO) (Abb. 5)

Dieses Verfahren ähnelt der HFP, nur wird durch eine zweite Düse, die zusammen mit der
Strömungstaille als Ejektor fungiert, auch die Exspiration durch die Anwendung eines Sogs
unterstützt. Wie bei HFP ist auch hier ein Bias-Flow notwendig, um das Entrainment von
Raumluft zu vermeiden. Die Rückatmung ist bei diesem System vernachläßigbar. Die erziel-
baren Frequenzen liegen zwischen 500 und 700/min, die Volumenportionen erreichen 80—
120 ml. Eine Überlagerung von Spontanatmung ist ohne nennenswerte Widerstände möglich.
Dieses System hält bei vorgegebenen Antriebsdrücken das applizierte Minutenvolumen
im wesentlichen konstant. Der mittlere Alveolardruck kann bei Anwendung symmetrischer
Jetimpulse und einem I.E.-Verhältnis von 1:1 bei Null gehalten werden. Im Unterschied zu
HFP stellen sich dabei gleich hohe inspiratorische und exspiratorische Spitzenströmungen
ein und ein Airtrapping kann vermieden werden. Die Atemmittellage kann dadurch über
einen extern applizierten PEEP ohne Interferenz mit anderen Beatmungsparametern direkt
eingestellt werden.

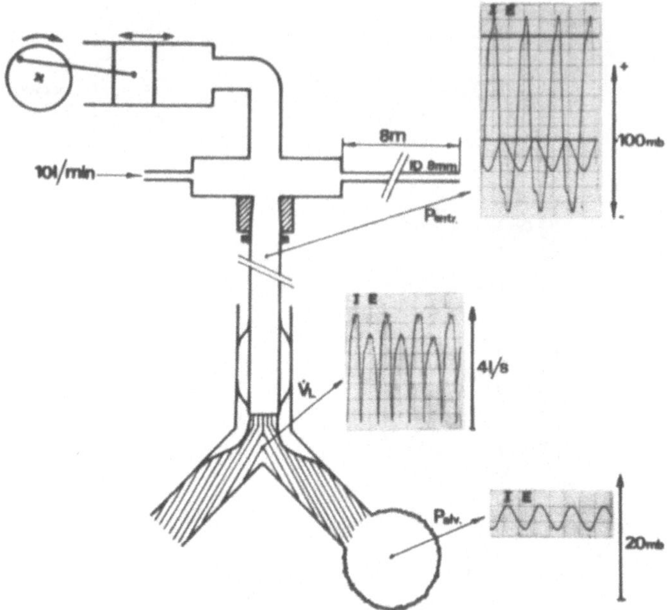

Abb. 6. High frequency oscillation. Schematische Darstellung des Verfahrens und der am Lungenmodell sich einstellenden Druckströmungsverhältnisse. Trotz der Unterstützung der Exspiration durch den Sog des Oszillators ist der mittlere Alveolardruck aufgrund des Druckabfalls des Bias-Flow an der Impedance tube relativ hoch

High frequency oscillation (HFO) (Abb. 6)

Im Gegensatz zu den zuvor beschriebenen Methoden wird hier die Energie für die Beatmungsimpulse nicht durch einen Hochdruckgasstrahl geliefert, sondern von einem mechanischen Verdränger (Kolbenpumpe, elektromagnetischer Schwinger) abgegeben. Dieser Schwinger muß möglichst patientennahe mit dem Tubus verbunden werden, damit seine Volumenoszillationen ohne große Verluste auf die Lunge übertragen werden. Zusätzlich muß ein Bias-Flow für die Frischgasspülung des Systems (Abtransport des CO_2) vorgesehen werden. Die im Bereich des Tubus entstehenden Druckamplituden sind sehr hoch (± 150 mbar), deshalb würden Volumenoszillationen ohne besondere Maßnahmen über den Weg des Bias-Flow verlorengehen, und nur zu einem geringen Teil auf die Lungen übertragen werden.

Deshalb muß das Bias-Flow-System eine hohe Impedanz aufweisen, z. B. durch das Anschließen eines langen Schlauchs auf der Abstromseite (Impedance tube). Damit ist allerdings eine Durchatembarkeit dieses Systems nicht mehr gegeben. Der mittlere Alveolardruck könnte per Prinzip ähnlich wie unter HFJO Null sein, wird aber durch den Druckabfall des Bias-Flow an der Impedance tube praktisch immer positiv werden und limitiert damit die maximal einstellbare Bias-Flow-Rate auf ca. 10 l/min. Deshalb weist dieses System einen hohen Rückatmungsanteil auf. Im Gegensatz zur HFJO liefert die HFO ein im wesentlichen von der Frequenz unbeeinflußtes konstantes Tidalvolumen. Klinisch können Frequenzen zwischen 500–2000/min bei Tidalvolumina von 50 bis 100 ml angewendet werden.

Digitale Ventilation

M. Wendt, L. Freitag und U. Schneider

Während in den Anfängen der Beatmung die technische Applikation von Atemarbeit, z. B. bei Patienten mit Poliomyelitis und Myasthenia gravis, im Vordergrund stand, ist in den letzten Jahren zunehmend die Behandlung der Lungenparenchymveränderungen in den Mittelpunkt der therapeutischen Bemühungen gerückt.

Gerade bei Patienten mit ARDS zeigte es sich jedoch, daß in vielen Fällen mit dem therapeutischen Axiom „high volumes at low rate" und der Anwendung von PEEP das erhoffte Behandlungsergebnis oft nicht zu erreichen ist. Auch am Lungenschädigungsmodell, wie der Lavagelunge, konnte dies bestätigt werden [3]. Die Beatmung mit höheren Frequenzen scheint einige dieser Probleme zu eliminieren.

Folgende prinzipielle Vorteile der HFV werden in der Literatur beschrieben:

1. Die gegenüber der Bulk-Flow-Beatmung verbesserte Gaseinmischung in der Lunge. Schmid et al. [7] konnten dies im Tierexperiment eindeutig belegen. Mittels radioaktiver Tracer konnte dieser Befund auch am Menschen bestätigt werden. Eine daraus resultierende Verbesserung arterieller Oxygenation läßt sich jedoch in der Klinik am Patienten nicht immer verifizieren. Auch die Kombination von CMV und HFV zeigt in einer Lunge ohne deutliche Beeinträchtigung der Funktion (F_IO_2 = 0,4 und kleiner sowie einem PEEP kleiner als 5 cm H_2O) keine signifikante Verbesserung des Gasaustausches. In einer Studie unter Verwendung des Servoventilators mit additivem Einsatz eines experimentellen HFPPJV-Zusatzes konnte sowohl unter Variation der applizierten Frequenzen als auch der Applikationsstelle und der zugeführten Energiemenge keine signifikante Veränderung der arteriellen Blutgase PO_2 und CO_2 gefunden werden. Diese Untersuchung wurde am Patienten (n = 10) mit nur geringer Beeinträchtigung der pulmonalen Funktion durchgeführt. Auch die Variation der Öffnungsphasen der HFV-Ventile innerhalb des Beatmungszyklus zeigte keine Veränderung hämodynamischer oder respiratorischer Parameter. Eine zweite Studie bei Patienten mit deutlichem pulmonalen Funktionsverlust (F_IO_2 = 0,4 und größer und einem PEEP von mindestens 10 cm H_2O) zeigte auch keine Überlegenheit einer derart additiven Beatmung. Anders fand hingegen El-Baz [2] im terminalen ARDS eine deutliche Verbesserung des Gasaustausches unter gleichzeitiger Anwendung der Kombination von HFPPV und HFO. In seiner Untersuchung war die Kombination beider Methoden der isolierten Anwendung jeder einzelnen deutlich überlegen. Der Volumenanteil hochfrequenter Oszillationen zum HFPPV-Volumen betrug in der von El-Baz vorgestellten Arbeit 5 : 100 ml.
2. Die geringere Beeinträchtigung der Hämodynamik unter Beatmung mit höheren Frequenzen kann sich als Vorteil für den Lungenkranken erweisen. Der pulmonalperiphere PEEP führt bei der Anwendung hoher Frequenzen ohne aktive Exspiration häufig zu einer

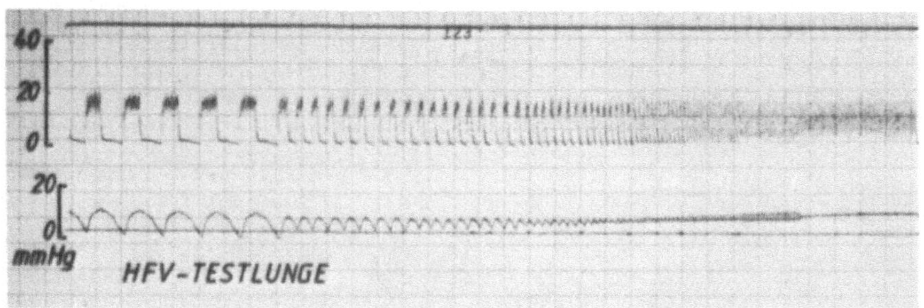

Abb. 1. Jetbeatmung einer Testlunge über einen Tubus. Registrierung des Druckes am Tubusanfang (oben) und in der Peripherie der Testlunge (unten). Bei konstanter Inspirationszeit steigt der Druck mit zunehmender Frequenz (1–20 Hz) etwa auf den inspiratorischen Spitzendruck bei niedrigster Frequenz

alveolären Hypoventilation. Die kranke Lunge wird jedoch von den hohen Spitzendrücken entlastet. Für die gesunde Lunge — etwa beim postoperativ beatmeten Patienten — bedeutet jedoch die Anwendung höherer Frequenzen eine gegenüber CMV erhöhte PVR. Der zugrundeliegende erhöhte Atemwegsdruck ist tubusnahe — wie aus Abb. 1 zu ersehen — nicht so deutlich zu erfassen.

3. Die Einsatzgebiete der HFV in der Notfallmedizin stellen keine besonderen Anforderungen an den Frequenzumfang oder andere Parameter. Die Ausnahme der Anwendung halogenierter Kohlenwasserstoffe ist auch der Einsatz in der Anästhesie. unproblematisch.

4. In der letzten Zeit rückt die Atemtherapie als Indikationsspektrum der HFV immer weiter in den Vordergrund. Kroesen [4, 5] berichtete schon Anfang der 70er Jahre über eine Steigerung pulmonaler Sekretmengen bei Anwendung höherer Frequenzen. Radford et al. [6] berichteten 1982, daß durch die Applikation hochfrequenter Schwingungen die Transportgeschwindigkeit des Mucus auf einer Kaninchentrachea erhöht werden konnte. Wahrscheinlich besteht auch ein direkter sekretolytischer Effekt, sofern Frequenzen über 25 Hz verwendet werden. Dies berichtete Milie-Emili (Diskussionsbemerkung) in Rom, und erste eigene Untersuchungen scheinen dies zu bestätigen. Da sich aber schon bei niedrigen Frequenzen eine deutliche Zunahme der abgehusteten Sekretmenge finden läßt, scheinen auch andere Faktoren, etwa eine direkte mechanische Anregung verschiedener Lungenareale, eine Rolle zu spielen. Lunkenheimer (persönliche Mitteilung) machte darauf aufmerksam, daß verschiedene Lungenabschnitte eine unterschiedliche Resonanzfrequenz haben. Es erscheint daher aus der Sicht pulmonaler Sekretreinigung nicht sinnvoll zu sein, interne Perkussionen mit nur einer Frequenz durchzuführen, sondern ein Spektrum an Frequenzen, unterschiedlich entsprechend den Erkrankungen der Lunge zu applizieren.

CMV wird mit einer streng definierten Frequenz appliziert. Wie zuvor belegt, scheint es nicht sinnvoll, beim Übergang auf Hochfrequenzbeatmung weiter bei *einer* definierten Frequenz zu bleiben. Ein derartiges Multifrequenzsystem (mehrere verschiedene Frequenzen in einem Atemzyklus) muß zudem für die Applikation hoher Frequenzen über ein Oszillationssystem verfügen.

Um diese Forderungen zu erfüllen, wurde ein neuer Ventilator konzipiert und gebaut, der die Anwendung aller bekannten aber auch aller zukünftig denkbaren Beatmungsmuster

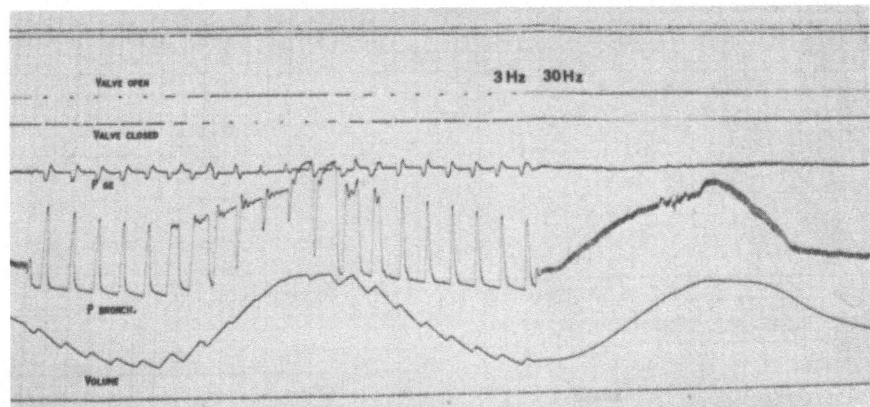

Abb. 2. Die Variation der Inspirationszeit über einen Rechner erlaubt das Synthetisieren beliebiger auch konventioneller Atemzyklen. Bei niedriger Frequenz sind die einzlenen Impulse zu erkennen, bei hoher (30 Hz) nicht mehr

ermöglicht. Im Gegensatz zu den analog arbeitenden konventionellen Ventilatoren sind bei diesem Gerät die Ventile eines Hochdrucksystemes entweder vollkommen geschlossen oder offen. Die Funktionsweise des als „Digitalventilator" bezeichneten Gerätes beruht auf der Tatsache, daß die Erhöhung des Inspirationsanteils im Atemzyklus eines Jetgerätes eine Erhöhung des Atemwegdruckes und einen PEEP-Effekt bewirkt. Das intrathorakale Gasvolumen steigt an. Wenn die Jetfrequenz hoch genug ist, wirkt die Compliance des Bronchialbaumes als ein Integrator der einzelnen Volumenpulse. Die Lunge reagiert als ein „Digital-Analog-Konverter" und die Druck-Volumen-Beziehung des Jetimpulses sieht bei der Steigerung der Frequenz z. B. von 3 auf 30 Hz nahezu genauso wie eine konventionelle Bulk-flow-ventilation aus (Abb. 2). Das Jetventil des Digitalventilators kann — gesteuert über einen Computer — unabhängig in der Frequenz und in der Öffnungszeit (I : E-Verhältnis) beeinflußt werden. Diese spezielle Technik erlaubt es, unbegrenzt neue Beatmungsmuster zu generieren. Somit muß ein Patient nicht mehr mit *einer* vorgegebenen Frequenz beatmet werden, sondern es können theoretisch beliebige Muster für jede spezifische Situation angewandt werden.

Um die Vorteile der Oszillationsmethode nutzen zu können, wurde ein spezieller Tubusadapter konstruiert, der über 2 eingebaute Jetkanülen verfügt, die in entgegengesetzten Richtungen ausströmen. Verstärkt um einen 60%igen Venturi-Anteil kann man so einen aktiven Ein- und Ausstrom in der Trachea erzeugen.

Mit derartigen Systemen kann man im terminalen Lungenversagen den Gasaustausch wesentlich länger im Normbereich halten als unter der Anwendung nur einer Frequenz. Bei insgesamt 4 Patienten im terminalen ARDS konnte diese Beobachtung bestätigt werden. Eine generelle Wende des Verlaufes konnte in diesem fortgeschrittenen Stadium jedoch nicht beobachtet werden.

Nachdem an pulmonal komplikationslosen Patienten während einer postoperativen Nachbeatmung festgestellt werden konnte, daß die digitale Ventilation bei Wahl entsprechender Programme der CMV entsprechende hämodynamische und respiratorische Parameter aufweist, werden derzeit verschiedene generierte Frequenzabläufe auch bei Patienten mit Einschränkung der Lungenfunktion eingesetzt. Damit hat die Suche nach den Kriterien begon-

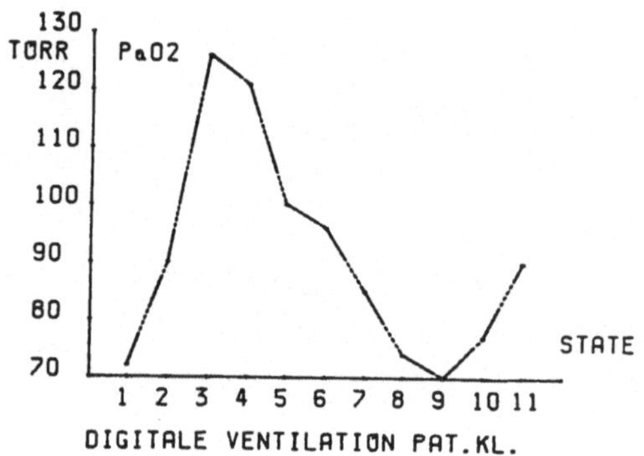

Abb. 3. Je nach dem verwendeten Rechnerprogramm lassen sich sehr unterschiedliche arterielle Oxygenationen erzeugen

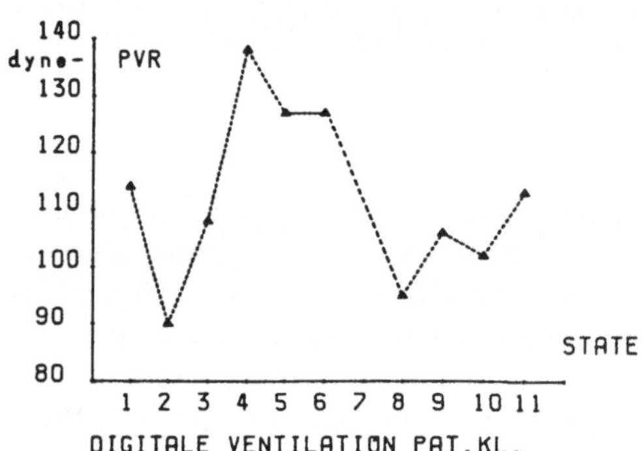

Abb. 4. Die unterschiedlichen Rechnerprogramme erzeugen eine erhebliche Beeinflussung der PVR. Das Ausmaß arterieller Oxygenation (vgl. Abb. 3) läuft jedoch nicht direkt mit der PVR parallel

nen, nach denen solche Programme erstellt werden müssen, um eine Verbesserung pulmonaler Funktion unter geringstmöglicher Beeinträchtigung der Hämodynamik zu erzielen.

Derzeit werden 9 fest programmierte Beatmungszyklen bezüglich ihrer hämodynamisch-respiratorischen Effekte analysiert. Die Zyklusablaufzeit kann z. B. zum Ausgleich unterschiedlicher Ventilationseffektivität manuell beeinflußt werden.

Durch die Verwendung relativ hoher Frequenzanteile kann die arterielle Oxygenation verbessert werden (Abb. 3), jedoch kann der aufgrund der hohen Frequenzen erhöhte alveoläre Mitteldruck nicht der einzige kausale Faktor für eine bessere arterielle Oxygenation sein. Dies wird deutlich, wenn man die pulmonalen Gefäßwiderstände (Abb. 4) mit dem p_aO_2 vergleicht.

Neben der Analyse digitaler Ventilation unter Beatmung wurden besonders auch Fragestellungen aus dem Bereich der Atemtherapie untersucht. Während bei der Anwendung langer Inspirationszeiten bei der HFPPV unerwünscht hohe Drücke in der Lunge entstehen können, konnte für die Anwendung hochfrequenter Schwingungen per CPAP-Maske gesichert werden, daß die Belastungen für den Patienten kalkulierbar bleiben. Mit der Steigerung der Frequenz von 1 auf 20 Hz ist eher eine Abnahme des Spitzendruckes möglich. Die höheren Frequenzen sind jedoch subjektiv wesentlich angenehmer. Bei maximaler Inspirationszeit (80%) wird ein endinspiratorischer Druck von 8 Torr gemessen. Der Spitzendruck im Rachen steigt unter dieser Einstellung auf maximal 20 Torr exspiratorisch. Der Ösophagusdruck wurde nicht signifikant beeinflußt.

Der klinische Einsatz der internen Perkussion zeigt Auflösung von Dystelektasen und verbessertes Abhusten. Eine statistische Auswertung liegt derzeit noch nicht vor.

Die digitale Ventilation scheint gute Voraussetzungen dafür zu bieten, ohne Wechsel des Systemes an einem Patienten verschiedene Beatmungsmuster anzuwenden, um so eine Optimierung des Gasaustausches ohne die üblichen Probleme bei der Anwendung hoher Frequenzen [2] zu erzielen. Dies kann als Fortschritt in Richtung auf ein lungenschonendes Beatmen gesehen werden.

Literatur

1. Carlon GC, Ray C, Miodownik S, Howland WS, Guy Y, Groeger JS (1983) Physiologic implications of high frequency jet ventilation techniques. Crit Care Med 11:508–514
2. El-Baz N, Faber LP, Doolas A (1983) Combined high-frequency ventilation for management of terminal respiratory failure: A new technique. Anesth Analg 62:39–49
3. Hamilton PP, Onayemi A, Smyth JA, Gillan JE, Cutz E, Froese AB, Bryan AC (1983) Comparison of conventional and hifh frequency ventilation: Oxygenation and lung pathology. J Appl Physiol 55: 131–138
4. Kroesen G (1974) Beatmung unter Vibration. Anaesthesist 23:229–231
5. Kroesen G (1983) Effekte hochfrequenter Beatmung auf das pulmonale Klärsystem. Anasth Intensivther Notfallmed 18:169–173
6. Radford R, Barutt J, Billingsley JG, Hill W, Lawson WH, Willich W (1982) A rational basis for percussion-augmented mucociliary clearance. Respir Care 27:556–563
7. Schmid ER, Knopp TJ, Rehder K (1981) Intrapulmonary gas transport and perfusion during high-frequency oscillation. J Appl Physiol 51:1507–1514

Diskussion 1

Lunkenheimer: Eine Frage an Herrn Scheid. Wir haben Oszillationsbeatmung am geschlossenen System mit geblocktem Endotrachealtubus und einem ins System integrierten CO_2-Absorber versucht. Entscheidend für die Effizienz der CO_2-Elimination ist nach unseren Erfahrungen 1. ein starker Gasstrom von der Carina zurück zum Absorber, den wir durch eine zweite Pumpe nach Art eines internen Kreislaufs erzeugen, und 2., daß man das Frischgas im Bereich der Carina insuffliert. Wenn Sie das Frischgas am oberen Tubusende insufflieren, so kommt es — wenn auch nicht bei ganz kleinen, so doch bei größeren Hunden — zur CO_2-Retention. Das CO_2 gelangt von den Alveolen zur Carina offensichtlich mühelos; der letzte Teil aber wird in Abhängigkeit von der Länge der Trachea, somit besonders von der Größe des Hundes, zum Problem. Wenn wir einen linearen CO_2-Gradienten haben, wie Sie es gezeigt haben, dann verstehe ich nicht, warum der Insufflationsort so entscheidend ist.

Scheid: Offenbar ist die Ärodynamik sehr wichtig. Wir haben z. B. gute Beatmungserfolge nur gehabt, wenn wir die Oszillationspumpe in einem Winkel von 90° an unser Atemsystem angeschlossen haben. Wahrscheinlich erklärt aber auch die Wahl der Ventilationsparameter, warum es so nicht funktioniert hat, wie Sie es gemacht haben. Daß es funktioniert hat, wenn Sie im Bereich der Carina insufflieren, ist verständlich, da Sie damit praktisch 50% des Widerstandes (von der unteren Tubusspitze nach außen) eliminieren.

Rehder: Von großer Bedeutung scheint die Geometrie der Atemwege.

Scheid: Die axiale Gasdurchmischung kommt, wie es heute scheint, vor allem durch Turbulenzen zustande (s. auch Fredberg JJ (1980) J Appl Physiol: Respirat Environ Exercise Physiol 49 (2):232 (Anm. d. Hrsg.)). Andererseits führen, wie Haselton und Scherer ((1980) Science 208:69) gezeigt haben, die in einem sich unregelmäßig verzweigenden System bei Inspiration und Exspiration unterschiedlichen Strömungsprofile auch zu einer nettoaxialen Durchmischung. Alle experimentellen Arbeiten an Modellsystemen der Lunge zeigen, daß die Geometrie wichtig ist, die Abgangswinkel, aber auch die Schneiden der dichotomen Verzweigungen, auf welche das Gas aufstößt, dann auch die Rauhigkeiten, welche Sekundärbewegungen, radiale Turbulenzen aufbauen. Vermutlich ist das System so komplex, daß wir es nie genau kennenlernen werden.

Rehder: Atemwege haben verschiedene Längen, und es ist durchaus möglich, daß auch bei der hochfrequenten Oszillationsbeatmung die nahen Alveolen, d. h. Alveolen mit kurzen zuleitenden Luftwegen, mit normaler Konvektion beatmet werden.

Scheid: Tatsächlich kommen Sie mit einem Atemzugvolumen von 2 ml/kg (d. h. z. B. 40 ml bei einem Hund von 20 kg KG) über den Endotrachealtubus hinaus bis zur 10. Generationsnummer.

Lunkenheimer: Herr Baum, wir zwei streiten uns ja immer über Ihre Modelle. Ich schlage Ihnen folgendes Modell vor: Eine Tierlunge wird 3 Tage mit Preßluft perfundiert. Die Luft entweicht über die poröse Pleura und nach 3 Tagen ist die Lunge steif wie Styropor. Die Oberfläche wird dann zur Simulation der Thoraxcompliance mit Silikon überzogen. Schließlich können an der eröffneten Pleura Sammel- bzw. Insufflationskammern angesetzt werden. Dieses Modell läßt sich durch Insufflation von Formalinschaum erweichen, so daß Sie nun wieder der lebensfrischen Steife vergleichbare Verhältnisse haben. — Zum anderen bringen Sie die Oszillationsbeatmung durch die von Ihnen unkommentiert angegebenen hohen Drücke in Verruf. Ich messe in meinem Oszillationssystem auch Schwingungsweiten von 90 mmHg. In der Bronchialperipherie messe ich noch 30 mmHg. Der Bronchial-Wedgedruck als Maß für den Pulmonaldruck, den wirklichen Parenchymdruck, beträgt noch 10 mmHg. Somit ergibt sich ein Verhältnis von 8:3:1.

Baum: Die Problematik Ihres Lungenmodells ist, daß Sie wieder nicht in die Strukturen hineinmessen können, weil Sie dort, wo Sie sie haben möchten, keine Flow- bzw. Drucksensoren hineinbekommen. Ich glaube, daß der Beweis der Validität eines Modells darin besteht, daß man, wenn man Parametervariationen betreibt, am Patienten genau die Erfahrungen macht, die man am Model gemacht hat. Wenn sich eine Kongruenz der Ergebnisse findet, dann kann das Modell gar nicht so schlecht sein. Was das Problem der Druckbelastung betrifft, so ist es richtig, daß die Druckamplituden am oberen Tubusende gigantisch und — beim lungengesunden Hund — an der Tubusspitze ganz niedrig sind. Die Drücke, die sich im Bronchialsystem aufbauen sind nun aber maßgeblich vom Verhältnis Widerstand Tubus zu Widerstand Bronchialsystem abhängig. Wenn Sie einen Patienten mit hohen peripheren Atemwegswiderständen haben, dann macht der Druckabfall entlang des Tubus gar nicht so viel aus, und Sie finden im Carinabereich noch sehr hohe Druckamplituden. Dies ist kein Spezifikum der mechanischen Oszillation, nur ist die mechanische Oszillation die einzige Methode, die wirklich in der Lage ist, am oberen Tubusende so hohe Druckamplituden aufzubauen. Die anderen Methoden können das aufgrund ihrer pneumatischen Eigenschaften nicht.

Rehder: Ich möchte nochmals auf die Atemwegsgeometrie und die diesbezüglichen Unterschiede zwischen Hund und Mensch hinweisen. Der Mensch hat relativ kleine Atemwege und bei der hochfrequenten Oszillationsbeatmung haben Sie so hohe Strömungsgeschwindigkeiten, daß es zur „expiratory flow limitation" und damit zum Anstieg des Alveolardrucks und des Lungenvolumens kommen kann. Um eine vergleichbare „expiratory flow limitation" beim Hund zu erzeugen, brauchen Sie wesentlich höhere Strömungsgeschwindigkeiten, die Sie meistens nicht erreichen.

Baum: Die Geometrie der Atemwege ist auch ein Erklärungsmechanismus für das Versagen mancher Hochfrequenzbeatmungsverfahren bei Anwendung von positiv endexspiratorischem Druck (PEEP). Wir haben z. B. bei der forcierten Diffusionsventilation (FDV) beobachtet, daß eine Erhöhung des Lungenvolumens bei sonst unveränderten Parametern schlagartig zu einer Verschlechterung der CO_2-Elimination führt. Dies kann nur Effekt der Atemwegsgeometrie sein.

Scheid: Herr Baum, Sie haben gezeigt, daß man bei der hochfrequenten Jetoszillation durch Erzeugung eines Gegenstroms, d. h. durch phasenverschobenes Hineindrücken und Absaugen des Gases, sehr viel bessere Druckverhältnisse in der Lunge bekommt. Wäre es auch möglich, daß man einfach das Ganze sozusagen auf ein niedrigeres Druckniveau legt, d. h. am Exspira-

tionsschlauch eine Absaugung einrichtet? (s. Slutsky AS et al. (1980) Science 209:609 (Anm. d. Hrsg.)).
Diese Anordnung wäre wahrscheinlich technisch leichter und möglicherweise weniger anfällig gegen technische Störungen.

Baum: Wir haben bei der forcierten Diffusionsventilation (FDV) die Erfahrung gemacht, daß die CO_2-Elimination durch Erzeugung eines kontinuierlichen exspiratorischen Sogs von z. B. $-$ 5 mbar am oberen Tubusende wesentlich besser wird. Erstens ist dieses System aber in der klinischen Anwendung sehr gefährlich, da Sie bei Ausfall damit Atelektasen saugen; zweitens kommen Sie damit nicht in den Vorzug einer aktiv unterstützten Exspiration, die, so glaube ich, wesentlich dafür verantwortlich ist, daß bei der hochfrequenten Oszillationsbeatmung im Vergleich zur Jetventilation von Klain kleinere Tidalvolumina erforderlich sind.

Freitag: Herr Baum, ich möchte auf die potentielle Gefahr des „air trapping" bei aktiver Exspiration hinweisen. Da wir durch die aktive Exspiration den Druckgradienten zwischen der peripheren Lunge mit dem hohen Druck und dem Tubusendstück schlagartig noch vergrößern, kann es bei instabilen Atemwegen zum Kollaps kommen.

Baum: Diese Gefahr besteht. Wir verwenden die hochfrequente Jetoszillation deshalb immer in Verbindung mit einem Kreissystem und überlagern einen kontinuierlich positiven Atemwegsdruck, um ein Kollabieren der Atemwege durch abruptes Ansaugen zu vermeiden. Wir arbeiten also grundsätzlich mit positivem Atemwegsmitteldruck.

Lunkenheimer: Herr Freitag, ich glaube doch nicht ganz, daß durch die aktive Exspiration Bronchialabschnitte kollabieren. Es könnte sein, daß durch einen Schwingungsvorgang im richtigen Frequenzbereich die Bronchien angeregt werden und daß unter Nutzung lokal variabler Phasenbeziehungen die Bronchien im richtigen Augenblick $-$ der raschen Exspiration förderlich $-$ sogar weitgestellt sind.

Baum: Herr Wendt, wenn Sie mit dem Prinzip der digitalen Ventilation Muster synthetisieren, dann haben Sie, so glaube ich, Milliarden von Möglichkeiten und kommen ins Uferlose, wenn Sie sich nicht an bestimmte Leitlinien halten. Haben Sie gewisse Hypothesen oder zeichnet sich etwas ab, wonach bestimmte Beatmungsmuster für bestimmte Situationen vorteilhaft sind?

Wendt: Unsere beiden Schwerpunkte sind die relative Ruhigstellung der Lunge und die Sekretolyse.

Schmid: Herr Freitag, Sie waren doch in Zusammenarbeit mit Herrn Wendt maßgeblich an der Entwicklung der digitalen Ventilation beteiligt. Vielleicht möchten Sie zur Frage von Herrn Baum Stellung nehmen?

Freitag: Natürlich erfordert ein Gerät, das potentiell fast jedes Beatmungsmuster applizieren kann, eine gewisse Selbstdisziplin an denjenigen, der es einsetzt. Es ist notwendig, daß man ein Konzept aufstellt und innerhalb eines definierten Bereichs versucht, etwas zu verbessern. Es bleibt aber, aus meiner Sicht jedenfalls, ein „trial and error"- Unternehmen, denn keiner von uns weiß wirklich, was genau in der Lunge passiert, da hinter der 4. Bifurkation all unsere Erfahrung endet.

Schmid: Warum bezeichnen Sie dieses Beatmungsprinzip eigentlich als digitale Ventilation?

Freitag: In erster Linie, weil es sich um ein digitales Ventil handelt, das entweder völlig offen oder völlig geschlossen ist. Aus den quasi digitalen Luftimpulsen kann man die langsamen analogen Kurven wieder zusammensetzen. Das Ganze ist über einen digitalen Rechner gesteuert und hat obendrein noch eine Digitalanzeige.

Scheid: Das Prinzip der Zwei-Komponenten-Ventilation, das Herr Wendt vorgestellt hat, ist tatsächlich von den Vögeln erfunden worden. Es gibt eine bestimmte Vogelspezies, welche einer hochfrequenten Atmung mit kleiner Amplitude zum Zweck der Temperaturregulation eine normale Atemfrequenz mit relativ großer Amplitude zum Zweck der Ventilation unterlagert. Man bezeichnet dies als sog. „compound ventilation".

Klinische Anwendung verschiedener Techniken der Hochfrequenzbeatmung

H. Benzer, M. Baum, W. Haider, W. Koller, N. Mutz und G. Pauser

Einleitung

Wir blicken nun auf mehr als 10 Jahre klinischen Einsatz der Hochfrequenzbeatmung zurück. Von Sjöstrand [17] wurde die High frequency positive pressure ventilation (HFPPV), von Klain u. Smith [11] die High frequency jet ventilation (HFJV) und von Bohn et al. [4] nach Entwicklung durch Lunkenheimer et al. [13] die High frequency oscillation (HFO) in die Klinik eingeführt.

1977 begann unsere Arbeitsgruppe mit Versuchen am Lungenmodell und im Tierexperiment. Unser Ziel war die Entwicklung einer Modifikation, welche die Anwendung hoher Frequenzen bei kleinen Tidalvolumina ermöglichen sollte. Derzeit stehen uns 3 Sonderformen der HFO zur Verfügung: Die *forcierte Diffusionsventilation* (FDV), die *High frequency pulsation* (HFP) und eine sog. Mischform, die *High frequency jet oscillation* (HFJO) [2] (s. Beitrag M. Baum).

Es wäre an der Zeit, daß alle Zentren, die sich mit der Entwicklung der Hochfrequenzbeatmung beschäftigen, nun einen Zwischenbericht erarbeiten würden. Es ist verständlich, daß nach reichlicher wissenschaftlicher Publikation auf diesem Gebiet der an der künstlichen Beatmung interessierte Anwender nach dem Stellenwert der Hochfrequenzbeatmung in der klinischen Praxis fragt. Anhand eigener klinischer Erfahrungen möchten wir versuchen, diese Frage zu beantworten.

Die *High frequency ventilation* (HFV) hat bis heute *noch keinen* entscheidenden Durchbruch erzielen können. Sie hat die konventionelle Beatmungstechnik in keinem Indikationsgebiet verdrängen können. Nach wie vor wird an verschiedenen Zentren daran gearbeitet, die Hochfrequenzbeatmung so zu verbessern, daß ihr Einsatz in wichtigen Indikationsgebieten (z. B. Intensivmedizin − ARDS) zu einer alternativen Beatmung werden könnte.

Dieses Statement, für viele sicher enttäuschend, wird auch darin unterstrichen, daß der Schwerpunkt in der Forschung auf dem Gebiet der HFV immer noch im Bereich der Entwicklung liegt. Etwas differenzierter sollte man sagen, daß unter ganz bestimmten Voraussetzungen die HFV bei *bronchopleuraler Fistel* der konventionellen Beatmung vorzuziehen ist [1, 5, 7, 10]. Darüberhinaus gibt es vereinzelte *Indikationsgebiete,* in denen die HFV *gewisse* Vorteile bringen kann. Wer mit der HFV Erfahrung hat, soll oder kann sie in diesen Indikationsgebieten einsetzen. Wer wenig oder keine Erfahrung hat, wird derzeit auch in diesen Indikationsgebieten mit konventionellen Beatmungsmethoden *besser* und vor allem *sicherer* arbeiten.

Relative Indikationen für die HFV liegen in der intraoperativen Beatmung. Verschiedene Techniken der HFV haben bei thoraxchirurgischen Eingriffen und bei Operationen am Kehlkopf an verschiedenen Zentren Bedeutung gewonnen [14, 16, 18].

Zur postoperativen Nachbeatmung eignet sich die HFV, da sie bei offenem System die Spontanatmung nicht stört. In der Intensivmedizin gibt es neben der schon erwähnten Indikation bronchopleurale Fistel verschiedene relative Indikationsgebiete. Im besonderen eignet sich die HFV als „augmented ventilation" [6,14]. Das offene System führt zu keiner Interferenz zwischen Spontanatmung und Hochfrequenzbeatmung. Verständlich, daß sich die HFV aus denselben Gründen während der Weaning-Phase bewährte.

Erfahrungsbericht

Der nun folgende *Erfahrungsbericht* basiert auf 211 Patienten, die an unserer Klinik mit verschiedenen Methoden der HFV beatmet wurden (Tabelle 1). Bei 34 Patienten wurde diese Beatmungsmethode intraoperativ, bei 52 Patienten postoperativ und bei 62 Patienten in der Intensivmedizin eingesetzt. Intermittierend als Atemtherapie zur inneren Vibration haben wir die HFV bei 63 Patienten zur Anwendung gebracht.

Zur intraoperativen Beatmung wurden die forcierte Diffusionsventilation (FDV), die High frequency pulsation (HFP) und die High frequency jet oscillation (HFJO) eingesetzt. Die technische Darstellung dieser Methoden erfolgt im Beitrag von M. Baum.

Bei lungenchirurgischen Eingriffen wurde 2mal seitenungleich intubiert, also eine Independent Lung Ventilation (ILV) eingesetzt. Die zur Operation freigelegte Lunge wurde mit der High frequency pulsation praktisch „ruhiggestellt", die andere Lunge mit konventioneller Überdruckbeatmung ventiliert.

Die Erfahrungen, die wir beim Einsatz der Hochfrequenzbeatmung vor allem in der Lungenchirurgie machen konnten, lassen sich folgendermaßen zusammenfassen (s. Übersicht): In Abhängigkeit von der Beatmungsfrequenz (bei unseren Patienten 300 bis 1500/min), vom Tidalvolumen, vom Atemzeitverhältnis und vom Antriebsdruck kann der Chirurg bei einem mehr oder weniger ruhigen Operationsfeld arbeiten. Durch die Verringerung der intrapulmonalen Drücke können Gasvolumenverluste über Leakagen gering gehalten werden. Weitere

Tabelle 1. High frequency ventilation (HFV). Klinischer Einsatz (Wien, Stand April 1983) (n = 211)

Methode	f/min	Indikation	Pat.-Zahl	Dauer der HFV
FDV HFP HFJO ILV	300–1500	Intraoperativ	34	$\bar{x}$ = 130 min
HFP HFJO	300–600	Postoperativ	52	$\bar{x}$ = 300 min
FDV HFP HFJO ILV	300–600	Intensivmedizin	62	8 h bis 17 Tage
HFP	300–600	Atemtherapie	63	Intermittierend

Vorteile dieser Beatmungstechnik ermöglicht das *offene System:* So werden Absaugmanöver ohne Unterbrechung der Beatmung möglich, Husten führt zu keiner übermäßigen Druckbelastung, am Ende der Operation und beim Übergang auf Spontanatmung kommt es zu keiner Interferenz zwischen Spontanatmung und maschineller Beatmung. Das postoperative Weaning verläuft dadurch sehr vorteilhaft. Die Methodik ist auch in Kombination mit anderen Techniken einsetzbar (z. B. CPAP).

HFV

Zusammenfassung – intraoperative Anwendung (Thoraxchirurgie)

1. *„Gewisse" Vorteile* (abhängig von f, V_T, I/E Ratio, $P_{Antrieb}$, Methode)
   - Ruhiges Operationsfeld (Komfort für Chirurgen)
   - Gasvolumenverlust über Leakagen gering

2. Vorteile, da *offenes System*
   - Absaugmanöver ohne Unterbrechung der Beatmung
   - Husten ohne übermäßige Druckbelastung (Kreislauf)
   - Keine Interferenz mit Spontanatmung Weaning vorteilhaft
   - Kombination mit anderen Techniken möglich (IMV, CPAP)

In den Abb. 1 und 2 soll v. a. am Ösophagusdruck und am Atemwegsdruck demonstriert werden, wie die HFV ein Weaning von der postoperativ weitergeführten Beatmung ohne Interferenz mit der Spontanatmung ermöglicht.

In Abb. 1 werden bei einem Patienten unmittelbar postoperativ neben einigen hämodynamischen Parametern der Ösophagusdruck und Atemwegsdruck registriert. Der Patient wird zunächst mittels High frequency pulsation kontrolliert beatmet. In dieser Phase ist die eigentümliche „Stabilisierung" der Hämodynamik während der High frequency ventilation zu erkennen. Im rechten Bildabschnitt wird der Antriebsdruck auf 1,5 bar reduziert.

In Abb. 2 erkennt man, insbesondere am Ösophagus- und am Atemwegsdruck, das Einsetzen der Spontanatmung. Die Spontanatmung interferiert nicht mit der HFV. Es wird dann zusätzlich zu dieser augmentierten Form der Beatmung ein CPAP installiert, am Anstieg des Ösophagusdruckes ist dies zu erkennen. Am Ende der Weaningphase wird der Antriebsdruck auf 1 bar reduziert, was am Atemwegsdruck zu erkennen ist. Im weiteren Verlauf wird die Hochfrequenzbeatmung beendet, der Patient atmet spontan mit erhöhten Atemwegsdrücken (CPAP).

Nachdem wir anhand reichlicher klinischer Beobachtungen die Vorteile einer Hochfrequenzbeatmung in der postoperativen Nachbeatmung und während der Weaningphase erkennen konnten, setzten wir die HFV bei herzchirurgischen Patienten zur postoperativen Beatmung ein (Tabelle 2). Sie kam bei insgesamt 52 herzchirurgischen Patienten zur Anwendung, wobei Frequenzen zwischen 300 und 600/min gewählt wurden. Bei den erwachsenen Patienten betrug die durchschnittliche Beatmungsdauer 320 min und in der Gruppe der Kinder mit angeborenen Vitien 280 min. Bei sämtlichen Patienten konnte zunächst postoperativ die kontrollierte Beatmung und dann anschließend die Entwöhnung mit der HFP erfolgreich durchgeführt werden. Bei keinem Patienten mißlang diese Beatmungstechnik, es war nie notwendig, auf eine konventionelle Beatmungstechnik überzugehen. Der Gasaustausch war so-

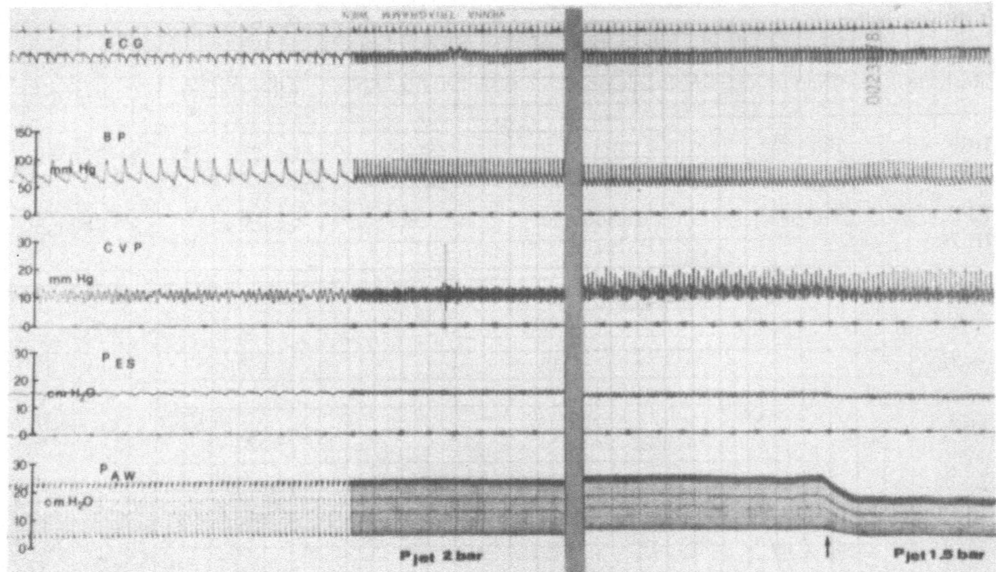

Abb. 1. Registrierung von EKG, Blutdruck, zentralvenösem Druck, Ösophagusdruck und Atemwegsdruck bei einem Patienten, bei dem unmittelbar postoperativ die Beatmung mittels HFV kontrolliert durchgeführt wurde

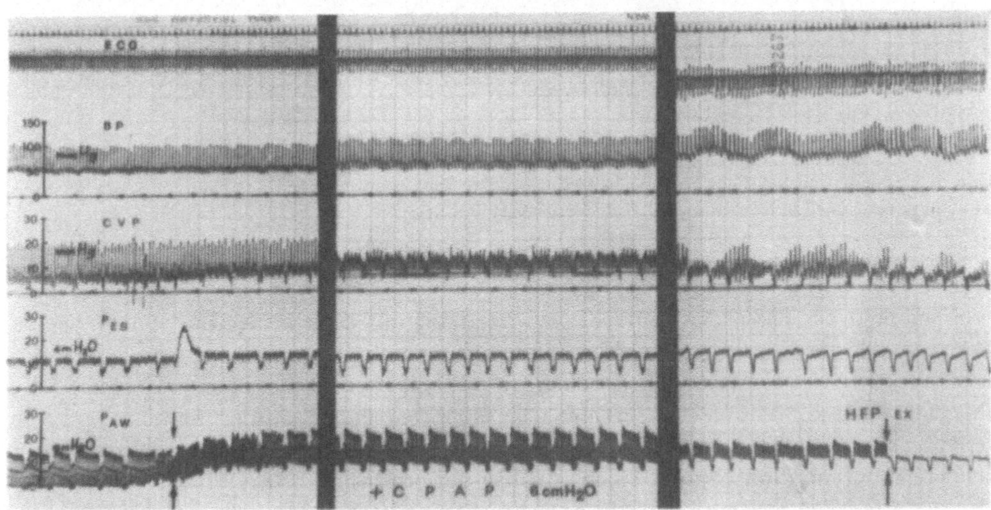

Abb. 2. Registrierung von EKG, Blutdruck, zentralvenösem Druck, Ösophagusdruck und Atemwegsdruck bei einem Patienten, der postoperativ von der Beatmung mittels Hochfrequenzbeatmung entwöhnt wurde. Im mittleren Bildabschnitt sieht man die Registrierung bei zusätzlichem Einsatz von CPAP. Im rechten Bildabschnitt erkennt man die Beendigung der Weaningphase

Tabelle 2. Nachbeatmung herzchirurgischer Patienten (Wien, Stand April 1983) (n = 52)

Methode	f/min	Operation	Pat.-Zahl	Alter (Jahre)	Dauer der HFV
HFP	300–600	ACBP, Klappenersatz	44	$\bar{x} = 49$	$\bar{x} = 320$ min
HFP HFJO	300–600	Angeborene Vitien	8	$\bar{x} = 5$	$\bar{x} = 280$ min

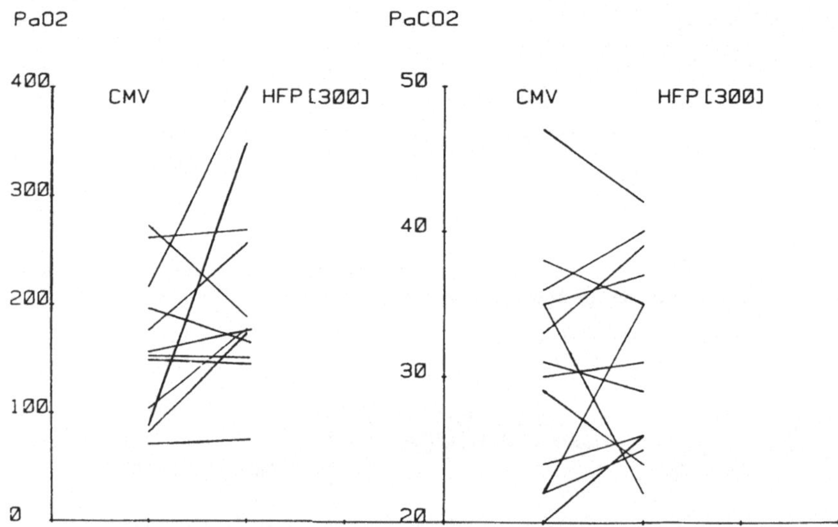

Abb. 3. Gasaustausch bei einer Gruppe herzchirurgischer Patienten während des Übergangs der postoperativen konventionellen Beatmung auf High Frequency Pulsation

wohl während der Phase der kontrollierten Beatmung als auch in der Entwöhnungsphase durchwegs adäquat, die Entwöhnung gestaltete sich vorteilhaft.

In Abb. 3 ist der Gasaustausch bei einer Gruppe herzchirurgischer Patienten während des Überganges von konventioneller Beatmung auf High frequency pulsation im postoperativen Verlauf dargestellt. Es kommt nach Übergang auf HFV bei unveränderter inspiratorischer Sauerstoffkonzentration eher zu einem Anstieg des arteriellen Sauerstoffdruckes. Ein Anstieg des arteriellen Sauerstoffdruckes ist wohl auf eine Vergrößerung des mittleren Lungenvolumens mit Vergrößerung der gasaustauschenden Oberfläche zu erklären. Erste klinische Erfahrungen zeigten uns, daß gerade bei Patienten mit Mitralstenose die Verbesserung der Oxygenation nach Umschalten auf Hochfrequenzbeatmung auffallend ist. Die Elimination von CO_2 konnte bei allen Patienten während der High frequency pulsation sichergestellt werden.

In Abb. 4 ist die Registrierung hämodynamischer Parameter, des Ösophagusdruckes und der Atemwegsdrücke bei einem Patienten während der postoperativen Beatmung dargestellt. Bei diesem Patienten wurde bei kombiniertem Mitralvitium ein Mitralklappenersatz durch-

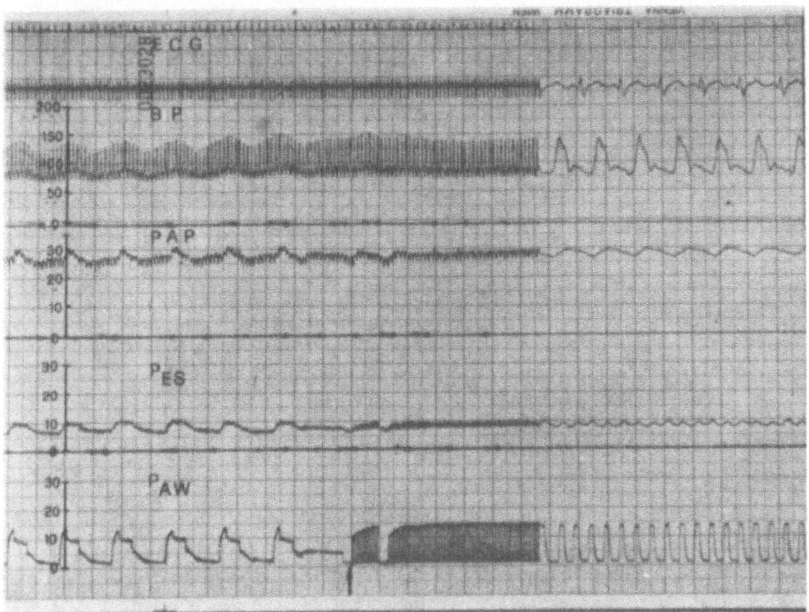

Abb. 4. Registrierung von EKG, Blutdruck, Pulmonalisdruck, Ösophagusdruck und Atemwegsdruck bei Übergang von konventioneller Beatmung auf High Frequency Pulsation bei einem Patienten postoperativ nach Mitralklappenersatz

geführt. Auf der linken Seite der Abbildung erkennt man die Drücke während konventioneller postoperativer Beatmung und rechts nach Übergang auf High frequency pulsation. Wiederum sieht man nach Übergang auf die Hochfrequenzbeatmung eine sog. „Stabilisierung" der hämodynamischen Parameter. Bei diesen Patienten stieg der arterielle Sauerstoffdruck bei unverändertem F_IO_2 von 0,5 von 90 mmHg während konventioneller Beatmung auf 160 mmHg nach Übergang auf Hochfrequenzbeatmung an. Diese Verbesserung der Oxygenation ist, wie am Ösophagusdruck erkennbar, ohne meßbare Erhöhung des Ösophagusdruckes (intrathorakalen Druckes) erzielt worden.

Zusammenfassend kann man letztendlich nur sagen, daß die Hochfrequenzbeatmung in der postoperativen Nachbeatmung bei herzchirurgischen Patienten erfolgreich eingesetzt wurde, daß jedoch eine konventionelle Beatmung sicherlich mit gleichem Ergebnis hätte eingesetzt werden können. Wenn man jedoch bedenkt, daß die Hochfrequenzbeatmung in der klinischen Routine derzeit noch mit Problemen der Befeuchtung und des Monitorings behaftet ist, muß man dem in der Hochfrequenzbeatmung nicht Erfahrenen anraten, derzeit in diesem Indikationsbereich bei konventioneller Beatmung zu verbleiben.

An der *Intensivstation* haben wir die HFV bei insgesamt 125 Patienten eingesetzt (Tabelle 3). Zur Anwendung kamen die Methoden der FDV, HFP und HFJO. Bei einem Patienten wurde im Rahmen einer Independent Lung Ventilation eine konventionelle Beatmung mit der Hochfrequenzbeatmung kombiniert. Die Frequenzen betrugen zwischen 300 und 600/min. 17 dieser Patienten hatten ein ARDS, dessen Ursachen vom Polytrauma bis zur Peritonitis reichten. In dieser Gruppe betrug die Beatmungszeit zwischen 8 Stunden und 16 Tagen. Bei 45 Intensivpatienten, die mit HFV ventiliert wurden, fanden sich keine Zeichen eines ARDS. Bei 36 Patienten wurde die Hochfrequenzbeatmung intermittierend zwi-

Tabelle 3. Intensivpatienten (n = 125)

Methodik	Frequenz	Anwendungsbereich	Patientenanzahl	Anwendungsdauer
FDV HFP (HFJV)	300–600/min	*Mit ARDS* (Polytrauma, SHT, Thoraxtrauma, Viruspneumonie, Peritonitis, Bronchopl. Fistel, Lungenblutung)	17	8 h bis 16 Tage
FDV HFP HFJO ILV	300–600/min	*Ohne ARDS* (Polytrauma, SHT, Thoraxtrauma, Herzstillstand, Myasthenie, Kyphoskoliose-Globalinsuffizienz, ST. P. Lungenoperation)	45	9 h bis 17 Tage
HFP	300–600/min	Atemtherapie	63	Intermittierend

schen der konventionellen Beatmung zur Atemtherapie eingesetzt. Die intermittierende innere Vibration mittels einer HFV verbessert durch Sekretmobilisierung die Behandlung von Atelektasen. Die Erfahrungen, die wir mit der Hochfrequenzbeatmung bei diesem Krankengut machten, können wie folgt zusammengefaßt werden:

Es ist durchaus möglich, einen Patienten auch bei akuter Lungeninsuffizienz (ARDS) mit einer Hochfrequenzbeatmungstechnik suffizient zu beatmen. Es muß jedoch auch bei dieser Beatmungstechnik, wie bei konventioneller Beatmung, durch einen entsprechenden endexspiratorischen Druck versucht werden, die funktionelle Residualkapazität (gasaustauschende Oberfläche) optimal zu gestalten. Rasche Frequenzen, erhöhtes Atemzeitverhältnis, ein entsprechender Antriebsdruck oder ein extern angelegter PEEP vergrößern das Lungenvolumen und damit die gasaustauschende Oberfläche. Man arbeitet auf diese Weise wohl mit niedrigeren Atemwegsspitzendrücken, die mittlere intrathorakale Druckbelastung wird jedoch nicht niedriger liegen als bei konventioneller Beatmungstechnik. Die derzeitigen klinischen Erfahrungen sprechen dafür, daß die Hochfrequenzbeatmung beim ARDS gegenüber der konventionellen Beatmungsmethode noch keine Vorteile aufzuweisen hat. Es wird darüber hinaus dringend empfohlen, die Hochfrequenzbeatmungstechnik gerade beim ARDS dann anzuwenden, wenn ausreichende Erfahrungen mit dieser Methodik vorliegen. Probleme der Befeuchtung, des Monitorings und auch der Sicherheit bei der HFV sind bei der konventionellen Beatmungsmethode derzeit besser gelöst.

In einem terminalen Stadium des ARDS ist es allerdings möglich, mit einer Hochfrequenzbeatmungstechnik die Oxygenation besser zu sichern, als dies mit einer konventionellen Beatmungsmethode noch möglich wäre. Die Ursache dafür ist darin zu suchen, daß mit hohen Frequenzen, entsprechendem Atemzeitverhältnis und PEEP ein für den Gasaustausch günstigeres Lungenvolumen zu erzielen ist und daß möglicherweise die HFV eine bessere Luftverteilung ermöglicht. Wir mußten allerdings in dieser Situation die Erfahrung machen, daß bei hohen Frequenzen und für die Oxygenation günstigem Atemzeitverhältnis die Elimination von CO_2 sich erschwert. Bei einem Patienten mußte die CO_2-Elimination durch eine extrakorporale Membranlunge sichergestellt werden.

Die derzeit bei uns in Entwicklung stehende High frequency jet oscillation ermöglicht eine noch bessere Oxygenation und bei hohen Frequenzen ausreichende CO_2-Elimination.

Bei *bronchopleuralen Fisteln* hat die HFV in der klinischen Praxis Bedeutung erlangt. Finden sich bronchopleurale Fisteln in einer anderweitig „relativ gesunden" Lunge, wird man mit niedrigen Beatmungsfrequenzen um 200/min und gesenktem mittleren Atemwegsdruck und geringen Druckspitzen den Gasverlust durch die bronchopleurale Fistel minimieren können, und somit Vorteile gegenüber der konventionellen Beatmung haben.

Eine Kombination von bronchopleuralen Fisteln mit ARDS erschwert jedoch die Situation. Wie bei der konventionellen Beatmung muß man dann auch während der Hochfrequenzbeatmung für die Erhaltung einer entsprechenden FRC Sorge tragen, was nur durch Steigerung des intrathorakalen Druckes möglich wird; damit wird man auch bei Hochfrequenzbeatmung mit vermehrtem Gasverlust durch die Fisteln rechnen müssen. Trotzdem wird man nach subtilem Einstellmanöver vielfach mit HFV die Atemwegsdruckspitzen reduzieren und die Situation verbessern können. Unter Umständen kann eine Kombination mit konventioneller Beatmung Vorteile bringen. So konnten wir bei einem Patienten mit fortgeschrittenem schweren ARDS und beidseitigen bronchopleuralen Fisteln durch eine derartige Kombination den Patienten über 17 Tage suffizient beatmen und letztendlich von der Beatmung entwöhnen und gesund entlassen [1].

Experimentelle Untersuchungen und auch erste klinische Beobachtungen sprechen dafür, daß die HFV beim *Schädel-Hirn-Trauma*, insbesondere bei erhöhtem intrakraniellen Druck, Vorteile bringen könnte. Müssen solche Patienten wegen extrapulmonaler Störungen beatmet werden, gelingt es mit der HFV bei relativ niedrigen Frequenzen um 200/min und niedrigem mittleren intrathorakalen Druck und herabgesetzten Druckspitzen, den Hirndruck zu senken.

Klinische Beobachtungen bestätigen den Wert der HFV als „augmentierte Ventilation" vor allem in der Weaningphase. Arbeitet man im *offenen System*, dann wird man beobachten, daß es zu keiner Interferenz zwischen der Spontanatmung und der Hochfrequenzbeatmung kommt. Hier hat sich bei uns im besonderen die einfache Methodik der High frequency pulsation bewährt. Die Vorteile gegenüber konventionellen Beatmungstechniken (IMV, SIMV, MMV etc.) liegen nicht zuletzt darin, daß die Patienten nicht oder weniger sediert werden müssen.

Gewisse Vorteile sahen wir in der Beatmung bei *instabilem Thorax*. In dieser Situation kombinieren wir die High frequency pulsation (f = 300/min) mit einem extern angelegten erhöhten endexspiratorischen Druck. Auf diese Weise kann die Spontanatmung des Patienten bei geringer Sedierung gut erhalten werden; gleichzeitig wird jedoch die notwendige Stabilisierung des Thorax gewährleistet. Positive Erfahrungen machten wir bei langwierigen Entwöhnungsversuchen bei *Globalinsuffizienz* durch die Anwendung der High frequency pulsation.

Sehr limitierte Erfahrung haben wir bei Kombination einer konventionellen Beatmungstechnik mit Hochfrequenzbeatmung im Rahmen einer Independent lung ventilation. Die Abb. 5 zeigt die Registrierung von EKG und Blutdruck sowie des Atemwegsdruckes bei postoperativer Beatmung nach schwierigem Bronchusverschluß. Schon intraoperativ und dann postoperativ wurde bei diesem Patienten die rechte Lunge mit einer konventionellen intermittierenden Überdruckbeatmung und die linke Lunge, bei der eine Lobektomie durchgeführt wurde, mit High frequency pulsation ventiliert. Die Beatmung der operierten Lunge erfolgte dabei mit stark reduziertem Atemwegsdruck.

Hochfrequente Beatmungstechniken werden im Rahmen der Atemtherapie ein Indikationsgebiet haben. Die intermittierende Anwendung der HFV während einer konventionellen Beatmung kann durch Sekretlockerung und Sekretolyse Atelektasen eröffnen. Es ist

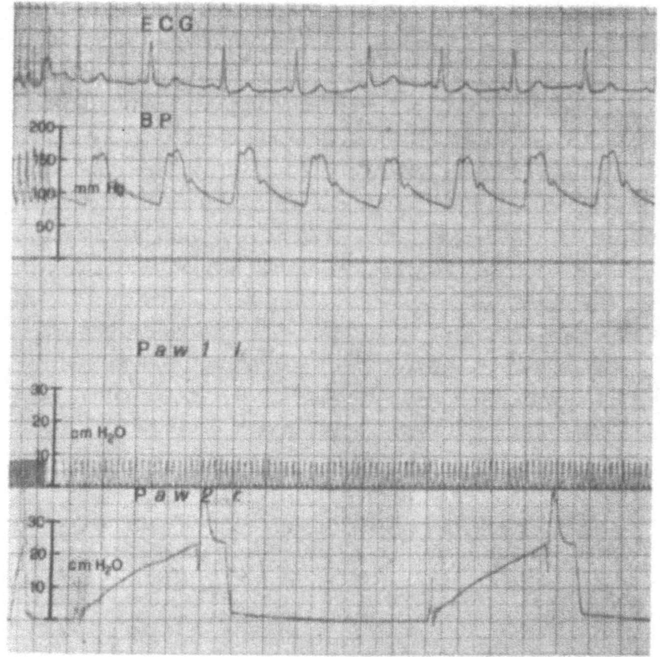

Abb. 5. Registrierung von EKG, Blutdruck, Atemwegsdruck im Bereich der linken Lunge und Atemwegsdruck im Bereich der rechten Lunge bei einem Patienten, bei dem postoperativ nach einer Lungenoperation eine Independent Lung Ventilation eingesetzt wurde

durchaus möglich, auch über einer Maske mittels Hochfrequenzbeatmung durch *innere Vibration* eine Atelektasenprophylaxe bzw. -therapie durchzuführen. Mittels eines speziellen Tubusansatzes (Abb. 6) kann bei kritischen Oxygenierungssituationen mit einem HFP die Bronchialtoilette ohne Unterbrechung der Beatmung durchgeführt werden. Damit wird nicht nur ein Weiterführen der Beatmung, sondern auch die Beibehaltung des endexspiratorischen Druckes bei kritischen Hypoxämien ermöglicht [19].

Faßt man die Ergebnisse dieser klinischen Beobachtungen zusammen, so muß man bei kritischer Einstellung feststellen, daß die Technik der Hochfrequenzbeatmung (HFV) derzeit — zumindest in der Intensivtherapie — keine klinisch relevante *echte Alternative* zur konventionellen Beatmungstechnik darstellt. Das Fehlen eines Hochfrequenzbeatmungsgerätes im Gerätepark einer Intensivstation kann *derzeit* noch nicht als Mangel ausgelegt werden. Als Fehler möchte ich hingegen jene Situation bezeichnen, daß ein derartiges Beatmungsgerät im Depot „ruht" und einmal für eine kritische Beatmungssituation von Unerfahrenen benutzt wird.

Ausblick

Die Literatur sowie eigene klinische und v. a. experimentelle Erfahrungen lassen uns mit Überzeugung feststellen, daß das Kapitel Hochfrequenzbeatmung noch nicht abgeschlossen ist. Wir glauben, daß die Forschung in einer ganz bestimmten Zielrichtung wichtige, klinisch relevante Ergebnisse bringen wird. Wir begannen unsere Arbeit auf dem Gebiet der Hochfrequenzbeatmung 1977 mit der Zielrichtung, „eine echte Alternative" zur konventionellen Beatmung zu finden. Es stellt sich die Frage, ob wir tatsächlich eine Alternative zu der heute

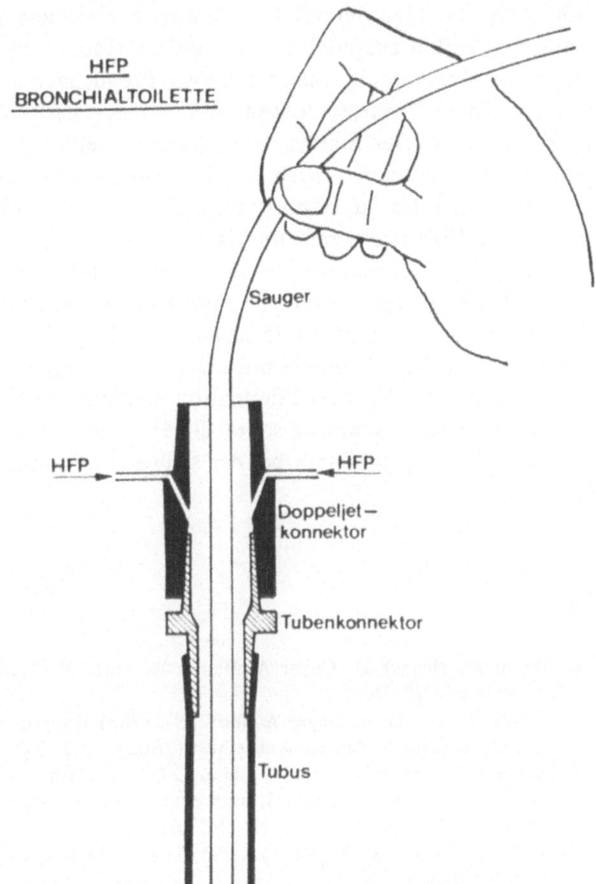

Abb. 6. Spezieller Tubusansatz zur
Hochfrequenzbeatmung während
Bronchialtoilette

sehr differenzierten konventionellen Beatmungstechnik benötigen. Beobachtungen, die im
Rahmen des Einsatzes der extrakorporalen Membranoxygenation (ECMO) beim ARD in den
Jahren 1976 bis 1980 gemacht werden konnten, zeigten, daß die konventionelle Beatmungstechnik bei schwer erkrankter Lunge die Heilung stören kann. So sagten damals Gille u.
Bagniewski [9], Zapol u. Snider [20], Kolobow et al. [12]: „Both ECMO and mechanical
ventilation are non therapeutic life support systems", „the iatrogenic consequences of mechanical ventilation need to be studied" und „an alternative to breathing" muß gefunden
werden. Gattinoni et al. [8] haben diese Alternative in Form der extrakorporalen CO_2-Elimi-
nation in Kombination mit Low frequency positive pressure ventilation zur Ruhigstellung
der Lunge bereits in der Klinik eingesetzt.

Auch unsere Arbeitsgruppe suchte nach einer Alternative, nach einer „respiratorischen
Beatmung" [3], die eine Ruhigstellung oder Immobilisation der erkrankten Lunge ermög-
lichen sollte. Wir benutzten damals, im Gegensatz zu der üblichen Beatmungstechnik, niedrige
Atemzugvolumina bei Frequenzen zwischen 30 und 40/min.

Die Suche nach einer Möglichkeit der „Immobilisation des erkrankten Organs", um ihm
die Chance einer Heilung zu geben, war letztendlich Antrieb dazu, sich mit der Technik der
Hochfrequenzbeatmung zu beschäftigen. Eine „Ruhigstellung" setzte jedoch die Kombina-

tion kleinster Tidalvolumina bei hohen Frequenzen voraus. Unsere Forschung war daher primär daraufhin ausgerichtet, vorhandene Hochfrequenzmethoden dahingehend zu modifizieren, eine Beatmung mit sehr hohen Frequenzen und kleinen Tidalvolumina möglich zu machen. Diese Voraussetzungen sind mit der Technik der forcierten Diffusionsventilation (FDV) gegeben. Der Einsatz dieser Methode leidet jedoch beim Intensivpatienten unter den Schwierigkeiten einer exakten Positionierung des Spezialtubus.

Frequenzen bis zu 10 hz lassen sich mit der technisch anspruchslosen High frequency pulsation (HFP) realisieren. Ihr Nachteil liegt darin, daß die Tidalvolumina relativ groß bleiben und bei hohen Frequenzen Schwierigkeiten in der CO_2-Elimination verbleiben.

Ein weiterer Schritt stellt die sog. High frequency jet oscillation (HFJO) dar, eine Methodik, die bei Frequenzen bis 15 hz eine gute CO_2-Elimination gewährleistet. In weiterer Konsequenz kann diese Methode mit noch höheren Frequenzen (= Ruhigstellung der Lunge) mit einer extrakorporalen CO_2-Elimination kombiniert werden.

Eine gezielte Forschung sollte die HFV letztendlich als echte Alternative zur konventionellen Beatmungstechnik bei der schwerst erkrankten Lunge (ARDS) zur Diskussion stellen können.

Literatur

1. Baum M, Benzer H, Geyer A, Haider W, Mutz N (1980) Forcierte Diffusionsventilation (FDV). Anaesthesist 29:586
2. Baum M, Benzer H, Geyer A, Mutz N (1983) Experimentelle Evaluierung verschiedener Hochfrequenzbeatmungsverfahren. Anaesthesist [Suppl 11.3] 32
3. Benzer H, Coraim F, Mutz N, Pauser G (1979) Probleme der „Respiratorischen Beatmung" bei der Schocklunge. In: Mayrhofer-Krammel O, Schlag G, Stoeckel H (Hrsg) Akutes progressives Lungenversagen. Thieme, Stuttgart (JNA, Bd 16)
4. Bohn DJ, Miyasaka K, Marchak BE, Thompson WK, Froese AB, Bryan AC (1980) Ventilation by high frequency oscillation. J Appl Physiol 48/4:710–716
5. Carlon GC, Ray C, Klain M, McCormack PM (1980) High frequency positive-pressure ventilation in management of a patient with bronchopleural fistula. Anesthesiology 52:160–162
6. Carlon GC, Ray C, Pierri MK, Groeger J, Howland WS (1982) High frequency jet ventilation – theoretical considerations and clinical observations. Chest 81:3, 350–354
7. Derderian SS, Rajagopal KR, Abbrecht PH, Bennett LL, Doblar DD, Hunt KK (1982) High frequency positive-pressure jet ventilation in bilateral bronchopleural fistulae. Crit Care Med 10/2:119–121
8. Gattinoni L, Pesenti A et al (1980) Treatment of acute respiratory failure with low-frequency positive-pressure ventilation and extracorporeal removal of CO_2. Lancet II:292–294
9. Gille JP, Bagniewski AM (1976) Ten years use of extracorporal membrane oxygenation (ECMO) in the treatment of acute respiratory insufficiency (ARI). Trans Am Soc Artif Intern Organs 22
10. Hoff BH, Smith RB, Wilson E, Bennett E, Philips W (1981) Bronchopleural fistula during high frequency ventilation. Chest 80:3, 381
11. Klain M, Smith RB (1977) High frequency percutaneous transtracheal jet ventilation. Crit Care Med 5/6
12. Kolobow T, Gattinoni L, Tomlinson T, Pierce JE (1978) An alternative to breathing. J Thorac Cardiovasc Surg 261–266
13. Lunkenheimer PP, Rafflenbeul W, Keller H, Frank I, Dickhut HH, Fuhrmann C (1972) Application of transtracheal pressure oscillations as a modification of "diffusion respiration". Br J Anaesth 44:627
14. Mutz N (im Druck) Hochfrequenzbeatmung – experimentelle und klinische Ergebnisse. Wien Klin Wochenschr
15. Mutz N, Baum M, Benzer H, Duma S, Moritz E (1982) Intraoperative Anwendung der forcierten Diffusions-Ventilation (FDV). Anaesthesist 31:427–433

16. Mutz N, Baum M, Benzer H, Goldschmied W, Moritz E, Wolner E (1983) High frequency pulsation (HFP) – A respiration technique for extended thoracic surgical operations. Thorac Cardiovasc Surg 31/34
17. Sjöstrand U (1980) High frequency positive-pressure ventilation (HFPPV): A review. Crit Care Med 8:345
18. Sydow FW (1983) High frequency ventilation (HFV) during lung surgery. Thorac Cardiovasc Surg 31:34
19. Wagner J, Baum M, Benzer H, Jonas L, Koller W, Mutz N (1983) Hochfrequente Beatmung – High frequency pulsation (HFP) – zur tracheobronchialen Absaugung ohne Unterbrechung der Beatmung. Anaesthesist 32:55–59
20. Zapol WM, Snider MT (1977) Pulmonary hypertension in severe acute respiratory failure. N Engl J Med 296:476

High frequency jet ventilation beim schweren akuten Lungenversagen des Erwachsenen mit bronchopleuraler Fistel

P. M. Suter, A. Forster und D. Morel

Das akute schwere Lungenversagen des Erwachsenen (ARDS) ist durch die folgenden klinischen und funktionellen Symptome gekennzeichnet:

— eine markante Hypoxämie,
— eine schwere Dyspnoe und Polypnoe,
— eine Erniedrigung der Compliance,
— eine Erhöhung der pulmonal-vaskulären Resistenz,
— bilaterale diffuse Verschattungen im Thoraxröntgenbild.

Morphologisch stehen in der Frühphase ein interstitielles Ödem und eine Granulozytenanschoppung in den Lungenkapillaren im Vordergrund, während in späteren Stadien eine Konsolidation des Lungenparenchyms mit zellulären Infiltraten, Fibrosebildung und hyalinen Membranen das Bild beherrschen. Die progressive Zerstörung des Lungengewebes, Abszeßbildungen nahe der Pleura sowie die in späten Phasen häufig notwendigen hohen Beatmungsdrücke können bei gewissen Patienten zu einem Barotrauma und bronchopleuraler Fistelbildung führen. In anderen Fällen kann ein Thoraxtrauma bereits Lungenparenchymläsionen und ein bronchopleurales Leck verursachen.

Die Hochfrequenzbeatmung und besonders die High frequency jet ventilation (HFJV) wurde zur Therapie sowohl des ARDS wie auch der bronchopleuralen Fistel vorgeschlagen [3, 7, 13]. Bis heute fehlen jedoch kontrollierte Untersuchungen, welche den Stellenwert der HFJV in diesen Situationen klar definieren. Vor kurzem sind mehrere Studien veröffentlicht worden, in welchen eine konventionelle Beatmung mit kontinuierlich positiver Überdruckbeatmung (CPPV) bei Patienten mit einer Phase von HFJV von einigen Stunden oder Tagen verglichen wurden [4, 6, 8, 10].

Die Ergebnisse dieser Arbeiten lassen die folgende Schlußfolgerung zu:

— mit HFJV kann in den meisten Fällen ein adäquater Gasaustausch erzielt werden;
— die Lungenmechanik sowie die Beziehung zwischen intrapulmonalem Druck und arterieller Sauerstoffspannung verhalten sich unter HFJV ähnlich wie bei CPPV [6, 8, 12];
— die Nebenwirkungen der Beatmung mit HFJV sind denjenigen unter CPPV sehr ähnlich [6], abhängig vom intrathorakalen Druck; eine Verminderung durch HFJV kann nicht dokumentiert werden;
— die häufig erwähnte und auch zuweilen beobachtete Verbesserung des pulmonalen Gasaustausches bei HFJV und Hochfrequenzoszillation scheint eine Folge von Verbesserungen der Konvektion, der Diffusion und der intrapulmonalen Verteilung zu sein [1, 5, 7, 9, 11, 12].

Das Ziel der vorliegenden Arbeit war es, die Effizienz der HFJV bei ARDS mit bronchopleuraler Fistel bezüglich Gasaustausch und Gasfluß durch die Fistel zu evaluieren, sowie die Auswirkungen auf die Prognose zu beurteilen.

Patienten und Methodik

Während der letzten 3 Jahre wurde ein ARDS mit bronchopleuraler Fistel in unserer Intensivstation bei 30 Patienten beobachtet. Die Grundleiden, welche zum ARDS führten, waren:

1. Polytrauma   18
   – mit Lungenkontusion und -zerreißung   6
   – mit klassischem posttraumatischen ARDS   11
   – mit pulmonaler Superinfektion   5
2. Mediastinitis, postoperativ   2
3. Pneumonie, bilateral   6
   – bakteriell   4
   – viral   2
4. Peritonitis mit Sepsis   6

Die HFJV wurde bei 20 Patienten mit einem kommerziellen Gerät und einem intratrachealen Angiocath oder einem speziellen Endotrachealtubus mit 2 zusätzlichen distalen Lumina für den „Jet" und die Anfeuchtung sowie Druckmessung in der Trachea durchgeführt.

Bei 10 Patienten mit mittelschweren ARDS wurde eine gut eingestellte konventionelle Beatmung durchgeführt, d. h. mit einem Atemzugvolumen von 12 ml/kg Körpergewicht, einer Frequenz von 14–20/min, einen inspiratorischen Fluß von 400–700 ml/s und einem positiven endexspiratorischen Druck von 10–17 cmH$_2$O. Die Zuordnung zur einen oder anderen Therapiegruppe war nicht klinisch, sondern technisch bedingt: das HFJV-Gerät stand während der Behandlungszeit dieser 10 Patienten vorübergehend nicht zur Verfügung.

Resultate

In allen Fällen konnte mit HFJV bzw. CPPV ein adäquater Gasaustausch erzeugt werden, wobei mit HFJV im Mittel eine Frequenz von 150/min (Bereich 80–300/min) und ein Atemminutenvolumen von 32 l/min (Bereich 20–52 l/min) notwendig waren.

Bei 3 ARDS-Patienten (nicht eingeschlossen in dieser Gruppe) war eine HFJV nicht möglich, da die dazu notwendigen Gasdrücke vom Gerät und der zentralen Gasversorgung nicht aufgebracht werden konnten.

Die Beatmungsspitzendrücke waren in allen Fällen niedriger unter HFJV verglichen mit CPPV, während die Mitteldrücke nicht signifikant verschieden waren. Die Beatmungsdauer mit HFJV betrug im Mittel 4 Tage (Bereich 1–15 Tage).

Bei 8 Patienten wurde die HFJV in frühen Stadien des ARDS, d. h. 2–5 Tage nach Beginn der klinischen und radiologischen Lungenerkrankung, eingesetzt. 6 von diesen 8 Patienten überlebten und konnten aus der Intensivstation entlassen werden. In den anderen 12 Fällen wurde die HFJV in Spätstadien, d. h. 7–14 Tage nach Beginn des ARDS angewendet; 11 dieser 12 Patienten verstarben.

Von der Gruppe mit konventioneller Beatmung überlebten 6 der 10 Patienten. Bei 2 der 4 gestorbenen Patienten war eine Hypoxämie als Todesursache mitbeteiligt.

Diskussion

Die Resultate der vorliegenden klinischen Serie von 33 Patienten mit ARDS und bronchopleuraler Fistel stehen im Widerspruch zu früheren optimistischen Erwartungen in die therapeutischen Möglichkeiten der HFJV. Dies kommt wohl zum größten Teil dadurch, daß diese Erwartungen aus Erfahrungen beim gesunden Tier oder Modellen des normalen pulmonalen Gasaustausches abgeleitet wurden. Unsere Resultate dürfen aber nicht so interpretiert werden, daß nun diese Technik aus dem Arsenal der therapeutischen Möglichkeiten der Intensivstation verschwinden sollte. Es scheint vielmehr angezeigt, die Erfahrung zu erweitern und die Technik zu verfeinern, z. B. im Sinne einer Anwendung zusammen mit konventionellen Methoden der maschinellen Beatmung. Erste Erfahrungen mit einer selektiven Applikation von HFJV oder Hochfrequenzoszillation während bestimmter Phasen von CPPV oder intermittierender maschineller Ventilation (IMV) scheinen interessant. Die Resultate beim Frühgeborenen mit Lungeninsuffizienz infolge hyaliner Membranen sind ebenfalls ermutigend [2].

Ein adäquater Gasaustausch konnte mit HFJV bei allen Patienten erzielt werden. In den meisten Fällen nahm auch der Gasverlust über die bronchopleuralen Fisteln ab. Dies bestätigt und erweitert die Erfahrung anderer Intensivstationen [1, 3, 10, 13]. Die arterielle Sauerstoffspannung konnte bei der Hälfte der Patienten mit HFJV vorübergehend sogar erhöht werden, was wahrscheinlich auf die eingangs erwähnte Verbesserung von Konvektion, Diffusion und/oder intrapulmonaler Verteilung der Ventilation zurückzuführen ist. Eine Analyse und Quantifizierung dieser Mechanismen ist bei unserem Krankengut nicht möglich.

Die Prognose der akuten Lungeninsuffizienz und des ARDS ist von vielen Faktoren abhängig, in erster Linie jedoch vom Verlauf des Grundleidens, das zum Lungenversagen geführt hat. Eine gute Technik der Respiratorbehandlung ist sicher zur guten Sauerstoffversorgung des Organismus und bei der Verhütung von Komplikationen von entscheidender Bedeutung. Die HFJV scheint jedoch weder die Dauer der notwendigen apparativen Beatmung, noch die Überlebenschancen bei diesen Patienten signifikant zu beeinflussen [4]. Diese Erfahrungen müssen jedoch mit verbesserten Kenntnissen der Physiologie und verfeinerten Techniken der Ventilation bestätigt werden.

Literatur

1. Baum M, Benzer H, Geyer A, Haider W, Mutz N (1980) Forcierte Diffusionsventilation (FDV). Anaesthesist 29:586–591
2. Bland RD, Kim MH, Light MJ, Woodson JL (1980) High frequency mechanical ventilation in severe hyaline membrane disease – An alternative treatment? Crit Care Med 8:275–279
3. Carlon GC, Ray C Jr, Klain M, McCormack PM (1980) High-frequency positive-pressure ventilation in management of a patient with bronchopleural fistula. Anesthesiology 52:160–162
4. Carlon GC, Howland WS, Ray C, Miodownik S, Griffin JP, Jeffrey SG (1983) High-frequency jet ventilation – A prospective randomized evaluation. Chest 84:551–559

5. Fredberg JJ (1980) Augmented diffusion in the airways can support pulmonary gas exchange. J Appl Physiol 49:232–238
6. Holzapfel L, Robert D, Gaussorgues P, Dumont C, Perrin F, Bertoye A (1983) Comparaison de la jet ventilation à haute fréquence et de la ventilation conventionelle dans le syndrome de détresse respiratoire de l'adulte. Presse Med 12:1581–1586
7. Kirby RR (1980) High-frequency positive-pressure ventilation (HFPPV): What role in ventilatory insufficiency? Anesthesiology 52:109–110
8. Rouby JJ, Fusciardi J, Bourgain JL, Viars P (1983) High-frequency jet ventilation in postoperative respiratory failure: Determinants of oxygenation. Anesthesiology 59:281–287
9. Schmid ER, Knopp TJ, Rehder K (1981) Intrapulmonary gas transport and perfusion during high-frequency oscillation. J Appl Physiol 51:1507–1514
10. Schuster HP, Klain M, Snyder JV (1982) Comparison of high frequency jet ventilation to conventional ventilation during severe acute respiratory failure in humans. Crit Care Med 10:625–630
11. Sjöstrand UH, Eriksson IA (1980) High rates and low volumes in mechanical ventilation – Not just a matter of ventilatory frequency. Anesth Analg 59:567–576
12. Suter PM (1983) La ventilation à haute fréquence dans le traitement de l'insuffisance respiratoire aiguë. Presse Med 12:1579–1580
13. Turrbull AD, Carlon G, Howland WS, Beattie EJ Jr (1981) High frequency jet ventilation in major airway or pulmonary disruption. Ann Thorac Surg 32:468–474

Hochfrequente Druckoszillationsbeatmung (HFV) beim anästhesierten Menschen

K. Rehder und M. Crawford

Einleitung

Nach Einleitung einer Narkose nimmt die Kurzschlußdurchblutung ($\dot{Q}_s/\dot{Q}_t$) [1] zu. Patienten mit respiratorischer Insuffizienz haben ebenfalls eine erhöhte Kurzschlußdurchblutung. Da die hochfrequente Druckoszillationsbeatmung (HFV) die Arterialisierung bei Patienten mit respiratorischer Insuffizienz verbessern kann [2], haben wir uns gefragt, ob HFV auch die Arterialisierung beim anästhesierten Patienten verbessert.

Material und Methodik

Der pulmonale Gasaustausch wurde bei 40 anästhesierten Patienten, die an der unteren Extremität operiert wurden, untersucht. Außer einem Patienten waren alle Patienten klinisch frei von Lungenkrankheiten. Die Narkose wurde mit Pentothal eingeleitet und die Trachea mit einem Drahtspiralenskelettubus (innerer Durchmesser 0,8–10 mm) mit Abdichtungsballon intubiert. Danach wurden die Lungen mit einem konventionellen Beatmungsgerät (Siemens-Elema; 900B) beatmet. Die Narkose wurde mit Halothan (n = 3), Enfluran (n = 19) oder Isofluran (n = 18) in Lachgas unterhalten. Die inspiratorische Sauerstoffkonzentration betrug 50%. Nach mindestens 20 min Beatmung mit dem konventionellen Beatmungsgerät (CMV), wurden arterielle Sauerstoffspannung (P_aO_2), arterielle Kohlendioxydspannung (P_aCO_2), arterieller Blutdruck (strain gauge), Pulszahl (EKG) und O_2-Konzentration des inspirierten Gasgemisches (F_IO_2) (Polarographie) gemessen. Danach wurde die konventionelle Beatmung unterbrochen und mit HFV begonnen. Die HFV-Apparatur bestand aus einer Kolbenpumpe, einem „low-pass filter" Tubus (innerer Durchmesser 0,9 mm, Länge = 2,8 m) und einem Schlauch zur Zuführung des frischen Gasgemisches. Nach mindestens 20 min Beatmung mit HFV wurden P_aO_2, P_aCO_2, arterieller Blutdruck, Pulszahl und F_IO_2 erneut gemessen. Außerdem wurde mit einem Wright-Volumeter das Gasvolumen gemessen, das nach vorübergehender Unterbrechung von HFV, in die Atmosphäre ausgeatmet wurde. Dieses Gasvolumen wurde 3mal bestimmt und der Mittelwert für jeden Patienten berechnet. Alle Blutgaswerte wurden für den Unterschied zwischen Körpertemperatur und Temperatur des Wasserbades der Elektroden korrigiert [3]. Für die Berechnung der alveolären Sauerstoffspannung wurde ein Wert von 0,8 für R angenommen.

Ergebnisse

Es wurden keine Komplikationen, die auf die HFV zurückgeführt werden können, beobachtet. Die Orthopäden fanden die Operationsbedingungen während der HFV weder günstig noch ungünstig beeinflußt. Bei allen Patienten war die alveoläre-arterielle Sauerstoffspannungsdifferenz ($D_{Aa}O_2$ sowohl mit CMV als auch mit HFV erhöht. Um den Einfluß von Lungenvolumen und Oszillationsfrequenz-Hubvolumen-Kombination auf den Gasaustausch zu untersuchen, wurden die Patienten in 3 Gruppen eingeteilt. Gruppe 1 enthält 22 Patienten, die mit einer Frequenz von 12 Hz und einem Hubvolumen von 1,2 ml/kg beatmet wurden und deren Lungenvolumen während der HFV bis zu 300 ml größer als die funktionelle Residualkapazität (FRK) war. Gruppe 2 enthält 11 Patienten, die auch mit 12 Hz und einem Hubvolumen von 1,2 ml/kg beatmet wurden, deren Lungenvolumen aber um mehr als 300 ml größer als die FRK war. In Gruppe 3 befinden sich 7 Patienten, die mit einer Frequenz von 18 Hz und einem Hubvolumen von 0,9 ml/kg beatmet wurden. Bei allen Patienten in Gruppe 3 war das Lungenvolumen um mehr als 300 ml größer als die FRK.

Es bestand kein signifikanter Unterschied (p > 0,05) in der arteriellen Sauerstoffspannung und der alveolaren-arteriellen Sauerstoffspannungsdifferenz zwischen CMV und HFV (Abb. 1 u. 2). Die arterielle Kohlendioxydspannung war jedoch signifikant ($p < 0,05$) höher während HFV (Abb. 3). In Gruppe 1 und 2 war der mittlere Blutdruck signifikant höher während HFV als während CMV (Tabelle 1).

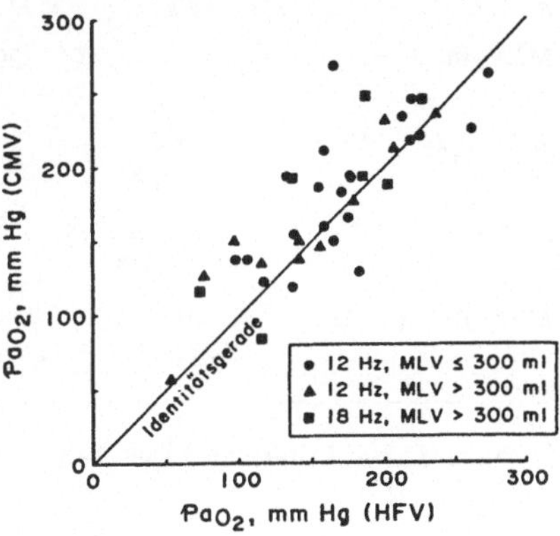

Abb. 1. Arterielle Sauerstoffspannung (P_aO_2) während CMV und HFV

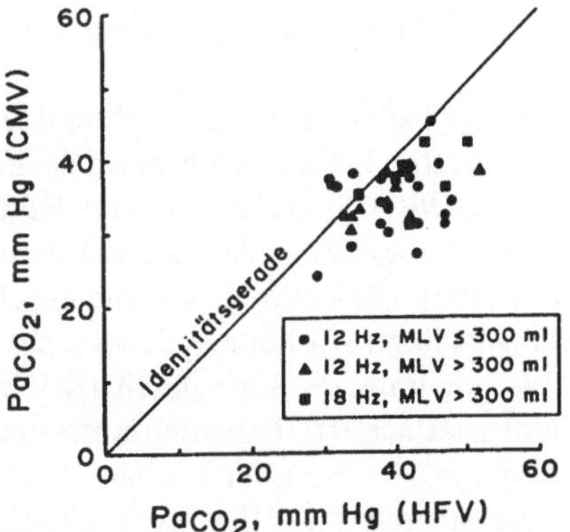

Abb. 2. Arterielle Kohlendioxydspannung (P_aCO_2) während CMV und HFV

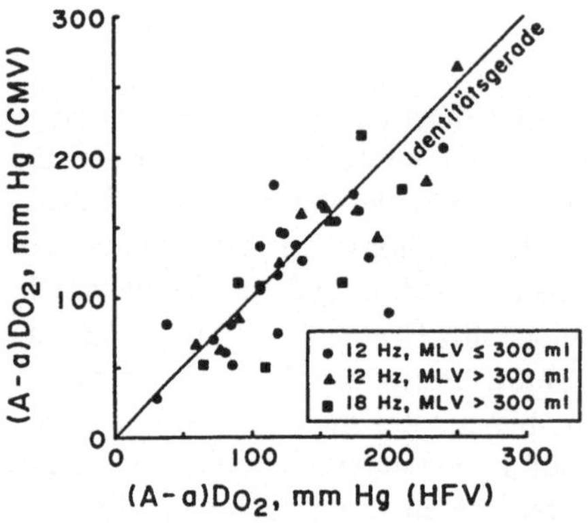

Abb. 3. Alveolare-arterielle Sauerstoffspannungsdifferenz ($D_{Aa}O_2$ während CMV und HFV

Tabelle 1. Vergleich von CMV und HFV. (*MLV* Differenz zwischen FRK und mittlerem Lungenvolumen während MFV, *f* Oszillationsfrequenz, *HV* Hubvolumen)

	Gruppe 1		Gruppe 2		Gruppe 3	
	CMV	HFV	CMV	HFV	CMV	HFV
n	22		11		7	
MLV, ml	–	205 ± 58	–	580 ± 244	–	481 ± 283
HV, ml/kg	9,6 ± 0,6[a]	1,2 ± 0,1	9,5 ± 0,4[a]	1,2 ± 0	10 ± 0,7[a]	0,9 ± 0,1
f, Hz	0,14 ± 0,01[a]	12 ± 0	0,15 ± 0,02[a]	12 ± 0	0,15 ± 0,0[a]	18 ± 0
Mittl. BD, mmHg	76 ± 10[a]	85 ± 11	83 ± 8[a]	92 ± 7	82 ± 12	85 ± 7

[a]   Signifikanter Unterschied zwischen CMV und MFV ($p < 0.05$)

Besprechung der Ergebnisse

Alle 40 Patienten hatten während der Narkose einen gestörten Gasaustausch, obwohl alle präoperativ klinisch eine normale Lungenfunktion hatten. Die Arterialisierung des Blutes verbesserte sich nicht während HFV. Auch ein erhöhtes Lungenvolumen führte nicht zu einer Verbesserung der Arterialisierung (Gruppe 2). Da die inspiratorische Sauerstoffkonzentration 50% betrug, war die erhöhte $D_{Aa}O_2$ primär durch erhöhte Kurzschlußdurchblutung bedingt. Wir können daher nicht ausschließen, daß bei Verteilungsstörungen die Arterialisierung unter Narkose durch HFV verbessert werden könnte. Wir haben deswegen 12 weitere anästhesierte Patienten untersucht, die mit einer inspiratorischen Sauerstoffkonzentration von 30% beatmet wurden. Auch bei diesen Patienten konnten wir keinen verbesserten Gasaustausch mit HFV beobachten. Wir schließen daraus, daß der gestörte Gasaustausch während der Narkose, der sowohl durch vermehrte Kurzschlußdurchblutung als auch Verteilungsstörung bedingt ist, nicht durch HFV verbessert wird.

Die Ursache für den erhöhten mittleren Blutdruck während HFV ist unklar. Es kann zumindestens z. T. durch die stärkere chirurgische Stimulation während HFV bedingt sein.

Zusammenfassung

Beim anästhesierten Patienten mit präoperativ klinisch normalen Lungen wird der gestörte Gasaustausch während der Narkose nicht verbessert. Dieses bedeutet nicht, daß HFV bei Patienten mit respiratorischer Insuffizienz den Gasaustausch nicht günstig beeinflussen kann.

Wir empfehlen HFV nicht für die Routinebeatmung während der Narkose bei orthopädischen Eingriffen.

Literatur

1. Rehder K, Sessler AD, Marsh HM (1975) General anesthesia and the lung (state of the art). Am Rev Respir Dis 112:541–563
2. Marchak BE, Thompson WK, Duffty P, Miyaki T, Bryan MH, Bryan AC, Froese AB (1981) Treatment of RDS by hifh-frequency oscillatory ventilation: A preliminary report. J Pediatr 99:287–292
3. Severinghaus JW (1966) Blood gas calculator. J Appl Physiol 21:1108–1116

Diskussion 2

Lunkenheimer: Herr Benzer, ein nicht Erfahrener könnte Ihren Ausführungen entnehmen, Hochfrequenzbeatmung schadet nicht. Meinen Sie nicht, man müßte das Krankengut individueller aufschlüsseln, um zu erfahren, warum die Methode bei diesem Patienten zum Erfolg führte, bei jenem nicht. Ihre Übersicht über 211 Patienten ist eindrucksvoll, aber sie verbirgt den Charme der Methode. Gerade Ihre letzte Ausführung, daß man nämlich bei richtiger Anwendung eine Lunge immobilisieren kann, sollten Sie dahingehend spezifizieren, daß eben ein Meßverfahren gesucht wird, mit dem Sie nachweisen können, welches Areal der Lunge ruhiggestellt werden soll.

Benzer: Ich möchte hier auf keinen Fall den Eindruck hinterlassen, Hochfrequenzbeatmung geht, aber sie bringt nicht allzuviel. Ich habe nur angedeutet, daß derjenige, der mit der Methode keine Erfahrung hat, das Gerät nicht aus dem Depot holen und dann und wann einsetzen soll. Die Schwierigkeit liegt vor allem darin, daß die Hochfrequenzbeatmungsverfahren nicht entsprechend meßtechnisch überwacht werden können. Alles, was wir bei der konventionellen Beatmung an Überwachungsmöglichkeiten haben v. a. Volumen- und Druckkontrolle, fällt hier weg. Deshalb ist die unmittelbare Überwachung durch den Anwender notwendig.

Lunkenheimer: Ich teile nicht ganz Ihre Meinung, daß uns keine Überwachungsmethoden zur Verfügung stehen. Wir haben z. B. die kontinuierliche intraarterielle CO_2-und O_2-Messung. Entscheidend beim Einstellen des richtigen Anregunsmusters ist das transiente Verhalten. Wenn Sie die Frequenz, die Amplitude oder den Mitteldruck ändern und die Blutgase kontinuierlich messen, erkennen Sie, ob Sie in die richtige Richtung manipulieren. Zum anderen bietet sich die Möglichkeit der direkten Beobachtung im Bildwandler, der die hohen Frequenzen auflösen kann. D. h., wenn Sie einen Lungenbereich anregen oder ruhigstellen wollen, so können Sie das röntgenologisch nachweisen.

Benzer: Eine kontinuierliche Überwachung der Blutgase ist möglich, wenn auch nicht immer ganz so einfach durchzuführen. Dies enthebt uns aber nicht der entsprechenden Druckkontrolle, die wir einfach nicht haben. So können wir z. B. ohne weiteres einen Anstieg des arteriellen Sauerstoffdrucks beobachten, und zwar zunächst ohne ansteigende Tendenz im CO_2-Partialdruck, obwohl bereits der intrathorakale Druck gefährlich angestiegen ist.

Lunkenheimer: Mit der Impedanzmethode kann die Thoraxweite als Maß für den Blähungszustand der Lunge erfaßt werden. Außerdem kann auch der intrapulmonale Druck zumindest in seiner Größenordnung gemessen werden. Der bronchiale Wedgedruck stimmt weitgehend mit dem Pleuradruck überein; beide können zumindest in der Druckwechselamplitude nicht sehr vom Intrapulmonaldruck differieren.

Benzer: Die Impedanzmethode ist eine Methode, die nach unseren mehrjährigen Erfahrungen im entscheidenden Moment versagt. Dann ist es noch wesentlich besser, den Thoraxumfang mit einem um den Thorax gelegten Band zu messen.

Rehder: Herr Suter, die Arbeitsgruppe von Bryan in Toronto hat tierexperimentell die Abhängigkeit der arteriellen Sauerstoffspannung vom Lungenvolumen nachgewiesen (s. Kolton M et al. (1982), Anesth Analg 61:323 (Anm. d. Hrsg.)). Haben Sie, wie er es vorgeschlagen hat, die Lunge vor Beginn der hochfrequenten Jetventilation für 15–20 s bis zur totalen Lungenkapazität aufgedehnt?

Suter: Wir haben die Lungen all unserer Patienten vor den Messungen auf einen Druck von 60 cm H_2O aufgebläht, um standardisierte Bedingungen unter Hochfrequenzbeatmung und konventioneller Beatmung zu haben.

Baum: Die Arbeitsgruppe von Bryan in Toronto hat selbst bewiesen, daß das Aufdehnen der Lunge vor Beginn der Hochfrequenzbeatmung, d. h. der Versuch, die Lunge auf den exspiratorischen Schenkel der Druck-Volumen-Kurve zu plazieren beim Kaninchen und beim Neugeborenen zwar zu einem Anstieg von Lungenvolumen und arterieller O_2-Spannung führt. Beim Hund jedoch und beim Patienten läßt sich dadurch keine Verbesserung der Blutgase erreichen.

Burchardi: Herr Benzer, führt die Hochfrequenzbeatmung zur Sekretolyse oder zur erhöhten Sekretion?

Benzer: Unsere Beobachtung ist, daß immer zu Beginn der Hochfrequenzbeatmung die Sekretmenge ansteigt und nachher wieder auf ein normales Maß zurückgeht. Wenn man dann konventionell beatmet und nach 3–4 h oder länger wieder auf Hochfrequenzbeatmung übergeht, dann nimmt die Sekretmenge erneut vorübergehend zu. Beim Umstellen auf konventionelle Beatmung sieht man dann u. U. eine Verbesserung der Atemmechanik. Die Frage, ob der Anstieg der Sekretmenge zu Beginn der Hochfrequenzbeatmung die Folge einer verbesserten Sekretolyse oder einer erhöhten Sekretion ist, kann ich allerdings nicht beantworten.

Kroesen: Im Grunde ist es gleichgültig, ob die Sekretion angeregt oder ob der Sekrettransport verbessert wird. Wenn Sie nämlich mehr Sekret zur Verfügung haben, verflüssigt sich der Inhalt des Bronchialbaums und die Transportmöglichkeit wird besser. Allerdings ist bei der Hochfrequenzbeatmung das Befeuchtungsproblem noch sehr groß, und es ist fraglich, ob Sie genügend Sekret zur Verfügung haben, wenn Sie nur die Transportleistung anregen.

Freitag: Ich habe Patienten mit Bronchiektasen über ein Mundstück mit hochfrequenter Jetventilation beatmet. Wurde nach wenigen Minuten der Jet gestoppt, so expektorierten die Patienten eine große Menge Sputum und fühlten sich besser. Bei längerdauernder Jetventilation über ca. 20 min haben sich die Patienten jedoch als Folge einer Austrocknung des Bronchialbaums schlechter gefühlt. Der Vorteil der Sekretolyse kann also durch den Nachteil der ungenügenden Befeuchtung überworfen werden. Ich könnte mir vorstellen, daß die Bronchialschleimhaut gereizt wird und sich im Sinne einer erhöhten Sekretion wehrt. Ob man das anstreben soll, möchte ich bezweifeln.

Wendt: Herr Rehder, haben Sie die Lungen Ihrer Patienten vor den Messungen aufgedehnt?

Rehder: Ja, wir haben die Lungen für 15–20 s auf einen Druck von 30 cm H_2O gedehnt und keine Verbesserung der arteriellen O_2-Spannung gefunden. Ich möchte aber nicht mißverstanden werden: Wenn sich der Gasaustausch bei einem lungengesunden Patienten in Narkose nicht verbessert, dürfen daraus keine Rückschlüsse auf Intensivpatienten mit pulmonalen Problemen gezogen werden.

Mutz: Wir haben intraoperativ verschiedene Hochfrequenzbeatmungsverfahren, v. a. in der Lungen- und Oberbauchchirurgie untersucht. Die Anwendung sehr hoher Frequenzen von über 5–6 Hz (über 300–360/min) vereinfachen unserer Erfahrung nach die Operationsbedingungen wesentlich, insbesondere bei diffizilen Bronchusverschlüssen und bei der Ausschälung von Lungentumoren. Zudem bietet ein Verfahren, das in der Narkoseausleitungsphase nach lungenchirurgischen Eingriffen eine Druckbelastung hintanhalten kann, eine Sicherheit, die unter konventioneller Beatmung nicht gegeben ist.

Rehder: Mit der Anwendung der Hochfrequenzbeatmung für lungenchirurgische Eingriffe habe ich keine Erfahrung. Wir haben Hochfrequenzbeatmung aber bei Oberbaucheingriffen versucht und unsere Chirurgen fanden nicht, daß dieses Beatmungsverfahren zu einer Verbesserung der operativen Bedingungen führte.

Mutz: Ich glaube das ist eine Frage der Frequenz und der Amplituden.

Rehder: Natürlich, da stimme ich mit Ihnen überein. Sie haben aber gesehen, daß wir Frequenzen von 12–18 Hz (720–1080/min) und Kolbenhubvolumina von 100 ml verwendet haben.

Scheck: Wir haben bei über 1000 Patienten die Hochfrequenzbeatmung für chirurgische und diagnostische Eingriffe in der Otorhinolaryngologie angewendet und hier sind, glaube ich, die Vorteile ganz sicher.

Rehder: Trotzdem macht das Fehlen geeigneter Meßmethoden die Überwachung von Patienten unter Hochfrequenzbeatmung sehr schwierig.

Schlußbemerkungen

E. R. Schmid

Die Hochfrequenzbeatmung hat sich in den letzten Jahren vom Kuriosum zu einem potentiell ernstzunehmenden alternativen Beatmungskonzept entwickelt. Objektivierbare Vorteile beschränken sich jedoch vorläufig auf die Anwendung bei Bronchoskopien, Laryngoskopien, in der Larynx- und Trachealchirurgie, der Thoraxchirurgie, bei bronchopleuralen Fisteln und zur Respiratorentwöhnung. Diese Anwendungsgebiete haben wir in der heutigen Sitzung bewußt nur am Rande berücksichtigt. Hauptanliegen hochfrequenter Beatmungsverfahren wie auch anderer in den letzten Jahren entwickelter Beatmungstechniken sind die Reduktion der Gefahr von Sekundärkomplikationen künstlicher Beatmung und die Verbesserung des Gasaustausches beim akuten schweren Lungenversagen des Erwachsenen (ARDS) und beim Atemnotsyndrom des Neugeborenen. Hier sind jedoch die postulierten Vorteile der Hochfrequenzbeatmung bisher unbewiesen.

Das Fehlen geeigneter Meßtechniken und Überwachungsverfahren erschwert die Erarbeitung des physiologischen Grundlagenverständnisses, die Differenzierung zwischen physiologischen Phänomenen und Systemartefakten und die Objektivierung des klinischen Potentials. An Lungenmodellen und im Tierexperiment gewonnene Erkenntnisse lassen sich nur bedingt auf den Menschen übertragen. Kontrollierten klinischen Untersuchungen stehen Überwachungsprobleme und potentielle Risiken der einzelnen Methoden entgegen, sowie auch die Frage, mit Hilfe welcher Meßgrößen konventionelle und Hochfrequenzbeatmungsmethoden verglichen werden sollen. So ist der Gasaustausch zwar eine Conditio sine qua non, andere Parameter wie mittlere und maximale Lungenexpansion, regionale phasische Volumenverschiebungen, Auswirkungen auf das Surfactantsystem und Rückwirkungen auf andere Organsysteme, z. B. das kardiozirkulatorische System, sollten bei der vergleichenden Evaluation mitberücksichtigt werden können.

Die Komplexität hochfrequenter Beatmungstechniken in bezug auf Gastransportmechanismen, intrapulmonale Gasverteilung, Druck- und Gasströmungsverhältnisse in den Atemwegen und potentielle Anwendungsbereiche, sowie ungelöste meßtechnische Probleme sind eine Herausforderung für pulmonologisch orientierte Forschungsgruppen und mit Beatmungsproblemen konfrontierte Kliniker. Nur eine enge Zusammenarbeit zwischen Physiologen, Ingenieuren und Klinikern wird es ermöglichen, den zukünftigen Stellenwert hochfrequenter Beatmungsverfahren zu definieren.